LEÇONS CLINIQUES

SUR LES

MALADIES DES VOIES URINAIRES

PAR

Sir HENRY THOMPSON

F. R. C. S.

PROFESSEUR AU « ROYAL COLLEGE OF SURGEONS »
CHIRURGIEN CONSULTANT A « UNIVERSITY COLLEGE HOSPITAL »
MEMBRE CORRESPONDANT DE LA SOCIÉTÉ DE CHIRURGIE DE PARIS

TRADUITES

PAR LE Dr ROBERT JAMIN
Ancien interne des Hôpitaux de Paris,
Lauréat de la Faculté de médecine.

Avec 121 figures intercalées dans le texte

PARIS
LIBRAIRIE J.-B. BAILLIÈRE ET FILS
Rue Hautefeuille, 19, près le boulevard Saint-Germain

1889

LEÇONS CLINIQUES

SUR LES

MALADIES DES VOIES URINAIRES

DU MÊME AUTEUR

TRAITÉ PRATIQUE DES MALADIES DES VOIES URINAIRES

Deuxième édition française

Revue et complétée avec le concours de l'auteur

Par les Drs V. CAMPENON et LE JUGE de Segrais

PRÉCÉDÉ DES

LEÇONS CLINIQUES SUR LES MALADIES DES VOIES URINAIRES

Professées à « University College Hospital ».

Traduction de MM. JUDE HUE et GIGNOUX, complétée d'après la 5e édition anglaise,

Par le Dr LE JUGE de Segrais.

Paris, 1881, 1 vol. in-8 de 1051 pages, avec 280 figures. Cartonné, 20 fr.

L'œuvre de sir H. Thompson est divisée en quatre parties: 1° *Leçons cliniques;* 2° *Des rétrécissements de l'urèthre et des fistules urinaires;* 3° *Maladies de la prostate;* 4° *Taille et lithotritie.*

TOURS. — IMP. E. ARRAULT ET Cie.

LEÇONS CLINIQUES

SUR LES

MALADIES DES VOIES URINAIRES

PAR

SIR HENRY THOMPSON

F. R. C. S.

PROFESSEUR AU « ROYAL COLLEGE OF SURGEONS »
CHIRURGIEN CONSULTANT A « UNIVERSITY COLLEGE HOSPITAL »
MEMBRE CORRESPONDANT DE LA SOCIÉTÉ DE CHIRURGIE DE PARIS

TRADUITES

PAR LE Dr ROBERT JAMIN
Ancien interne des Hôpitaux de Paris,
Lauréat de la Faculté de médecine.

Avec 148 figures intercalées dans le texte

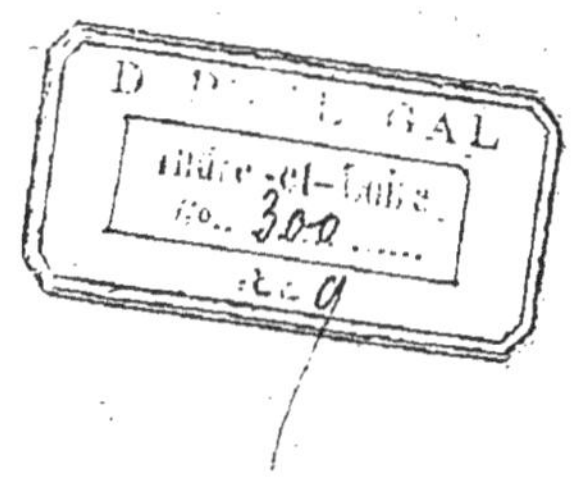

PARIS
LIBRAIRIE J.-B. BAILLIÈRE ET FILS
Rue Hautefeuille, 19, près le boulevard Saint-Germain
1889

PRÉFACE

L'édition française, publiée aujourd'hui par M. le docteur Robert Jamin, renferme les leçons que j'ai faites à *University College Hospital* pendant l'année 1887-1888 ; comme la huitième édition anglaise, elle comprend mon cours tout entier, c'est-à-dire trente-deux leçons au lieu de dix-sept que contenait la première édition française, traduite par MM. Jude Hue et Gignoux, et de vingt-quatre contenues dans l'édition nouvelle donnée par M. le Juge de Segrais en 1881.

Les principales additions de ce nouveau volume comportent : 1° la cystotomie sus-pubienne aussi bien pour les tumeurs que pour les calculs ; 2° les résultats de l'exploration digitale de la vessie ; 3° les procédés les plus récents d'intervention palliative chez les malades atteints d'affection prostatique grave ; 4° les dernières opérations dirigées contre les tumeurs vésicales ; 5° le résumé de ma pratique tout entière relative aux opérations de calculs vésicaux jusqu'à la fin de l'année 1886 et portant sur 900 cas environ.

Dans chaque chapitre de ce livre, je me suis efforcé de traduire en un langage simple et clair les opinions qui m'ont semblé les plus exactes et qu'une longue observation et une pratique exceptionnellement étendue m'ont fait adopter d'une manière définitive à l'heure actuelle.

Comme auparavant, je me suis appliqué, d'une façon générale, à fournir aussi succinctement que possible un résumé des connaissances pratiques relatives à la nature et au traitement des affections étudiées dans cet ouvrage. J'espère que mon but aura été plus complètement atteint dans cette édition que dans les précédentes.

Qu'on veuille bien me permettre d'ajouter que j'ai eu l'extrême satisfaction de voir ce livre devenir pour ainsi dire classique dans la plupart des Ecoles de médecine de l'Europe et qu'il a été traduit en français, en allemand, en italien, en espagnol et en russe.

M. Robert Jamin, ancien interne des hôpitaux de Paris, a bien voulu donner son concours à cette édition que j'ai entièrement revue, dont le texte a été récrit en grande partie et considérablement augmenté. Après avoir traduit mes *Leçons sur les tumeurs de la vessie*, il a complété avec soin l'œuvre de ses devanciers MM. Jude Hue et Gignoux, s'acquittant de cette tâche avec un véritable talent. Je sais la compétence de M. Robert Jamin, alors qu'il aurait pu faire une œuvre personnelle, il a consenti au rôle modeste de traducteur. Je l'en remercie sincèrement.

Londres, mars 1889.

H. T.

PRÉFACE DE LA PREMIÈRE ÉDITION ANGLAISE

Je crois devoir déclarer que ces Leçons n'ont jamais été écrites de ma main. Après avoir médité et convenablement disposé dans mon esprit le plan de chaque sujet à traiter, je le développais verbalement devant mes élèves, et un de nos meilleurs sténographes recueillait mes paroles au fur et à mesure. Son texte était ensuite corrigé, débarrassé de certaines longueurs ou répétitions que nécessite l'enseignement oral, et enfin envoyé à la *Lancet*. C'est à l'instigation, je l'avoue, de nombreux correspondants connus et même inconnus de moi, que je présente au public médical le texte intégral et corrigé de mes conférences. La forme n'aura été nullement modifiée; j'ai tenu à conserver à mes phrases le style familier de la conversation dont on se sert et qui, selon moi, convient le mieux pour un cours. C'est non seulement à mes élèves, mais à tous les étudiants en général que j'offre ce livre: il est le fruit des longues années consacrées par moi à l'étude attentive et approfondie de cette branche de l'art médical, qui a fait le sujet de mes conférences cliniques.

Novembre 1868.

GIBERT. **Mémoire sur les syphilides.** 1847, in-8, 60 pages....... 1 fr. 50

GOUTARD. **Du léontiasis syphilitique.** Etude sur quelques cas de syphilides hypertrophiques diffuses de la face en particulier, 1878, in-8, 62 p. et 1 pl. 3 fr.

HOFMANN. **La syphilis** débarrassée de ses dangers par la médecine homœopathique. 1874, in-18, 53 p.............................. 1 fr.

HUNTER (J.). **Traité de la maladie vénérienne.** *Troisième édition*, par PH. RICORD. Paris, 1859, in-8 de 800 pages (sans planches)............ 6 fr.

HUTTEN (Ulric de). **Livre sur la maladie française** et sur les propriétés du bois de gaïac, traduit et commenté par le Dr POTTON. 1865, in-8, LXXX-218 p. 24 fr.

IZARD (A.-A.). **Nouveau traitement de la maladie vénérienne et des syphilides ulcéreuses par l'iodoforme.** 1871, in-8, 48 pages... 1 fr. 50

JEANNEL (J.). **De la prostitution dans les grandes villes** au XIXe siècle et de l'extinction des maladies vénériennes. *Deuxième édition*. 1874, 1 vol. in-18 jésus, 648 pages avec figures.............................. 5 fr.

JOULIN. **Syphiliographes et Syphilis,** 1862, in-8, 40 pages........ 1 fr. 50

JULLIARD. **Localisations spinales de la syphilis.** 1879, in-8, 95 p. 2 fr. 50

LAGNEAU (E.). **Recherches comparatives sur les maladies vénériennes** dans les différentes contrées. 1867, in-8, 76 pages.................. 2 fr.

— **Transmission de la syphilis** d'un nourrisson à sa nourrice. 1875, in-8, 9 pages.............................. 50 c.

LEGRAND (A.). **De l'or et du mercure dans le traitement de la syphilis** récente et invétérée. 1842, 1 vol. in-8, 548 pages.................. 5 fr.

MERCIER (J.). **Conseils aux personnes affaiblies.** 1883, 1 vol. in-18, 108 pages.............................. 1 fr.

NITOT (E.). **Des gommes syphilitiques** de l'iris et du corps ciliaire. 1880, in-8, 144 pages, avec pl.............................. 3 fr.

ORY (E.). **Etiologie des syphilides malignes précoces.** 1876, in-8, 100 pages.............................. 2 fr. 50

PAPIN. **Moyens employés pour le traitement de la maladie syphilitique.** 1828, in-8.............................. 1 fr. 25

PASCAL (N.). **Du guaco** et de ses effets prophylactiques et curatifs dans les maladies vénériennes. 1863, in-8, 40 pages.............................. 1 fr.

PAYAN. **Des remèdes antisyphilitiques.** 1845, in-8.............................. 3 fr.

PÉGOT (Marc). **Action des eaux de Bagnères-de-Luchon** dans le traitement des accidents consécutifs de la syphilis. 1854, in-8.............. 3 fr. 50

PUTEGNAT (E.). **Histoire de la syphilis** des nouveau-nés. 1854, in-8, 216 pages.............................. 3 fr. 50

RATIER. **Lettres sur la syphilis,** 1845, in-8 (2 fr.).............................. 1 fr.

RICORD. **Lettre sur la syphilis,** suivies des discours à l'Académie de médecine sur la syphilisation et la transmission des accidents secondaires, par Ph. RICORD. *Troisième édition*. 1863, 1 vol. in-18 jésus, VI-558 pages.............. 4 fr.

— **Traité complet des maladies vénériennes.** Clinique iconographique de l'Hospice des vénériens. Paris, 1854, 1 vol. in-4, avec 66 pl. col., et portrait, rel.... 133 fr.

ROBERT (Melchior). **Nouveau traité sur les maladies vénériennes.** 1861, 1 vol. in-8, 788 pages.............................. 9 fr.

ROHMER (M.). **Le sarcocèle syphilitique,** par ROHMER, agrégé à la Faculté de médecine de Nancy. Paris, 1883, in-8, 135 p.............................. 3 fr.

ROQUETTE (Ch.). **Physiologie des vénériens,** exposé des phénomènes caractéristiques qui accompagnent et suivent les accidents vénériens. 1865, 1 vol. in-18, jésus, 548 pages.............................. 5 fr.

ROUSSEL. **De la syphilis tertiaire** dans la seconde enfance et chez les adolescents. 1881, gr. in-8, 253 pages.............................. 4 fr. 50

SCHPERK. **Recherches sur la syphilis** dans la population féminine de Saint-Pétersbourg. 1875, in-8, 45 pages, avec fig.............................. 1 fr. 50

SIMON (Léon fils). **Des maladies vénériennes** et de leur traitement homœopathique. 1860, 1 vol. in-18 jésus, 744 pages.............................. 6 fr.

SPERINO. **La syphilisation** étudiée comme méthode curative et comme moyen prophylactique des maladies vénériennes. 1853, 1 vol. in-8, 322 p.......... 2 fr.

Syphilis vaccinale (De la). Communications à l'Académie de médecine, par MM. Depaul, Ricord, Trousseau, Devergie, suivies de mémoires sur la Transmission de la syphilis par la vaccination, par MM. A. Viennois, Pellizari, Palasciano et Auzias-Turenne. 1865, 1 vol. in-8, 392 pages.............................. 6 fr.

LEÇONS CLINIQUES
SUR LES MALADIES DE LA VESSIE & DE LA PROSTATE

Par le docteur Félix GUYON

1887, 1 vol. in-8 de 800 pages..................................

BANCAL. **Manuel pratique de la lithotritie.** 1829, in-8 avec 5 pl...... 3 fr.

BARROIS. **Des enveloppes du testicule.** 1882, in-8, 61 p. avec 3 pl.. 2 fr. 50

BEALE (Lionel-S.). **De l'urine, des dépôts urinaires et des calculs**; composition chimique, caractères physiologiques et pathologiques et indications thérapeutiques. 1865, 1 vol. in-18 jésus, 540 pages, avec 136 fig................ 7 fr.

BECKENSTEINER. **De l'impuissance** et de sa guérison par l'électricité statique. 1876, in-8, 32 pages... 1 fr. 50

BELMAS. **Cystotomie sus-pubienne.** 1827, in-8, figures (6 fr.).......... 2 fr.

BOURGUET (E.). **De l'uréthrotomie externe par section collatérale et par excision des tissus pathologiques,** dans les cas de rétrécissements infranchissables, 1867. in-4, 85 pages, avec 1 pl.......................... 3 fr.

BRUNNER. **La médecine basée sur l'examen des urines.** 1858, in-8, 320 pages.. 5 fr.

CAZENAVE (J.-J). **Histoire abrégée des sondes et des bougies uréthro-vésicales** employées jusqu'à ce jour. 1875, in-8, 51 pages pl............ 2 fr.

— **Des sondes et des bougies** de gélatine. 1841, in-8, fig.............. 2 fr.

— **Nouveau mode d'exploration de l'urèthre.** 1845, in-8........ 1 fr. 25

— **Observations de taille et de lithotritie.** 1850, in-8, 33 pages... 75 c.

— **Histoire des trois lithotrities** et de trois tailles. 1856, in-8, 44 pag. 1 fr.

CIVIALE. **Traité pratique sur les maladies des organes génito-urinaires.** 1858-1860, 3 vol. in-8 avec figures........................... 24 fr.
Cet ouvrage est ainsi divisé : tome I, *Maladies de l'urèthre;* tome II, *Maladies du col de la vessie et de la prostate;* tome III, *Maladies du corps de la vessie.*

— **Traité de la lithotritie.** 1847, 1 vol., in-8, 620 pages, avec 7 planches. 8 fr.

— **Résultats cliniques de la lithotritie.** 1865, in-8, 27 pages........ 1 fr.

— **Parallèle des divers moyens de traiter les calculeux.** 1836, 1 vol. in-8, 426 pages avec 8 planches.................................. 8 fr.

COCTEAU. **Des fistules uréthrales chez l'homme.** Paris, 1869, in-8, 127 pages.. 2 fr. 50

CONAN. **Essai thérapeutique positive basée sur l'examen de l'urine** et des produits morbides. 1875, in-8, 198 pages, avec 1 planche........ 3 fr. 50

COSTA-DUARTE (J.-R. da). **Des fistules génito-urinaires** chez la femme. 1865, in-8, 96 pages... 2 fr.

DELEFOSSE. **Pratique de la chirurgie des voies urinaires** par le docteur DELEFOSSE, professeur libre de pathologie des voies urinaires. 1 vol. in-18 jésus de 532 pages, 133 figures.. 6 fr.

— **Procédés pratiques pour l'analyse des urines,** des dépôts et des calculs urinaires. *3e édition,* 1885, 1 vol. in-18 jésus de 176 pages avec 25 planches comprenant 90 fig.. 3 fr.

— **Leçons cliniques sur la contracture du col vésical.** 1879, in-8, 116 pages.. 3 fr. 50

— **Leçons cliniques sur l'uréthrotomie interne.** 1880, in-8, 111 pages, avec 10 fig.. 3 fr.

— **Annales des maladies des organes génito-urinaires,** publiées sous la direction de MM. F. GUYON, professeur à la Faculté, LANCEREAUX, médecin de la Pitié, C. MÉHU, pharmacien de la Charité, avec la collaboration de MM. les docteurs BAZY, CAMPENON, DUBUC, LE DENTU, A. MALHERBE. E. MARTIN, CH. MONOD, E. MONOD, J.-L. REVERDIN, P. SEGOND, TAPRET, TERRILLON. Rédacteur en chef : docteur E. DELEFOSSE. — Les *Annales* paraissent le 1er de chaque mois par fascicule de 50 à 60 pages. Prix de l'abonnement annuel : Paris et départements.......... 16 fr.
Union postale.. 18 fr.

DEROUBAIX. **Traité des fistules uro-génitales de la femme,** comprenant les fistules vésico-vaginales, vésicales, cervico-vaginales, urétéro-vaginales et urétérales, cervico-utérines, par L. DEROUBAIX, professeur à l'Université de Bruxelles, 1870, 1 vol. in-8, de XIX-823 pages, avec figures..................... 12 fr.

FOURNIER DE LEMPDES. **Nouveaux procédés herniaires et de lithotripsie.** In-8, 16 pages........ 1 fr.
GAILLARD. **Opérations de fistule vésico-vaginale.** Paris, 1867, in-8. 50 c.
GALLOIS. **De l'oxalate de chaux dans les sédiments de l'urine,** dans la gravelle et les calculs. 1859, gr. in-8, 104 pages........ 2 fr. 50
— **De l'inosurie.** Paris, 1864, gr. in-8, 61 pages........ 1 fr. 50
GODARD (E.). **Substitution graisseuse du rein.** Paris, 1859, gr. in-8, 31 pages avec planches........ 2 fr.
IMBERT-GOURBEYRE. **De l'albuminurie puerpérale** et de ses rapports avec l'éclampsie, par IMBERT-GOURBEYRE, professeur à l'École de médecine de Clermont-Ferrand. Paris, 1856, in-4, 73 pages........ 2 fr. 50
GUIBAL. **Du spasme uréthral.** 1880, in-8, 104 pages........ 3 fr.
GUILLON (F.-G.). **Contribution à la chirurgie des voies urinaires.** 1879, 1 vol. in-8, 232 pages avec figures........ 5 fr.
JOBERT. **Traité des fistules vésico-utérines,** vésico-utéro-vaginales, entéro-vaginales et recto-vaginales. Paris, 1852, 1 vol. in-8, avec 10 fig........ 7 fr. 50
LACOTE. **Goutte, rhumatisme et gravelle.** Paris, 1877, in-18........ 1 fr.
LALLEMAND (F.). **Des pertes séminales involontaires,** par F. LALLEMAND, professeur à la Faculté de Montpellier. 1836-42, 3 vol. in-8........ 25 fr.
LE DENTU (A.). **Des anomalies du testicule.** 1869, in-8, 168 p. fig.. 3 fr. 50
LENOIR. **Lithotritie.** Paris, 1837, in-8 (1 fr.)........ 50 c.
LEROY-D'ÉTIOLLES (J.). **Exposé des divers procédés** employés jusqu'à ce jour pour guérir de la pierre. 1825, in-8, 232 pages, avec 5 planches........ 4 fr.
LEROY-D'ÉTIOLLES (R.). **Traité pratique de la gravelle** et des calculs urinaires. 1866, in-8, 551 pages, avec 120 fig........ 8 fr.
LORAIN. **De l'albuminurie.** Paris, 1860, in-8........ 2 fr. 50
MALLEZ et TRIPIER. **De la guérison durable des rétrécissements de l'urèthre** par la galvanocaustique chimique. 1870, gr. in-8, 35 p. avec fig... 2 fr.
MALTRAIT. **Traumatismes de la vessie.** 1881, gr. in-8, 22 pages... 3 fr. 50
MARCÉ. **Des kystes spermatiques.** Paris, 1856, in-4, 40 pages........ 1 fr.
PERRÈVE. **Traité des rétrécissements organiques de l'urèthre.** 1847, 1 vol. in-8, 340 pages, avec 3 planches et 32 figures........ 2 fr. 50
PICARD (H.). **Traité des maladies de l'urèthre.** 1877, 1 vol. in-8, 600 pages avec 165 fig........ 8 fr.
— **Traité des maladies de la prostate.** 1877, 1 vol. in-8, 400 pages, avec 83 fig........ 8 fr.
— **Traité des maladies de la vessie** et de l'affection calculeuse. 1879, 1 vol. in-8, 634 pages, avec 184 fig........ 8 fr.
RAYER. **Traité des maladies des reins** et des altérations de la sécrétion urinaire. 1839-1841, 3 forts vol. in-8........ 24 fr.
— **Atlas du traité des maladies des reins,** comprenant l'anatomie pathologique des reins, de la vessie, de la prostate, des uretères, de l'urèthre. 1 vol. grand in-folio, 60 pl., contenant 300 figures col. avec un texte descriptif. 192 fr.
REYBARD (J.-B.). **Procédé pour guérir par l'incision les rétrécissements du canal de l'urèthre.** Paris, 1833, in-8, fig. (3 fr. 50)........ 50 c.
ROBIN (Albert). **Essai d'urologie clinique.** La fièvre typhoïde par ALBERT ROBIN, professeur agrégé à la faculté de médecine. Paris, 1877, 1 vol. gr. in-8 de 264 pages........ 4 fr. 50
ROBIN (Ch.) et ORDONEZ. **Tumeurs mixtes de l'épididyme.** Paris, 1856, in-8........ 50 c.
ROUBAUD. **Traité de l'impuissance et de la stérilité** chez l'homme et chez la femme. 3e édition, 1876, 1 vol. in-8, 804 pages........ 8 fr.
SAPPEY (Ph.-C.). **Conformation extérieure et structure de l'urèthre** de l'homme. 1854, in-8, 94 pages........ 2 fr. 50
SÉGALAS. **Essai sur la gravelle et la pierre.** 1839, 1 vol. in-8, 644 pages, avec atlas de 8 pl. in-folio, col........ 15 fr.
— **De la lithotritie.** 1856, in-8, 103 pages........ 2 fr.
— **Lettre sur une uréthroplastie.** 1840, in-8, avec 3 pl........ 3 fr. 50
Taille et lithotritie. Rapport et discussions à l'Académie de médecine. 1855, in-8, 194 pages........ 2 fr. 50
TEISSIER (L.-J.). **Du diabète phosphatique.** Recherches sur l'élimination des phosphates par les urines. 1877, in-8, 107 pages, avec un tableau........ 3 fr.
ULTZMANN. **Névroses des organes génito-urinaires de l'homme.** 1883, gr. in-8, 95 pages........ 2 fr. 50
VERNOIS (Max.) et BECQUEREL (Alfred). **De l'albuminurie et de la maladie de Bright.** Paris, 1856, in-8, 44 pages........ 1 fr. 50
VIDAL (de Cassis). **Cure radicale du varicocèle.** 2e *édition.* Paris, 1850, in-8, (2 fr.)........ 75 c.

LEÇONS CLINIQUES

SUR LES

MALADIES DES VOIES URINAIRES

LEÇON PREMIÈRE

Introduction. — Diagnostic. — Classification. — Méthode à suivre pour le diagnostic. — Examen sommaire et interrogatoire du malade. — Questions : 1° Fréquence des mictions ; 2° douleur ; 3° modifications du jet ; 4° caractères de l'urine ; 5° présence du sang dans l'urine ; 6° sensibilité des régions lombaires, inguinales, etc...

Messieurs,

La série de conférences que je me propose de vous faire sur les maladies chirurgicales de l'appareil urinaire, aura surtout pour but de vous donner les connaissances qui vous seront les plus utiles au lit du malade. Afin de ne pas trop charger notre cadre, nous laisserons volontairement de côté l'anatomie et la physiologie de ces organes. L'enseignement didactique de la chaire ne saurait vous apprendre toutes ces manœuvres cliniques, tous ces petits détails du diagnostic ou du traitement qu'on n'acquiert que par l'expérience et qui sont ensuite si utiles dans la pratique. — La fréquentation des hôpitaux elle-même ne peut pas davantage vous conduire à cette précieuse initiation : car il n'est pas d'hôpital qui fournisse des sujets en assez grand nombre. — C'est ici, Messieurs, c'est dans nos entretiens familiers que vous trouverez en grande partie le dernier complément de votre éducation professionnelle. Quant à moi, mon objectif constant sera de mettre à votre portée le fruit de longues années d'expérience, autant du moins qu'il me sera possible de le faire dans les quelques heures que j'aurai à vous consacrer.

Deux raisons m'ont fait choisir les maladies des organes urinaires pour sujet de ces leçons cliniques.

La première, c'est que, nos salles réunissant toujours un certain groupe de ces affections, la matière ne saurait manquer à notre enseignement clinique hebdomadaire.

La seconde, c'est qu'il n'est pas, à mon sens, de classe de maladies où le manque d'instruction expose à de plus grossières méprises ; qu'il n'en est pas, non plus, qui soient traitées avec autant de succès, quand les indications en sont bien saisies ; qu'on n'en saurait trouver, enfin, dans lesquelles une main habile puisse faire autant pour le soulagement des malades et pour l'honneur de l'art. Il est donc on ne peut plus important que vous en ayez une connaissance parfaite.

Voici la classification que j'ai adoptée, et dans cette série de leçons j'espère vous faire parcourir la plupart des affections comprises dans la liste ci-dessous :

I. — Maladies des voies urinaires

A. *Affections essentiellement inflammatoires :*

Uréthrite
Prostatite
Cystite } aiguës et chroniques.

B. *Affections essentiellement obstructives :*

Rétrécissement de l'urèthre.
Hypertrophie de la prostate.

C. *Affections calculeuses :*

De l'urèthre,
De la prostate,
De la vessie,
Des bassinets.

D. *Tumeurs malignes et bénignes :*

De la prostate,
De la vessie.

II. — Maladies des organes sécréteurs

Maladies dans lesquelles l'*acide urique* et l'*acide oxalique* (surtout le premier) sont excrétés en trop grande abondance pour rester dissous et par conséquent se déposent sous forme de sables urinaires.

Lésions organiques du rein.

Altérations de l'urine produites par des maladies constitutionnelles, telles que : maladie de Bright, diabète sucré, etc...

De cette dernière catégorie de maladies je ne vous parlerai qu'incidemment dans ces conférences. Mon intention n'étant pas de les étudier avec vous, car je vous les suppose suffisamment connues, je me contente donc de vous les énoncer.

Mais, avant de commencer, permettez-moi de m'expliquer sur le titre que j'ai donné à ces leçons : « Maladies *chirurgicales* des voies urinaires ».

Vous êtes en droit de me demander : Quelles sont, parmi les maladies des organes urinaires, celles qui sont chirurgicales ? Quelles sont celles qui ne le sont pas ? — J'avoue qu'il m'est plus facile de répondre à la première question qu'à la seconde. On admet généralement que les lésions que nous avons groupées dans la première partie de notre tableau, celles qui intéressent les voies urinaires proprement dites, sont du domaine de la chirurgie. Les autres, celles du rein notamment (à l'exception cependant des calculs et tumeurs de cet organe qu'on laisse au chirurgien) sont dévolues au médecin. Je ne saurais souscrire à cette manière de voir. Il est en effet impossible de diagnostiquer une seule de ces maladies sans les bien connaître toutes ; et, dans l'espèce, le diagnostic implique un degré suffisant d'habileté à manier la sonde ou le cathéter. Or, le médecin ne se livre à aucune exploration instrumentale ; je ne dis pas qu'il en soit incapable, mais l'usage veut qu'il n'en fasse pas. Et pourtant on ne saurait pas plus traiter les maladies des organes urinaires sans le secours de la sonde qu'on ne pourrait traiter les affections de la poitrine sans être familiarisé avec l'emploi du stéthoscope. Je me trouve donc conduit, à l'encontre de l'opinion généralement reçue, à regarder toutes les maladies des organes urinaires comme faisant partie du domaine de la chirurgie.

Notre route étant ainsi tracée, essayons de la parcourir.

Dès nos premiers pas, nous rencontrons la question du *diagnostic*. Je ne vous dirai presque rien aujourd'hui de la pathologie ni du traitement des maladies urinaires. Le problème qu'il nous faut envisager d'abord est celui du diagnostic, et vous n'ignorez pas que, dans toute maladie, c'est le plus important. Connaissez à fond ce que vous avez à traiter, le traitement lui-même n'offrira que peu de difficultés. On trouve toujours un traitement dans les livres ; on n'y saurait apprendre un diagnostic, celui-ci ne pouvant être réalisé que par l'application de certaines règles déduites de l'expérience. C'est la première chose qu'il faille apprendre à pratiquer, c'est la dernière qu'on puisse parfaitement acquérir. En fait, nul homme, quelle que soit sa longévité, n'arrivera jamais à la perfection comme diagnostic. Il pourra sans doute en approcher, et, s'il est actif et laborieux, comme il doit toujours être, il verra constamment augmenter sa puissance diagnostique aussi longtemps qu'il vivra. Voilà pourquoi l'âge et l'expérience donnent de la valeur à une opinion. Il n'y a qu'une longue observation et une vaste expérience qui permettent à un homme d'arriver au diagnostic avec plus de certitude que ne le peut un patricien plus jeune.

Qu'est-ce que le diagnostic ? Il consiste à recueillir des faits, puis à tirer des déductions vraies de ces faits.

C'est tout ce qu'il y a de difficile au monde de recueillir

des faits. Il n'y aura jamais accord entre deux personnes qui parleront d'un fait dont elles auront été témoins. Si je vous présente un cas de maladie et si je demande à dix d'entre vous d'en prendre l'observation, je suis sûr qu'il y aura divergence entre chacun de vous et qu'il en résultera dix observations qui varieront entre elles, même sur des particularités importantes. Chacun sera à peu près vrai, aucun ne sera entièrement exact. Il faut donc apprendre à observer attentivement, et, pour y arriver, il faut des qualités spéciales et beaucoup de pratique. Si deux témoins rapportent de la même manière comment s'est passé un événement, on croira immédiatement qu'il y a tromperie. N'est-ce pas là un exemple saisissant de ce que je disais tout à l'heure ? Ce qui m'a souvent frappé, c'est qu'il est nécessaire que les hommes de notre profession acquièrent certaines qualités que nous devons chercher à cultiver, et que ces qualités soient précisément celles qui appartiennent aux hommes de loi. J'ai remarqué que ceux qui réussissaient dans l'une et l'autre profession sont également doués de certaines qualités intellectuelles. Une étude exacte et approfondie de la question, un contre-examen adroitement fait et une sévère enquête du fait le plus simple sont également indispensables en médecine comme en jurisprudence. Comme dernière qualité, il faut peser les faits que l'on a obtenus avec calme et équité. Dans les deux professions, les résultats définitifs ont un grand poids, et, pour les obtenir, il faut réunir les qualités les plus éminentes.

Maintenant, je dois attirer votre attention sur ce point : qu'il faut non seulement porter un bon diagnostic, mais encore qu'il faut le porter rapidement. Notre manière de procéder diffère en cela de celle des hommes de loi. Tandis qu'il est nécessaire de consacrer plusieurs mois à l'examen critique d'une réclamation judiciaire et de perdre beaucoup de temps pour soutenir ou défendre une allégation, nous, nous devons rendre nos arrêts sans délai, parce que notre malade pourrait bien succomber tandis que nous serions en délibération.

Il ne suffit pas d'étudier l'art du diagnostic, il faut encore apprendre l'art de *porter un diagnostic rapide*. Appelé auprès du malade, votre conduite dépendra souvent des trois ou quatre premières minutes de votre entrevue.

Sans doute il peut paraître aisé de rentrer tranquillement chez vous, réfléchir sur le cas, consulter vos auteurs, puis conclure que le malade a telle ou telle chose.

Pauvre et infidèle expédient, Messieurs ; tout au plus préférable à la conduite du praticien qui tenterait le traitement d'une maladie sans avoir cherché, au préalable, à se former de sa nature une idée plus ou moins plausible. Le vrai garant du succès dans la pratique, le véritable cachet de la supériorité professionnelle, c'est la faculté d'établir un diagnostic aussi rapide qu'approfondi du cas qui se présente.

Pour cela, aussi bien en ce qui touche les maladies des voies urinaires qu'en ce qui concerne les affections des autres organes, il est nécessaire d'avoir un plan, une méthode d'examen du malade. Il ne faut pas poser vos questions ni diriger vos recherches à l'aventure et sans les coordonner. Après beaucoup de méditation et d'expérience, j'ai adopté à cet égard une règle uniforme que je vais vous exposer.

C'est par trois voies connexes que vous arriverez à diagnostiquer sûrement et rapidement une affection des voies urinaires ; c'est :

1° *Par l'interrogatoire du malade;*

2° *Par l'exploration de ses organes;*

3° *Par l'examen chimique ou autre de ses sécrétions.*

Je ne m'occuperai ici que des affections des organes urinaires envisagées chez l'homme; chez la femme, il existe certaines particularités sur lesquelles je n'ai pas à m'étendre dans ces leçons.

Voyons d'abord comment vous devez conduire l'interrogatoire du malade que vous avez à examiner. Il se résume en quatre ou mieux six questions principales avec les questions secondaires que chacune d'elles comporte. Avec ces questions, toujours les mêmes et toujours posées dans le même ordre, vous parviendrez neuf fois sur dix à porter un diagnostic précis et rapide. Elles ont trait, en effet, aux six symptômes ou signes qu'on rencontre toujours plus ou moins chez un malade affecté d'une lésion quelconque du côté des organes urinaires. Voici ces six questions et dans quel ordre je les adresse au malade :

1° *Urinez-vous souvent?* Si oui, *combien de fois par jour?* — Puis, comme sous-question, je demande si la miction est plus fréquente pendant le jour ou pendant la nuit, — si elle est influencée par les mouvements ou quelque autre circonstance particulière. Je vous dirai plus tard ce que vise cette dernière question.

2° *Éprouvez-vous de la douleur en urinant? avant, pendant, ou après le passage de l'urine?* — Je note si cette douleur est franchement aiguë ou sourde, passagère ou continue, si elle se produit aussi en dehors de la miction, si elle est provoquée ou aggravée par un brusque mouvement du corps. Enfin, j'en précise le siège exact, dans la verge, au-dessus du pubis ou ailleurs.

3° *Votre jet d'urine est-il modifié?* — Dans l'affirmative, je m'informe s'il est mince ou gros, s'il est irrégulier d'une façon quelconque, tortillé par exemple, s'il est faible ou puissant comme projection, s'il est continu ou interrompu, s'il s'échappe en totalité ou en partie par des trajets fistuleux.

4° *Votre urine a-t-elle changé de caractère? est-elle trouble ou limpide?* — Il est possible que le malade vous réponde que son urine est trouble, et qu'en poursuivant votre interrogatoire, vous appreniez qu'elle sort parfaitement claire et ne s'épaissit que par le refroidissement et le repos. Subsidiairement, vous vous enquérez du poids spécifique et de la quantité d'urine rendue. Il faut accorder à la quantité physiologique d'urine des limites très larges, quoique, vous le savez déjà, cette quantité soit un élément très important pour le diagnostic des maladies du rein. Il est bon de savoir également si l'urine présente une proportion trop forte ou trop faible de ses éléments constitutifs normaux, si elle renferme par hasard quelque élément anormal, tel que sucre, albumine, etc., enfin si elle laisse déposer soit toujours, soit parfois quelque substance organique ou inorganique, cristallisée ou non. Vous arrivez ainsi à l'analyse à peu près complète de l'urine, dont je ne fais que vous signaler la nécessité aujourd'hui.

5° *Urinez-vous ou avez-vous uriné du sang?* — Ce sang, s'il existe ou s'il a existé, est-il rouge et vermeil ou de couleur brunâtre? est-il intimement mélangé à l'urine ou apparaît-il seulement au commencement ou à la fin de la miction, au moment où la vessie se contracte dans un dernier effort pour se vider? s'est-il montré quelquefois en dehors des mictions?

6° *Avez-vous éprouvé parfois ou éprouvez-vous quelque douleur dans le dos, les lombes, les aînes, la hanche?* — Ces douleurs sont-elles continues ou intermittentes? reviennent-elles sous formes d'accès aigus plus ou moins périodiques, laissant soupçonner une affection rénale?

Telles sont mes six questions diagnostiques. Mais permettez-moi de vous le faire observer, les réponses que vous en obtiendrez dépendront beaucoup de la manière dont vous les aurez posées. Le malade ne se possède pas toujours, ou bien il ne comprend pas clairement ce que vous lui demandez. Si vous voulez des réponses exactes, soyez très clair, très précis dans vos demandes.

Appliquons maintenant ces données au diagnostic des maladies inscrites sur notre tableau :

1. Fréquence des mictions. — Il n'est pas de maladie sérieuse des organes urinaires — sauf une ou deux exceptions que je vais vous faire connaître — qui ne s'accompagne de plus ou moins de fréquence dans la miction. Voici d'abord une de ces exceptions : un homme peut avoir un rétrécissement très étendu, avec grande finesse du jet, et pourtant ne se point plaindre, durant plusieurs années, de la moindre fréquence dans l'émission de ses urines, bien que ces symptômes doivent apparaître tôt ou tard.

Maintenant jetez les yeux sur notre tableau, où les maladies sont surtout classées dans l'ordre le plus commode pour l'étude. Vous remarquerez d'abord : les maladies inflammatoires de l'urèthre, de la prostate, de la vessie. Or, dans toutes, il y a des envies fréquentes d'uriner. Toutefois — et voici la deuxième exception dont je vous parlais plus haut — l'uréthrite ne s'accompagne nécessairement de ces envies fréquentes qu'autant qu'elle a envahi les parties profondes du canal. Je ne me propose pas de traiter ici de l'uréthrite, que vous pourrez suffisamment étudier dans la salle des consultations ; je ne m'occupe que de la fréquence des mictions comme symptôme concomitant, tardif ou précoce de ces trois maladies inflammatoires.

Cette fréquence existe donc : *a.* dans l'*hypertrophie de la prostate*, et, ce qu'il faut bien remarquer, elle s'observe davantage la nuit que le jour ; — *b.* dans la *prostatite chronique*, dans laquelle elle est généralement peu intense ; — *c.* dans la *cystite*, où elle devient un symptôme caractéristique : je cite ces différentes maladies à la fois, parce qu'elles ont ensemble tant de points de contact qu'on ne peut souffrir si peu que ce soit de la vessie sans qu'il y ait du retentissement à la prostate; — *d.* dans les *affections calculeuses*, où on l'observe d'une façon saillante et presque toujours proportionnelle à la somme de mouvements que s'est permis le malade; — *e.* dans les *tumeurs malignes* et *non malignes*, la *pyélite* et presque toutes les *lésions organiques du rein*, la *maladie de Bright* et le *diabète*; — *f.* enfin, dans *toutes les conditions morbides qui altèrent la composition normale de l'urine avant son arrivée dans la vessie.* Ce fait mérite de nous arrêter un instant. Des urines pâles et aqueuses sont souvent regardées comme non irritantes; c'est le contraire qui est vrai : ces urines sont en général mal tolérées par la vessie. En fait, la vessie n'est jamais aussi à l'aise que lorsque l'urine qu'elle renferme est d'un poids spécifique moyen ou supérieur à la moyenne. Certaines personnes nerveuses, les *hystériques* entre autres, ont l'urine presque aussi claire que de l'eau pure, et leur vessie en est toujours plus ou moins incommodée. Dans le *diabète*, où l'urine, modifiée dans sa composition, est encore considérablement accrue dans sa quantité, les mictions fréquentes apparaissent aussi comme une conséquence naturelle.

Notons enfin, avant de quitter ce sujet, que, si l'augmentation de la quantité d'urine s'observe *surtout* dans les affections rénales, la suppression de l'urine révèle *toujours* une maladie des reins.

2. Douleur. — La douleur, quand vous en aurez précisé la nature et fixé le siège, vous mettra déjà sur la voie de votre diagnostic.

Dans la *prostatite*, il y a ordinairement de la douleur à la fin de la miction, douleur semblable, quoique moins intense, à celle que produit un calcul, la vessie, une fois vide, se contractant sur une prostate sensible.

Dans la *cystite*, la douleur existe généralement *avant* la miction, parce que la muqueuse vésicale enflammée ne peut supporter la distension qui se produit lorsque la vessie est pleine, et celle-ci s'efforce de se débarrasser le plus souvent possible de son contenu afin d'éviter la réplétion. La sensation douloureuse siège habituellement au-dessus des pubis ; elle peut aussi, dans la *cystite aiguë*, s'irradier vers le périnée ; mais dans la *cystite chronique* ou *subaiguë* elle est ressentie au-dessus du pubis et au commencement de la miction, non à la fin, l'écoulement de l'urine semblant la diminuer : s'il y a en même temps un peu de prostatite, la douleur est perçue à l'extrémité de la verge et au moment de l'expulsion des dernières gouttes d'urine, ainsi que je viens de vous le dire.

Les *rétrécissements de l'urèthre* s'accompagnent souvent de douleur vers le siège de l'obstruction. Vous pouvez vous en assurer par une expérience bien simple : quand vous urinez à plein jet, comprimez brusquement votre canal avec le doigt, de façon à diminuer le jet de la moitié ou même davantage, vous éprouverez à l'instant une douleur aiguë. Mais, chez les rétrécis, la miction n'est vraiment douloureuse que quand la stricture est très étroite.

Il peut y avoir de la douleur dans l'*hypertrophie de la prostate*, d'autant plus que cette affection est souvent associée à une cystite chronique ; mais ici la sensation pénible précède l'évacuation, ce qui écarte toute idée de calcul. La vessie, impatiente de se débarrasser de son contenu, ne le peut faire que lentement, la prostate hypertrophiée lui barrant la voie d'expulsion. Aussi, pendant les premières contractions qui ne chassent qu'une faible quantité d'urine, existe-t-il de la douleur au-dessus des pubis et profondément dans le périnée ; mais, après la sortie du tiers ou de la moitié du contenu vésical, le malade est soulagé. Quand la douleur est brusque et très vive avant que le patient ait pu commencer à uriner, vous entendrez souvent celui-ci dire qu'il a « un spasme ». Cette expression signifie presque toujours que la vessie est distendue et demande impérieusement à se soulager. Si les mêmes épreintes persistent quand la vessie s'est vidée, c'est que cette dernière renferme un corps étranger, dont la présence détermine ces efforts d'expulsion involontaires et douloureux.

Je ne m'arrêterai pas aux *calculs de l'urèthre* : le gravier n'est ici qu'un hôte temporaire qui obstrue momentanément le canal, aussi la gêne et la douleur de la miction ne sont-elles que passagères. D'ailleurs, la sonde exploratrice et même le doigt promené le long de l'urèthre constatent aisément l'existence et le siège de ces petits graviers, dont le diagnostic offre rarement quelque difficulté.

Mais j'appellerai toute votre attention sur une affection plus fréquente et autrement importante, les *calculs de la vessie*. La douleur revêt ici des traits vraiment caractéristiques. D'abord elle apparaît à la fin de la miction, alors que l'urine expulsée laisse en contact immédiat avec la rude surface de la pierre la membrane muqueuse de la vessie, et, selon toute probabilité, la muqueuse du col, dont la sensibilité est exquise. Puis, quand l'urine, descendant goutte à goutte par les uretères, est arrivée en quantité suffisante pour isoler de nouveau la pierre des parois vésicales, le soulagement est obtenu. De plus, la douleur est ressentie vers l'extrémité du pénis, à deux centimètres et demi environ de celle-ci, vers la base du gland. Dans la *prostatite*, le col de la vessie, engagé dans la glande, en partage l'irritation et provoque généralement aussi une douleur pénienne, circonstance qui peut faire prendre pour une affection calculeuse une simple inflammation chronique de la prostate. Enfin, la douleur produite par les calculs vésicaux est *aggravée par le mouve-*

ment, ce qui n'arrive pas nécessairement dans les autres maladies. Placez le malade dans un véhicule mal suspendu, dites-lui de sauter une marche d'escalier ou d'exécuter tel autre mouvement brusque, et à l'instant il accusera une douleur considérable au col de la vessie aussi bien qu'à l'extrémité du pénis.

Quant aux *calculs du rein*, j'ai peu de chose à en dire pour le moment. Ils s'accompagnent naturellement d'une douleur locale, à droite ou à gauche, rarement généralisée aux deux côtés, mais toujours avec tendance à l'exacerbation par le mouvement. La douleur existe presque constamment d'un seul côté, et peut-être plus fréquemment à gauche qu'à droite ; elle est souvent ressentie au-dessus de la hanche et vers la région inguinale du côté affecté, même quand le calcul est immobile; l'irradiation inguinale de la douleur n'autorise donc pas à conclure à l'engagement du calcul dans l'uretère. Enfin, dans les affections rénales, le foyer unique ou principal de la douleur réside parfois autour de la vessie ou de l'urèthre, circonstance qu'il ne faut jamais perdre de vue.

Les *tumeurs* n'offrent rien de caractéristique au point de vue de la douleur. Elles peuvent occuper tous les points de la vessie, gêner plus ou moins l'émission des urines, et la souffrance qu'elles occasionnent variera suivant qu'elles susciteront de la dysurie ou de la cystite.

3. Modifications du jet. — Chez les *rétrécis*, le jet d'urine est ordinairement diminué de volume, en proportion de l'étroitesse de la stricture. Quand le rétrécissement est très serré, l'urine ne s'écoule parfois que goutte à goutte ; cependant, au prix d'efforts considérables, le malade peut parvenir à l'expulser sous forme de mince filet. Si la coarctation est moindre, le jet est seulement tortillé et irrégulier; mais, quoique grêle, il peut toujours être accéléré, si le patient

pousse avec énergie. Toutefois, de ce qui précède il ne faut point toujours conclure à l'existence d'un rétrécissement, ces modifications du jet s'observant dans d'autres affections.

Chez les *prostatiques*, le jet n'est pas nécessairement petit, mais il est faible, il tombe perpendiculairement et ne peut être propulsé à quelque distance malgré les efforts du malade; d'ailleurs, dans ce cas, la miction demande pour s'effectuer un temps beaucoup plus long que de coutume.

Vous entendrez dire que, chez les *calculeux*, le cours de l'urine s'interrompt et s'arrête parfois brusquement, c'est là une erreur. Il est au contraire excessivement rare d'observer ce phénomène, quoique vous le trouviez signalé dans certains livres comme un symptôme de la pierre.

4. Caractères de l'urine. — Supposez que votre malade vous ait appris qu'il urine fréquemment, qu'il souffre au bout du pénis et au col de la vessie, et que ses souffrances sont augmentées par le mouvement. Vous vous dites déjà : « Cet homme a probablement une pierre dans la vessie, il faudra que je le sonde ». Deux ou trois questions seulement vous ont conduits à cette probabilité, et vous allez vous enquérir des caractères de l'urine. Voyez quel nouveau pas va faire faire à votre enquête la solution de cette quatrième question.

Mais avant de reprendre notre tableau à ce point de vue, je vous dois une remarque préliminaire relativement à l'examen de l'urine. Vous devinez qu'il ne saurait être question ici des procédés scientifiques d'analyse que vous trouverez exposés dans un chapitre spécial à la suite de ces leçons ; je désire seulement vous donner un conseil clinique que vous apprécierez, je crois. Chaque fois que vous aurez besoin, pour votre examen, d'un échantillon d'urine, ne vous bornez pas à dire vaguement à votre client de vous en envoyer une certaine quantité dans un flacon ; vous n'auriez ainsi qu'un mélange d'une signification équivoque. Ce qu'il vous faut, c'est la sécrétion rénale, plus et seulement ce qui peut se trouver dans la vessie, c'est-à-dire un liquide exempt de tout mélange avec les humeurs uréthrales. Conséquemment, que votre malade, afin de balayer son urèthre, laisse d'abord passer quelques cuillerées d'urine qui pourront être recueillies dans un récipient à part. Ce qui s'écoulera ensuite constituera un véritable spécimen d'urine, un spécimen du moins dont vous saurez la provenance : ce sera le produit exclusif des sécrétions du rein et de la vessie. Supposez que votre patient soit atteint d'une gonorrhée ou d'une prostatite chronique : il a dans le canal une certaine quantité de matière muco-purulente, et si cette dernière est entraînée avec l'urine dans un même vase, comment déterminerez-vous l'origine de ces différents produits ? Comment déciderez-vous, soit à l'œil nu, soit au microscope, que tel ou tel élément provient de l'urèthre, de la vessie, ou des reins ? Ce sera impossible. Mais supprimez cette cause d'erreur, nettoyez d'abord l'urèthre à la faveur d'un premier jet que vous recevrez dans un verre spécial, un verre à vin par exemple; recueillez ensuite le reste dans un grand verre, et vous aurez un échantillon d'urine dont vous pourrez tirer parti. Si je me sentais quelque goût pour l'anecdote, que de bévues ne pourrais-je pas vous citer — et des plus lourdes — causées par l'oubli de cette simple précaution ! Une fois, entre autres, j'ai vu un praticien instruit traiter pour une pyélite un malade qui n'avait qu'un abondant écoulement de l'urèthre. L'urine était envoyée chez le médecin, deux fois par semaine, dans un flacon soigneusement nettoyé pour la circonstance ; une certaine quantité de pus y ayant été trouvée, et quelque autre symptôme étant venu corroborer l'idée d'une pyélite, le malade fut traité pendant des mois pour cette affection, jusqu'à ce qu'enfin un autre chirurgien trouvât que tout le pus venait de l'urèthre, à telles enseignes que la première verrée d'urine, qui avait lavé le canal, renfermait tout le pus, tandis que le reste était parfaitement clair et normal!... Et la « pyélite » disparut par un traitement local de l'urèthre. J'ignore si vous trouverez formulé ailleurs le conseil que je vous donne en ce moment; mais j'espère que vous saurez désormais vous mettre à l'abri de semblables méprises. On ne saurait trop appeler l'attention sur ce petit détail de pratique, malheureusement trop peu connu (1).

Reportons-nous maintenant à notre tableau.

La *prostatite* occasionne dans l'urine des grumeaux plus ou moins abondants, émanés de la portion prostatique de l'urèthre; mais si, suivant le précepte sus-énoncé, vous faites deux parts du liquide urinaire, vous trouverez toute la matière épaisse dans le premier verre, tandis que le contenu du second sera parfaitement limpide.

Dans les *calculs vésicaux*, le premier verre pourra contenir du muco-pus, mais le second en renfermera encore davantage : car il est rare qu'une pierre vésicale, à moins qu'elle ne soit petite et de formation récente, ne détermine pas la présence dans l'urine d'une certaine quantité de pus ou de sang, en raison de l'inflammation de la muqueuse vésicale. J'ai vu cependant quelquefois des calculeux, porteurs d'une pierre d'acide urique et de moyen volume, avoir des urines limpides. Mais, je le répète, l'existence d'un calcul dans la vessie provoque presque toujours l'apparition d'un peu de cystite et de dépôts urinaires en conséquence. Aussi, je n'explore jamais par la sonde la vessie d'un homme dont les urines sont claires, à moins qu'il ne présente d'autre part des signes de pierre bien marqués. Enfin, si, avec des symptômes se rapprochant beaucoup de ceux d'un calcul

(1) Voyez à la fin de la leçon sur l'Hématurie et les calculs rénaux de plus amples développements à ce sujet.

vésical, votre malade rend des grumeaux de matière épaisse dans le premier verre et une urine limpide dans le second, croyez bien plutôt à un cas de *prostatite chronique*.

La *cystite chronique* présente deux formes au point de vue de l'aspect de l'urine. Dans l'une, la plus connue, on trouve au fond du vase un dépôt épais, mucilagineux, qui ne s'écoule pas avec l'urine, lorsqu'on la transvase, mais se détache ensuite en masse ; dans l'autre, qui n'est pas moins fréquente, l'urine est simplement louche, sans dépôt glaireux.

Dans la *cystite aiguë*, l'urine est nuageuse et laisse déposer une quantité considérable de pus, et quelquefois du sang.

Les *rétrécissements*, sauf le cas de cystite chronique concomitante, ne donnent naissance à aucun dépôt urinaire abondant ; néanmoins, il n'est pas rare de rencontrer un peu de muco-pus dans le premier verre.

Quant aux débris de *tumeurs* trouvés dans l'urine, le microscope pourra dans certains cas vous en révéler la nature. Lorsque la tumeur vésicale est un papillôme (ce qui n'est pas rare), souvent on a l'heureuse chance d'en recueillir quelque fragment dans l'urine; le diagnostic est par là-même ordinairement établi. Mais, s'il s'agit de productions carcinomateuses ou sarcomateuses, leurs débris expulsés n'ont pas habituellement de caractères suffisamment distinctifs pour permettre d'affirmer qu'une tumeur de ce genre existe dans la vessie. D'ailleurs, je discuterai à fond ce sujet devant vous dans une leçon ultérieure.

Remontant enfin jusqu'au rein, nous rencontrons la *pyélite* à divers degrés de chronicité, dans laquelle les altérations de l'urine ne constituent qu'un symptôme au milieu de beaucoup d'autres qu'il faut observer avant de conclure.

Dans tous les cas, vous devrez vous assurer avec soin si l'urine ne renferme pas de l'albumine ou du sucre, et prendre bien garde d'attribuer, comme on le fait souvent, à une lésion organique du rein l'albumine du sang ou du pus provenant d'un point quelconque des voies urinaires. Je vous reparlerai plus tard en détail de ces faits, lorsque j'étudierai avec vous les différentes méthodes employées pour l'examen et l'analyse des urines.

5. Présence du sang dans l'urine. — Cette dernière question : « le malade urine-t-il du sang ? » doit, dans la plupart des cas, vous conduire à une presque certitude. Je dis *presque*, car, ne l'oublions pas, le dernier mot peut toujours appartenir à la sonde.

Dans la *prostatite*, il y a souvent un peu de sang à la fin de la miction, comme dans la pierre.

La *cystite* ne s'accompagne pas nécessairement d'hématurie, à moins que les désordres nutritifs qu'elle a produits ne soient très avancés ou que le processus phlogistique ne soit très aigu.

La présence du sang n'est pas davantage un symptôme nécessaire des *rétrécissements de l'urèthre* ou de l'*hypertrophie prostatique;* quand on la constate, elle n'est le plus souvent que le résultat de l'emploi des instruments, ou quelquefois aussi le dégorgement spontané d'un état congestif local.

Mais, relativement au diagnostic d'une *pierre* ou d'une *tumeur vésicales*, le sang est un symptôme de la plus haute valeur. De même que la plupart des phtisiques ont des hémoptysies à une époque ou à une autre, de même, et à peu près dans la même proportion, — six fois sur sept — les calculeux ont des hématuries dans leur histoire. Quant aux tumeurs de la vessie, elles s'accompagnent toujours d'hématuries, lesquelles sont beaucoup plus abondantes et surtout beaucoup plus persistantes que lorsqu'il s'agit de calculs.

6. État des reins. — Enfin, il importe toujours que vous

recherchiez soigneusement si, à une période lointaine ou rapprochée, les reins et leurs bassinets ont présenté quelque signe ou symptôme, laissant soupçonner qu'ils aient été le siège principal d'un processus morbide quelconque. Au cours de votre interrogatoire, le malade aura probablement fait quelque allusion à ces différents points, mais il vous sera presque toujours nécessaire de pousser un peu plus loin vos investigations à ce sujet. Cet ensemble de questions à poser relativement aux reins est tout aussi important, croyez le bien, que les précédentes. C'est ainsi que vous devrez rechercher chez votre malade la douleur, la sensibilité, l'augmentation de volume des régions rénales et des régions voisines. Il faut lui demander s'il a eu parfois des accès de douleur très aiguë dans les lombes, avec irradiations vers l'aine et la hanche, s'accompagnant de vomissements et de modifications quelconques dans l'urine, soit simultanées, soit consécutives à ces crises douloureuses.

J'appelle de nouveau toute votre attention sur ces six questions; j'aurai besoin désormais de vous en supposer la parfaite connaissance pour les développements ultérieurs que comporte notre sujet.

Ce que je pourrais ajouter touchant l'observation par l'œil, par la main et par les instruments, trouvera mieux sa place à propos de chaque maladie en particulier. Néanmoins, je consacrerai ma prochaine leçon à l'étude générale de cette importante partie du diagnostic clinique.

LEÇON II

DIAGNOSTIC *(Suite)*. — Examen physique du malade par la vue, le toucher, l'ouïe et l'odorat. — Diagnostic instrumental : sondes, bougies, endoscopes. — Endoscope de Nitze et Leiter ; sa manœuvre ; ses indications. — Exploration digitale de la vessie.

MESSIEURS,

Dans notre dernière conférence, j'ai essayé de vous indiquer par quelles voies les efforts de votre intelligence et de votre raisonnement devront être dirigés pour recueillir un historique fidèle et complet des antécédents pathologiques de votre malade. Si vous voulez ensuite instituer un traitement efficace, il faut tout d'abord, comme je vous l'ai dit, grouper dans votre esprit tous les renseignements obtenus par votre interrogatoire et apprécier avec tout le soin possible la valeur et la signification de chacun des symptômes signalés.

Aujourd'hui, je me propose de vous guider succinctement dans la recherche, non plus des symptômes objectifs, mais bien des signes physiques qu'on rencontre le plus habituellement dans les maladies des voies urinaires. Ici, ce n'est plus seulement votre esprit qui devra raisonner ; vos sens entrent également en jeu. Chacun d'eux, la vue, le toucher, l'ouïe, et même l'odorat, a son rôle particulier et a besoin, à cet égard, d'une culture et d'une éducation aussi parfaites que possible. Rappelez-vous notamment que la délicatesse du toucher a été et sera toujours la qualité essentielle de tout chirurgien accompli.

En commençant votre examen physique, parfois du premier

coup d'œil vous reconnaissez si la vessie de votre malade est distendue ou non. La partie inférieure de l'abdomen est souvent très proéminente dans les cas de rétention d'urine soit aiguë, soit chronique, mais principalement dans cette dernière forme. D'ailleurs, pour déterminer la nature exacte de cette tuméfaction, vous appelez de suite à votre aide la palpation et la percussion.

L'élasticité spéciale aux liquides est aisément perçue par des doigts quelque peu exercés se promenant et appuyant avec douceur sur la région hypogastrique ; c'est au contraire une sensation de résistance pleine et ferme que donnerait la présence d'une tumeur solide. En se servant de l'index gauche comme d'un plessimètre que viennent frapper l'index et le medius droits réunis en marteau, on distingue immédiatement la fluctuation transmise par un liquide qui se déplace de la plénitude inerte que présente une tumeur. L'oreille doit aussi apprendre à apprécier les sons variés obtenus par la percussion, depuis le tympanisme des distensions gazeuses de l'estomac et des intestins jusqu'à la matité obscure des contenus solides et liquides; entre ces deux extrêmes trouve place, vous le savez, toute une véritable gamme de tonalités différentes.

Par la vue, vous reconnaissez facilement l'existence de certains épanchements liquides, par exemple celle de l'œdème des extrémités dans les affections rénales, et de l'œdème inflammatoire du scrotum, celui-ci étant cependant parfois assez difficile à différencier de l'infiltration d'urine. Souvenez-vous seulement, à cet égard, que dans cette dernière il n'est pas rare de percevoir par une légère pression du doigt une fine crépitation gazeuse dans le tissu cellulaire; du reste, l'historique de la maladie vient promptement éclairer le diagnostic.

L'œil du clinicien doit être également exercé à se rendre

compte et à juger à première vue des diverses nuances anormales que peut offrir l'urine de son malade, depuis la faible coloration rosée ou vermeille, légèrement sanguinolente, jusqu'à la teinte de suie délayée, due au mélange longtemps prolongé du sang avec l'urine. A ce sujet, je vous rappellerai que ces changements de couleur ne sont pas forcément sous la dépendance d'une affection des voies urinaires : c'est ainsi que, dans certaines maladies du foie, l'urine prend cette teinte ictérique, qu'on a appelée « terre de Sienne brûlée ».

C'est encore par l'œil qu'on examine l'état du méat externe et de la région périnéale ; qu'on y recherche la présence d'abcès, d'orifices fistuleux et d'écoulements ; que l'on constate les modifications des glandes voisines, le volume et les autres caractères du jet d'urine, l'issue de gaz par l'urèthre, etc...

Au sens de l'odorat est dévolu le soin de s'enquérir de l'odeur ammoniacale d'une urine qui a séjourné plus ou moins longtemps dans la vessie : il est probable que, dans ce cas, elle a subi un certain degré de putréfaction et qu'elle est chargée de bactéries. Enfin, en flairant le liquide excrété, on arrive quelquefois à soupçonner l'existence de quelque fistule stercorale faisant communiquer l'intestin avec la vessie. Je ne vous parle pas des autres altérations de moindre importance qu'on peut observer dans les sécrétions.

Par le toucher rectal, on explore la prostate relativement à son volume, sa forme, sa consistance fluctuante ou indurée, son degré de sensibilité, sa connexion avec les tumeurs. Le doigt introduit dans l'anus peut aussi guider les instruments qu'on a fait pénétrer dans l'urèthre ; il reconnaît en outre les fausses routes et les trajets fistuleux s'ouvrant dans le rectum ; enfin, il précise quelquefois le siège et les dimensions d'un calcul vésical ou uréthral.

Nous arrivons maintenant à cette partie du diagnostic qui

nécessite l'emploi des instruments ; ceux-ci sont regardés, à juste titre, comme de véritables doigts allongés, permettant de recueillir des sensations tactiles même dans les étroits défilés où ne peut pénétrer un index trop gros et trop court. A ce dernier, nous substituons un petit instrument.

Le principe capital, qui doit présider à toute intervention instrumentale dirigée en vue du diagnostic, est le suivant : il ne faut jamais user de violence pour introduire dans les voies urinaires un instrument quelconque. Celui-ci a pour mission de récolter, chemin faisant, des impressions extrêmement délicates : c'est un aide que le chirurgien adjoint à sa sensibilité tactile, ce n'est pas un outil sur lequel il est permis d'exercer sa force musculaire. De même, par l'endoscope, nous avons la faculté d'étendre le champ de notre vision, ainsi que je vous l'expliquerai longuement tout à l'heure.

Le première et la plus simple indication d'une exploration instrumentale est celle qui a pour but de vérifier le calibre de l'urèthre. A cet effet, on doit se servir d'une bougie très flexible à extrémité olivaire et à tige moyenne bien et également calibrée. Si cette bougie pénètre sans difficulté jusque dans la vessie, il est évident qu'il n'existe dans le canal aucun obstacle dû à la présence d'un rétrécissement. De plus, cette pénétration facile vous apprend encore que, si par la suite la vessie a besoin d'être explorée, vous ne devrez pas craindre de rencontrer quelque difficulté sérieuse dans l'introduction de la sonde.

Supposons un cas semblable à celui auquel je faisais allusion dans ma précédente leçon ; envies fréquentes d'uriner, douleur à la fin de la miction, et à chaque mouvement considérable, urines épaisses et parfois mêlées de sang, surtout si le malade s'est livré à quelque exercice ; vous tiendrez pour fort probable que vous avez affaire à un calcul. Néanmoins le cathéter pourra seul convertir cette probabilité en certitude. Il est, en effet, certaines altérations du rein, un calcul néphrétique par exemple, qui peuvent revêtir la même expression symptomatique, et vous ne parviendrez à les différencier que par une exploration méthodique de la vessie à l'aide de la sonde. Je désire toutefois être bien compris. Quelque valeur que j'accorde à l'instrument, je ne vous engage nullement à dire à tout malade qui viendra se plaindre d'un peu de fréquence ou de douleur dans la miction : « Étendez-vous là et me laissez vous sonder ». J'estime que l'intervention instrumentale est une faute quand elle n'est pas une nécessité. L'instrument est toujours, et *per se*, un mal — grand ou petit, suivant la manière dont il est employé — auquel on ne doit pas avoir recours sans de bonnes raisons de croire qu'un mal plus grand existe, qu'on pourra pallier ou guérir. Mais dans l'hypothèse précédente, vous feriez grand tort à votre client si vous négligiez de le sonder.

L'emploi de la sonde est encore indiqué dans certaines autres affections vésicales, par exemple lorsqu'il existe une tumeur du réservoir urinaire ou une hypertrophie de la prostate, pour s'assurer de l'état de plénitude ou de vacuité de la vessie. Un homme peut uriner très fréquemment, dépenser à cet effet de violents efforts, avoir conséquemment la conviction qu'il vide complètement sa vessie, et se tromper du tout au tout. Comment pouvez-vous vous en assurer? — Vous trouvez au-dessus des pubis une saillie qui ne vous laisse aucun doute : c'est la vessie distendue. Il se peut cependant que ce soit une tumeur solide. Vous ne saurez jamais positivement si la vessie est vide qu'en y introduisant une sonde. Maintes fois l'instrument a révélé 500, et même 1,000 grammes d'urine dans la vessie d'un homme qui, sur la foi de ses sensations personnelles, croyait en avoir expulsé jusqu'à la dernière goutte. Nous reviendrons plus amplement sur ce sujet à propos de la rétention d'urine et de l'hypertrophie de la prostate.

Cette étude générale sur le diagnostic me conduit à vous montrer un appareil, l'*endoscope*, imaginé pour reculer les limites de l'exploration visuelle. Ce n'est, en somme, que l'instrument que nous avons depuis longtemps l'habitude d'introduire dans les cavités du corps : l'oreille, le vagin, le rectum, pour y porter la lumière réfléchie. On en a fait, depuis un certain nombre d'années, l'application à l'urèthre. Voici actuellement (1888) trente-sept ans que j'ai vu employer l'endoscope pour la première fois : c'était par M. Avery, de « Charing-Cross Hospital ». L'instrument, imaginé par ce chirurgien était un long tube, pareil à celui que je tiens à la main, disposé de manière à permettre à la vue d'atteindre les parties profondes de l'urèthre. M. Avery me fit voir ainsi plusieurs cas de rétrécissement, mais je ne pense pas qu'il se servît de son appareil pour l'inspection de la vessie. Il poursuivait ses recherches et avait déjà porté son instrument à un certain degré de perfection ; malheureusement il mourut peu de temps après, et l'idée fut perdue de vue. Différentes tentatives ont été faites dans le même but, longtemps avant et depuis ; mais je ne saurais affirmer qu'il y ait eu pendant de longues années un instrument de ce genre vraiment supérieur à celui de M. Avery.

C'est un peu plus tard que M. A. Désormeaux, chirurgien de l'hôpital Necker à Paris, inventa aussi un endoscope, consistant en un tube à peu près semblable au précédent, mais avec des perfectionnements considérables. Tous les endoscopes, en somme, ne diffèrent au fond que par leur mode d'éclairage. Depuis trente-cinq ans, j'ai l'endoscope de M. Désormaux, dont j'ai d'ailleurs exposé la théorie et la pratique dans cet hôpital même.

Par la suite, le Dr Cruise (de Dublin) a notablement perfectionné l'éclairage et nous a donné ainsi un meilleur instrument que le précédent. Vous me l'avez vu parfois employer dans nos salles pour l'exploration non seulement de l'urèthre et de la vessie, mais même quelquefois du rectum. Je n'ose dire qu'il m'ait rendu d'immenses services, mais, une grande école de médecine comme celle-ci doit être pourvue de tous les instruments d'une réelle valeur, pour qu'on puisse en démontrer l'usage aux étudiants.

Nous avons également ici un petit endoscope, inventé par M. Warwick, qui a l'avantage de coûter beaucoup moins cher que les autres, tout en répondant suffisamment aux diverses indications de ce genre d'appareil.

Jusqu'en 1879, aucune modification importante ne fut apportée aux endoscopes. C'est à cette époque que fut expérimenté le remarquable instrument, destiné à éclairer l'intérieur de la vessie et de l'estomac, que le Dr Nitze (de Vienne) venait de faire construire par M. Leiter, le célèbre fabricant d'instruments de chirurgie de cette ville. Étant à Vienne à ce moment, j'eus l'avantage d'essayer cet appareil dans le service hospitalier de mon ami le professeur Dittel, le chirurgien distingué dont vous connaissez tous le nom. Mon opinion fut alors que cet endoscope, bien que peu commode à manier, était infiniment supérieur aux précédents. Je m'en procurai donc un et j'ai pu l'expérimenter devant vous ici dans cet amphithéâtre sur plusieurs malades pour la première fois en avril 1880.

Cet endoscope de Nitze et Leiter était un appareil volumineux et un peu encombrant, mais il permettait d'introduire jusque dans la vessie un fil de platine rougi par l'électricité. Dans les instruments précédemment imaginés, le foyer lumineux était toujours extérieur et c'était par l'intermédiaire d'un miroir ou d'un prisme que les rayons étaient projetés dans la cavité vésicale; l'exploration ne s'effectuait donc qu'à la lumière transmise. Mais, ici, en raison de la chaleur développée par le fil de platine incandescent, il était nécessaire, pour éviter toute brûlure de la vessie, de maintenir constamment un double courant d'eau froide dans un tube mince engainant l'appareil d'un bout à l'autre.

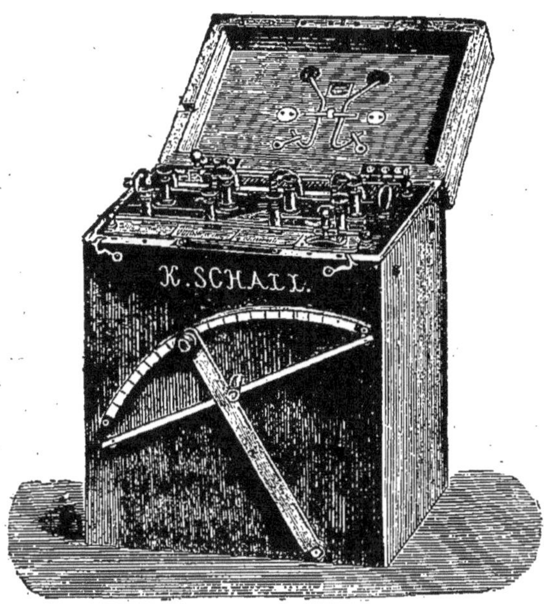

Fig. 1. — Batterie électrique employée pour l'endoscope Nitze-Leiter.

Fort heureusement, M. Leiter est parvenu dans ces derniers temps à simplifier son endoscope en supprimant cette gaine extérieure coûteuse et compliquée. Actuellement, il est possible de conduire dans la cavité vésicale une très petite lampe électrique de Swan qu'on introduit dans la cavité et jusqu'à l'extrémité d'une sonde creuse, celle-ci ne dépassant pas comme calibre le n° 22 de la filière française. Donc, il n'est plus nécessaire de s'attacher à abaisser la température. Cependant, dans la manœuvre de l'appareil, il est indispensable de s'astreindre à certaines règles, dont l'observation garantit le succès et écarte tout danger.

Dans ce nouvel endoscope, que je vous montre en ce moment, le courant électrique est fourni par une batterie de quatre ou six éléments au bichromate (fig. 1), d'où partent les fils qui se relient aux sondes. Celles-ci sont au nombre de deux: leur ouverture est disposée de telle façon que l'une permet d'examiner les parois antérieure, inférieure et latérales de la vessie, et l'autre la paroi postérieure (fig. 2 et 3).

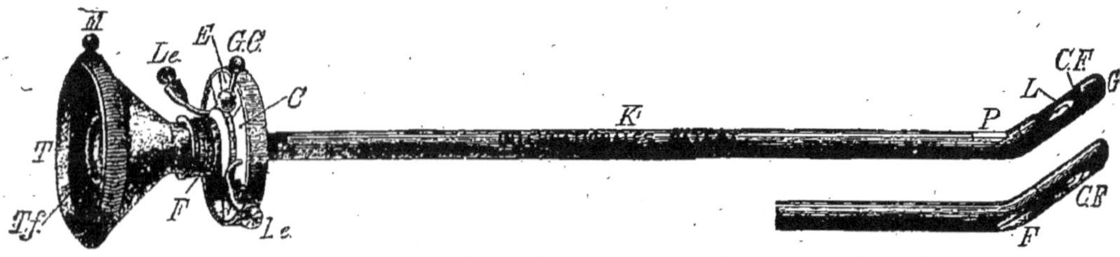

Fig. 2. — Sonde endoscopique n° 1 pour l'examen de la partie antérieure de la vessie.

Fig. 3. — Sonde endoscopique n° 2 pour l'examen de la partie postérieure de la vessie.

Le premier temps de la manœuvre consiste à mouvoir la poignée de la batterie, de manière à plonger chaque élément dans son liquide et à produire ainsi le courant. Le rhéostat doit être gradué de telle sorte que l'intensité du courant soit aussi faible que possible, au moment où l'on établit le contact avec la petite lampe électrique, sinon celle-ci pourrait être détruite par une décharge trop forte. La quantité de lumière développée indique si le courant est suffisant; s'il ne l'est pas, on pousse la petite tige située au devant de la boîte jusqu'à ce qu'on ait obtenu le degré de clarté voulu. L'appareil est alors prêt à être employé ; cependant, certaines précautions ne doivent pas être oubliées.

1° Toujours la vessie doit contenir une quantité de liquide variant de 200 à 300 grammes ; à cause de la chaleur produite, une vessie vidée ne peut pas être éclairée par cet endoscope.

2° Le liquide employé doit être transparent ; aussi, est-il

indispensable d'évacuer l'urine au préalable, si elle est habituellement trouble. En cas d'hématurie, il faudrait même laver très doucement la vessie, de manière à n'y provoquer, autant que possible, aucune contraction, ni aucune nouvelle hémorragie. Depuis que ce mode d'exploration intra-vésicale a été surtout appliqué, ainsi que nous le verrons tout à l'heure, au diagnostic de la présence ou de l'absence de tumeurs saignantes, on ne saurait trop recommander une précaution extrême dans ce temps de l'opération.

3° Après l'injection du liquide dans la vessie, on introduit dans celle-ci la sonde n° 1 (voy. fig. 2), avant de fermer le circuit et de produire la lumière ; autrement, on risquerait de brûler l'urèthre au passage en y faisant pénétrer la sonde avec la lampe allumée. C'est pour la même raison que la lumière sera toujours éteinte, avant de sortir la sonde de la vessie. Le mieux, en ce cas, est de n'attacher les fils de la batterie à la sonde que quand celle-ci est introduite et disposée convenablement pour l'exploration.

4° Donc, lorsqu'on sent que le bec de la sonde joue aussi librement que possible dans la vessie suffisamment distendue, on attache les fils conducteurs, on ferme le circuit en manœuvrant la petite poignée comme il a été indiqué ci-dessus et, si tout va bien, la lumière jaillit instantanément. Lorsque le liquide intra-vésical est bien limpide, le chirurgien distingue très nettement les deux tiers antérieurs de la vessie en regardant par l'ouverture du pavillon de la sonde, laquelle est munie d'un petit télescope. En outre, un petit prisme, situé dans l'angle qui réunit le bec à la tige de la sonde, est chargé de transmettre à l'œil de l'observateur les rayons lumineux qui partent de la surface examinée. Par quelques légers mouvements imprimés à l'appareil, mouvements qui ne s'apprennent que par la pratique et qui ne peuvent être ni enseignés verbalement, ni décrits, on explore ainsi à son aise point par point toutes les parois latérales et supérieure. Avec la sonde n° 1, le tiers postérieur de la cavité vésicale se trouve en dehors du champ visuel : aussi, pour explorer cette région, faut-il employer la sonde n° 2, qui s'introduit et se manœuvre de la même façon que l'autre ; on doit avoir soin également de lui ajouter le petit télescope qu'on a dû enlever de la première. Quand la sonde porte-lumière est dans la vessie, il est important de ne pas oublier que le bec ne doit pas rester plus de quelques secondes en contact immédiat avec le même point de la paroi vésicale, sous peine de léser plus ou moins cette dernière; on évite ce danger en imprimant au bec quelques mouvements doucement combinés. Enfin, lorsque la sonde est retirée de la vessie, si on doit la rallumer, il est indispensable d'en immerger le bec dans un vase plein d'eau, sinon la lampe de Swan et son enveloppe de cristal s'altéreraient sous l'influence de la chaleur développée. Comme dernière remarque, je vous ferai observer que la susdite lampe ne doit jamais brûler plus d'une minute environ dans l'air libre; si l'on n'en a pas besoin pour une ou deux minutes, il faut interrompre le courant ou la plonger dans l'eau.

[On éthérise alors un malade âgé d'une soixantaine d'années, dont le cas semble justiciable d'une exploration endoscopique. Après avoir vidé sa vessie par la sonde de l'urine qu'elle contenait, on y injecte 250 grammes d'eau tiède. Assis entre les jambes du patient qui pendent sur le bord de la table d'opération, le chirurgien introduit et allume la sonde et montre aux assistants au bout d'une ou deux minutes, que le liquide intra-vésical est resté limpide et ne contient aucune trace de sang. La muqueuse vésicale, distinctement éclairée, présente sa teinte pâle normale, mais on y constate la présence d'un grand nombre de colonnes charnues, probablement consécutives à l'obstacle qu'apporte à l'évacuation une prostate hypertrophiée. Tous ces détails sont très nettement perçus, mais on ne découvre aucune autre lésion.]

Vous êtes en droit, Messieurs, de me demander à quelles affections de la vessie est applicable l'instrument dont je viens de vous entretenir.

En première ligne, je placerai d'abord les cas où il existe de petites tumeurs saignantes, dont la présence, mais surtout l'étendue et les développements, sont souvent fort difficiles à diagnostiquer avec précision. Et j'ai en vue ici principalement les productions papillomateuses ; dans leur histoire bien caractéristique, vous le savez, vous notez toujours l'apparition d'hématuries se répétant à intervalles parfois considérables. Ces tumeurs peuvent mettre deux, trois et quatre ans à évoluer lentement, avant que les hémorragies ne deviennent inquiétantes, et souvent elles ne se manifestent pendant cette longue période ni par la fréquence, ni par la douleur des mictions. Ce n'est pas en explorant la vessie comme pour un calcul que vous arriverez à vous convaincre de l'existence de telles tumeurs ; la sonde est incapable de vous les révéler par le contact, en raison de leur exiguïté et de leur mollesse. Vous aurez beaucoup plus de chance, en pareil cas, de porter un diagnostic exact en recherchant avec soin dans l'urine rendue par le malade quelque parcelle détachée de la tumeur; il est bien rare qu'avec un peu de temps et de patience on ne parvienne pas à découvrir un petit fragment, dont le microscope vous montrera la structure papillomateuse et vous permettra ainsi d'affirmer d'une manière absolue la nature du néoplasme vésical.

Mais, alors même que vous êtes certains de la présence et de la nature de la production morbide siégeant dans la vessie, savez-vous s'il existe une seule, deux ou plusieurs tumeurs? si elles sont petites ou volumineuses? L'exploration intra-vésicale par la sonde, non plus que le toucher rectal ne vous apportent d'ailleurs aucun renseignement positif à cet égard. C'est dans ces cas et pour obtenir quelques données précises que l'incision de l'urèthre par le périnée a parfois été jugée nécessaire ; et j'estime qu'il en sera encore de même dans certaines circonstances. Dans d'autres cas, peut-être même souvent, nous pourrons désormais élucider les obscurités du diagnostic à l'aide de l'endoscope. Cependant, il faut le reconnaître, il n'est pas rare de rencontrer une tumeur tellement vasculaire que toute introduction d'instrument dans la vessie y provoque une hémorragie considérable : en cette occurrence, il est bien évident que l'endoscope n'est pas utilisable pour la recherche du nombre et du volume de ces tumeurs. Si toutefois, en manœuvrant avec douceur et précaution, vous parvenez à laver la cavité vésicale, à la débarrasser de ses mucosités et à y introduire 200 à 250 grammes de liquide clair et limpide, alors l'endoscope reprend ses droits et devient capable de vous fournir les renseignements désirés.

Il est encore une autre catégorie d'affections de la vessie, dans laquelle cet instrument vous rendra à l'occasion quelques services. Je veux parler des corps étrangers introduits dans le réservoir urinaire ; en pareille circonstance, vous le savez, les commémoratifs racontés par le malade lui-même ne sont pas toujours, pour une raison ou pour une autre, absolument exacts. Dans ma carrière, je me suis trouvé en présence de différents cas de ce genre et souvent il s'agissait de sondes brisées ; j'ai rarement eu quelque difficulté sérieuse à les extraire. Dans un cas cependant, observé par moi dans cet hôpital il y a plus d'une trentaine d'années, l'extraction fut laborieuse. Il s'agissait d'une épingle à cheveux implantée dans la vessie de telle sorte que le lithotriteur, après l'avoir saisie, n'arrivait pas à la mobiliser. Je pratiquai la cystotomie sus-pubienne et je trouvai le corps étranger placé dans la vessie suivant une direction transversale de droite à gauche et ses pointes solidement enfoncées dans la muqueuse : aussi, il eût été complètement impossible d'attirer l'épingle vers l'orifice interne de l'urèthre. C'est le seul cas où l'extraction m'ait présenté une certaine difficulté.

Je vous disais tout à l'heure que bien souvent on n'arrivait pas à obtenir des renseignements parfaitement précis sur la nature du corps étranger et sur la manière dont il a pénétré dans la vessie. Je me rappelle, à ce propos, l'histoire d'un petit garçon qui, à la campagne, s'était introduit un épi de seigle ou d'avoine par le méat; la direction longitudinale de cet épi avait favorisé, grâce à ses pointes barbelées, sa progression jusque dans la vessie. Dans un autre cas, il s'agissait d'un morceau de cire à cacheter, au sujet duquel on me racontait un de ces récits embrouillés auxquels nous devons bien nous garder de toujours ajouter foi. Ce qu'il y avait de certain ici, c'est que l'exploration par la sonde révélait la présence d'une masse dure. Je fis la taille médiane et je retirai un calcul phosphatique dont le noyau était constitué par un morceau de cire à cacheter de 2 centimètres 1/2 de long. J'ai enlevé de cette manière deux fois des épingles à cheveux et deux fois des morceaux de cire à cacheter. En présence de cas semblables, si vous gardez quelque doute ou si vous désirez obtenir une certitude plus complète sur la nature du corps étranger, vous vous servirez souvent avec profit de l'endoscope dont je viens de vous démontrer le maniement.

Il en sera encore de même quand vous soupçonnerez l'existence d'un calcul enchâtonné. Cette variété de pierre est tout à fait exceptionnelle et c'est à peine si l'on doit y songer dans un diagnostic. Néanmoins, là aussi, l'endoscope pourra souvent littéralement « éclairer » la situation.

L'emploi de ce même instrument pour l'urèthre est-il vraiment indispensable ? Sur ce point, les avis sont partagés. Suivant moi, on se laisse aller trop facilement à s'en servir sans nécessité bien démontrée, car les indications d'une exploration endoscopique de l'urèthre sont très rares. Si cependant vous désirez pour une raison ou pour une autre la pratiquer, rappelez-vous que le canal est un organe extrêmement délicat; aussi, avant tout examen, et pour éviter la douleur, ferez-vous bien d'y introduire préalablement une solution de cocaïne à 4 ou 5 0/0.

A part quelques cas d'une difficulté tout à fait extraordinaire, les rétrécissements de l'urèthre ne nécessitent pas l'examen endoscopique. La main délicate et habile d'un chirurgien intelligent ne détermine la plupart du temps qu'une irritation véritablement insignifiante en se servant de nos instruments ordinaires. En ce qui me concerne, parmi les nombreux rétrécissements que j'ai eu à traiter, j'avoue n'en avoir jamais rencontré un seul pour lequel l'endoscope aurait pu m'être d'une utilité quelconque. Mes paroles actuelles s'appliquent à l'ancien endoscope, mais je ne vous affirmerai pas que, sous ce rapport, le nouveau ne soit pas supérieur à l'ancien (fig. 4). Cependant, je connais assez l'urèthre pour pouvoir vous mettre en garde contre les dangers et les inconvénients d'un tube qu'on introduit dans son étroit canal et qui, en pratique, ne présente pas les mêmes avantages qu'en théorie. Les manœuvres intra-uréthrales, qui m'ont toujours réussi même dans les strictures les plus serrées et les plus difficiles, sont rendues impossibles quand l'urèthre est occupé par un tube de métal. Mais, outre les rétrécissements, il est d'autres affections du canal, dans lesquelles l'endoscope est parfois appelé à rendre quelques services : par exemple lorsqu'il s'agit de petits papillômes ou d'un état congestif plus ou moins localisé de la muqueuse uréthrale. Dans ces cas, l'endoscope permet de voir la nature et le siège exacts des lésions et en même temps d'y porter directement les caustiques ou les instruments destinés à les traiter et à les guérir.

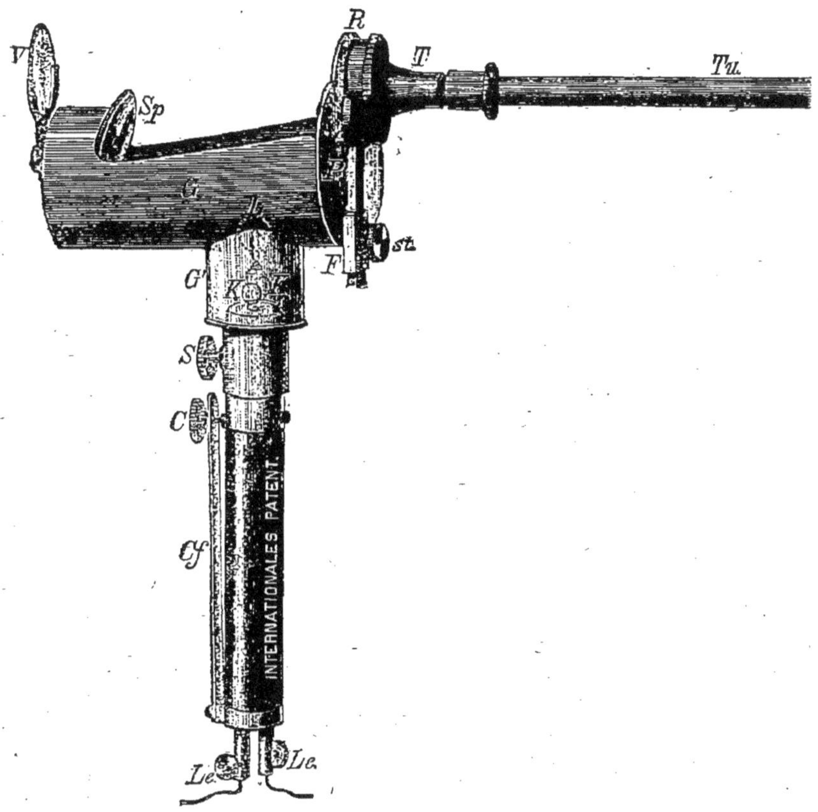

Fig. 4. — Appareil pour examiner l'intérieur de l'urèthre au moyen de la lumière réfléchie.

En résumé, j'espère être parvenu à faire passer dans votre esprit cette conviction que l'endoscope n'est pas très souvent nécessaire pour arriver au diagnostic d'une affection vésicale. L'emploi de cet instrument fatigue plus la vessie et l'urèthre qu'un simple sondage pratiqué en vue de découvrir une pierre : aussi doit-il être réservé, selon moi, à des cas d'absolue nécessité. En ce qui concerne la présence des papillômes et quelques autres difficultés de diagnostic, il peut rendre de signalés services, je le reconnais. Mais, ne le regardez pas comme un instrument habituel et courant de diagnostic, applicable à n'importe quel cas : gardez-le au contraire pour les circonstances exceptionnelles où les moyens classiques et ordinaires n'ont pas réussi, et vous trouverez alors en lui un aide précieux.

Si, par hasard, ce mode d'exploration a échoué, lui aussi, alors il n'y a plus à hésiter : c'est à la très simple opération de l'exploration digitale de la vessie que vous devrez avoir recours, et les renseignements que vous en obtiendrez seront autrement précis que les constatations visuelles fournies par l'endoscope. Cette opération si facile, si inoffensive, si simple en un mot, que j'ai déjà tant de fois pratiquée, est la dernière ressource qui reste au chirurgien embarrassé par le diagnostic difficile d'une des affections rares de la vessie ci-dessus mentionnées. Chez la femme, vous le savez, la simple dilatation de l'urèthre permet d'introduire dans la vessie l'index explorateur. Chez l'homme, ce même résultat s'obtient en pratiquant sur l'urèthre, dans la traversée périnéale, une très petite incision par laquelle on peut ensuite, s'il est nécessaire, détruire et enlever la cause de la maladie. Je reviendrai du reste longuement sur cet intéressant sujet dans une leçon ultérieure. (Voir la leçon XXIX sur l'exploration digitale de la vessie.)

Enfin, je ne vous parlerai pas aujourd'hui de cette importante partie du diagnostic, qui comprend les différents modes d'examen de l'urine soit par l'analyse chimique, soit par le microscope : je vous en donnerai, à la fin de ces leçons, une démonstration spéciale et pratique.

LEÇON III

Considérations sur la structure et les fonctions de l'urèthre chez l'homme. — L'urèthre n'est pas un tube : il représente plutôt une valvule continue et fermée. — Exemples tirés des injections et des corps étrangers introduits (épi de seigle, épingle à cheveux).

Messieurs,

Au moment d'aborder les maladies plus importantes de l'urèthre, je vais me départir aujourd'hui de ma manière de faire habituelle, et vous parler avec plus de détail d'un sujet sur lequel je ne m'appesantis pas beaucoup d'ordinaire, parce que l'anatomie et la physiologie n'entrent pas dans le cadre de nos conférences. Je crois devoir me plaindre de ce que j'appellerai *la méthode par trop mécanique* de traiter les maladies de l'urèthre, méthode qui a été admise depuis quelque temps sur le continent et aussi en Amérique.

Vous comprendrez par ce qui va suivre ce que je veux dire. J'ai toujours prostesté dans mes leçons contre de pareils errements. Aujourd'hui je crois utile d'aller plus loin.

Je ne veux engager ici aucune polémique, pas plus sur un autre sujet que sur celui-ci, quelle que soit d'ailleurs l'importance de son côté pratique. Et si je considérais seulement ma tranquillité et mon bon plaisir, j'aimerais mieux vous dire simplement ce que vous aurez à faire dans telle ou telle circonstance, plutôt que de vous indiquer une méthode qui, si elle est employée par d'autres, n'a aucunement mon approbation personnelle.

J'ai la conviction que la plupart des modes de traitement

qui sont en vogue aujourd'hui laissent à désirer, et n'ont pas l'importance qu'ils devraient avoir, parce qu'ils reposent sur des notions de l'urèthre tout à fait erronées, ou plutôt je préfère dire qu'ils proviennent d'un défaut d'examen attentif de la nature et des fonctions de l'urèthre.

L'erreur que je vous signale en ce moment relativement au traitement des affections uréthrales résulte, selon moi, de l'opinion qu'on se forme, que l'urèthre est un simple tube flexible fermé, soit à sa jonction avec la vessie, soit près d'elle, par quelque espèce d'appareil musculaire, sorte de sphincter ou autre chose, à travers lequel les liquides passent indifféremment dans l'une ou l'autre direction. Rien ne peut être plus erroné, et tout traitement fondé sur cette donnée fausse sera nécessairement défectueux.

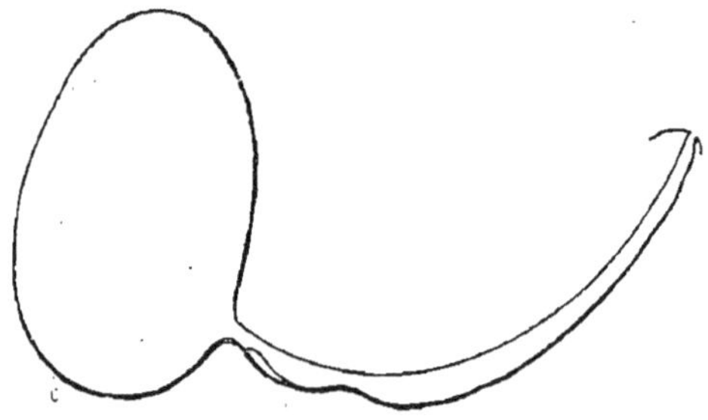

Fig. 5. — Diagramme anatomique de la vessie et de l'urèthre.

Pour commencer, je dois vous dire qu'il est absolument indispensable que vous ayez une connaissance suffisamment exacte de la nature et des fonctions de ce soi-disant *tube*.

Voici sur ce tableau le diagramme de ce qui d'ordinaire est censé représenter la vessie et l'urèthre chez l'homme. Il reproduit en partie les erreurs auxquelles je viens de faire allusion et montre l'urèthre comme un tube plus ou moins ouvert (fig. 5).

Permettez-moi de vous donner un exemple de ce que je veux dire, exemple qui a son importance.

Je ne crois pas me tromper en avançant que chaque malade, qui vient se faire soigner pour un écoulement uréthral, reçoit le conseil de faire des injections, et lorsqu'on lui explique en détail comment il doit s'y prendre, on lui dit de se servir, pour faire ces injections, d'une seringue de telle ou telle forme, généralement d'une capacité beaucoup trop grande ; on lui recommande en outre souvent, lorsqu'il les fera, de presser sur l'urèthre à environ dix centimètres de l'orifice pour empêcher le liquide de passer outre, de pénétrer et d'aller irriter les conduits qui s'ouvrent dans la région prostatique, et aussi de provoquer une irritation du col de la vessie ou une orchite. Cette idée est loin d'être vraie, et un tel conseil prouve que la personne qui le donne ne connaît pas la véritable structure et les fonctions des organes en question. Le manque de réflexion a d'abord amené l'erreur qui vicie considérablement les différentes formes du traitement, l'influence de la tradition l'a ensuite entretenue.

Je puis vous assurer d'abord que l'urèthre n'est pas un tube dans aucun des sens où nous employons ce mot. Il n'est ni un tuyau à gaz, ni un tube en caoutchouc, ni même un conduit flasque et membraneux ; l'urèthre est plutôt *une valvule continue et fermée, pouvant donner passage à des liquides et à des corps solides dans une seule direction, et ne laissant passer rien autre chose dans la direction opposée, que forcée par une violence extérieure.*

D'après sa longueur chez l'homme nous le considérons comme un tube, mais cela dépend uniquement du sexe. Pour remplir ses fonctions urinaires, 2 centimètres 1/2 environ, comme chez la femme, sont bien suffisants ; et tout ce qu'il a en plus, quoique indispensable pour en faire un conduit du sperme, est tout à fait inutile comme *urèthre,* et l'expose à toutes les maladies et à toutes sortes d'accidents : avantage que l'homme paye cher pour le trait tout particulier qui le distingue. Comme corollaire, vous n'avez qu'à vous reporter aux dangers liés aux rétrécissements, à la rétention d'urine, aux affections calculeuses, calamités à peu près inconnues dans l'autre sexe. C'est donc chez l'homme simplement une longue *fente* valvulaire, traversant des tissus vasculaires et nerveux doués d'une très grande délicatesse, fermée toujours solidement, et ne s'ouvrant jamais que quelques secondes pour laisser passer des liquides de l'intérieur de notre corps.

Il se distend alors plus ou moins pendant ces quelques secondes, et devient une sorte de tube, si cela peut vous faire plaisir, mais seulement pendant ce temps très court, qui ne fait pas trois minutes pendant vingt-quatre heures. Il est exactement fermé après cela, et pas une goutte de liquide ne peut passer de la vessie. Sans aucun doute un écoulement de liquide, né dans la paroi même du canal comme celui de la gonorrhée, ou y pénétrant par les conduits qui y débouchent comme celui d'une éjaculation spermatique, peut s'échapper, mais toujours et inévitablement vers l'extérieur seulement.

Lorsque pendant ces quelques secondes la valvule prend la forme d'un tube, celui-ci a un diamètre qui variera beaucoup dans ses diverses portions. Il diffère en effet plus ou moins à certains endroits, suivant les tissus et organes qui le composent. Ce fait est connu depuis longtemps et généralement admis. Je vous en ferai voir des exemples dans les œuvres de sir Everard Home et de M. Guthrie, qui en ont fait des reproductions en cire et en d'autres compositions. Ce point est aussi important que le précédent. Le diagramme ci-joint (fig. 6), est extrait de l'ouvrage de sir E. Home (1).

Après vous avoir démontré en peu de mots, mais suffi-

(1) E. Home, *Practical Observations*, vol. I. London, 1805.

samment je l'espère, la nature de ce conduit valvulaire, je vais maintenant attirer votre attention sur deux points importants en pratique, qui résultent des notions sur l'urèthre que je viens de vous exposer.

C'est tout d'abord le *modus agendi* des injections uréthrales. Lorsque dans un but thérapeutique, on veut faire pénétrer un liquide dans l'intérieur des parois de ce conduit fermé, il faut le distendre et, pour y parvenir, il faudra employer une certaine force ; pas une goutte ne pourra y entrer, encore moins le parcourir, si le susdit liquide n'est pas comprimé par un piston, et si l'on n'a pas le soin de fermer complètement l'orifice de l'urèthre sur le bout de la seringue. La pression ainsi exercée pourra seule entr'ouvrir les parois du canal intimement adossées l'une à l'autre, et leur degré de dilatation sera équivalent à la quantité du liquide injecté.

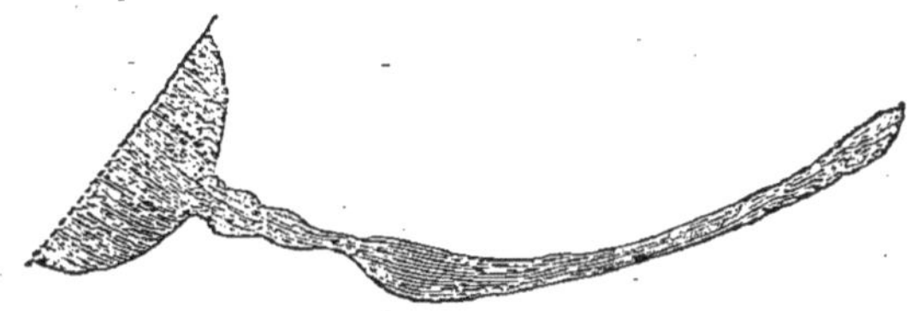

Fig. 6.— Diagramme de l'urèthre montrant son extensibilité, d'après sir E. Home.

Vous pouvez noter, comme l'observation me l'a prouvé, qu'une seringue qui contient 2 grammes suffit pour distendre l'urèthre de 7 1/2 à 10 centimètres. Il suffit quelquefois d'une seringue de 1 gramme. En voici une de chacune de ces grandeurs, et il est inutile de dire que les malades se serviront de ces petits instruments beaucoup plus facilement que d'autres de plus grand volume. Mais sachez que la plupart des malades ne font jamais pénétrer convenablement l'injection, à moins qu'on ne leur ait préalablement enseigné à se servir de la seringue. Si l'orifice de l'urèthre n'est pas fermé avec soin et à temps, le liquide sortira de la seringue et ressortira par le méat. Dans tous les cas, une fois l'injection faite, si l'orifice n'est pas bien fermé, la force contractile des fibres de l'urèthre chassera le liquide, et il n'en restera qu'une très petite quantité. Il ne peut donc y avoir aucune crainte qu'il arrive jusqu'au col de la vessie. Assurément, la partie antérieure de l'urèthre s'enflammera, et cette inflammation pourra s'étendre plus loin, 1° si l'injection est trop forte (ce qui arrive souvent avec les solutions de sel métalliques généralement employées aujourd'hui dans le traitement de l'uréthrite blennorrhagique aiguë ou chronique), 2° si l'on se sert, pour faire pénétrer l'injection, d'injecteurs longs et rigides (ce qui est également une faute thérapeutique assez fréquemment commise). — Je n'insiste pas davantage parce que cette question n'entre pas actuellement dans le cadre de notre sujet.

J'ajouterai cependant que si, avec la force de la seringue, vous arrivez à faire pénétrer une injection dans la partie prostatique de l'urèthre, vous n'y parviendrez qu'autant que vous aurez en même temps amené le relâchement des muscles qui environnent la portion membraneuse, et que vous aurez ainsi donné passage au liquide, ce qui peut très bien se faire avec un peu d'habitude. C'est pour cette raison que vous ne pouvez faire une injection dans la vessie qu'en introduisant un instrument dans sa cavité. Pour conclure, ce canal valvulaire résiste énergiquement à toute tentative de force extérieure et ne permet le passage d'un liquide qu'en vertu d'une pression à laquelle les muscles ne peuvent résister.

Pour répondre à l'avance à une objection que l'on pourrait faire à ce que je vous ai dit de l'action valvulaire de l'urèthre et à la faculté qu'il a de ne laisser passer des corps que de dehors en dedans, je ferai observer que c'est une chose connue que certains corps étrangers, introduits par le méat externe, ont pu traverser l'urèthre et pénétrer dans la vessie. Je fais allusion aux deux cas types dans lesquels des corps étrangers sont parvenus dans la vessie. Ce sont un épi d'orge ou de seigle, qui sont tous deux barbelés, comme vous le savez, et une épingle à cheveux à forme de coin. Ces deux objets, s'ils sont introduits complètement et s'ils sont dirigés de telle façon que leurs barbes ou leurs extrémités s'avancent de dedans en dehors, traverseront l'urèthre et pourront pénétrer à l'intérieur de la vessie. Ce ne sont pas des exceptions à ma thèse, comme vous pouvez le voir. Il y a un jeu d'écolier de date très ancienne qui consiste à mettre un épi de seigle dans la manche de sa jaquette : avec de légers mouvements du bras, quoique dirigés de haut en bas, l'épi montera vers l'épaule. S'il n'y avait aucun mouvement dans le bras, l'épi de seigle ne bougerait pas de place. De la même manière les mouvements involontaires des muscles de l'urèthre, chargés de chasser le corps étranger introduit dans ce conduit, agissent sur les extrémités des barbes de l'épi, ou sur celle de l'épingle à cheveux, et les font cheminer dans la seule direction qu'il peuvent prendre, c'est-à-dire de dehors en dedans. Peut-être n'était-il pas absolument nécessaire de vous parler de ces faits, mais je sais que l'action particulière de ces corps a été considérée comme une preuve contre l'uniformité d'action de l'urèthre, tandis qu'elle confirme au contraire son existence. Si l'urèthre admettait la présence de ces corps étrangers sans faire aucun effort pour s'en débarrasser, ils ne pourraient pas cheminer ; ils sont obligés d'avancer au contraire, et ils ne le peuvent que dans une seule direction. C'est également en raison des fonctions naturelles de l'urèthre que les corps n'ayant pas la disposition spéciale ci-dessus décrite et possédant une forme plus ou moins arrondie ou ovoïde (les graviers ou petits calculs par exemple, ainsi que les excrétions morbides de la blennorrhagie) se dirigent toujours vers l'extérieur et ne retournent jamais vers la vessie.

Le second point, très important en pratique, qui découle de la structure et de la physiologie uréthrales, se rapporte au traitement des rétrécissements. Je ne fais que vous le signaler ici en passant, me réservant de lui consacrer une prochaine leçon, lorsque nous étudierons la question des rétrécissements.

LEÇON IV

Rétrécissements de l'urèthre. — Fréquence. — *Symptômes* fonctionnels. — Ecole mécanique. — Abus des instruments. — Sensibilité du canal de l'urèthre. Exploration. Causes d'erreur. — Siège du rétrécissement. Son calibre. — Du nombre des rétrécissements.

Messieurs,

J'aborde aujourd'hui l'étude des rétrécissements de l'urèthre. Nous étudierons cette affection la première parce qu'elle passe pour un des désordres les plus fréquents des voies urinaires, quoique, à vrai dire, il s'en faille de beaucoup qu'il en soit ainsi. De toutes les maladies de ces organes pour lesquelles vous pourrez être consultés, on ne vous parlera peut-être d'aucune plus souvent que du rétrécissement de l'urèthre. L'expression est devenue populaire; la plus légère difficulté ou douleur dans l'émission des urines éveille aussitôt chez le patient l'idée d'un rétrécissement. Gardez-vous de croire à tant de fréquence de cette lésion; elle est moins commune qu'on ne le suppose, et je dois à la vérité de dire que, consulté pour des coarctations uréthrales, cinq fois sur six je n'en puis trouver; le plus souvent je ne découvre qu'une cause passagère d'irritation.

Avouons aussi que, même parmi les chirurgiens, il règne une certaine confusion sur la manière dont il faut entendre le mot *rétrécissement*. On dit — et je l'ai dit moi-même autrefois (1), parce que dans le principe j'avais adopté la classi-

(1) Jacksonian Prize Essay of the Royal College of Surgeons. 1852, traduit en français par Edouard Martin. Fait partie du *Traité pratique des maladies des voies urinaires*. Paris, 1881.

fication traditionnelle — qu'il y a trois sortes de rétrécissement : *organique*, *inflammatoire* et *spasmodique*.

Les considérations qui vont suivre vous montreront qu'une telle division ne saurait être conservée. La dénomination de rétrécissement ne doit s'appliquer uniquement qu'à cette forme d'obstruction uréthrale, causée par une étroitesse organique et permanente du canal. Cette définition nette et précise simplifiera considérablement la pathologie et le traitement de l'affection qui nous occupe en ce moment. Donc, il est bien entendu que, lorsque je vous parlerai de rétrécissement, c'est au *rétrécissement organique* seul que je ferai allusion.

Qu'est-ce qu'un rétrécissement organique? c'est un amas de lymphe plastique qui se dépose en un point quelconque autour du canal et qui, rendant celui-ci incapable de s'ouvrir convenablement pour le passage de l'urine, diminue plus ou moins le volume du jet.

Ce dépôt plastique a presque toujours pour origine première une phlegmasie chronique, de nature blennorrhagique la plupart du temps, et remontant à un certain nombre d'années dans l'immense majorité des cas. Le résultat de cette inflammation, qui a pu affecter tous les points de l'urèthre antérieur, est un exsudat de lymphe qui se dépose dans les tissus sous-muqueux de l'urèthre et arrive graduellement à former de véritables bandes fibreuses ; celles-ci étreignent plus ou moins le canal à la manière d'une sorte de ligature. Ces tissus de néo-formation présentent une tendance constante à la rétraction. Jamais les rétrécissements de cette nature ne se rencontrent dans les portions prostatique et membraneuse, mais on peut les observer dans toute la longueur de l'urèthre antérieur, principalement dans la région bulbeuse et à une petite distance du méat externe. Dans quelques circonstances, le rétrécissement succède à une inflammation causée par un traumatisme ou par l'introduction maladroite dans le canal d'un instrument ou d'un liquide caustique ; en ce cas, la cicatrice se produit au point où a porté l'action nocive.

Quand nous parlons de rétraction du canal, nous sacrifions à une conception vulgaire et peu correcte du sujet, quoiqu'elle réponde suffisamment à tous les besoins de la pratique. Il convient cependant de ne pas oublier, pour la pathologie et le traitement des affections de l'urèthre, que celui-ci n'est pas un tube béant, sauf au moment de sa distension par le passage du courant urinaire ; le reste du temps, il est hermétiquement clos par la tonicité des muscles ambiants. Quand le conduit est empêché d'une façon permanente de s'ouvrir complètement devant le jet d'urine, alors seulement on peut dire qu'il y a rétrécissement.

Le rétrécissement *organique* est un état *permanent*. Une fois acquis, il ne peut disparaître par aucun moyen connu ; quoi qu'on en ait dit, il est réfractaire à l'absorption. Vous pourrez le dilater, le détruire par des agents chimiques ou électriques, le fendre de part en part, il existera toujours. Quand un homme a un vrai rétrécissement organique, c'est pour la vie. Sous ce rapport, les exceptions, si tant est qu'on en puisse produire, sont tellement rares, qu'elles ne sauraient pratiquement infirmer la règle. Quelque traitement que vous mettiez en œuvre, il y aura toujours tendance à des rétractions ultérieures ; cet état augmente avec l'âge. Tous les tissus fibreux, vous le savez, sont généralement moins extensibles chez les vieillards qu'ils ne le sont chez les adultes ; et cette influence de l'âge agit aussi, sans aucun doute, sur les tissus qui limitent l'extensibilité de l'urèthre dans les rétrécissements, et c'est, entre autres, une des raisons qui rendent cet organe moins dilatable à mesure que le malade avance en âge.

Examinons à présent les rétrécissements dits *inflammatoire* et *spasmodique.*

Le rétrécissement *inflammatoire* n'est autre chose qu'une inflammation *temporaire*, locale, d'une partie du canal, qu'elle rapetisse tant qu'elle dure. Le malade, aussi longtemps que l'inflammation persiste, est incapable d'uriner; du moins il ne le peut qu'avec difficulté. Il n'y a d'ailleurs que l'inflammation de la région prostatique de l'urèthre qui puisse produire un pareil résultat, et, vous le savez, ce n'est jamais là que réside le rétrécissement organique. Eh bien, si dans ces conditions vous vous servez du terme « *rétrécissement* », pourquoi ne pas dire aussi que la gorge est rétrécie lorsqu'elle est enflammée et que les amygdales sont tuméfiées? J'en dirai autant du pharynx et de l'œsophage, à propos desquels on ne parle de rétrécissement que lorsque le calibre en est diminué d'une façon permanente par une modification organique ou un tissu de nouvelle formation.

Le même raisonnement peut s'appliquer au rétrécissement dit *spasmodique.* Oui, l'urèthre peut, jusqu'à un certain point, se trouver rétréci par un spasme, c'est-à-dire qu'une contracture des muscles péri-uréthraux constitue parfois un obstacle à la sortie de l'urine. Mais cet état n'est que temporaire, et bien qu'il puisse être provoqué par une lésion organique, il n'en implique pas nécessairement l'idée; partant il ne constitue pas un rétrécissement.

Voulez-vous savoir le fond de ma pensée sur le rétrécissement spasmodique? Je n'y vois qu'un prétexte commode pour excuser l'insuccès du manuel opératoire, qu'un véritable « refuge pour l'incapacité ». Quand vous échouez à passer le cathéter et que les difficultés du cas vous font une nécessité de renoncer à de nouvelles tentatives, c'est pour vous, docteur, un argument très commode, quoique pas nouveau, d'accuser « le spasme ». En fait, la croyance au spasme n'est qu'un « baume flatteur » sur l'âme du médecin. « Il y a maintenant un spasme dans les muscles, a-t-on coutume de dire, la prudence nous commande pour le moment de ne pas insister ». Et, à force de se dire ces choses-là, on finit par les croire. Quant à moi, je pense que le spasme n'existe pas, ou du moins qu'il n'apparaît que très rarement; en tous cas, qu'il ne suffit jamais à rendre impossible le passage de la sonde. Le spasme peut à la rigueur empêcher l'urine de sortir, je ne sache pas qu'il ait jamais empêché un instrument d'entrer. La plupart du temps la faute est à la main, non au spasme. Toutefois, je le reconnais, l'excuse est commode, et sa légitimité apparente en fait pour le malade la meilleure des explications, quand l'instrument ne passe pas. Il est donc convenu que, lorsque nous parlerons ici de rétrécissement, nous n'aurons en vue que le rétrécissement organique dans le sens déjà défini. Tout le traitement mécanique dont j'aurai à vous parler ne visera que ce genre de rétrécissement.

Quels sont les *symptômes* du rétrécissement? Nous avons d'abord à noter, comme conséquence naturelle de l'exiguïté du canal, la *petitesse du jet*, celle-ci étant généralement proportionnelle à celle-là. Il ne faut pas oublier que bon nombre de circonstances étrangères au rétrécissement lui-même, telles que l'impression du froid, un écart de régime, etc., peuvent influer sur le volume du jet, et qu'en définitive il n'y a de constant que la diminution absolue et permanente du calibre normal du jet.

Nous avons ensuite les *efforts* pour uriner; ils sont en raison de l'obstruction du passage. Le jet lui-même sort *aplati*, *tordu* ou *divisé*, et provoque, au moment de son émission, de la douleur au niveau de son rétrécissement, et parfois jusqu'au-dessus des pubis quand il y a de la cystite. A ces symptômes se joint ordinairement un peu d'*écoulement uréthral ;* dans un certain nombre de cas, c'est la seule chose dont se plaigne le malade, tandis que le chirurgien, trouvant la guérison peu rapide, introduit une sonde et découvre la coarctation. Les *envies fréquentes* d'uriner, je vous l'ai déjà dit, ne sont pas constantes, quoiqu'elles surviennent toujours dans les cas sérieux ou de longue durée.

Supposons maintenant un malade venant à vous avec tous ces symptômes. Vous tâcherez d'abord de le voir uriner. Le patient attachera probablement beaucoup d'importance à la torsion et à la division de son jet. N'accordez pas vous-mêmes une trop grande valeur à cette particularité, qui peut se produire indépendamment de toute altération du calibre uréthral. Il suffit, en effet, que les lèvres du méat, sous l'influence de phlegmasies répétées, soient devenues épaisses et rigides, pour que le jet ne puisse se dégager qu'aplati et, par suite, tordu. Ce fait est loin d'être rare ; mais dans ce cas le courant, quoique aplati, n'a rien perdu de son volume normal.

Arrivons au point important du diagnostic, l'*exploration instrumentale.*

Je vous engagerai, lorsque vous examinerez un malade pour la première fois, à prendre un instrument de moyen calibre, pas moindre que les n°s 8, 9 ou 10 de la filière anglaise (15, 16 ou 18 de la filière française). Rien de mieux pour cela qu'une bougie en gomme élastique, légèrement courbe, avec le bout émoussé et non en pointe. Il n'est ni nécessaire, ni de bonne politique, de se servir pour la première fois d'un instrument de calibre plus fort. Malgré cela, le malade se récriera probablement et vous dira peut-être : « Pourquoi vous servez-vous d'un instrument de si gros calibre ? » Calmez ses craintes en lui répondant que votre intention n'est pas de le passer, mais seulement de découvrir la profondeur de l'obstacle. Si vous avez affaire à un malade qui n'a jamais été sondé, je vous conseille d'imiter la conduite que je tiens d'ordinaire en pareil cas : ne cherchez tout d'abord à introduire qu'une bougie souple à extrémité olivaire du n° 8 ou 9 (15 ou 16 de la filière française). Mon but, en agissant ainsi, n'est pas de recueillir du premier coup tous les renseignements dont j'ai besoin ; je ne veux que préparer mon malade à une seconde introduction instrumentale en calmant ses appréhensions. Si par hasard cette première bougie passe facilement, j'ai par là même déjà obtenu deux résultats importants. D'une part, j'ai la certitude que le rétrécissement n'est pas très étroit ; d'autre part, à moins que je ne m'y sois mal pris, j'ai gagné la confiance de mon client, en lui faisant constater par lui-même que ce premier sondage s'est effectué sans aucune difficulté et presque sans aucune douleur. On peut ensuite introduire une deuxième bougie, de deux, trois ou quatre numéros plus grosse, de façon à calibrer exactement la stricture.

En prenant pour commencer une trop petite bougie, comme l'ont conseillé à tort certains chirurgiens, celle-ci peut traverser un rétrécissement, s'il y en a un, sans l'indiquer ; mais si un volumineux cathéter pénètre aisément dans la vessie, vous avez la satisfaction d'annoncer à votre malade qu'il n'a pas de rétrécissement, et vous cherchez ailleurs la cause du trouble fonctionnel.

Avant d'aller plus loin, je dois vous mettre en garde contre certaines conditions qui, pendant le passage de la sonde, peuvent égarer votre jugement. Il est possible, en effet, que l'instrument explorateur se trouve arrêté dans sa marche, sans qu'il existe la moindre coarctation uréthrale ; et, après vous avoir parlé des erreurs commises par les malades, je dois vous signaler celles qui attendent le chirurgien inexpérimenté. Il est sans doute des situations médicales qui ne fournissent que de rares occasions d'observer des cas de chirurgie urinaire, et dans lesquelles il n'y aurait pas grand déshonneur à s'imaginer qu'on a trouvé un rétrécissement, quand il n'y en a pas du tout. Le chirurgien de profession, au contraire, se couvrirait ici de honte. Néanmoins, quoique vous ne deviez pas tous faire de la chirurgie votre spécialité, je désire vous prémunir contre toute cause d'erreur, au moins dans le sujet que je traite, afin de m'épargner pour plus tard le désagrément d'apprendre que vous avez commis une méprise semblable à celle que je signale.

Quels sont donc les écueils et les illusions du cathétérisme, pratiqué même dans un urèthre sain et indemne de toute stricture?

A partir du méat, première cause d'erreur: la *lacuna magna.*

12 à 15 centimètres plus loin, deuxième cause d'erreur: le point de jonction du bulbe avec la portion membraneuse; le canal perd ici l'ampleur et l'extensibilité dont il jouissait dans la portion pénienne. (Voir le diagramme représenté fig. 7.)

Troisième cause d'erreur: le col de la vessie.

Tels sont les trois points qui peuvent arrêter l'instrument explorateur dans un urèthre sain et laisser croire à tort qu'il existe un rétrécissement.

Toutes les fois que vous passez un instrument, pénétrez-vous bien de cette vérité, que l'urèthre, loin d'être un tube béant, n'est qu'un conduit sinueux dont les parois molles, délicates et vasculaires sont appliquées l'une contre l'autre, en sorte que, si vous ne suivez pas la bonne direction, rien n'est plus facile que de trouver un obstacle dans les plis et et les lacunes de la muqueuse.

D'abord, vous ai-je dit, vous pourrez être arrêtés dès l'entrée, ce qui est ennuyeux pour commencer, en engageant la pointe de votre instrument dans la *lacuna magna.* Donc, afin d'éviter cet obstacle, toutes les fois que vous procédez à l'introduction d'une sonde, ayez pour premier soin d'en maintenir le bec appliqué contre la paroi inférieure du canal.

Vous désirez, j'imagine, vous tirer convenablement d'affaire aux yeux de votre malade ; ce dernier a peut-être été sondé par un confrère, et vous voulez réussir au moins aussi bien que le chirurgien qui vous a précédé. Or, il n'y a rien que le malade apprécie autant que la douceur et la facilité du cathétérisme. C'est une opération toujours désagréable, et, si vous la réussissez plus aisément que d'autres, vous aurez toute chance de conserver votre client aussi longtemps qu'il aura besoin de soins de cette nature. Si, au contraire, vous heurtez au début et vous engagez dans la *lacuna magna*, il en conclut que vous êtes un maladroit, et peut-être ne vous reviendra-t-il plus.

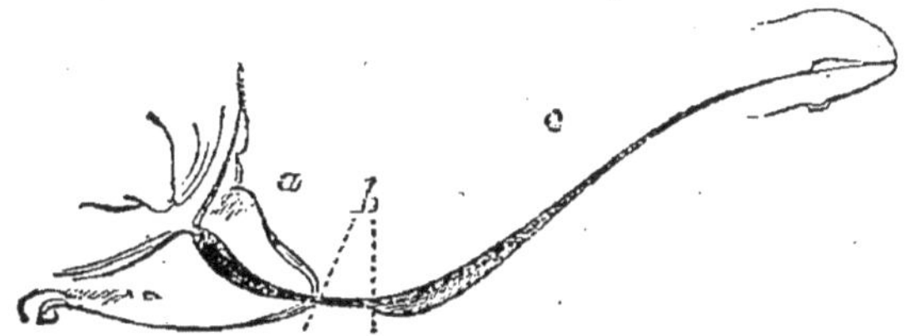

Fig. 7. — Diagramme de l'urèthre normal (1) (*).

Vous voyez représenté dans ce diagramme le bulbe de l'urèthre (fig. 7). Le canal est très extensible à cet endroit, tandis qu'il l'est très peu au niveau de l'aponévrose profonde du périnée, au point où la portion membraneuse, *b*, commence, à cause de la fermeture hermétique déterminée ici par un appareil musculaire spécial. Pratiquement, on peut donc dire que l'urèthre est beaucoup plus large dans la

(1) L'urèthre aurait dû être représenté ici comme il est en réalité : un canal fermé. La ligne figurant les portions bulbeuse et prostatique a été dessinée par moi un peu plus épaisse, afin d'indiquer la plus grande dilatabilité de ces parties : néanmoins, cette ligne a été quelque peu exagérée sur le dessin. *(Note de Thompson.)*

(*) *a*, portion prostatique ; *b*, portion membraneuse ; *c*, portion spongieuse.

portion bulbeuse qu'à l'entrée de la partie membraneuse; aussi l'instrument parvenu à cette profondeur a-t-il une grande tendance à heurter. C'est là, du reste, — au point de jonction, — que se font presque toutes les fausses routes; l'instrument poussé hors du canal s'engage sous la paroi inférieure, où il chemine à travers un tissu spongieux plus abondant et à mailles plus lâches et plus fines que partout ailleurs. L'extensibilité de l'urèthre est en raison directe de la souplesse des tissus environnants, et la sonde, qui a facilement et correctement pénétré jusque-là, peut fort bien, si vous n'y prenez pas garde, ne pas continuer à le faire dans la portion membraneuse.

Conclusion: Ayez soin de tenir tourné en haut le bec de votre instrument, de manière à éviter ce cul-de-sac placé en contre-bas de la portion membraneuse. Pour atteindre ce but, rien ne vaut un instrument muni d'une suffisante courbure. Vous connaissez ma démonstration: j'aime à prendre, à la salle de consultation, un étudiant qui n'ait encore jamais manié la sonde, et, lui présentant une bougie droite ou légèrement courbe, je lui dis: « Passez cette bougie ». L'élève la passe très bien jusqu'à l'entrée de la région membraneuse, où invariablement il est arrêté. Reprenant alors la même sonde, je lui imprime la courbure représentée dans la fig. 8, je la rends à l'élève, qui la passe immédiatement jusque dans la vessie. En effet, le bec de l'instrument ainsi disposé côtoie la paroi supérieure du canal, au lieu de s'engager dans la partie dépressible du bulbe.

Cette courbure brusque était recommandée, il y a plus de soixante ans, par sir B. Brodie dans ses leçons. En France, on l'a utilisée dans l'instrument très commode appelé « bougie coudée » ou « bougie à béquille ».

Le troisième et dernier obstacle réside au col de la vessie; et telle est sa fréquence, que vous entendrez souvent parler de « rétrécissement du col vésical », chose qui n'existe jamais, pas plus du reste que les rétrécissements de la portion prostatique ; mais le terme était très répandu il y a quelques années, et, même aujourd'hui, il vous arrivera de l'entendre, quoiqu'il ne réponde à rien de réel. Ce qui a accrédité l'erreur, c'est la difficulté qu'on éprouve parfois à franchir le col de la vessie. Ici encore un instrument de bonne courbure ou coudé est le meilleur garant du facile passage.

Fig. 8. — Bougie à bec tourné en haut.

Résumons brièvement les trois sources de difficultés : 1° la *laçuna magna*, qu'on évite en suivant le plancher du canal ; 2° l'étroite portion membraneuse qui succède au bulbe : on élude cette difficulté en portant en haut le bec de l'instrument ; 3° le col de la vessie, qu'on franchit par la même manœuvre.

Passons maintenant au *diagnostic physique* du rétrécissement. Nous avons pour y procéder deux manières différentes, de même que nous avons en vue deux objets distincts.

1° Une première exploration très simple recherche d'abord seulement s'il existe ou non quelque déviation matérielle provenant de la dilatabilité naturelle de l'urèthre.

2° Dans un second examen plus attentif et plus minutieux vous vous rendez compte, dans tous ses détails, de l'état exact du canal, si ce dernier vous est connu déjà ou si vous avez quelque raison de supposer qu'il est atteint de coarctation ancienne et peut-être très étroite. Je n'ai pas besoin de vous dire que le premier de ces deux examens s'adresse à la grande majorité des cas, et que le second est seulement nécessaire dans quelques circonstances exceptionnelles.

L'exploration la plus simple suffit généralement pour résoudre la question qui se présente si souvent à nous : « Certains troubles des fonctions urinaires, observés par le malade lui-même ou par le médecin, sont-ils attribuables à l'existence d'obstacles organiques, pour lesquels il y a probablement lieu de recourir aux instruments? ou bien sont-ils dus à quelque autre cause qui n'indique pas ou même contre-indique formellement une intervention instrumentale ? »

A ce sujet, je crois devoir vous dire que, selon moi, on a aujourd'hui une tendance trop prononcée à se servir d'instruments, et surtout d'instruments qui peuvent blesser l'urèthre. Ce même abus a déjà existé au commencement de ce siècle. L'école *mécanique* (*mechanical*), comme je prendrai la liberté d'appeler ceux qui inventaient ou qui employaient des instruments plus ou moins compliqués pour explorer l'urèthre, pour le dilater, l'inciser et y porter des caustiques, cette école, dis-je, était alors à son apogée.

Je pourrais vous tenir des heures à vous détailler les innombrables instruments de fantaisie (*knick-knacks*) qu'elle a produits. Mais notre temps est trop précieux et je me contenterai d'un seul fait de pratique chirurgicale de cette époque (1).

(1) Le professeur donne alors connaissance de quelques cas curieux tirés de l'ouvrage de sir E. Home sur l'abus de la bougie à cette époque. — Voyez *Observations sur le traitement des rétrécissements*, par sir E. Home, vol. III, 1821, chapitres X et XI. — Dans ce traité, qui est depuis longtemps rangé parmi les ouvrages classiques, le dixième chapitre est intitulé : « Observations de rétrécissements, dont le traitement fut exceptionnellement laborieux et difficile, mais, grâce à sa persévérance, finit par amener la guérison. »

En analysant ce chapitre, on voit que le premier cas rapporté exigea un traitement de huit, le second de neuf années pour être guéri. Le

L'expérience prouva bientôt combien malheureux furent les résultats des opérations faites à cette période, et il survint dans l'opinion une certaine réaction salutaire. La méthode d'un élève de Home, sir Benjamin Brodie, qui fut une autorité si grande pendant sa longue carrière, se signala par la circonspection et par la prudence, et, grâce à son admirable enseignement, sa pratique fut imitée par un certain nombre de ses contemporains.

S'il m'est permis de le dire, ma faible voix s'est également élevée contre l'abus des instruments, dès la première fois que j'ai écrit sur ce sujet, il y a trente-cinq ans. Or, actuellement il existe une tendance à reprendre l'ancien état de choses que je signalais tout à l'heure. Je remarque que l'on s'efforce de trouver des rétrécissements, d'inventer surtout des modes de procédés opératoires pour les rétrécissements les plus légers, et pour des cas où, suivant moi, il n'y a pas de rétrécissement. Il semble qu'une nouvelle école ait décrété que ce qu'elle appelle le « tube uréthral » possède normalement une excessive largeur et qu'il a ou, s'il ne l'a pas en réalité, qu'il doit avoir un calibre d'un certain nombre (toujours considérable) de millimètres. En conséquence d'une telle opinion, on fabrique des instruments énormes, et si l'opérateur ne réussit pas à les faire passer dans toute la longueur du canal avec toute la facilité possible, il affirme que le malheureux malade a un rétrécissement, et ce dernier court le risque de subir une opération qui n'est pas sans périls.

quatrième malade, qui avait commis diverses imprudences, vit son traitement se prolonger pendant vingt-quatre ans, et néanmoins guérit au bout de ce temps. Dans l'observation V, il s'agit de vingt-deux années.

Mais le chapitre XI est consacré à des cas encore plus sérieux. Dans le premier, rapporté avec beaucoup de détails, il s'agit d'un malade traité chaque année de 1800 à 1815 par E. Home : durant cette période, il lui fut fait environ 70 à 100 applications de caustique chaque année, ce qui donne un total de 1258 interventions de ce genre pendant les seize années sus-indiquées ; finalement, le malade mourut.

Permettez-moi de faire passer devant vos yeux un spécimen de ces instruments dont je viens de parler. Il m'a été apporté d'Amérique par un malade originaire de ce pays. Là-bas, son chirurgien lui avait expressément recommandé de se l'introduire dans le canal deux fois par semaine. Et ce malheureux s'est astreint pendant quelque temps à cette torture bi-hebdomadaire, malgré les cruelles souffrances qu'il en éprouvait et les nombreux accès de fièvre qui en résultaient. Vous pouvez constater par vous-mêmes que la circonférence de ce dilatateur rigide, puisqu'il est en acier, mesure exactement 43 millimètres ! J'avoue n'avoir jamais, dans toute ma carrière, introduit dans un urèthre un instrument d'une telle dimension, même pour évacuer après une lithotritie les débris de calcul les plus volumineux. Je ne connais pas d'ailleurs de filière, soit anglaise, soit étrangère, — et cependant j'en connais beaucoup, — qui comprenne parmi ses numéros un seul se rapprochant de celui-là. J'ai pris sur moi de relever ce malheureux patient de la promesse qu'il avait faite à son chirurgien ; ravi de n'avoir plus à se passer cet instrument monstrueux, il me l'a offert avec joie, en y joignant les instructions écrites sur son emploi que lui avait remises son chirurgien et qui, en somme, ne lui avaient fait que du mal. Je recommandai à ce malade de s'abstenir, pendant un certain temps, de tout passage d'instrument dans le canal et il s'en est très bien trouvé.

De tels procédés ne sont pas employés en Angleterre, du moins je le crois ; c'est déjà trop qu'ils aient été préconisés et vulgarisés dans d'autres pays et qu'ils aient attiré l'attention de quelques-uns de nos compatriotes, comme peut le faire d'ailleurs toute nouveauté bizarre et extravagante. Aussi, je considère comme un devoir de protester énergiquement contre une semblable manière de faire et de dire ce que je pense d'un traitement que ni vous, ni moi ne voudrions, j'en suis sûr, laisser essayer sur nous-mêmes, si nous accordons à l'urèthre toute la considération qu'il mérite en raison de la délicatesse et de la perfection de sa structure. Il y a peu d'organes, en effet, aussi compliqués, au point de vue de la structure, que le canal urinaire chez l'homme. Sa membrane muqueuse est douée d'une finesse excessive; il est entouré d'un riche réseau de fibres élastiques et musculaires, pénétré de tous côtés par des conduits glandulaires, de fins vaisseaux sanguins et des nerfs, enfin enchâssé au devant de la prostate dans une gaine de tissu érectile de structure vasculaire très perfectionnée. La muqueuse uréthrale possède un degré de sensibilité extrême qui n'est pas surpassée même par celle de la conjonctive; et cette sensibilité est facile à constater lorsque nous introduisons dans le canal l'instrument même le plus inoffensif. Enfin, et c'est ce qu'il y a de plus important à noter, cette même muqueuse uréthrale jouit d'un autre genre de sensibilité de forme plus accentuée et que ne possède même pas la conjonctive, c'est celui de produire dans tout le système nerveux un état d'excitation qui se manifeste par des frissons, de la fièvre et par la prostration des forces, toutes les fois qu'elle a été le moindrement impressionnée par la plus légère opération. Rappelez-vous toujours, ayez toujours présente à l'esprit la structure de l'urèthre, lorsque vous allez y faire passer un instrument; votre malade et vous-mêmes en profiterez.

Ainsi, lorsque vous serez consultés par un jeune homme pour quelques symptômes que vous supposerez provenir d'un rétrécissement de l'urèthre, et lorsque vous voudrez vous éclairer et vous en assurer, ne vous laissez pas tenter à passer des instruments de gros calibre ou à extrémité énormément renflée. Il n'est pas rare que votre malade soit atteint de quelque inflammation chronique de l'urèthre prostatique ou du col vésical, consécutive à une gonorrhée. Or, à coup sûr, vous aggraverez cette affection si vous introduisez dans le canal un instrument volumineux, je dirai même, n'importe quel instrument. Du reste, je me réserve de revenir ultérieurement sur ce point de pratique excessivement délicat.

Après cette digression un peu longue, que l'importance de notre sujet nécessitait cependant, revenons à l'étude de la méthode la plus simple que je vous propose pour reconnaître le calibre d'un urèthre, dans lequel vous n'avez jamais jusqu'alors fait pénétrer un instrument. Dans ce but, je vous conseille de prendre toujours, pour commencer, une bougie cylindrique anglaise, flexible et de gomme élastique,

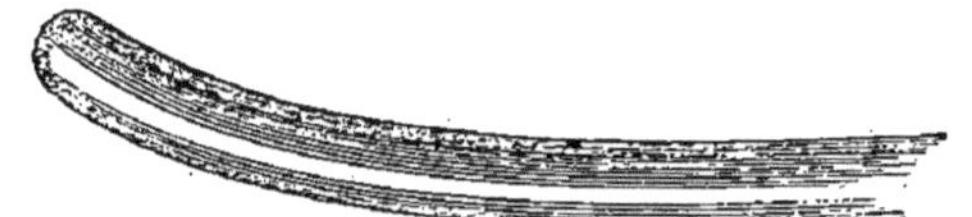

Fig. 9. — Bougie à extrémité mousse.

légèrement courbe à son extrémité (fig. 9), ou bien une bougie à bout olivaire française (fig. 12), ne dépassant pas comme grosseur les nos 19 ou 20 de la filière française. Faites-la pénétrer doucement et lentement jusque dans la vessie. Si elle passe facilement et surtout si vous la retirez sans éprouver aucune résistance, ni aucun arrêt, croyez-moi, il n'y a pas de rétrécissement ; et, puisqu'il n'y en a pas, il n'est donc nullement nécessaire de se servir d'autres instruments.

On me dira peut-être qu'il n'est pas impossible de faire pénétrer une bougie n° 11 (n° 19 de la filière française) dans toute la longueur d'un urèthre affecté cependant d'un certain degré de rétrécissement, lequel réclame par conséquent tel ou tel mode de traitement, Je ne nie pas que ce cas exceptionnel puisse se présenter ; mais il est très rare et indique presque toujours ultérieurement la nécessité d'une uréthrotomie interne. D'ailleurs, le chirurgien dont la délicatesse tactile des doigts est suffisamment exercée, ne manquera pas de s'apercevoir de la différence qu'il y a entre une bougie n° 11 qu'il retirera facilement avec une autre bougie qu'il sortira avec peine. Cette différence est toujours sensible dans les deux cas et est même très importante. Supposez que le n° 11 ne puisse pas passer à un certain endroit de l'urèthre. Assurez-vous d'abord s'il n'y a pas là un de ces obstacles naturels dont je vous ai longuement entretenus, puis notez avec soin en pouces ou en centimètres la distance qui sépare l'obstacle du méat externe. Essayez alors de passer une bougie plus petite, mais de même forme : celle-ci très probablement pénétrera déjà un peu plus loin. Enfin continuez ainsi jusqu'à ce que vous trouviez un instrument qui franchisse le rétrécissement et aille jusqu'à la vessie.

Rien maintenant n'est plus facile pour celui qui a une main inexpérimentée que de se tromper sur l'existence d'un rétrécissement lorsqu'il se servira de l'explorateur ordinaire, qui est formé d'une bougie flexible longue et mince et terminé par une olive de très gros volume. Si vous ne la passez pas avec soin dans l'axe du canal, vous serez arrêté et vous croirez alors qu'il y a un rétrécissement, même dans l'urèthre le plus normal. C'est là l'erreur contre laquelle je désire tant vous mettre en garde.

Dans des mains mal intentionnées, ces instruments peuvent servir à des desseins très coupables. Ils font très bien l'affaire de ceux qui ne sont pas de notre profession, ou qui occupent une position douteuse sur son extrême limite. C'est un motif de plus pour nous de prendre bien garde de ne pas en faire abus.

Depuis trente ans, j'emploie de petits instruments à olive en métal, pour le diagnostic des rétrécissements confirmés qu'il faut opérer ; mais je ne m'en sers jamais pour ceux qui sont légers. J'ai déjà protesté contre leur usage dans les deux cas, mentionnés ci-dessus; d'abord, dans ces cas ces instruments occasionnent une douleur inutile; secondement il arrive qu'un jeune opérateur, peu exercé et peu familiarisé avec leur emploi, est exposé à se tromper.

Lorsque vous êtes certains, grâce aux moyens sus-énoncés, que votre malade a un rétrécissement, il faut apporter toute votre attention aux dernières manœuvres qui vous permettront d'achever et de compléter votre diagnostic dans tous ses détails. En ce qui me concerne, voici comment je procède alors :

Je commence par introduire aussi loin qu'elle peut pénétrer une bougie anglaise, souple, en gomme élastique, à extrémité mousse : si elle s'arrête, comme cela peut arriver, à deux ou trois centimètres du méat, je note cette distance. Puis, prenant une bougie semblable, mais plus petite, je l'introduis à nouveau; celle-là ou une autre plus petite encore arrive enfin à franchir l'obstacle : Un n° 4 ou 5 (9 ou 10 de la filière française) passe ordinairement. J'enfonce alors davantage cette bougie jusqu'à ce qu'elle subisse un nouvel arrêt, qui se produit souvent à dix ou douze centimètres de l'entrée du canal. A ce moment, je remplace la bougie par une très fine sonde en gomme, c'est-à-dire du n° 1 ou 2 (3 ou 6 du calibre français); après une ou deux tentatives, ce nouvel instrument franchit le point où la bougie s'est arrêtée en dernier lieu et pénètre jusque dans la vessie, d'où on évacue une certaine quantité d'urine pour s'assurer de son état.

De cette façon, je connais le siège exact des deux rétrécissements : l'un est situé à peu de distance du méat, et l'autre, plus loin, au point sus-indiqué. Je pourrais m'en assurer avec un instrument à boule olivaire; mais tant que le premier rétrécissement (le plus antérieur) existe, il vaut mieux attendre, pour faire un examen plus complet, que ce rétrécissement ait été incisé, comme doivent l'être tous ceux qui siègent dans cette partie du canal et qui sont plus ou moins étroits ; contre eux en effet la dilatation est absolument inefficace.

Une fois le rétrécissement antérieur incisé, j'introduis la bougie à bout mousse n° 11 (n° 19 français) : avec elle, je constate toutes les coarctations qui pourraient se trouver en avant du deuxième rétrécissement, qui siège, comme nous l'avons dit, à douze centimètres du méat. L'arrêt de la bougie indique la situation de chacune de ces coarctations. J'en précise le calibre et le siège exacts, à l'aide de l'instrument à boule olivaire, d'une part en notant le numéro de l'olive avec laquelle je parviens à franchir l'obstacle, et d'autre part en regardant la petite échelle graduée qui se trouve sur la tige de l'instrument. En retirant celui-ci, je confirme mon diagnostic par la sensation de ressaut qu'éprouve ma main chaque fois que, au retour, le talon de l'olive vient buter contre un point rétréci.

Lorsque la bougie a pénétré sans difficulté à une profondeur de douze à quatorze centimètres, c'est que le canal est suffisamment large pour me permettre d'atteindre le dernier point rétréci, car il est extrêmement rare qu'il en existe un autre encore plus loin. Il ne reste plus qu'à procéder à l'égard de ce dernier rétrécissement comme on a fait pour les précédents, et comme je vous ai dit qu'on devait agir pour les strictures anciennes et bien confirmées ; or, contre celles-ci, l'uréthrotomie interne seule doit, sans aucun doute, être pratiquée. Je vous décrirai par la suite en détails la meilleure manière d'exécuter cette opération.

Un mot seulement sur l'instrument explorateur à boule olivaire. Selon moi, celle-ci ne devrait jamais être qu'en métal poli et supportée par une mince tige également en métal (fig. 10). Aucune substance ne glisse aussi facilement et aussi doucement dans l'urèthre, et je ne vois pas pourquoi on en emploierait une autre, qui, sans fournir de données plus précises pour l'exploration du canal, a l'inconvénient de provoquer dans l'urèthre un frottement plus dur et une distension pour le moins inutile. L'olive des explorateurs dont je vous parle doit être de grosseur différente et graduée du n° 2 au n° 14 ou 15 (n°s 6 à 24 de la filière française). La figure 11 représente une autre forme d'explorateur métallique dont je me sers aussi quelquefois. Quel que soit le modèle adopté, il y a grand avantage à donner à l'uréthrotome la forme de l'olive exploratrice, ainsi que je vous l'expliquerai en vous parlant de l'uréthrotomie interne.

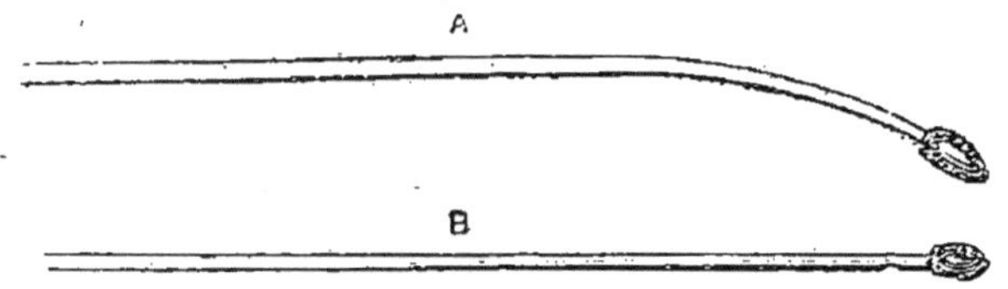

Fig. 10. — Explorateurs métalliques à olives droit et courbe. — La tige porte une graduation métallique qui commence à la base de l'olive.

C'est non seulement sur le siège et l'étroitesse de la stricture, mais aussi sur l'étendue de la portion rétrécie que l'explorateur à olive fournit les renseignements les plus précis, tandis que, sous ce dernier rapport, l'emploi de la bougie flexible peut donner lieu à des erreurs d'interprétation et laisser croire à un rétrécissement très long, quand c'est le contraire qui est vrai. A ce propos, je vous dirai qu'il est bien rare de trouver l'urèthre considérablement rétréci sur une grande étendue. Souvent, le calibre du canal n'est diminué que dans une longueur de un centimètre en avant et en arrière du point le plus étroit; et c'est là un détail très important à connaître en raison de l'opération consécutive. La partie la plus rétrécie d'une stricture n'a presque toujours, comme l'indique la boule olivaire, qu'une courte étendue, pas plus d'un demi-centimètre environ.

Vous devez ensuite prendre garde de ne pas vous laisser tromper par la grande mobilité de la membrane muqueuse de l'urèthre sur les tissus sous-jacents. Vous changerez beaucoup la position du rétrécissement par rapport à sa distance avec le méat externe, si vous faites une faible pression en avant en arrivant au rétrécissement, ou en arrière en retirant l'explorateur olivaire, s'il ressort avec frottement.

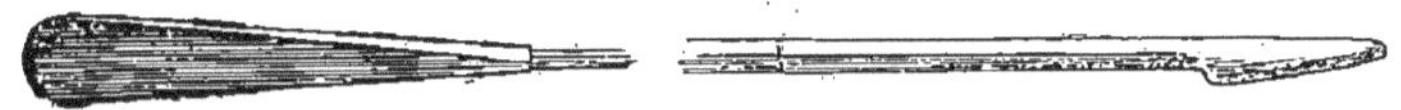

Fig. 11. — Explorateur métallique à renflement terminal, de même forme que l'uréthrotome de Thompson.

Je vous le dis encore, si vous avez à traiter un rétrécissement tout récent pour lequel par conséquent vous voulez employer la dilatation, il est tout à fait inutile de vous servir d'un explorateur olivaire de gros calibre : il ne produira que de la douleur et de l'inflammation.

Si vous avez à inciser un rétrécissement ancien et rebelle à la dilatation, ce qu'il importe est de savoir d'une manière bien précise où se trouvent les points rétrécis de l'urèthre, d'y appliquer l'uréthrotome dans de bonnes conditions opératoires : dans ce cas, c'est à l'explorateur à boule olivaire que vous devrez donner la préférence pour effectuer ce diagnostic délicat.

Dans notre prochaine conférence, nous étudierons le traitement par la dilatation.

LEÇON V

RÉTRÉCISSEMENTS DE L'URÈTHRE *(suite)*. — Traitement. — Dilatation. — Choix des instruments : instruments rigides, instruments flexibles. — Filières anglaise et française. — Dilatation simple. — Dilatation continue.

MESSIEURS,

Pour les rétrécissements de l'urèthre comme pour toute autre affection, après le diagnostic vient le traitement.

Admettons que le malade n'ait qu'un rétrécissement et que la lésion occupe la portion bulbeuse, ou bien que, s'il existe deux rétrécissements, le premier ne soit ni très étroit, ni très résistant.

Qu'allons-nous faire pour cet homme ?

D'abord et avant tout : la dilatation, la dilatation toujours, la dilatation sans exception, chaque fois qu'elle présente des chances de succès.

C'est toujours par elle qu'il faut commencer, attendu qu'elle constitue le mode de traitement le plus simple et le plus commode. Même à l'égard des rétrécissements les plus serrés, il ne faut pas penser à l'opération avant d'avoir tenté la cure par la dilatation.

Qu'est-ce donc que la dilatation ?

C'est un procédé mécanique pour distendre cette lymphe plastique qui, à l'endroit rétréci, forme des brides autour du canal. La dilatation peut-elle aussi provoquer la résorption de ces exsudats plastiques ? Je ne le nierai pas ; je dirai simplement que cette assertion, bien des fois émise, ne peut s'étayer d'aucune preuve. Vous voici donc en présence d'un homme porteur d'un rétrécissement. — A la première séance, vous êtes parvenus à lui passer une bougie ou un cathéter, et cela non seulement à travers l'obstacle, mais jusque dans la vessie, afin de rendre l'épreuve péremptoire. Supposons que ce soit au n° 3 [n° 8 français] que vous ayez senti votre instrument étreint par la coarctation ; vous dites alors à votre malade : « C'est assez pour aujourd'hui. Revenez dans deux ou trois jours, je vous passerai une bougie plus grosse ». A la deuxième séance, ne débutez pas par l'instrument le plus volumineux de la série précédemment employée. Avez-vous déjà introduit les n°s 1, 2, 3 [3, 6 et 7 français] ? Prenez cette fois les n°s 2, 3, 4 [6, 7 et 9 français] ; puis 3, 4, 5 [7, 9 et 10 français] ; et ainsi de suite, de manière que, à chaque séance, les premiers cathéters servent d'avant-coureurs aux plus volumineux. Cette manière de procéder constitue ce que l'on a appelé la *dilatation simple.*

Mais ici se présente une question qui a une sérieuse importance et qui est la suivante : La dernière, et par conséquent la plus grosse, bougie de chaque séance sera-t-elle retirée immédiatement du canal ou y sera-t-elle laissée pendant quelques minutes ? Y a-t-il avantage à la maintenir ainsi en contact avec le rétrécissement, lequel se trouve en somme soumis à une certaine tension par la présence de l'instrument ? Jadis, la règle était de prolonger ce contact, et même quelquefois pendant une heure ou plus. Mais l'expérience a démontré que le malade ne gagnait rien à cette pratique, qui au contraire risquait de déterminer un certain degré d'irritation et même d'inflammation de la stricture. J'ai pris l'habitude maintenant de ne pas laisser la bougie plus d'une minute dans l'urèthre, et j'estime que cette manière de faire est infiniment préférable à l'ancienne. Cela est si vrai que, plus une bougie reste en place, plus elle se trouve serrée, et plus l'extraction en est difficile et douloureuse. Ce ne serait qu'au bout de deux ou trois heures de séjour de l'instrument que le rétrécissement commencerait à se détendre de nouveau, ainsi que nous le verrons plus tard à propos de la *dilatation continue.*

Examinons maintenant à quel genre d'instruments il convient de donner la préférence. Nous ne saurions mieux subordonner notre choix qu'à ce grand principe qui régit tout le traitement mécanique des maladies urinaires, qu'il s'agisse des rétrécissements ou de l'hypertrophie de la prostate, de la rétention d'urine ou de la pierre. Ce principe, le voici :

L'instrument est toujours, plus ou moins, un mal ; il ne faut y recourir qu'en présence d'un mal plus grand encore, auquel l'intervention instrumentale a des chances de remédier.

L'introduction d'un instrument quelconque dans la vessie, même quand il n'existe aucune affection uréthrale, est une cause d'irritation plus ou moins considérable, mais proportionnée à la rigidité et au volume du corps étranger, ainsi qu'à la manière dont il est manœuvré. Appliquez-vous à réduire cette irritation à son minimum d'intensité et, à cet effet, je vous conseille sérieusement d'essayer sur vous-mêmes l'introduction d'une bougie flexible olivaire. C'est le meilleur moyen de bien apprécier la sensibilité uréthrale, d'acquérir l'habileté nécessaire à la manœuvre d'instruments qu'on doit ensuite appliquer à ses semblables, et enfin d'apprendre à les manier avec toute la douceur et la légèreté de mains requises, qualité inappréciable dans la pratique.

Permettez-moi une comparaison commerciale. Tout traitement peut être considéré comme un compte à solder avec un côté du *débit* et un côté du *crédit*. Vous vous proposez apparemment de faire un bien réel : voilà pour le *crédit* ; mais vous ne pouvez obtenir ce bien sans causer quelque irritation : c'est le côté du *débit*. Eh bien, que votre préoccupation constante soit de diminuer le *débit* le plus possible : n'usez jamais de l'instrument sans de bonnes raisons, je veux dire sans y être autorisés par l'importance du but curatif à atteindre. Guidés par ce principe, vous choisirez le genre d'instruments dont l'expérience ou toute autre source d'information vous aura démontré l'innocuité relative.

Ceci nous conduit à l'examen comparatif des instruments rigides et flexibles. Je sens ici que je marche sur un terrain délicat parce qu'il est personnel. Voici pourquoi. Dominé par les idées de cette école, j'étais, il y a quelques années, un des partisans les plus convaincus des instruments rigides et non des instruments flexibles que je préconise et emploie le plus aujourd'hui. Un de nos grands maîtres, l'homme qui donna le ton à cette école et instruisit presque tous nos aînés, Liston, affirmait hautement sa préférence pour l'instrument rigide. Il y a juste aujourd'hui (1888) quarante-huit ans, j'assistais, assis sur ces bancs, aux leçons qu'il professait sur le sujet qui nous occupe. Ses fortes plaidoiries en faveur du cathéter d'argent étaient de notoriété publique, non moins que le peu de cas qu'il faisait de tous les autres instruments flexibles. Imbu de ces idées et jurant sur la parole du maître comme sur un oracle, — tribut que nous payons tous, dans une certaine mesure, à ceux qui se sont acquittés avec conscience et talent de notre éducation professionnelle, — j'étais, à mes débuts, partisan avéré des instruments rigides.

Messieurs, il y a quelque chose qui vaut encore mieux que tous les oracles, c'est une vaste expérience personnelle : c'est d'elle et un peu aussi de la pratique de l'Ecole française que j'ai appris l'incontestable supériorité de la sonde flexible pour le traitement des coarctations et même de toutes les affections du canal, si l'on sait la manier avec habileté et l'appliquer avec discernement.

Telle est à cet égard la solidité de mes convictions, que je vous dirai sans détour : « Adoptez l'instrument flexible; le succès dans la pratique est à ce prix ». Quel est en effet le malade qui se laissera volontiers passer une sonde métallique, si vous lui en avez passé une molle avec la dextérité voulue, tant cette dernière est moins irritante, tant — pour continuer ma comparaison commerciale — elle dégrève le côté du débit; tant, en un mot, elle est féconde en avantages et exempte d'inconvénients ! Un grand changement s'est donc opéré dans mes idées, je l'avoue, depuis la publication de mon premier travail sur ce sujet.

A mon avis, l'accomplissement de notre destinée en ce monde est lié aux évolutions que subissent nos opinions. Tenez ceci pour vrai : Sur n'importe quel terrain, politique, religieux ou professionnel, si nous avons à quarante ans les mêmes idées que nous avions à vingt; je dirai plus, si à soixante ans nos opinions sont les mêmes qu'à quarante, nous vivons pour bien peu de chose. Dans n'importe quelle branche de l'enseignement, compter, en fait d'opinion, sur la constance de ceux qui pensent par eux-mêmes, est une erreur, rien de plus. Ce que vous devez attendre de vos maîtres, c'est qu'ils progressent absolument, comme je l'espère, vous progressez vous-mêmes tous les jours. Je vous devais ces explications, parce que je sais combien de contradictions on pourrait relever entre mes idées d'il y a vingt-cinq ans et celles que je professe aujourd'hui. Vous eussiez pu me demander, par exemple, pourquoi, après avoir été l'avocat convaincu des instruments rigides, j'optais aujourd'hui pour les autres. Vous avez à présent mes raisons : c'est que, avec le temps, j'ai mieux appris.

Nous avons deux sortes d'instruments flexibles : les instruments anglais et les instruments français. Ces derniers sont les plus souples, ce qui me les fait souvent préférer. Il y aurait peut-être aujourd'hui un argument nouveau à introduire dans le débat entre les cathéters rigides et les cathéters flexibles. Ceux-ci, de nos jours, sont bien plus parfaits que du temps de Liston, et il est permis de penser, sans se poser en prophète, que si Liston eût vécu assez longtemps, il les aurait adoptés à son tour. Voici l'espèce d'instrument flexible qu'on employait alors : on lui donne encore le nom de *bougie* et à bon droit, car ce n'est en quelque sorte qu'une chandelle de cire constituant, à mon avis, un instrument des plus imparfaits. Quoique vous puissiez, en le chauffant, lui imprimer toutes les courbures, vous n'avez, en somme, qu'un engin bien inférieur à ceux que nous possédons aujourd'hui.

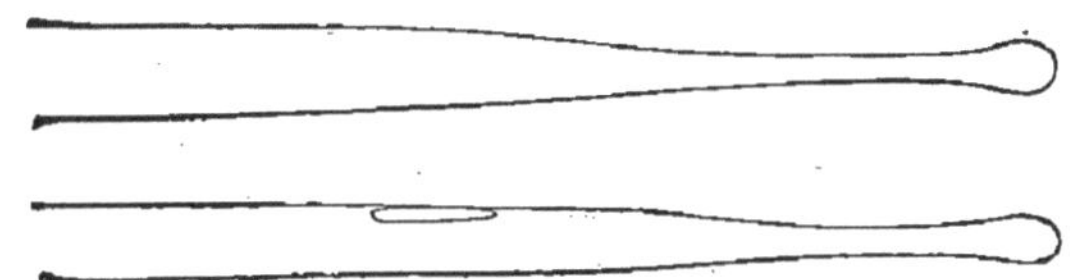

Fig. 12. — Bougie et sonde françaises. Ces instruments sont flexibles et présentent une extrémité conique-olivaire.

L'instrument de gomme anglais possède une qualité très précieuse qui n'appartient pas à l'instrument français : il conserve, après le refroidissement, l'inflexion qu'on lui a donnée sous l'influence de la chaleur. Si je désire une petite courbure, je plonge mon instrument dans l'eau chaude, je l'incurve à mon gré ; puis, le plongeant dans l'eau froide, j'assure la permanence de la forme que je lui ai donnée.

L'instrument français, lui, est excessivement flexible, si bien que vous pouvez aisément l'enrouler autour de votre doigt. Une autre précieuse qualité lui vient encore du mode de construction de sa pointe : une extrémité effilée n'est en effet avantageuse qu'à la condition de ne pouvoir s'engager dans les lacunes du canal ; or, dans l'instrument français, le problème est ingénieusement résolu à l'aide d'une petite olive placée au bout de la sonde (fig. 12). La longue extrémité effilée, garantie par son olive, s'insinue dans l'urèthre sain ou médiocrement rétréci de la façon la plus sûre et la plus aisée. Un pareil instrument peut être passé sans difficulté par le malade lui-même. Vraiment on peut presque dire que « c'est la chirurgie rendue trop facile », car le premier venu introduira cette bougie du premier coup dans toute la longueur de l'urèthre neuf fois sur dix. Mais le principal mérite de cette forme olivaire, c'est l'extrême flexibilité que lui donne la substance dont sont composées ces bougies, la petite olive terminale trouvant, pour ainsi dire, d'elle-même son chemin au milieu des obstacles du canal. Quand, au lieu d'être souples et élastiques, ces instruments deviennent durs et cassants, comme cela arrive à beaucoup trop de sondes et de bougies fabriquées en Angleterre, il ne faut pas hésiter à les rejeter.

Je vais sans doute vous paraître paradoxal; mais je vous donne le conseil, au moment de procéder au cathétérisme, d'oublier toute votre anatomie de l'urèthre. On vous enseigne l'anatomie à *University College*, et il est de la plus haute importance que vous la connaissiez ; mais, pour passer une sonde, oubliez tous les détails anatomiques de la région, ne vous occupez ni de l'aponévrose profonde, ni de la portion membraneuse, ni du compresseur de l'urèthre (1).

(1) Je sais que quelques auteurs se sont étonnés de cette phrase, et cependant je ne l'ai jamais trouvée plus profondément vraie qu'aujourd'hui. Mais qu'on n'aille pas inférer de là que je méprise l'anatomie : bien loin de moi, au contraire, une telle pensée. Le passage d'un instrument dans le canal n'est en aucune façon un exercice anatomique : c'est un acte basé, non pas sur la connaissance de certains points d'anatomie, mais bien sur une longue expérience acquise par la pratique. Les urèthres, même à l'état normal, diffèrent considérablement les uns des autres, et quand on explore un canal, qu'il soit sain ou malade, la main du chirurgien n'est absolument guidée que par une intelligente appréciation des sensations que recueille point par point l'instrument dans son trajet ; les données anatomiques n'ont rien à voir dans cette exploration (H. Thompson).

Le cathéter rigide n'est jamais plus dangereux qu'entre les mains d'un anatomiste, qui le pousse sur la seule foi de ses connaissances, comme si tous les urèthres étaient coulés dans le même moule et ne différaient pas entre eux autant que les nez ou les autres traits du visage.

C'est cependant la seule raison qui faisait préférer autrefois les sondes résistantes : « Sachez exactement votre anatomie, disait-on, et conduisez votre instrument d'après ses données ». Et moi, messieurs, je plains le malade qui se voit enfoncer un instrument rigide dans le corps par un homme qui ne prend conseil que de son anatomie! Ce qu'il vous faut, c'est une bougie que vous puissiez manier avec délicatesse, tenir avec légèreté entre le pouce et l'index, toujours prêts, au premier obstacle, soit à la retirer, soit à la changer de direction ; tandis que votre main, éduquée par l'exercice, doit posséder l'exquise faculté de percevoir, au moyen de l'instrument dont elle est armée, les caractères physiques du passage qu'elle explore. Vous ne devez que bien rarement, pour ne pas dire jamais, pousser un cathéter résistant dans une direction préconçue ; aussi, pour combiner le maximum de dilatation avec le minimum d'irritation, l'instrument flexible est-il assurément sans rival.

Les sondes anglaises et françaises diffèrent encore au point de vue de leurs filières respectives. Les numéros anglais vont de 1 à 12 [n°s 3 à 21 filière française], et généralement, quand vous aurez atteint le n° 12 (anglais) [n° 21 français], vous considérerez la dilatation comme complète. En Angleterre nous n'avons pas de série uniforme. Toutes nos mesures sont très arbitraires. Chaque fabricant d'instruments a une série qui lui est propre. En Écosse, la série diffère de la nôtre d'un numéro et demi ; de sorte que le malade qui passe le n° 12 d'Écosse ne passera que le n° 10 1/2 de la série anglaise.

Les médecins français ont fait preuve de plus de correction en adoptant pour unité de graduation le millimètre. Chez eux, le numéro d'un instrument en indique le volume, de sorte que nommer ce numéro, c'est désigner à la fois et le calibre de l'instrument et la dimension du canal (fig. 13).

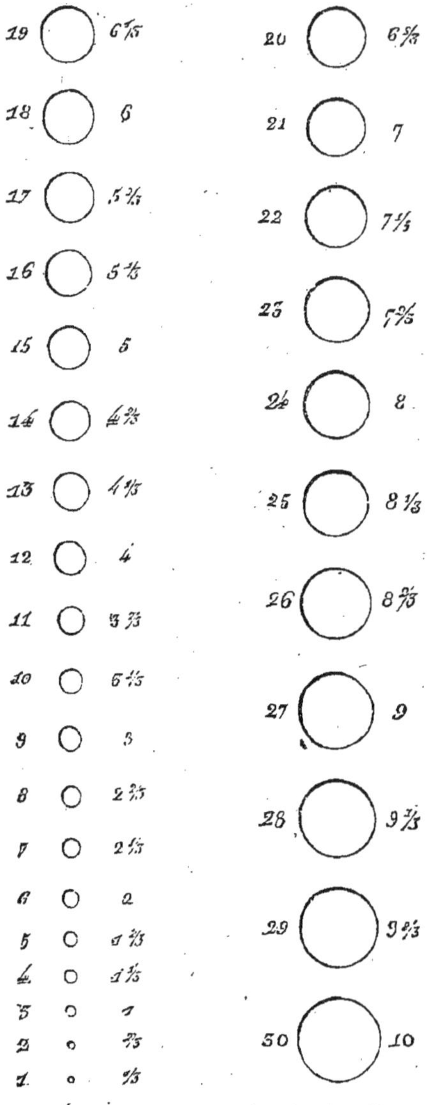

Fig. 13. — Filière française de Charrière.

Les Français ont trente numéros. Leur série commence plus bas et s'étend plus haut que la nôtre; la progression en est conséquemment plus facile et moins brusque, ce qui ne peut que diminuer les chances d'irritation.

Vous pouvez, par exemple, passer très facilement un n° 4 de la filière anglaise, alors qu'un n° 5 ne passera qu'avec la plus extrême difficulté, ou même pas du tout; il vous faudrait un numéro de calibre intermédiaire pour continuer la progression.

Les numéros français de 3 à 21 correspondent à peu près à la série anglaise de 1 à 12, ce qui prouve combien la graduation de la filière française est notablement plus douce. Le n° 1 a 1 millimètre de circonférence, le n° 2 a 2 millimètres, et ainsi de suite, en sorte que l'augmentation de calibre est aussi uniforme qu'insensible. Si j'ai un malade qui admette le n° 21, je sais que son urèthre, pouvant recevoir un instrument de 21 millimètres de circonférence, possède lui-même 7 millimètres de diamètre.

Soyez donc en ceci, comme en toutes choses, quelque peu cosmopolites, et adoptez tous les perfectionnements, quelle qu'en soit l'origine (1).

La *dilatation simple* consiste, vous ai-je dit, à introduire, tous les deux ou trois jours, une sonde de plus en plus grosse, jusqu'à ce que vous ayez atteint le plus fort numéro de la série. Dans bon nombre de cas, tout marche sans encombre du commencement jusqu'à la fin. Vous apprenez alors à votre malade à se passer lui-même l'instrument, ce qu'il devra faire ensuite une fois tous les mois ou toutes les six semaines, pour maintenir le calibre de son urèthre.

Quand un rétrécissement n'est pas ancien, vous pouvez le traiter avec succès en vous servant seulement de ces sondes flexibles et douces, et en augmentant graduellement leur calibre jusqu'à ce que vous ayez atteint les dimensions normales de l'urèthre; mais ces mêmes qualités de douceur et de mollesse, si nécessaires au double point de vue de l'innocuité et du peu de douleur de l'opération, les rendent insuffisantes dans certains cas où la force de la coarctation est telle qu'elle oppose une insurmontable résistance au pouvoir de pénétration de la sonde.

Que faire alors ? Quel autre mode de traitement choisirez-

(1) Voici une table que j'ai fait faire comme comparaison entre la filière française de Charrière et la filière anglaise. Vous remarquerez que les numéros ne correspondent pas. Ainsi, le n° 6 anglais se trouve entre les n°s 11 et 12 français, plus près de 11 que de 12 et ainsi de suite.

Série de Charrière. 1 2 3 4 5 6 7 8 9 10 11 12 13 14 15 16 17 18 19 20 21 22 23 24
Série anglaise . . . 1 2 3 4 5 6 7 8 9 10 11 12 13 14

vous ? Allez-vous abandonner la dilatation pour en venir à une intervention chirurgicale?

Certainement non.

Il faudra simplement recourir à des instruments plus fermes et moins flexibles. Il y en a peu qui conviennent mieux à cette période du traitement que des sondes coniques en acier poli, et encore mieux argenté (fig. 14). Il ne faut pas qu'elles soient de petit calibre, ni inférieures au jeu de sondes que je vous présente ; et encore le plus petit numéro ne pourrait être confié qu'à des mains très habiles.

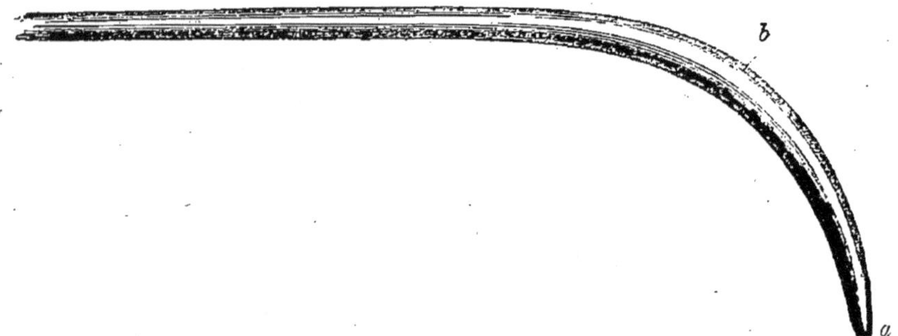

Fig. 14. — Dilatateur métallique, improprement appelé « bougie ». *a*, bec ; *b*, partie la plus grosse.

Le plus petit instrument est un n° 6 de la filière anglaise à la pointe ; il s'élargira ensuite graduellement jusqu'à une distance d'environ 6 centimètres, où il atteint un diamètre n° 8.

Le suivant est n° 7 à la pointe et n° 9 à la partie la plus évasée.

Le suivant	n° 8	—	10	—
Le suivant	n° 9	—	11	—
Le suivant	n° 10	—	12	—
Le suivant	n° 11	—	13	—

et ainsi de suite jusqu'au n° 16.

Je n'aime pas appeler « bougies » ces dilatateurs coniques. Ce terme très suranné est très mal approprié pour des instruments métalliques. Il rappelle l'ancienne chandelle de cire, et l'on ne peut raisonnablement en étendre la signification qu'à des instruments flexibles. Vous les introduirez facilement à cause de leur poli et de leur poids, et vous n'en rencontrerez pas de plus efficaces pour les derniers temps de la dilatation. Je les recommandais il y a trente ans, et mon opinion n'a pas changé depuis.

Il faudrait cependant que vous eussiez quelque chose d'intermédiaire entre la flexible bougie et les dilatateurs métalliques. On a cherché à combiner dans un même instrument la flexibilité de la pointe à la rigidité du corps. On s'est servi dans ce but de la gomme élastique, de certains métaux malléables.

En France, on a inventé une bougie plus résistante. On se sert de la bougie flexible noire ordinaire dont l'axe est traversé par une tige métallique faite de plomb très doux, qui rend l'extrémité de la sonde aussi dure qu'une pointe d'acier. Depuis peu, j'ai adopté un genre de bougie que je préfère à tous les autres et qui a l'avantage d'avoir tous les calibres depuis le n° 4 (n° 9 filière française) jusqu'aux n°s 8 et 9 de la filière anglaise (n°s 15 et 16 filière française). J'ai fait faire un mandrin de plomb, court et très doux, que j'introduis facilement dans l'axe d'une bougie française conique. Il se termine par une pointe très fine qui s'arrête court à environ 10 centimètres de l'extrémité de la bougie.

Voici la série, qui se compose en tout de six instruments.

Vous verrez par le diagramme qui suit, ce que je veux dire.

Une section montre le mandrin de plomb mobile dans l'intérieur de l'instrument. Il est représenté s'avançant trop près de l'extrémité de la sonde qui devrait être longue et flexible (fig. 15).

Ces instruments ont dans leur plus grand diamètre environ 5 1/2, 6 1/4, 7, 7 3/4, 8 1/2 et 9 1/4 de la filière anglaise (10 1/2, 11 1/4, 13, 13 3/4, 15 1/2, 16 1/4 de la filière française). Ce sont de très bons intermédiaires entre les bougies molles et les dilatateurs métalliques.

On obtient également la combinaison de ces deux qualités, à savoir la souplesse unie à la fermeté, au moyen d'un autre procédé, surtout applicable aux moyennes ou aux grosses bougies : il consiste à les remplir avec du plomb de chasse extrêmement fin, qu'on appelle de la *cendrée*. Le poids de la bougie est par là en même temps augmenté, ce qui est parfois très utile.

Je serai plus bref sur la *dilatation continue*, autrement dit sur la dilatation par la bougie à demeure. Nous avons en ce moment dans nos salles un malade qui subit avec succès ce mode de traitement.

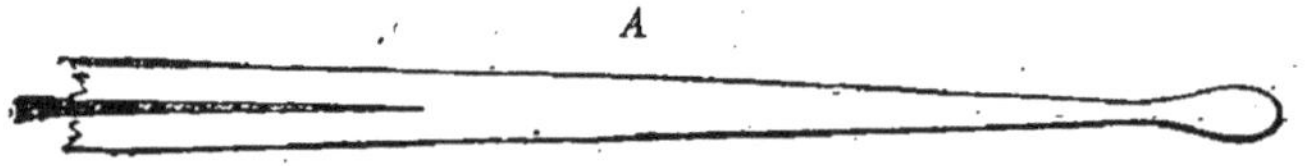

Fig. 15. — Bougie française flexible avec mandrin mobile.

La dilatation simple ne vous a pas donné, je suppose, les résultats que vous en attendiez, ou bien encore les occupations du malade vous font un devoir de lui procurer une guérison plus prompte. Dans l'une ou l'autre alternative, vous avez encore la ressource de dire à votre malade : « Si vous pouvez pendant dix à quatorze jours garder la chambre, non pas nécessairement au lit, mais vous tenir au repos sur un sopha, je puis presque vous promettre de vous faire arriver, dans cet intervalle de temps, du plus petit numéro jusqu'au plus volumineux. » C'est la dilatation continue qui vous permettra de tenir votre promesse.

Dans la dilatation simple, vous vous bornez à introduire et à retirer la bougie; dans la dilatation continue, au contraire, l'instrument est fixé à demeure dans le canal durant plusieurs jours.

Pour arriver à notre but facilement et sûrement il y a certaines règles qu'il est essentiel de connaître.

1. S'il est possible, servez-vous toujours d'un cathéter en gomme élastique et de fabrique anglaise, qui est supérieure à celle qui est française, parce qu'elle résistera toujours davantage à l'action destructive de l'urine. Si vous ne pouvez introduire qu'une petite sonde en argent à cause de l'étroitesse du rétrécissement, il faudrait la laisser un jour ou deux jusqu'à ce que vous l'ayez remplacée par une autre en gomme élastique.

2. Lorsque vous fixerez la sonde, ayez soin que son extrémité repose seule dans la cavité vésicale. Si elle dépasse de plus de 3 ou 4 centimètres, elle deviendra une source d'irritation et agira comme un véritable corps étranger. Il est très facile de la fixer convenablement; l'urine passera bien à travers la sonde si votre malade est debout. Vous observerez en la retirant un peu, tandis que le malade urine, à quel endroit le jet s'arrête; introduisez alors de nouveau l'instrument et fixez-le avec soin lorsqu'il arrivera au point où le jet recommence à couler.

3. Choisissez un petit cathéter afin qu'il passe librement dans le canal.

Moyennant ces trois conditions, la dilatation continue est une des méthodes les meilleures et les plus sûres que l'on puisse appliquer au traitement des rétrécissements de l'urèthre. Nous avons dans nos salles un malade qui a suivi ce mode de traitement, et j'apprends par l'interne qu'il passe le n° 11 (n° 19 de la filière française) avec facilité. Il y a seulement quinze jours qu'il est entré dans notre salle, et il n'éprouve plus ni douleur ni envie fréquente d'uriner; et bien qu'à son entrée son état fût très grave, il se trouve, de son propre aveu, bien mieux qu'il n'a été depuis vingt ans. Je l'avais soigné à la consultation, et voyant qu'il n'y avait pas de mieux, je lui ai conseillé d'entrer dans nos salles et d'essayer la dilatation continue. Nous le garderons encore quelques jours, afin de nous assurer si cette amélioration va persister.

Voyons maintenant quelle est la meilleure manière de fixer un cathéter. L'ancienne méthode consistait à passer des bandes autour du corps, des aines et des cuisses; il arrivait que chaque mouvement du corps avait une action sur l'instrument, ce qui était très fâcheux. Il fallait arriver à une méthode qui permît au malade de remuer librement et qui laissât le cathéter parfaitement tranquille. La manière la plus simple et la meilleure consiste à attacher le cathéter au pénis et aux poils du pubis au moyen d'un fil très doux, ou par une *bobine*, sorte de lacs très doux fait de coton et non de chanvre, ce qui n'irrite pas la peau. L'instrument est fixé solidement par deux lacs séparés comme dans la figure 16. Sans doute, le malade ne peut pas faire de grands mouvements, et il n'a pas besoin d'en faire beaucoup dans sa chambre ou dans nos salles. J'en ai connu qui s'étaient habitués à se servir ainsi du cathéter, et qui se livraient à leurs occupations ordinaires pendant des heures sans être gênés par sa présence.

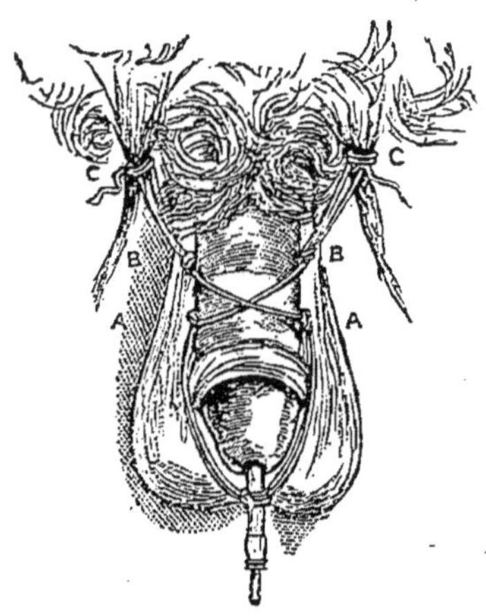

Fig. 16. — Manière de fixer la sonde à demeure.

Vous laissez à demeure un petit cathéter, autant que possible, de gomme élastique ; vous le faites arriver jusque dans la vessie, sans le pousser trop avant dans ce réservoir ; enfin vous le choisissez assez petit pour qu'il passe librement dans le canal.

Je le répète, trois conditions sont indispensables au succès : 1° employer un instrument flexible ; 2° ne pas l'introduire trop avant dans la vessie ; 3° choisir un numéro qui ne remplisse pas exactement le rétrécissement.

Il ne s'agit pas ici, comprenez-le bien, d'un simple procédé mécanique; on ne se propose pas de dilater le rétrécissement comme on ferait d'un gant de dame, mais on laisse le corps étranger séjourner dans le canal. Si vous y laissez le n° 1 [n° 3 de la filière française] un temps suffisant, vous pourrez, après l'avoir retiré, introduire le n° 10 [n° 18 de la filière française] sans être obligé de passer par les numéros intermédiaires, fait assurément bien curieux et que j'ai, je pense, démontré le premier ; en tout cas, je n'en avais jamais entendu parler et je l'ignorais absolument avant de l'avoir découvert.

En pratique, cependant, vous ne laissez pas continuellement en place un aussi petit cathéter, parce que l'urine pourrait l'entraîner hors du canal. Vous le remplacerez par un plus large qui remplisse davantage l'urèthre, et offre par conséquent un peu plus de résistance ; mais, encore ici, gardez-vous bien d'enfreindre le principe sus-énoncé, n'engagez pas un numéro qui soit juste du calibre du canal : car vous produiriez de la douleur et de l'irritation, et les progrès seraient moins satisfaisants.

Dans la dilatation continue comme dans la dilatation simple, le meilleur plan est celui qui diminue le plus la somme de douleur et d'irritation produites, qui ajoute le moins au *débit*, et apporte le plus au *crédit*.

Quand, au bout de six, huit ou dix jours, vous avez cessé l'emploi de l'instrument à demeure, vous faites encore, pendant deux ou trois jours, de la dilatation simple, que vous espacez ensuite par des intervalles de plus en plus longs, afin de maintenir autant que possible le calibre acquis.

Dans la majorité des cas, il vous arrivera sans doute de perdre un ou deux des plus forts numéros, que la dilatation continue vous avait permis d'atteindre, c'est-à-dire que, parvenu au n° 11 [n° 19 filière française], par exemple, vous ne pourrez maintenir que les nos 9 et 10 [nos 16 et 18 filière française] ; le résultat n'en sera pas moins encore excellent pour votre malade, qui, au début, n'admettait peut-être qu'avec peine le n° 1 [n° 3 filière française].

Pendant le cours du traitement, il est fort commun de voir survenir de la fièvre ; celle-ci est rarement intense. Un frisson unique, suivi de chaleur et de sueur, n'est pas un motif suffisant pour interrompre la cure. Souvent même cet accident n'arrive qu'un jour ou deux après l'extraction de la sonde à demeure, alors que le malade urine déjà sans instrument.

Quand il existe des altérations organiques anciennes du rein ou des uretères, causées par un rétrécissement étroit et de vieille date, la dilatation continue peut provoquer les accidents les plus sérieux et les plus dangereux ; mais, dans ces conditions, toute intervention mécanique serait également hérissée de périls.

La cystite et la fièvre sont aussi parfois causées par l'introduction d'instruments ayant déjà servi précédemment et n'ayant pas été suffisamment nettoyés des matières qui peuvent encore y adhérer. Rien n'est plus important dans la pratique que le parfait nettoyage de tous les instruments, surtout de ceux qui sont creux comme les sondes et qui sont par conséquent susceptibles de garder quelque impureté dans leur cavité. J'appellerai votre attention sur ces faits et je vous indiquerai les précautions à prendre pour éviter cette cause de dangers très graves dans la Leçon XXVII.

Supposons que le traitement ait été bien supporté et qu'il n'y ait pas eu d'accidents, le résultat de la dilatation ne sera que temporaire. Comme règle, j'ai remarqué que la coarctation reparaissait toujours plus rapidement dans les cas où la guérison avait été plus lentement obtenue, et que le résultat heureux était comparativement de plus longue durée lorsque l'amélioration survenait rapidement.

Enfin, même parmi les cas les plus favorables en apparence, il en est un certain nombre dans lesquels la coarctation reparaît avec rapidité, si bien qu'on perd en peu de jours tout ce qu'on avait gagné.

Pour ces cas, il est évident qu'il faut une autre méthode que la dilatation.

Ce sujet embrasse d'autres procédés opératoires dont je vous parlerai dans mes deux leçons suivantes.

LEÇON VI

RÉTRÉCISSEMENTS DE L'URÈTHRE *(suite)*. — Traitement des rétrécissements difficiles à franchir. — L'emploi de la force doit être rejeté. — Instruments de gomme. — Instruments métalliques. — Méthodes à suivre : 1° dans les cas de rétrécissement très étroit ; 2° dans les cas de fausse route. — Rétrécissements rétractiles. — Caustiques. — Electrolyse.

MESSIEURS,

Nous avons commencé, dans notre dernière séance, l'étude des rétrécissements de l'urèthre, et nous en avons considéré le traitement par la dilatation simple et par la dilatation continue.

Je vous ferai remarquer, sans plus tarder, que ces deux méthodes de traitement impliquent l'une et l'autre l'introduction préalable d'un instrument *jusque dans la vessie*. Pour guérir, en effet, un rétrécissement par la dilatation, soit simple, soit continue, il est de toute nécessité que l'obstacle se laisse franchir ; sans cela, pas de dilatation possible.

Malheureusement, tous les rétrécissements ne sont pas justiciables d'un traitement aussi simple. Trop souvent, après une ou plusieurs tentatives, le cathéter ne parvient point à traverser la coarctation, ou bien il ne la franchit que d'une manière incomplète, si même il n'abandonne pas tout à fait le canal pour s'engager dans une fausse route. En un mot, pour une cause ou pour une autre, vous pouvez vous trouver dans l'impossibilité de franchir complètement l'obstacle et d'arriver, comme il conviendrait, jusque dans la vessie. C'est en effet seulement quand vous avez pénétré dans le réservoir de l'urine que vous êtes absolument certains d'avoir franchi le rétrécissement; l'écoulement de l'urine par la sonde en est la meilleure et l'unique preuve, surtout pour un jeune opérateur. Vous voyez donc que, dans cette occurrence, un instrument creux, c'est-à-dire une sonde, est préférable à la bougie, car il ne laisse subsister aucun doute sur la parfaite réussite du cathétérisme.

Nous voici maintenant arrivés en présence de ces cas vraiment difficiles et ardus, pour lesquels vous n'aurez pas trop de toute votre attention et de toute votre expérience, si vous en possédez déjà. De l'aveu même de Liston, il n'est pas d'opération chirurgicale qui présente plus de difficulté, ni qui exige autant d'attention et de patience que l'introduction d'un cathéter à travers un rétrécissement opiniâtre et très étroit, difficile et quelquefois impossible à franchir : ce chirurgien avait coutume de dire que cette manœuvre « réclame souvent toute l'habileté d'un maître » (1). Il serait, je crois, difficile d'invoquer une plus haute autorité à l'appui de l'opinion que je viens de mentionner et que je partage du reste entièrement.

On se sert souvent, à propos des angusties uréthrales, d'une locution contre laquelle je ne saurais trop m'élever et que je voudrais voir au plus tôt rayée du vocabulaire chirurgical. Un rétrécissement de la nature de celui auquel je fais allusion en ce moment, est souvent qualifié d'*infranchissable* (2). Pesons la valeur de cette expression. D'abord, elle ne saurait désigner une propriété intrinsèque, inhérente au rétrécissement lui-même; elle sert plutôt à qualifier le chirurgien : car tel rétrécissement « infranchissable » pour A, ne le sera pas pour B, qui pourra, lui, introduire une sonde avec facilité.

(1) Robert Liston, *Practical Surgery*, 4e édit. (1846), pag. 476. Londres.
(2) *Impermeable* dans le texte anglais.

Il y a ensuite contradiction dans les termes : *rétrécissement* veut dire *diminution* de diamètre, et non pas *oblitération* complète. Il faut toujours qu'il y ait une ouverture, et s'il y a une ouverture, il doit y avoir place pour un instrument : le rétrécissement n'est donc pas absolument infranchissable. Ce n'est qu'une question de calibre instrumental et d'habileté opératoire. Plus ou moins, l'urèthre rétréci laisse toujours passer de l'urine, et je maintiens la vérité de l'axiome énoncé pour la première fois par le professeur Syme : « Quand l'urine passe à travers un rétrécissement, moyennant de l'attention et de la patience, l'instrument doit passer aussi ». Croyez, messieurs, à cette doctrine ! Je ne dis pas qu'elle vous soit actuellement applicable ; votre expérience n'est pas encore suffisante pour vous rendre capables de franchir un rétrécissement dans tous les cas; autrement — ai-je besoin de le dire? — vous n'auriez que faire ici, je n'aurais rien à vous apprendre. Mais, s'il est vrai que l'on rencontre des cas dans lesquels le passage d'un instrument soit chose extrêmement difficile, l'expérience finira par vous convaincre qu'il en est bien peu où l'on ne puisse réussir. Et lorsque vous aurez devant vous un de ces cas réellement épineux, je dis encore que le résultat que vous obtiendrez sera bien différent, suivant la doctrine qui inspirera votre conduite. Celui qui professe qu'il y a un certain nombre de rétrécissements « infranchissables » pour tous les chirurgiens, peut être assuré d'échouer dans un certain nombre de cas ; celui, au contraire, qui, n'imputant son insuccès qu'à lui-même, croit qu'avec du temps et de la patience un cathéter peut toujours passer, réussira dans tous les cas, ou du moins réussira plus souvent que l'autre.

On entend moins parler aujourd'hui qu'il y a vingt ou trente ans de *rétrécissements infranchissables*. Alors on y croyait beaucoup, et les opérations qu'on leur opposait étaient fréquemment pratiquées dans les hôpitaux. Je puis vous garantir qu'il n'en est plus de même aujourd'hui. On ouvrait l'urèthre par le périnée sur un large cathéter introduit jusqu'au rétrécissement, puis on divisait celui-ci comme on pouvait, en suivant plus ou moins bien le canal jusqu'en arrière de l'obstruction. Très rarement suivait-on la bonne route ; mais enfin, à force de couper, on frayait un chemin au cathéter jusqu'à la partie de l'urèthre située en amont de l'obstacle.

Ce n'était pas une opération très heureuse. Dans les livres de l'époque elle était connue sous le nom « d'opération pour le rétrécissement infranchissable » ou de « section périnéale (1) ». Je n'ai eu l'occasion de la pratiquer en ma vie que trois fois, dont deux pour des rétrécissements traumatiques. Ma dernière intervention de ce genre remonte déjà à une vingtaine d'années au moins. Depuis lors, grâce à un petit instrument excessivement fin et délicat, j'ai eu raison de tous les cas, même de ceux qui paraissaient les plus mauvais et les plus difficiles. J'estime que la nécessité de la « section périnéale » s'impose bien rarement aujourd'hui, et j'ai déjà rendu au professeur Syme l'honneur d'avoir le premier formulé cette doctrine qu'il a énergiquement soutenue, au grand avantage des malades affectés d'angusties uréthrales très serrées.

On peut cependant rencontrer des oblitérations complètes de l'urèthre ; mais ces cas, très rares du reste, ne constituent pas des rétrécissements ; on ne les observe qu'à la suite de blessures du périnée, de ruptures de l'urèthre ou de plaies

(1) Je réserve l'expression *section périnéale* à l'opération où *aucun cathéter conducteur n'est passé* à travers le rétrécissement. Lorsque l'on opère un rétrécissement en incisant à travers le périnée sur un cathéter qu'on aura d'abord introduit dans la vessie, il vaut mieux désigner cette opération sous le nom de « uréthrotomie externe », pour la distinguer de la précédente, sous le nom d'*opération de Syme*. (Voyez à la page 107.)

transversales qui intéressent tout ou partie de la circonférence du canal. Si la plaie reste alors béante, l'urine s'échappe en totalité par l'ouverture accidentelle, et la cicatrisation isolée du bout antérieur de l'urèthre finit par oblitérer entièrement le canal en avant de la fistule.

Maintenant, quelle sera votre conduite en présence d'un rétrécissement réellement étroit et difficile ?

Vous avez essayé, je suppose, à trois ou quatre reprises, de passer la bougie, et vous avez échoué, comme d'autres l'ont fait peut-être avant vous.

Il peut se rencontrer dans ce cas plusieurs difficultés qui sont au nombre de quatre : 1° le rétrécissement est très prononcé ; 2° il présente des sinuosités ; 3° il contient des fausses routes ; 4° au delà du rétrécissement, l'urèthre est dilaté irrégulièrement et réticulé.

Il y a d'autres sources de difficultés mais d'un autre genre, c'est-à-dire non mécaniques, qui sont au nombre de deux : 1° le rétrécissement est très capable, après une dilatation complète, de devenir rapidement pire qu'avant, et même de produire une rétention absolue après le moindre contact instrumental ; 2° le passage de la sonde cause un accès de fièvre avec frissons.

I. Voyons d'abord quelles sont les causes de difficultés mécaniques. C'est premièrement un rétrécissement très étroit ; vous devez, dans ce cas, faire uriner le malade devant vous. Votre insuccès ne provient pas toujours du rétrécissement : il y a parfois une fausse route ; il peut même arriver qu'il n'y ait pas de rétrécissement du tout. Que de fautes, et des plus lourdes, se trouvent chaque jour commises sur des malades dont le canal n'est que peu ou point rétréci, et n'ont d'autre cause que l'inexpérience du chirurgien ou la présence d'une fausse route ! Donc, avant toute chose, observez le jet de l'urine, et jugez par lui du calibre de l'instrument que vous devrez employer. Que ce calibre corresponde à celui du jet, ou mieux qu'il lui soit un peu inférieur : car la largeur du jet, au moment où il s'échappe du méat, ne donne pas la mesure exacte du diamètre de l'urèthre dans sa partie la plus étroite, semblable en cela à un cours d'eau dont la marche se précipite quand ses rives se resserrent, pour se ralentir ensuite, en s'élargissant, quand son lit devient plus spacieux. Que le diamètre de votre instrument soit donc un peu plus petit que celui du jet. Plusieurs d'entre vous ont pu voir, dans la salle n° 10, un malade qui n'a plus de jet du tout ; on ne constate chez lui qu'une succession de gouttes. Quelle ne doit pas être la finesse de l'instrument que réclame un pareil cas !

Après vous être rendu compte de l'état du rétrécissement, il faudra introduire très doucement le plus petit calibre de la sonde anglaise en gomme, sans mandrin, et tâcher de lui faire franchir le point rétréci. J'ai fait fabriquer pour des cas pareils de très petites sondes, beaucoup plus petites que celles usitées jusqu'à présent (1). Je vous fais voir un cathéter très petit, qui ne peut contenir qu'un très mince fil d'acier, plutôt qu'un mandrin. On s'en sert à volonté avec ou sans le fil d'acier. Avec cet instrument qui est déjà précieux par sa finesse, vous pouvez retirer une goutte d'urine et vous assurer ainsi qu'il aura pénétré dans la vessie, résultat dont je n'ai pas besoin de vous faire ressortir l'importance. Il rend encore service lorsque vous avez à faire un examen attentif et un peu long ; et lorsque vous aurez réussi à lui faire franchir le rétrécissement, fixez tout de suite le cathéter. Ce

(1) Ces sondes ont été fabriquées par M. Weiss et fils, qui ont réussi à en faire des instruments d'une très grande finesse, beaucoup plus petits que le n° 1 et qui m'ont rendu de grands services. (Voyez fig. 17.) Ces sondes sont tellement fines qu'elles ne peuvent être classées dans les numéros d'une filière : c'est pourquoi je les ai appelées simplement *sondes capillaires* pour les distinguer des autres.

sera un véritable triomphe pour vous de vous être rendus maîtres de la position à si peu de frais et d'une manière si sûre pour votre malade.

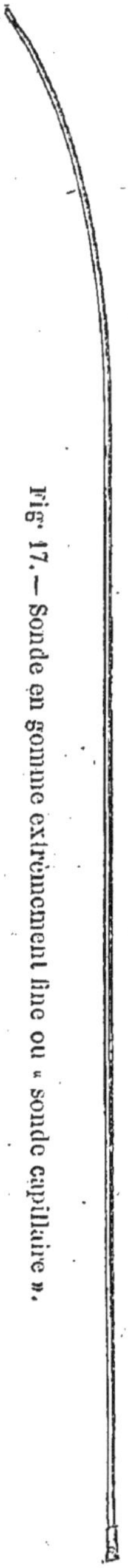

Admettons maintenant que nous n'avons pas pu faire passer la petite sonde en gomme : nous allons tenter un autre genre de traitement, et nous servir d'un petit cathéter en argent extrêmement tenu, et qui, n'étant pas flexible, pourra être introduit directement (fig. 18). N'oublions pas de remarquer, au sujet des petits instruments en métal, combien leur emploi offre de dangers et combien il faut d'attention, de douceur et de légèreté dans la main, pour les introduire dans l'urèthre. Dans ces circonstances, on ne déploiera jamais trop de soin. Jugez avec quelle facilité un instrument pareil à celui que je vous montre doit s'engager, soit dans une fausse route, soit au travers des molles parois de l'urèthre, et, par conséquent, quelle légèreté de main doit présider à son emploi !

Gardez-vous d'empoigner ce mince cathéter avec la pensée de lui faire traverser un obstacle, mais le tenez assez délicatement pour qu'il puisse glisser entre vos doigts à la première résistance anormale. N'importe quoi plutôt qu'une blessure de l'urèthre ! Aussi

Fig. 17. — Sonde en gomme extrêmement fine ou « sonde capillaire ».

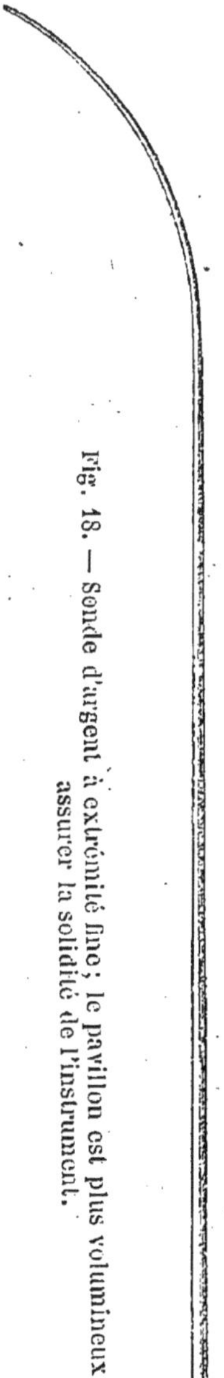

Fig. 18. — Sonde d'argent à extrémité fine ; le pavillon est plus volumineux pour assurer la solidité de l'instrument.

ne saurais-je vous conseiller l'usage d'un semblable instrument avant que vous ayez acquis, avec de plus volumineux, une bonne dose d'expérience.

Dans les cas difficiles, une petite sonde de gomme est rarement d'un grand secours, quoique cependant elle puisse réussir, et qu'on doive, par conséquent, l'essayer d'abord. J'ai déjà érigé en principe la préférence à donner aux instruments de gomme élastique ; mais quand vous avez affaire à un rétrécissement très serré, et qu'une ou deux tentatives avec la sonde de gomme sont restées infructueuses, vous devez recourir à l'instrument d'argent.

Maintenant un mot sur l'emploi de la force dans le cathétérisme. — *Dans aucune circonstance, quelle qu'elle soit, il ne faut employer la force pour traverser un rétrécissement ou pour pénétrer dans la vessie.*

Tel est aujourd'hui mon axiome. Il y a quelques années on discutait sur le degré de force qu'on peut se permettre ; plus anciennement encore, on voyait des personnes manier l'instrument avec une grande violence. Aujourd'hui, je suis parfaitement édifié, et je pense que tous les chirurgiens modernes vous diront qu'il faut absolument bannir la force de la pratique du cathétérisme. Il est difficile assurément de définir ce que l'on doit entendre ici par le mot *force*. Retenez seulement ceci : il ne faut jamais ni peser ni presser assez sur un instrument de façon à courir le risque de le pousser hors du canal, — et une très petite force suffit pour cela. *Plus le rétrécissement présente de difficulté, moins il vous faut songer à l'emploi de la force.* N'oubliez pas qu'au-dessus du point rétréci l'urèthre peut être de pleine largeur, disposition qui rend l'ouverture fort difficile à trouver. Si vous forcez, vous risquez de perforer d'un côté ou d'un autre les molles parois du canal, ce qui ne fera qu'augmenter la difficulté, puisque la pointe de votre instrument aura ensuite la plus grande tendance à s'engager dans la fausse route.

Un mot au sujet de l'injection d'huile.

Lorsque vous cherchez à franchir un rétrécissement très étroit, il est préférable, au lieu d'huiler l'instrument, d'injecter 15 à 30 grammes d'huile d'olive dans l'urèthre, en tenant la seringue bien appliquée sur le méat. Cette quantité d'huile peut passer aisément même à travers une stricture très étroite. Non seulement elle lubrifie les parois de l'urèthre; mais si l'on en prévient la sortie en comprimant l'extrémité du canal entre le pouce et l'index, elle dilatera suffisamment les tissus pour permettre le passage d'une sonde dont vous aviez déjà vainement essayé l'introduction. Ce procédé vaut la peine d'être noté. Il ne réussit pas quand il y a beaucoup de sang dans le canal ou que les tissus sont déchirés; mais, en dehors de ces circonstances, il est parfois utile.

II. Souvenez-vous encore qu'un rétrécissement situé sur le trajet d'un canal n'en suit pas nécessairement l'exacte direction, qu'il peut être tortueux et en dehors de l'axe naturel du conduit. Vous vérifierez plus d'une fois, d'ailleurs, le fait sur le cadavre : faites-en votre profit pour le vivant. Quel que soit l'instrument dont vous avez fait choix, il y a deux méthodes distinctes de vous en servir, lorsque vous avez à traiter un rétrécissement très étroit ou un rétrécissement sinueux. Ce que j'ai à vous dire s'applique à la manière de faire dans tous les cas difficiles qui pourront se présenter, et je m'étais réservé de vous en parler aujourd'hui.

Vous procéderez en appliquant le petit instrument, de quelque nature qu'il sera, *en tâtonnant*, c'est-à-dire en portant sa pointe tantôt dans une direction, tantôt dans une autre, avec tout le soin possible, jusqu'à ce qu'il ait pénétré à travers le rétrécissement; vous en serez averti lorsque vous sentirez qu'il est retenu ou saisi en ce point. On a fait pour cela des instruments solides très doux, de gomme élastique, de caoutchouc, recouvert ou non par de la gomme. Leur calibre peut être beaucoup plus petit que celui des instruments creux que je viens de décrire.

Quelques-uns ont une pointe tortillée (*cork-screw*), et sont faits pour s'écarter de la ligne droite. Cette forme leur est donnée pour leur permettre de trouver plus facilement l'orifice dévié du rétrécissement. Mais aucun de ces instruments n'a l'avantage d'être percé au centre et de pouvoir révéler leur présence dans la vessie lorsqu'ils y ont pénétré. (Voy. fig. 19.)

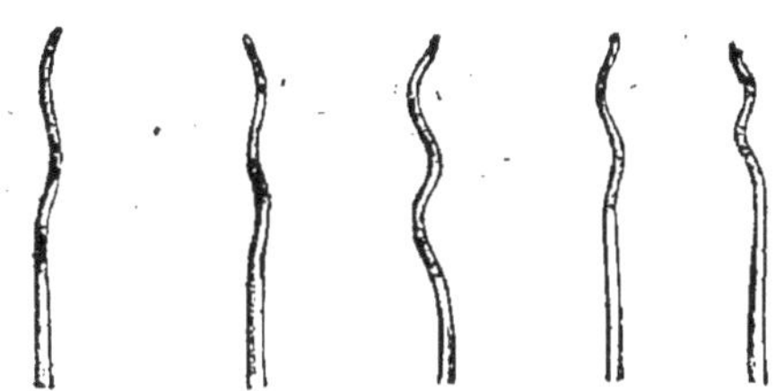

Fig. 19. — Petites bougies tortillées.

C'est pourquoi je préfère et j'emploie toujours les « cathéters capillaires » dont je vous ai parlé tout à l'heure. (Voy. fig. 17, page 90.)

En somme, je ne crois pas devoir préconiser hautement l'usage de tous ces très fins instruments. Par le tâtonnement, on a certainement parfois l'heureuse chance de franchir par hasard la stricture; mais c'est une manœuvre bien ennuyeuse, qui, si elle demande, il est vrai, un peu d'adresse, n'est jamais capable de vous donner à la longue une dextérité bien remarquable.

Il est un autre procédé, basé sur un point fixe, auquel j'accorde toutes mes préférences et dont j'use la plupart du temps. Adoptez celui-ci ou un autre, comme vous voudrez; mais je vous engage à toujours en choisir un qui soit méthodique et qui vous permette de découvrir aussi facilement que possible l'orifice du rétrécissement. J'ai appliqué le procédé auquel je fais allusion aujourd'hui même sur un malade de nos salles, comme vous avez été à même de le voir. Suivant ce procédé, vous agissez d'après un principe reconnu et vous examinez chaque partie de l'urèthre, chacune à son tour. Pour cela, supposons que l'urèthre ait quatre côtés ou quatre faces qu'il faut examiner ; une face supérieure, une face inférieure, un côté droit et un côté gauche, les uns et les autres plus ou moins réguliers ; vous aurez à passer au travers avec tout le soin possible. Tenez légèrement le petit cathéter en argent, faites-le glisser par sa pointe le long d'une paroi, disons de la paroi supérieure, à partir du méat, faites-le descendre doucement jusqu'au point rétréci et examinez-le avec soin avant de recommencer la manœuvre

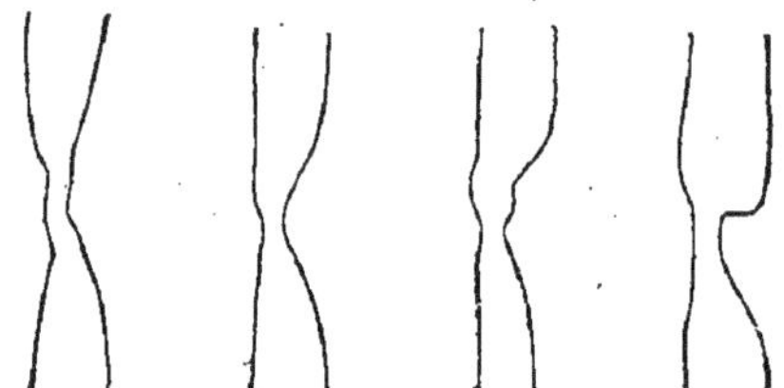

Fig. 20. — Diagrammes de rétrécissements.

sur une autre paroi. Si l'orifice du rétrécissement n'est pas *exactement* sur la ligne médiane, et c'est rarement le cas, il y aura alors une autre paroi qui vous conduira plus facilement à l'entrée de la stricture.

Ce diagramme rendra ma pensée (fig. 20). Si je descends de ce côté (celui qui est figuré comme le plus dilaté dans le diagramme), je n'arriverai vraisemblablement pas dans le rétrécissement ; mais si je glisse petit à petit le long de l'autre paroi, j'engagerai probablement mon instrument, car je rencontrerai moins d'obstacles. Commencez donc par la paroi supérieure ; c'est la plus ferme, et, en la suivant, la pointe du cathéter aura des chances de s'engager. La paroi inférieure, au contraire, est de toutes la plus molle, la plus spongieuse, la plus susceptible de céder sous la pression et de laisser échapper l'instrument hors du canal.

Conséquemment, si votre première tentative sur la paroi supérieure ne réussit point, prenez le côté droit; si vous échouez par là, prenez le côté gauche ; et enfin, si vous ne pénétrez pas encore, suivez le plancher inférieur. Je ne connais pas de méthode aussi bien calculée pour vous aider à franchir un rétrécissement difficile. Un main légère peut ainsi se permettre des recherches de trente à quarante minutes sans causer le moindre dommage ; mais si le malade souffre beaucoup, ou s'il saigne un peu abondamment, si vous-mêmes vous perdez patience, arrêtez-vous, vous feriez probablement fausse route et décupleriez la difficulté.

III. Envisageons à présent les difficultés que peut créer une fausse route. J'admettrai naturellement que cette fausse route n'est point votre œuvre — vous serez beaucoup trop prudents pour cela ; — mais vous n'êtes peut-être pas le premier chirurgien qu'ait appelé le malade, un autre l'a vu avant vous et a fait une fausse route. Quelquefois, c'est le malade lui-même qui est l'auteur de l'accident.

Nous avons présentement dans nos salles un homme qui s'est fait une fausse route lui-même ; nous n'en pouvons douter, car il s'est enfoncé une grosse sonde jusque *dans le rectum*. Il se traitait son propre rétrécissement à l'aide d'une bougie n° 9 ou 10 [n° 14 ou 18 filière française] qu'il a poussée à travers toute l'épaisseur de la cloison recto-uréthrale. Quand ce héros du vieil adage : « Se soigner soi-même, c'est avoir un fou pour malade », s'est présenté à la salle de consultation, il ne se plaignait que d'une chose : de ramener chaque fois souillé d'excréments le cathéter qu'il avait introduit dans la vessie. La vérité est que son instrument n'avait jamais pénétré dans le réservoir urinaire. Me doutant de la cause de sa mésaventure, je le fis coucher sur le dos, et j'obtins bientôt la preuve que j'avais deviné juste. Le patient, comme vous savez, est actuellement dans nos salles. Aujourd'hui, après deux tentatives prolongées, j'ai fini par introduire dans sa vessie un cathéter d'argent n° 1.

Il vous est facile d'entrevoir les difficultés que la fausse route oppose au passage correct de la sonde. Pour les surmonter, il faut avoir bien soin d'éviter la paroi qui a été l'objet de la déchirure, c'est-à-dire dans la majorité des cas, le plancher inférieur du canal qui doit, vous le savez, cette fâcheuse prérogative à la laxité plus grande de sa structure.

Quand on explore un malade porteur d'une fausse route, la sonde peut fort bien s'engager tout entière sans donner une seule goutte d'urine, et c'est là ce qui a fait croire à tort à l'existenee des rétrécissements du col vésical. En présence de faits de ce genre, introduisez votre doigt dans le rectum, vous saurez tout de suite à quoi vous en tenir : s'il y a une fausse route, votre doigt, séparé seulement du cathéter par la mince paroi de l'intestin, percevra le contact de l'instrument avec une netteté insolite. En outre, le cathéter vous paraîtra le plus souvent dévié de la ligne médiane et porté un peu à gauche ou un peu à droite. Si l'instrument, au contraire, est dans le bon chemin, vous sentirez entre lui et votre doigt toute l'épaisseur de la prostate, qui, bien que peu considérable parfois, l'est toujours assez pour vous prouver que vous êtes dans la bonne voie.

C'est presque toujours dans la région bulbeuse, vous ai-je dit, que le cathéter sort de l'urèthre et passe sous la prostate. Voici alors ce qu'il faut faire : retirez votre instrument de 5 centimètres, ou même davantage, puis poussez-le de nouveau en le tenant le plus possible appliqué contre la paroi supérieure de l'urèthre, en même temps qu'à l'aide de votre doigt introduit dans le rectum, vous vous assurerez qu'il ne passe pas de nouveau dans la route accidentelle; car, ne l'oubliez pas, c'est là qu'il tendra toujours à s'engager plutôt que de suivre la bonne direction.

Lorsque la fausse route a été faite, elle constitue parfois le principal obstacle à l'introduction d'un instrument, car, ainsi que je vous l'ai donné à entendre, le rétrécissement peut fort bien n'être pas considérable, et même ne pas exister du tout. Vous serez renseigné sur ce point par le jet d'urine; si, au lieu d'être plein et normal, son volume ne correspond guère qu'à un cathéter n° 6 ou 7 [n° 11 ou 13 de la filière française], prenez une sonde d'argent du n° 5 [n° 10 français]. Sa rigidité vous guidera et vous servira à suivre à volonté telle ou telle paroi, vous permettant d'éviter ainsi l'entrée de la fausse route. N'oubliez jamais ces recommandations dont la mise en pratique vous sera bien utile dans l'avenir et vous aidera à surmonter de suite les difficultés qui pourraient, dans ces circonstances, se présenter à vous.

Le temps dont je dispose pour ces leçons ne me permet pas de m'étendre davantage sur ce sujet, et pourtant je ne vous ai donné que des conseils généraux. La pratique, je l'espère, vous apprendra le reste. Vous trouverez fréquemment dans nos salles des cas de fausse route; je vous engage à vérifier vous-mêmes la position du cathéter, et à constater par le toucher rectal combien peu de tissu se trouve interposé entre votre doigt et l'instrument. Si au contraire le cathétérisme a été convenablement exécuté, votre doigt sera séparé de la sonde par toute l'épaisseur de la prostate. Exercez-vous donc au toucher si vous voulez bien apprécier toutes ces choses; de plus longs discours ne vous en apprendraient pas davantage.

Un mot encore cependant relativement au traitement des cas de rétrécissements très étroits et très difficiles, dont nous venons de nous occuper. Le malade doit garder le repos au lit pendant quelques jours; il faudra surveiller de près son régime alimentaire en même temps que le fonctionnement de son tube digestif. Vous vous placerez ainsi dans d'excellentes conditions pour une prochaine intervention instrumentale. Celle-ci devra être différée de plusieurs jours, si plusieurs manœuvres difficiles et pénibles ont été pratiquées par vous ou par d'autres et surtout si elles n'ont pas réussi; il en serait de même si, après une seule tentative, il s'était produit une certaine aggravation dans les symptômes présentés par le malade. Dans ces cas, vous avez tout à gagner en attendant, pour une nouvelle introduction d'instrument, que les fonctions générales se soient rétablies et que les signes d'irritation locale aient diminué.

IV. Supposez maintenant qu'en suivant ces conseils vous ayez réussi à introduire une sonde. Votre instrument, serré par la coarctation, vous donnera la sensation d'une sorte d'étreinte que l'on est toujours heureux de constater, car elle indique que le rétrécissement a été franchi. Toutefois ce pincement caractéristique ne donne pas une satisfaction sans mélange; il rend en effet moins commode la direction ultérieure de la pointe du cathéter, et vous avez encore, plus avant dans l'urèthre, de nouveaux écueils à éviter. Ainsi, la dilatation des lacunes transforme souvent la membrane muqueuse située en arrière du rétrécissement en une surface réticulée capable d'arrêter le bec de la sonde et de lui faire produire une fausse route. Quelquefois, par suite de la pression énergique et prolongée de l'urine contre le point rétréci, la dilatation ne porte pas seulement sur quelques lacunes, mais bien sur la totalité de l'urèthre situé au delà de la stricture : sa surface est alors tellement irrégulière qu'il vous faut tout le soin et toute l'attention dont vous êtes capables pour la traverser sans danger. Donc, arrivés à cette profondeur, surtout si votre petit instrument est étroitement serré, gardez-vous d'employer la force, et, même quand vous l'avez dépassée, tâchez de ne pénétrer que doucement et lentement dans la vessie. Les figures 21 et 22, dessinées d'après nature, vous donneront une idée exacte de la disposition dont je parle.

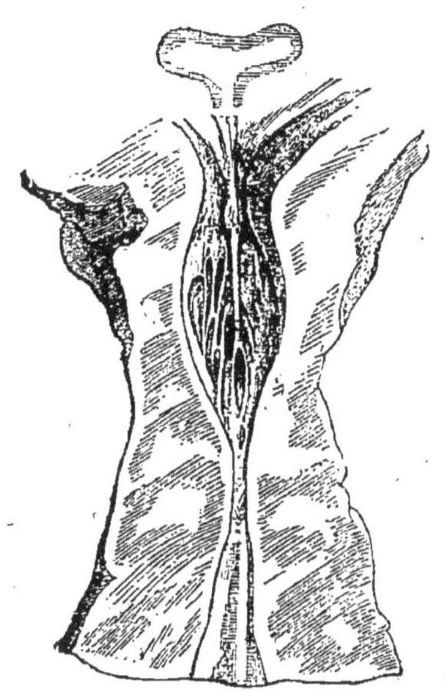

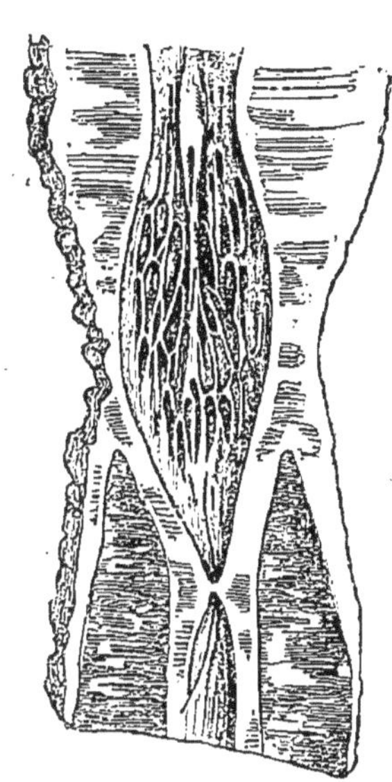

Fig. 21 et 22. — Coupes de l'urèthre, permettant de voir un rétrécissement très étroit et, en arrière de ce dernier, les portions membraneuses et prostatiques dilatées et réticulées.

Enfin, après bien des difficultés vaincues, voilà votre cathéter dans la vessie. Ne le retirez pas. Dites-vous plutôt : « J'ai eu assez de peine à l'introduire, je vais le fixer à demeure ». Et vous ne cesserez pas d'être prudents, en agissant ainsi, même avec un cathéter métallique, que vous pourrez laisser en place quarante-huit ou soixante-douze heures.

Donc, si votre malade ne souffre pas, ne vous hâtez pas de retirer l'instrument. Quel désagrément, en effet, pour votre malade, et pour vous quelle déception, si la tâche était tout entière à recommencer ! et c'est ce qui arriverait peut-être si vous retiriez trop tôt la sonde que vous étiez enfin parvenus à introduire. Laissez donc le cathéter à demeure environ trois jours, au bout desquels vous pourrez probablement le remplacer par une sonde en gomme élastique. Il peut arriver à ce moment, même à un chirurgien très habile, une fois qu'il aura introduit dans la vessie un petit instrument, cathéter ou bougie, de ne plus pouvoir le réintroduire de nouveau, ni le remplacer par un autre. Il y a des cas dans lesquels cette difficulté est devenue une cause de retards sérieux et une source de grandes inquiétudes.

A B C

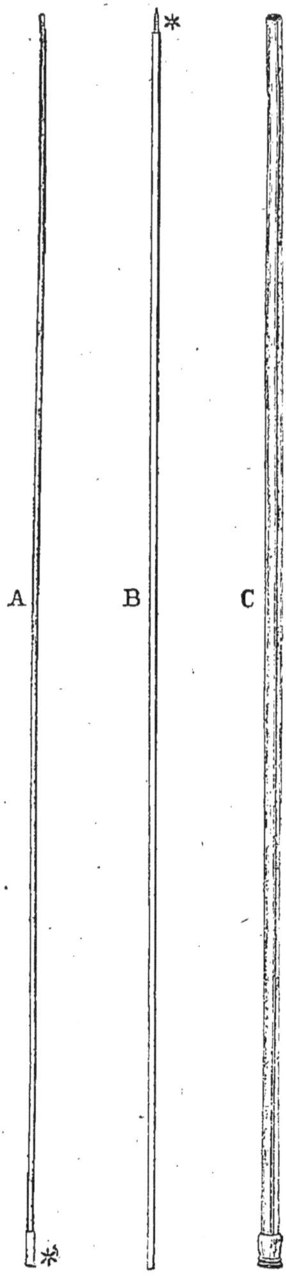

Fig. 23. — Sonde coupée glissant sur conducteur.

Dans ces circonstances, on se sert quelquefois d'un petit appareil très commode et qui rend depuis longtemps de réels services aux chirurgiens. Il consiste (voyez fig. 23) en une bougie très fine, et très flexible, munie d'un pas de vis à l'une de ses extrémités (A). On y visse une mince tige solide de 30 centimètres environ de longueur (B). On introduit d'abord la fine bougie ; la tige y est ensuite adaptée à l'aide du pas de vis, et, par-dessus le tout, on passe une sonde en gomme à bout coupé (C) que l'on fait glisser jusque dans la vessie et qu'on fixe à demeure, après avoir retiré tige et bougie. Lorsqu'on veut changer l'instrument, on réintroduit d'abord dans la vessie la tige et la bougie, vissées l'une à l'autre à travers la sonde; celle-ci est alors retirée et remplacée par une de plus fort calibre que l'on fait également glisser sur la bougie-tige conductrice. Cette sonde à demeure conserve ainsi le passage libre jusqu'à ce qu'on juge à propos de l'enlever elle-même.

Avec ce procédé, il est facile de poursuivre la dilatation continue telle que je vous l'ai déjà décrite, en augmentant de temps en temps le calibre de la sonde. Vous arriverez peut-être ainsi jusqu'au n° 10 [n° 18 de la filière française] et pourrez dire à votre malade : « Voilà un grand point de gagné. Vous allez être bientôt délivré et je n'aurai plus maintenant qu'à passer une bougie tous les jours pendant quelque temps, et ensuite à des intervalles de plus en plus éloignés. » Le malade peut d'ailleurs fort bien apprendre à s'introduire lui-même la bougie et alors l'entretien de son canal est dorénavant confié à ses propres mains.

Voilà ce qui se passe dans la majorité des cas, c'est-à-dire quand la dilatation est conduite et s'effectue sans accident. Mais, il peut arriver qu'au bout d'un certain temps, une dizaine de jours par exemple, le canal ne puisse admettre, à votre grand désappointement, qu'un n° 2 ou un n° 3 [n°s 6 ou 8 de la filière française]. Un tel cas présente un genre tout particulier de difficultés que l'on rencontre dans le traitement des coarctations uréthrales ; ce n'est plus un obstacle purement mécanique. Il réside dans la structure même du rétrécissement que nous appellerons *à répétition* ou *très fortement rétractile.*

Une autre complication, d'ordre non mécanique comme la précédente, est l'apparition de sérieux accès de fièvre, succédant à toute tentative de dilatation du rétrécissement, quel que soit le procédé employé.

Mais remarquez-le bien, ce n'est pas parce qu'un rétrécissement est très étroit et qu'il vous a donné des difficultés considérables et de tout genre pour le franchir, que vous ne pourrez le dilater : au contraire, la dilatation en pareil cas est capable de donner des résultats excellents et durables. D'un autre coté, un canal moyennement rétréci, admettant par exemple aisément un n° 5 ou 6 [n° 10 ou 12 de la filière française], peut déterminer une rétention complète, malgré tous les efforts faits par le malade pour expulser une seule goutte d'urine. C'est alors que vos tentatives de dilatation n'aboutiront guère à vous faire gagner qu'un ou deux numéros de la filière, quelles que soient l'habileté et la prudence avec lesquelles elles sont conduites. Vous avez pu observer dernièrement dans nos salles un cas de ce genre, il s'agissait d'un malade chez lequel une sonde n° 6 [n° 11 français] passait assez facilement, et néanmoins la dysurie était à son comble. Cet homme n'est parvenu à vider sa vessie que quand je lui ai eu pratiqué l'uréthrotomie.

Quelle est donc la conduite à suivre en présence d'un rétrécissement qui résiste à la dilatation ou se reproduit sans cesse après celle-ci?

Ces rétrécissements rebelles ont été, de temps immémorial, le fléau des chirurgens, dont ils ont jusqu'à nos jours défié les ressources. Vous pourrez vous en convaincre par la lecture des anciens mémoires, même de ceux qui remontent à plusieurs siècles. Il n'est pas de moyens ni de substances qu'on n'ait cherché à leur opposer, et je dois renoncer à vous en donner, même en abrégé, l'interminable nomenclature. Certes, j'estime que l'estomac de l'homme doit avoir été construit d'une façon toute particulière pour se montrer, plus qu'aucun organe, l'instrument tolérant que vous savez de toutes les débauches de la thérapeutique. Eh bien, consultez les anciens auteurs de chirurgie; que dis-je? ouvrez certains ouvrages modernes, vous verrez que l'urèthre a été traité d'une façon presque aussi brutale, et ce n'est pas peu dire. Depuis la sabine et autres substances végétales jusqu'au mercure, au vert de gris et aux sels métalliques de toute sorte, depuis les agents les plus irritants jusqu'aux moyens les plus désagréables que l'imagination ait pu imaginer, tout a été mis en réquisition contre les malheureux porteurs de ces rétrécissements. Je ne ferai que vous signaler ces profondément burlesques remèdes, appelés *bougies médicamenteuses*, que vous trouverez presque toujours accompagnées d'un boniment sur la vertu secrète de leur composition. Je ne vous parlerai pas davantage de l'emploi, adopté récemment par quelques chirurgiens, de bougies « armées » avec du nitrate d'argent, de la potasse caustique, qui ne sont ni l'un ni l'autre des remèdes précisément doux.

Le débat, messieurs, peut être vidé d'un seul mot : « Tous ces irritants chimiques sont, dans l'affection qui nous occupe, toujours inutiles, et le plus souvent ils sont dangereux ». Cette opinion rallie d'ailleurs aujourd'hui la majorité des chirurgiens aussi bien à l'étranger que chez nous. Je suis cependant obligé de convenir que les caustiques et les agents chimiques, en raison sans doute de l'immense popularité dont ils ont joui autrefois, comptent encore quelques partisans; mais quel est le système qui n'a pas les siens? Nous n'insisterons pas plus longtemps, si vous le voulez bien, sur un tel sujet.

Il est cependant encore un autre moyen de traitement qu'on a voulu, à diverses époques, appliquer à la cure des rétrécissements de l'urèthre : c'est le courant électrique. Il y a une vingtaine d'années, des tentatives assez sérieuses ont été faites dans ce sens à Paris : il s'agissait de désagréger lentement et sans douleur les tissus constituant la stricture, et non de les sectionner, en faisant intervenir l'action caustique de l'électricité. Les partisans de cette méthode électrolytique en vantaient alors la supériorité et l'un d'eux (des plus connus) est même venu à Londres pour me faire partager son opinion, en essayant de me démontrer, dans cet hôpital même, les avantages de son procédé. Or, je dois à la vérité de dire que je n'ai pas été enthousiasmé par les résultats de ces tentatives, dont j'ai pu suivre tous les détails, puisqu'elles ont été faites sous mes yeux dans mes salles. Dans ces manœuvres, j'estime qu'il faut tenir compte, outre l'action électrolytique, de la dilatation mécanique qui s'effectue inévitablement lorsqu'on introduit dans le canal des instruments de plus en plus gros sous prétexte d'y porter le courant électrique.

C'est seulement dans ces dernières années que j'ai de nouveau entendu parler du traitement des rétrécissements uréthraux par l'électricité, quand on a essayé de ressusciter cette méthode en Amérique. Je serais incapable, à l'heure actuelle, je l'avoue, de vous formuler mon opinion à ce sujet. Les nouveaux procédés sont-ils plus efficaces que l'ancien ? je l'ignore. Je ne saurais dire également si l'influence de l'électricité y est plus nettement distincte de celle de la dilatation, qui incontestablement constituait, dans le procédé français, le principal, sinon le seul agent thérapeutique. Je suis tout disposé à admettre que le courant électrique jouit d'un pouvoir résorbant et que ce dernier, par des procédés perfectionnés, est capable d'amener la disparition des tissus denses qui rétrécissent les parois uréthrales. Mais, une appréciation soigneuse, prolongée et impartiale de la nouvelle méthode proposée est absolument nécessaire : jusqu'à ce qu'une telle appréciation ait pu avoir lieu, je réserve mon opinion.

Que nous reste-t-il donc à opposer efficacement aux coarctations rebelles à la dilatation ?

Il nous reste plusieurs procédés mécaniques, savoir : la divulsion, la distension forcée et l'incision de ce tissu réfractaire et rétractile qui constitue le rétrécissement. De tous ces moyens, l'*uréthrotomie* — car tel est le nom qu'on a donné à l'incision, par un instrument tranchant, de l'urèthre rétréci — est peut-être, tout bien considéré, le plus universellement employé. On peut la pratiquer de deux manières : ou bien par le périnée, *uréthrotomie externe* ; ou bien à l'aide d'un bistouri ou de tout autre instrument introduit dans le canal, *uréthrotomie interne*.

C'est l'étude de ces différents procédés mécaniques qui constituera le sujet de nos deux prochaines leçons.

LEÇON VII

Rétrécissements de l'urèthre *(Suite)*. — Uréthrotomie externe : 1° Section périnéale. 2° Opération de Syme. — Distension forcée. — Divulsion.

Messieurs,

Je crois avoir suffisamment insisté dans l'étude des rétrécissements uréthraux que nous avons poursuivie ensemble jusqu'à présent, sur le principe capital et essentiel qui doit servir de base à tout mode de traitement dirigé contre ces affections, à savoir : qu'il faut absolument laisser de côté tout procédé réclamant l'emploi de la force.

Mais, pour me servir d'une expression familière, laissez-moi vous dire que jusqu'ici nous n'avons vu que les « roses » ; nous allons maintenant toucher aux « épines ». Sur cette terre, on finit toujours par découvrir des personnes ou des choses contre lesquelles les méthodes de douceur n'ont aucune influence ; contre ces intraitables, c'est à la force qu'il faut recourir. Ainsi en est-il pour les rétrécissements de l'urèthre.

Quand le procédé de persuasion a échoué, je veux dire la dilatation sous toutes ses formes (et malheureusement ces cas ne sont pas rares, comme nous l'avons vu), on fait appel à la distension forcée, à la divulsion ou à la section par l'instrument tranchant.

Il y a bien longtemps que cette dernière est dirigée contre les coarctations uréthrales et, envisagée sous diverses formes, vous la trouverez signalée, comme opération indiquée et généralement admise, dans des traités de chirurgie remontant à deux siècles et demi. Notre compatriote Richard Wiseman, chirurgien fameux au XVIIe siècle, relate en détail une intervention de ce genre dans un cas exceptionnellement difficile (1). Il en est de même du chirurgien français Colot et de ses successeurs, Petit, Ledran et autres.

En Angleterre, Hunter à la fin du XVIIIe siècle et sir C. Bell, Grainger (de Birmingham), Arnott au commencement de celui-ci, semblent regarder dans leurs ouvrages comme admise et pratiquée depuis de longues années l'opération connue sous le nom de « Section périnéale » et l'indiquent comme applicable au cas où le chirurgien n'est pas parvenu à introduire par l'urèthre un instrument dans la stricture. Plus tard, vous le savez, Syme a étendu les indications de la section périnéale aux rétrécissements qui, bien que franchissables, sont réfractaires à la dilatation, même exécutée avec le plus grand soin.

On comprend donc à la fois sous la dénomination d'*uréthrotomie externe* 1° la *section périnéale* ci-dessus définie, et 2° l'*opération de Syme*, qui se pratique à l'aide d'un conducteur cannelé.

I. *Section périnéale.* — Quand, après des tentatives répétées, le rétrécissement demeure infranchissable, le chirurgien est autorisé à recourir à cette opération, laquelle a pour but de réunir l'une à l'autre les portions de l'urèthre situées en avant et en arrière du rétrécissement et, par conséquent de rétablir la continuité du canal.

Le malade, qui va subir cette opération, doit être placé dans la position requise pour la taille latérale et il est nécessaire que le champ opératoire soit parfaitement éclairé. Un cathéter métallique, servant de conducteur, est d'abord introduit dans l'urèthre jusqu'au contact de la stricture,

(1) R. Wiseman, *Chirurg. Treatises*, 4e édit., London, 1705, p. 531.

contre laquelle il vient naturellement buter et s'arrêter. Puis, on fait une incision dans la région du périnée, au niveau du bec du cathéter, de façon à libérer celui-ci et en même temps l'entrée du rétrécissement. Une anse de fil de soie, passée dans chaque lèvre de l'urèthre divisé, directement en avant de la coarctation, donne du jour et sert de point de repère durant les autres temps de l'opération. Vous vous mettez alors à la recherche du fin pertuis qui représente l'orifice du bout postérieur de l'urèthre et vous essayez d'y faire pénétrer un petit stylet filiforme ; enfin, vous incisez la portion rétrécie, en général assez peu étendue, jusqu'à ce que vous soyez arrivés à l'urèthre situé au delà de la stricture et que vous ayez ainsi reformé un canal ininterrompu. Ceci fait, il ne reste plus qu'à introduire une sonde en gomme suffisamment volumineuse qu'on laisse à demeure deux ou trois jours. Au bout de ce temps, il suffit simplement de passer une bougie tous les deux ou trois jours et à favoriser la cicatrisation de la plaie.

M. Wheelhouse (de Leeds) a inventé et employé un conducteur spécial pour cette opération. Je ne puis le décrire ici, mais il facilite beaucoup les manœuvres ; aussi, je ne saurais trop vous en recommander l'usage. Vous ne devez en effet négliger aucune des ressources dont dispose notre art, surtout dans ces uréthrotomies externes où vous éprouverez parfois, je vous en préviens, des difficultés sérieuses.

II. *Opération de Syme* (Uréthrotomie externe sur conducteur cannelé). — Ici, on se sert d'un petit cathéter à rainure, présentant en outre un subit renflement de sa tige (voy. fig. 24), qui vient buter contre le rétrécissement et indique ainsi son siège exact, le reste de l'instrument pénétrant plus loin jusqu'à la vessie. Dans le manche, se trouve un petit canal faisant suite à la rainure, par où s'écoulent quelques gouttes d'urine, de façon à prouver que le bec est bien parvenu dans la vessie. Une incision de 5 centimètres environ de longueur est pratiquée sur le raphé du périnée et les tissus sont incisés exactement sur la ligne médiane jusqu'au contact du conducteur. Quant à l'urèthre, il est fendu sur une étendue de 1 centimètre en avant du renflement, afin qu'on soit bien certain d'avoir divisé tous les tissus rétractés. C'est là un point de pratique sur lequel Syme attirait tout particulièrement l'attention, et l'expérience a prouvé qu'il avait raison de le faire. L'opération terminée, on retire le cathéter et on le remplace par une sonde flexible assez grosse, qui, après avoir parcouru tout l'urèthre, pénètre dans le réservoir urinaire. On la laisse à demeure pendant deux ou trois jours seulement : lorsqu'elle a été enlevée, on se contente de passer une bougie tous les jours pendant quelque temps.

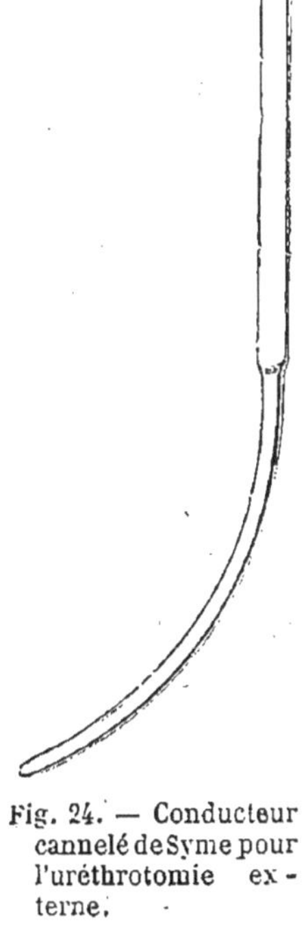

Fig. 24. — Conducteur cannelé de Syme pour l'uréthrotomie externe.

Cette variété d'uréthrotomie externe, qui se faisait beaucoup il y a une vingtaine ou une trentaine d'années, est plus rarement pratiquée aujourd'hui ; mais, d'autres méthodes nouvelles l'ont remplacée. On la réserve spécialement à ces cas où de vastes et anciennes fistules périnéales ont résisté à tous les traitements destinés à les fermer : on les incise en même temps que l'urèthre et elles se cicatrisent en même temps que lui. (Voir la leçon XIV.)

Mais, laissons de côté pour l'instant les opérations qui se

pratiquent avec le bistouri, pour étudier les autres méthodes de force.

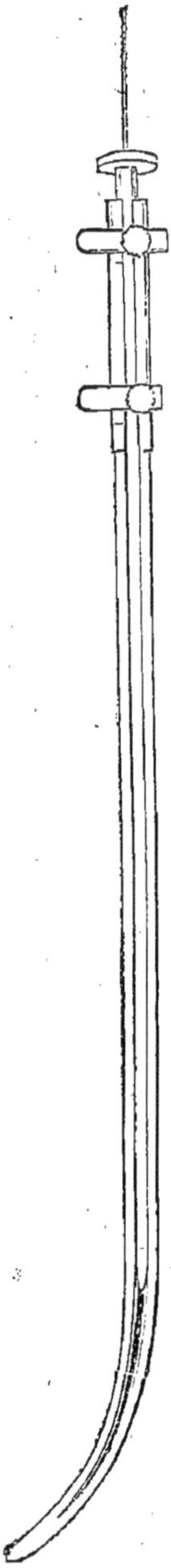

Les progrès dans les arts et l'industrie et le génie inventif qui caractérisent notre époque se sont manifestés de bonne heure dans les ateliers des fabricants d'instruments de chirurgie. C'est surtout à Paris, dans le premier tiers de ce siècle, qu'ont pris naissance une foule d'inventions destinées au traitement mécanique d'un grand nombre de maladies ou d'infirmités. Parmi elles, il faut noter celles qui, pour remplacer la section, exécutent la distension de la stricture de dedans en dehors (ou d'arrière en avant), par exemple la divulsion, la distension forcée, etc... La plus connue de ces méthodes, celle qui a joui, pendant un certain temps du moins, de la meilleure réputation, c'est la *divulsion*. Son plus chaud partisan, M. Holt, autrefois chirurgien de l'hôpital de Westminster, préconisait surtout l'intrument imaginé par Perrève (de Paris) il y a plus de quarante ans (fig. 25). Perrève s'en servait surtout, pas exclusivement cependant, pour une sorte de dilatation simple et graduelle (1). M. Holt utilisait cet instrument suivant une méthode qui lui était propre et qui n'était pas celle de son inventeur. Il l'introduisait à travers la stricture; puis, au lieu de passer à différents intervalles une série de mandrins de plus en plus volumineux, il prenait d'emblée le mandrin le plus gros et l'engageait de force dans l'urèthre à la faveur de la tige conductrice, rompant ainsi d'un seul coup tout ce

Fig. 25. — Dilatateur de Perrève (d'après son *Traité*. Paris, 1847.)

(1) Voy. Perrève, *Traité des rétrécissements de l'urèthre.*

qui s'opposait à l'écartement des valves. Bien que l'opéré fût laissé sans sonde à demeure, les résultats n'étaient pas toujours aussi mauvais qu'on pourrait le supposer.

Une expérience plus étendue m'a néanmoins montré que cette opération n'est pas sans péril et que souvent ses résultats ne sont pas durables. L'impossibilité d'agir par la divulsion uniquement sur un point déterminé de l'urèthre, sans que tout le canal entier s'en ressente, m'a suggéré il y a quelques années une méthode différente que j'ai appelée *distension forcée*. Je suis loin de prétendre qu'elle constitue une nouveauté, puisque des instruments destinés à distendre une stricture de dedans en dehors, ont été employés sous des formes diverses depuis environ une centaine d'années. En modifiant quelques-uns de ceux-ci, j'ai obtenu un instrument qui atteint peut-être plus complètement que ses devanciers le but cherché.

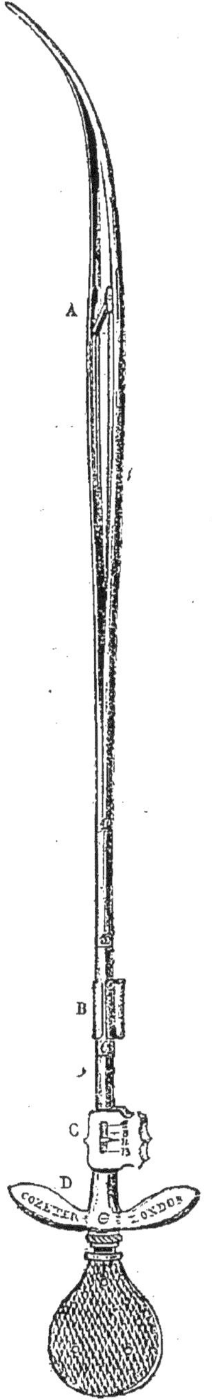

Fig. 26. — Instrument pour la distension forcée des rétrécissements.

Voici en quoi consiste mon appareil distenseur : il se compose de deux tiges, susceptibles de s'écarter considérablement, mais seulement en un point donné, c'est-à-dire au niveau du rétrécissement (fig. 26), tout le reste de l'urèthre n'étant aucunement influencé par l'instrument. Je ne m'en suis pas servi depuis de longues années, car, je n'hésite pas à le reconnaître, je préfère à toute autre opération dirigée contre un rétrécissement la section nette et franche à l'aide de la lame tranchante. Mais j'ai constaté, lorsque je pratiquais la distension soit lente, soit brusque, que mon appareil n'agissait dans le canal que sur le seul point rétréci.

Mon instrument présente encore un autre avantage. Vous savez que la portion bulbeuse de l'urèthre, siège d'élection des rétrécissements, est aussi dans l'état physiologique la partie la plus extensible du canal. En supposant, par exemple, que le calibre du méat corresponde au n° 12 de la filière anglaise [n° 21 de la filière française], la portion bulbeuse admettra, si elle est saine, au moins un n° 20, voire même un n° 24. En conséquence, tout procédé de dilatation, dont l'effet se trouve limité par les dimensions du méat, ne peut rétablir qu'à moitié le calibre de l'urèthre, quand ce dernier est affecté de stricture bulbaire. Aussi mon appareil a-t-il été construit de manière qu'il puisse distendre la portion rétrécie jusqu'au n° 24 ou plus encore, et même la rompre si on le désire, et cela sans intéresser le méat, ni être gêné par son diamètre.

Autrefois, j'ai fait souvent cette opération, et toujours avec les meilleurs résultats; je sais en outre qu'elle est encore pratiquée en Amérique. D'après moi, on doit la réserver et la proposer aux malades qui redoutent outre mesure l'uréthrotomie. Mais elle n'est applicable qu'aux rétrécissements situés dans la région du bulbe. J'ai appris qu'on s'en était servi quelquefois dans des cas de stricture siégeant à 7 ou 8 centimètres du méat; c'est une faute : les coarctations de cette région réclament toujours l'incision complète, c'est-à-dire l'uréthrotomie interne.

La distension forcée exige plus d'attention que la divulsion, qui ne demande pas de grands soins, une fois l'instrument bien en place, et dont l'exécution est, en somme, très facile, la seule pression de la main suffisant à introduire de force le tube-mandrin à travers la stricture. C'est là ce qui en fait sans doute un procédé séduisant, mais je me demande si c'est un avantage pour le malade qu'une opération soit ainsi, en raison de sa simplicité, à la portée d'un chirurgien inexpérimenté, qui la pratique souvent alors sans nécessité chez des gens qui n'ont aucun besoin d'une opération.

De plus, il importe de considérer que la divulsion et la distension forcée donnent comme résultat une dilatation de durée beaucoup moins prolongée que celle fournie par l'uréthrotomie interne : il est vrai que cette dernière est beaucoup plus difficile à exécuter et réclame une main habile et exercée, comme d'ailleurs toute opération chirurgicale de quelque importance.

Je vous ai dit jusqu'ici que l'uréthrotomie ou la divulsion devaient être substituées à la dilatation, lorsqu'un rétrécissement était sujet à récidiver en raison de l'inextensibilité de son tissu constituant ; dans ce cas, en effet, le procédé de douceur échoue, et c'est ce qui arrive dans l'immense majorité des vieilles strictures confirmées et rebelles. Il est, en outre, une autre complication qui contre-indique la dilatation : c'est la facilité remarquable avec laquelle se manifestent des accès de fièvre chez certains malades, en vertu d'une sorte de prédisposition naturelle et spéciale pour ainsi dire, au moindre contact instrumental, si doucement, si prudemment et si habilement que soit conduite cette tentative de dilatation.

Il est difficile d'affirmer qu'il s'agisse, dans ces cas, d'une idiosyncrasie individuelle ; quoiqu'il en soit, il est hors de doute que, si la fièvre survient, l'uréthrotomie constitue le mode de traitement le plus sûr. Et, vous le constaterez bien souvent par vous-mêmes, la section d'un rétrécissement a beaucoup moins de retentissement fâcheux sur l'état général que les tentatives de simple dilatation qui ont précédé cette opération.

En ce qui me concerne, j'ai vu certains malades chez lesquels le passage d'un instrument, même très petit, avait déterminé chaque fois des accès de fièvre formidables, subir ensuite l'uréthrotomie sans le moindre frisson consécutif et sans la moindre élévation de température post-opératoire.

Tout dernièrement encore, j'ai été appelé près de deux malades présentant depuis un certain temps des phénomènes fébriles de cause indéterminée ; quelques très légers symptômes urinaires attirèrent mon attention du côté de l'urèthre et m'engagèrent à l'explorer. Or, chez ces deux malades, il existait un rétrécissement, peu considérable il est vrai, et ma simple exploration uréthrale détermina chez l'un comme chez l'autre non seulement un grand frisson immédiat, mais encore des accès de fièvre durant plus d'une semaine. A ces deux malades je pratiquai l'uréthrotomie interne, et, depuis lors, jamais leur température ne s'est élevée au-dessus de la normale.

C'est dans ma clientèle privée que j'ai observé ces deux cas en 1887, mais plusieurs autres personnes ont pu en suivre tous les détails. D'autre part, vous n'oublierez pas que la section incomplète d'un rétrécissement est capable d'amener un accès de fièvre; votre incision devra donc toujours comprendre toute l'épaisseur des tissus malades, de manière à permettre la libre introduction d'un instrument de gros calibre. Vous vous mettrez ainsi presque sûrement à l'abri des accidents dont je viens de vous entretenir.

La question du traitement pour ce genre de rétrécissement, aussi bien que pour ceux dits *à répétition*, nous conduit naturellement à l'étude de l'uréthrotomie interne, et notre prochaine conférence roulera entièrement sur ce sujet.

LEÇON VIII

De l'uréthrotomie interne. — Définition. — Importance du siège des rétrécissements. — Uréthrotome à lame cachée. — Deux procédés pour inciser les rétrécissements. — Uréthrotome de Maisonneuve ; — de Civiale ; — de Thompson. — Appréciation. — Temps de l'opération. — Traitement consécutif.

Messieurs,

Nous avons eu depuis quelques mois, dans nos salles, plusieurs cas de rétrécissements de l'urèthre, et parmi eux un certain nombre de très graves et de très persistants. J'ai fait l'uréthrotomie interne chez quelques-uns de nos malades, parce que l'expérience m'a prouvé que rien n'est aussi efficace, aussi peu dangereux et aussi sûr que cette opération. Ce que je dis ne s'applique pas à toute espèce d'uréthrotomie. Il n'y a rien d'utile que la complète division des tissus indurés. Soumettez tous ces rétrécissements à la distension forcée, fatiguez le canal par la dilatation, quel qu'en soit le mode, vous n'aboutirez qu'à rendre la lésion plus intraitable ou à provoquer un accès de fièvre, si même vous ne voyez se produire des accidents généraux des plus sérieux.

Ce ne sont ni les procédés, ni les instruments qui manquent pour l'opération de l'uréthrotomie interne, et la série en est longue. Les chirurgiens et les fabricants ont modifié à l'envi la forme primitive de l'uréthrotome pour mieux adapter au but que l'on a en vue, qui est de diviser facilement et plus ou moins largement les tissus rétrécis.

Avant de passer à l'examen des procédés et des instruments, il faut que vous sachiez que le *siège du rétrécissement* est très important à constater, ce sera lui qui déterminera s'il y a lieu d'employer l'uréthrotomie interne comme mode de traitement. Ainsi :

1° Un rétrécissement, situé au niveau ou près du méat, résistera toujours à la dilatation, tandis qu'au contraire il pourra être sectionné avec facilité et précision, et sans danger pour le malade.

2° Un rétrécissement, siégeant à 8 ou 10 centimètres de l'entrée de l'urèthre, se trouvera dans le même cas que le précédent, et, comme tel, sera incisé avec toute la sûreté possible. Nous pouvons dire, en thèse générale, que plus un rétrécissement sera rapproché du méat, plus la section sera nécessaire et exempte de dangers.

3° Les rétrécissements de la portion bulbeuse de l'urèthre sont généralement situés entre 12 et 14 centimètres du méat; ils sont plus souvent justiciables de la dilatation que ceux des deux précédentes catégories. L'urétrotomie pour ces strictures bulbaires sera peut-être un peu moins facile et moins inoffensive que pour celles des régions plus antérieures du canal. Cette différence est due à l'abondance du tissu érectile dans la portion bulbeuse, et, pour la même considération, le malade sera plus exposé à l'hémorragie et à certains autres dangers.

Parlons d'abord des rétrécissements situés près de l'orifice du méat.

Pour en faire la section, on peut se servir d'un bistouri à lame très mince. Le meilleur instrument est un petit bistouri à lame cachée comme celui que je vous montre (fig. 27). On introduit d'abord dans le canal la pointe de l'instrument à 2 centimètres et demi environ, suivant l'étendue du rétrécissement; on fait alors saillir la lame et l'on retire à soi pour sectionner l'obstacle ; l'opération est ainsi terminée. Rien n'est plus simple comme vous le voyez. Au moyen d'une vis, on peut graduer à l'avance le degré de saillie que fera la lame et inciser bien nettement, vu qu'il n'y a aucun danger.

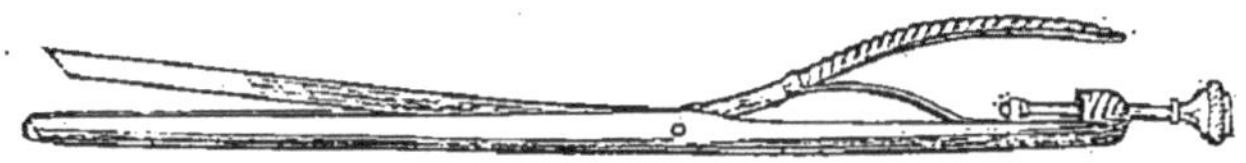

Fig. 27. — Urèthrotome à lame cachée.

La figure suivante (voy. fig. 28), dessinée d'après une pièce anatomo-pathologique, montre parfaitement tous ces détails. Un urèthre rétréci, ouvert pour l'examen nécropsique, se montre beaucoup moins étroit qu'on l'avait cru pendant la vie; en fendant le canal, on avait par là-même en quelque sorte libéré l'organe des faiseaux fibreux qui l'enserraient. Dans ce cas, la plus volumineuse bougie qu'on pouvait passer était un n° 2.

Je préfère un autre procédé pour les rétrécissements situés plus profondément; cette leçon sera consacrée à leur étude. Ils font partie de la plupart des cas que nous avons à voir, et ce sont aussi ceux qui présentent le plus d'intérêt.

Comme je l'ai dit tout à l'heure, les instruments que l'on emploie sont variés et nombreux.

Il y a deux procédés différents pour inciser le rétrécissement, de même qu'il y a deux genres distincts pour tous les instruments.

On peut couper le rétrécissement d'avant en arrière, sur un conducteur;

On peut introduire la lame d'un bistouri caché, franchir le rétrécissement et l'inciser d'arrière en avant, sans se servir de conducteur.

Je mets sous vos yeux une grande variété d'uréthrotomes, en partie de fabrication française : car c'est en France que l'uréthrotomie a passé dans le domaine de la chirurgie, bien longtemps avant que nous ne l'ayons pratiquée en Angleterre. Des instruments qui étaient de la plus grande simplicité au début, disons même grossièrement faits, ont subi, depuis un siècle, de nombreuses modifications dans ce pays, et plus récemment dans d'autres.

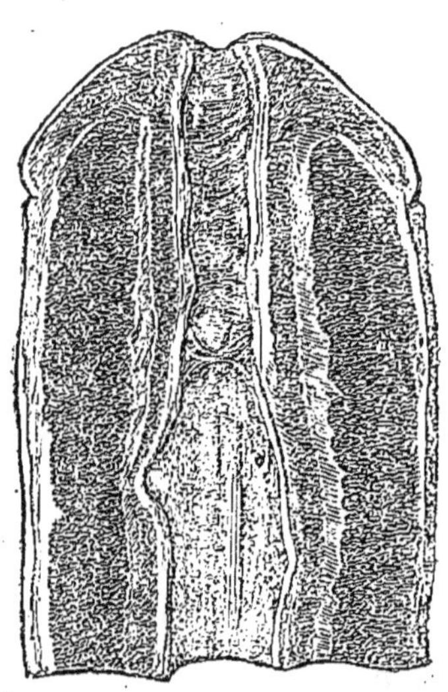

Fig. 28. — Rétrécissements situés près du méat.

Les plus anciens uréthrotomes sont ceux de Physick de Philadelphie (1795), de Charles Bell (1807), de Doerner et Dzondi en Allemagne (1818), de Mac Ghie en Ecosse (1823), d'Amussat de Paris (1824), de Stafford de Londres (1827). Vous en voyez qui portent les noms de leurs inventeurs : Leroy d'Etiolles, Civiale, Reybard, Ricord, Trélat, Charrière, Sédillot, Maisonneuve, Voillemier et bien d'autres. Il y en a un aussi beaucoup plus nouveau, du Dr Otis, qui, comme celui de Reybard, distend le canal et pratique en même temps la section du rétrécissement.

J'en choisis deux comme types des deux méthodes différentes : l'uréthrotome de Maisonneuve et celui de Civiale. Je prends le premier instrument non seulement comme type de ceux qui font la section d'avant en arrière, mais aussi parce qu'il a été un de ceux le plus souvent et le plus généralement employés depuis plusieurs années, surtout sur le continent; de plus, parce que quelques chirurgiens de ce pays s'en sont servis avec quelques légères modifications. Quant à l'instrument de Civiale, il est le type de l'autre système : il fait la section d'arrière en avant.

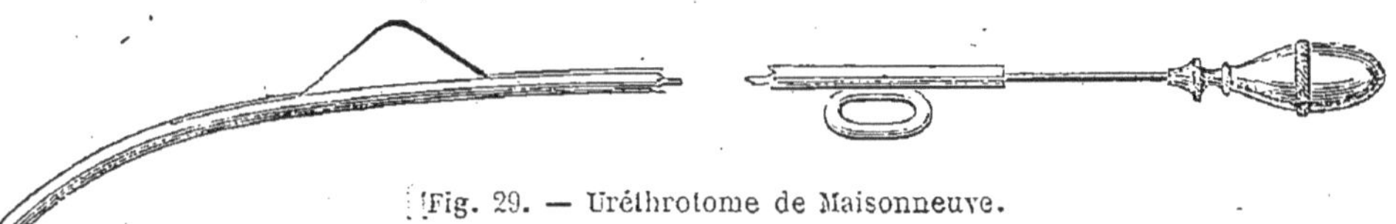

Fig. 29. — Uréthrotome de Maisonneuve.

L'uréthrotome de Maisonneuve consiste en une mince tige conductrice en acier, de la grosseur et de la forme du cathéter n° 1 ou 2 [n°s 3 et 6 de la filière française], munie d'une rainure sur toute sa longueur. On l'introduit d'abord dans la vessie, à la suite d'une petite bougie filiforme, vissée à son extrémité. Une lame de forme triangulaire glisse le long de la rainure; un long et mince stylet d'acier soutient la base du triangle, tandis que les deux autres côtés forment une assez forte saillie. On pousse cette lame dans l'urèthre au moyen d'un manche fixé à la tige (voy. fig. 29). Le sommet du triangle, qui est la partie saillante, est arrondi; la base glisse dans la rainure de l'instrument, et les côtés sont tranchants. Lorsque l'on fait passer la lame, la partie saine de l'urèthre est garantie de toute incision par la portion mousse du sommet (comme le bouton d'un fleuret), tandis que le côté tranchant divise tous les tissus indurés qu'il rencontrera.

Le reproche que je fais à cet instrument est simple et

clair, et, je n'hésite pas à le dire, lui est tout à fait contraire au point de vue de son efficacité dans un cas de rétrécissement ancien et très induré, comme ceux qui réclament le plus le traitement par l'incision. C'est un axiome admis par tous ceux qui ont observé avec attention les résultats de l'uréthrotomie, quelle qu'ait été la méthode suivie, que toutes les fois qu'il est nécessaire d'inciser une stricture, toutes les fibres qui la composent doivent être complètement sectionnées. Personne n'a attaché plus d'importance à ce point de chirurgie que Syme (d'Edimbourg), après qu'il eut fait une longue expérience de sa méthode par la section externe. Il n'a pas eu de doute que les cas d'insuccès qu'il a rencontrés n'aient été le résultat d'une section incomplète, qui avait laissé quelques parties du rétrécissement sans avoir été coupées. J'ai vu souvent par moi-même et dans ma clientèle privée combien cette observation est vraie. Que se passe-t-il maintenant avec l'instrument de Maisonneuve ? Le sommet arrondi qui permet à la lame de glisser, sans blesser la partie saine de l'urèthre, ne coupe pas les fibres les plus élastiques ou les moins résistantes du rétrécissement : celles-ci, en raison même de leur degré de mollesse, échappent à l'action de la lame. Cette dernière incise assurément la portion la plus dure de la stricture, mais tout le tissu morbide n'est pas coupé, particulièrement celui qui se trouve avant et après le point maximum rétréci, et ces fibres qui sont restées intactes donneront signe de vie au bout de peu de temps, et le rétrécissement se reproduira. De plus, quel que soit le procédé que vous adopterez, vous ne pourrez ni contrôler ni régler son action.

Ce n'est pas un instrument que vous pouvez manœuvrer avec discernement et intelligence ; c'est une véritable machine aveugle qui fournit en toutes circonstances une somme de travail toujours la même.

Permettez-moi maintenant d'envisager une question qui présente, selon moi, une importance capitale et qui est la suivante : Quel est le principe qui doit vous guider dans l'exécution d'une incision intra-uréthrale, échappant à la vue de l'opérateur, et dans le choix du meilleur instrument à employer à cet égard ? La section des tissus devra-t-elle être complète et soumise au jugement du chirurgien, ou bien abandonnée à l'action d'une machine, qui ne peut nécessairement pas détruire tous les éléments d'obstruction et dont le but est seulement de les inciser, de telle façon que, une fois l'instrument tranchant retiré, il devienne possible d'introduire dans l'urèthre un volumineux cathéter ?

Vous avez pu juger tout à l'heure de l'extrême facilité avec laquelle ce dernier résultat est obtenu, lorsqu'on se sert de l'uréthrotome de Maisonneuve. La lame coupante ne réclame aucun dilatation préalable pour accomplir son office ; une simple pression de la main exécute, en somme, l'opération. Mais ne croyez-vous pas que le résultat final sera infiniment plus parfait si vous pratiquez la section au moyen d'une lame dirigée à votre guise et dont vous pourrez modifier l'action suivant le degré de résistance et suivant l'étendue des altérations rencontrées dans le canal au moment de l'opération ? Dans n'importe quelle région du corps humain, lorsqu'un chirurgien veut faire une incision nettement limitée, il prend un bistouri de forme appropriée, qui doit complétement obéir à sa main guidée par sa volonté. Pourquoi donc la région de l'urèthre échapperait-elle à cette règle commune ? Prenez pour exemple, si vous voulez, l'opération de la hernie étranglée ; là, il existe un parfait accord entre le doigt du chirurgien et le bistouri, celui-ci n'agissant dans l'acte opératoire que d'après les délicates et formelles indications fournies par celui-là. Une autre opération, la ténotomie, vous donne une preuve peut-être plus évidente encore de ce que j'avance : ne doit-on pas, pour ramener le membre à son attitude normale, pratiquer une section réellement intelligente de chaque fibre raccourcie? Dans ces deux cas, on opère non pas avec le sens de la vision, mais avec celui du toucher ; il devrait en être ainsi, à mon avis, lorsqu'on divise ces tissus fibreux qui étreignent le canal et constituent le rétrécissement.

Aucun procédé d'uréthrotomie ne vous donnera jamais, à beaucoup près, autant de certitude, d'innocuité et de satisfaction que celui que je vais vous soumettre et qui consiste à sectionner la stricture de dedans en dehors à l'aide d'une petite lame fixée à l'extrémité d'un manche long et mince. Et ce procédé-là, je vous en réponds, est absolument soumis au contrôle de la main du chirurgien. Je sais bien qu'il n'est pas généralement adopté par les opérateurs de ce pays ni des autres. C'est précisément pour cette raison (et à cause de ma conviction profonde de sa supériorité) que j'ai voulu développer aujourd'hui devant vous l'étude de mon procédé de prédilection. On vous dira ici et ailleurs que l'uréthrotome de Maisonneuve avec sa lame coupante glissant dans une rainure est un instrument si simple et si sûr qu'il peut être manœuvré sans crainte par toutes les mains, même les plus inexpérimentées. Est-ce vraiment là un argument qui plaide en sa faveur? On s'enthousiasmait autrefois de la même façon relativement à ce procédé de la divulsion que nous avons discuté dans notre dernière réunion et qui eut à une certaine époque une vogue incroyable : il est aujourd'hui complètement abandonné, et à juste titre, et cependant il est toujours aussi facile à exécuter !

Accepterez-vous, je vous le demande, un procédé insuffisant et imparfait parce qu'il est très employé ou pour le seul plaisir de le mettre à la portée des opérateurs incompétents? Les deux systèmes que nous étudions n'ont aucun point de ressemblance : l'un est le travail d'une machine, l'autre est l'œuvre d'un artiste. Il existe entre les deux modes opératoires dont nous nous occupons en ce moment la même différence caractéristique qu'entre les innombrables formes de l'activité humaine, entre le produit brut et toujours uniforme d'un appareil mécanique par exemple et les résultats parfaits du talent artistique. En vérité, la chirurgie serait un bien piètre métier, si elle n'était avant tout un art, et même un art fin et délicat. Dès qu'elle devient une simple matière à inventions instrumentales, elle ne mérite plus qu'un homme intelligent et adroit lui consacre sa vie. Le fabricant d'instruments de chirurgie, avec ses connaissances et ses idées purement mécaniques, quoique souvent fort pratiques, a toujours été un séducteur et un dangereux allié pour le chirurgien. Remercions-le de son précieux concours, qu'il ne faut pas cependant accepter sans réserves, mais méfions-nous toujours de lui ! Une main exercée et habile est le plus précieux et le plus puissant des instruments ; c'est à elle surtout et à l'intelligence qui la guide que revient la part principale dans le résultat obtenu, et cela d'autant plus que l'outil employé est plus simple.

L'uréthrotome que je vous présente et dont je vous ai déjà parlé est une modification de celui de Civiale. Je l'ai fait faire plus court que ce dernier, avec un manche différent et une olive beaucoup plus petite que celle qu'on fabrique d'ordinaire à Paris. Pour s'en servir, il faut que le rétrécissement ait été franchi par cette olive dont le calibre n'est jamais inférieur au n° 5 de la filière anglaise [n° 10 de la filière française.] La plupart du temps, deux ou trois séances de dilatation avec une petite bougie en gomme doivent être pratiquées pendant les quelques jours qui précèdent l'uréthrotomie, précisément dans le but d'obtenir une largeur suffisante pour permettre à l'olive terminale de dépasser la stricture au moment où l'on va exécuter l'opération. Dans cet instrument, la tige présente à peu près la grosseur du n° 3 de la filière anglaise [n° 8 filière française] et l'extrémité porte une olive oblongue pas plus grosse que le n° 5 ou le n° 6 [n° 10 et 12 filière française]. Elle contient une petite lame que l'opérateur, par un mécanisme ingénieux, fait sortir et rentrer à volonté. Il peut avec l'olive terminale explorer l'urèthre au moment d'opérer et déterminer rigoureusement où il doit inciser et tout ce qu'il doit inciser (fig. 30).

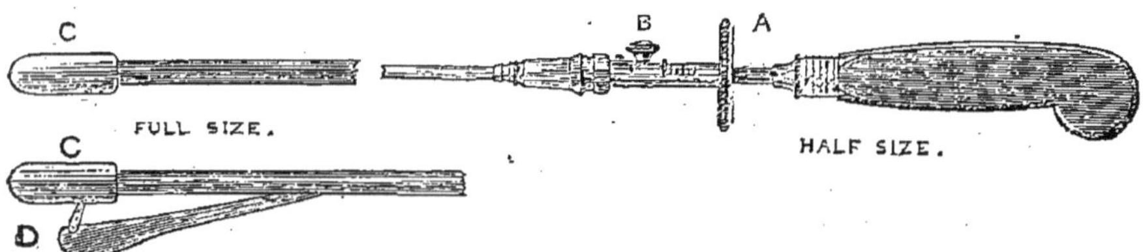

Fig. 30. — Premier uréthrotome de l'auteur, qui n'est qu'une modification de celui de Civiale ; le renflement terminal est aplati latéralement ; le côté large est vu de face.

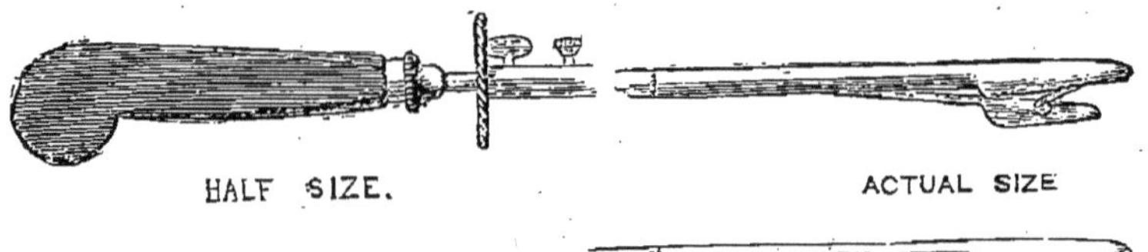

Fig. 31. — Second uréthrotome de l'auteur. L'olive terminale, de forme conique, correspond comme diamètre à sa base au n° 5 de la filière anglaise [n° 10 filière française] ; elle ne fait saillie que d'un seul côté de la tige, ce qui permet à l'opérateur d'apprécier la situation d'un rétrécissement beaucoup plus exactement qu'avec une olive dont le centre serait placé dans l'axe direct de la tige.

Depuis quelque temps, j'ai imaginé et adopté un autre modèle d'uréthrotome, dont le renflement terminal a une forme conique ou en pain de sucre (fig. 31), et en même temps, j'ai fait fabriquer un jeu d'explorateurs du même modèle. C'est à l'aide de ces derniers que je précise, au moment de l'opération le siège exact, l'étendue et le nombre des rétrécissements, s'il y en a plusieurs. La longueur de la tige, c'est-à-dire la distance entre le manche et la base du cône terminal, est de 15 centimètres et elle correspond exactement à celle de l'uréthrotome. Sur chaque instrument, cette tige est graduée et porte de petites divisions métriques (fig. 32).

Cette similitude absolue comme forme et comme longueur entre ces instruments rend de très grands services en pratique. Que le renflement terminal de l'uréthrotome dont on se sert soit ovoïde ou qu'il soit conique, peu importe : ce qui est indispensable, c'est que les explorateurs soient semblable comme forme à l'instrument tranchant. Une dizaine de numéros constitue un jeu d'explorateurs complet et suffisant pour tous les cas : ce sont les n°s 2, 3, 4, 5 1/2, 7, 8 1/2, 10, 11 1/2, 13, 14 1/2 et 16 de la filière anglaise [n°s 5, 7, 9, 11, 13, 15, 18, 20, 22, 25 et 28 de la filière francaise]. Peut-être est-il préférable de n'employer ces explorateurs que

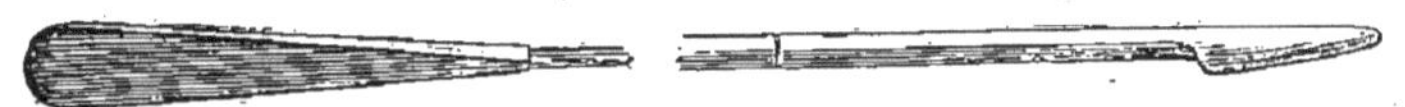

Fig. 32. — Explorateur à renflement terminal ; il en existe de tous les calibres et ils ont exactement la même forme que l'uréthrotome ci-dessus.

quand le malade est anesthésié par l'éther, immédiatement après avoir retiré le petit cathéter, qui montre par l'écoulement de quelques gouttes d'urine qu'on a pénétré dans la vessie et par conséquent franchi le rétrécissement, si toutefois on a introduit cet instrument avant l'opération.

Une fois que vous vous êtes suffisamment rendu compte de tous les points rétrécis, vous introduisez l'uréthrotome dans le canal de telle façon que son olive terminale dépasse au moins de 12 à 18 millimètres la stricture située le plus loin dans l'urèthre. Vous faites alors saillir la lame coupante et, sans hésiter, vous la ramenez franchement à travers toute la portion rétrécie dans la direction du méat : vous êtes certains ainsi d'avoir effectué une incision efficace et complète.

Je vais répondre maintenant à l'avance à une objection que vous ne manquerez sans doute pas de me faire. Vous me direz : « Quoi ! si vous passez un instrument du calibre n° 6 [n° 12 filière française] à travers un rétrécissement, quelle nécessité y a-t-il de l'inciser ? Une opération n'est réellement indispensable que pour des rétrécissements très étroits où l'on ne peut faire passer que les instruments les plus fins ; mais, pour ceux en question, il est évident que cet instrument ne peut plus convenir par son calibre ? » Au premier abord cette réflexion peut paraître naturelle, particulièrement de la part de ceux qui ne savent pas, par une grande expérience, certains détails importants concernant les rétrécissements confirmés.

Je répondrai donc que 1° par cela même qu'un rétrécissement est *très étroit,* il ne s'ensuit pas qu'une opération par incision soit *toujours* nécessaire. La simple dilatation a guéri parfois très sûrement et très rapidement des rétrécissements extrêmement serrés, quoiqu'une telle circonstance soit rare, je l'avoue ; 2° ce sont ces rétrécissements que j'ai appelés *à répétition,* chez lesquels l'incision est indiquée, ceux qui ont la propriété de se resserrer rapidement après la dilatation. Ces derniers laisseront passer les n°s 5, 6 ou 7 [n°s 10, 11 et 13 filière française], aussi bien que les autres plus étroits ; 3° enfin, en supposant qu'il soit nécessaire d'inciser un rétrécissement qui est serré et qui ne permet de passer que le n° 1/2 [n° 1 filière française] ou le n° 1 [n° 3 filière française], il n'y a *jamais de difficulté à le dilater temporairement* jusqu'au n° 6 dans le but de se servir de l'uréthrotome que je vous recommande. Tout ce que vous avez à faire est de garder le malade dans sa chambre pendant trois à cinq jours, et de lui laisser dans la vessie une petite sonde en gomme qui ne le gênera pas beaucoup ; par *la dilatation continue* vous arriverez à donner au rétrécissement le plus étroit et le plus persistant le degré de largeur voulu pour l'opération. De cette façon, vous serez à même d'opérer dans les meilleures conditions. Les quelques jours que votre malade passera ainsi en préparation lui seront plutôt utiles ; et le résultat définitif sera que vous pourrez opérer suivant la méthode que je vous ai donnée, à laquelle vous ferez servir votre intelligence et que vous adapterez aux exigences de la situation.

Je préfère de beaucoup l'opération telle que je vous l'ai décrite à tout autre procédé, pour le bien du malade et pour les résultats heureux du présent et de l'avenir.

Voici maintenant en peu de mots les différents temps de l'opération :

1° Il faut d'abord, par un examen attentif, vous rendre compte de la position du ou des rétrécissements et de la distance qu'ils occupent par rapport à l'orifice du méat.

2° Il faut ensuite s'assurer, en introduisant une bougie, si au moment fixé pour l'opération le rétrécissement est suffisamment préparé pour admettre l'olive de l'uréthrotome, et si par conséquent le n° 6 de la filière anglaise [n° 12 filière française] passe.

Ayant donc retiré la petite sonde qui souvent a dû être laissée à demeure pendant quelques jours, je réexamine, si je le juge à propos, les différents points coarctés du canal et j'introduis immédiatement avec précaution l'olive de l'uréthrotome à travers le rétrécissement, ce qui exige habituellement une pression douce et graduée. Je sens alors la petite olive libre et mobile dans l'urèthre au delà du rétrécissement. Dans cette situation, je fais saillir la lame de toute l'étendue requise, et cela en mettant en jeu, comme je le fais en ce moment, le mécanisme fort simple qui se trouve adapté au manche. Puis, appuyant le tranchant sur la paroi inférieure de l'urèthre, je retire franchement l'instrument de manière à diviser par une incision de près de 4 à 5 centimètres toute la masse indurée qui constitue la coarctation.

Vous éprouverez quelquefois, pendant ce temps de l'opération, une grande résistance ; mais, croyez-moi sur parole, vous n'aurez jamais lieu de vous repentir de la netteté, de la bravoure de votre incision. Quant à moi, je n'ai jamais vu les sections les plus franches et les plus complètes produire d'accidents sérieux ; tandis qu'il m'est arrivé, uotamment dans quelques-unes de mes premières opérations, de n'obtenir que des succès incomplets, et cela, parce que j'avais laissé subsister sans les couper une fibre ou deux, au lieu de diviser largement toute l'étendue de la région rétrécie.

Si après avoir sectionné un premier point rétréci, vous en avez d'autres à opérer dans le canal, vous agissez absolument de la même manière que pour le premier. Au retour, il est même souvent nécessaire d'inciser le méat, si toutefois on ne l'a pas fait en commençant.

Quand l'uréthrotome est retiré, j'introduis un cathéter métallique légèrement conique n° 14 [n° 24 filière française]. Ce dernier, si l'incision a bien réussi, doit pouvoir pénétrer avec facilité jusque dans la vessie, et être ensuite retiré sans subir de la part du canal la plus légère étreinte. Pendant cette introduction, je vous engage à ne pas abandonner la paroi supérieure de l'urèthre, afin de ne pas engager le bec de votre instrument dans la petite plaie chirurgicale de la paroi inférieure. Si, en le retirant, vous sentez que votre cathéter est quelque peu serré, c'est que le rétrécissement n'a pas été complètement incisé, et alors il faut recommencer la section soit avec le même uréthrotome, soit avec un autre à olive plus volumineuse. Après quoi, un n° 15 et même 16 [26 ou 28 filière française] doit passer sans la moindre difficulté.

Tout étant ainsi bien terminé, vous prenez une sonde en

gomme de bonne courbure, n° 11 [n° 19 filière française] ou n° 12 [n° 21 filière française], que vous introduisez dans la vessie. Vous la laisserez en place pendant quarante-huit heures. Il est préférable, pour mener à bien cette introduction, de placer au centre de la sonde un mandrin fortement courbé qui permettra d'éviter la plaie de l'urèthre ; sans cette précaution, le bec de la sonde tendrait à s'engager dans la solution de continuité. Le mandrin est d'ailleurs supprimé aussitôt que la sonde est parvenue dans la vessie.

Quelques mots maintenant sur les *accidents immédiats et consécutifs* de l'uréthrotomie.

Dans toutes les opérations que j'ai pratiquées — environ quatre cents — je n'ai jamais observé d'hémorragie qui mérite d'être mentionnée. Quelquefois on ne voit même sortir que quelques gouttes de sang. Une seule fois seulement, l'écoulement sanguin a été assez considérable pour me causer de sérieuses inquiétudes : il finit cependant par s'arrêter et le malade guérit. Dans deux cas, une infiltration d'urine, suivie d'abcès, fut la conséquence du déplacement de la sonde à demeure, dont l'emploi est fort utile, comme vous voyez. D'ailleurs, vous pouvez vous-mêmes jusqu'à un certain point vous former un jugement sur toutes ces questions par les cas opératoires, au nombre de vingt pour le moins, qu'il vous a été donné d'observer dans mon service pendant les douze mois qui viennent de s'écouler.

Il y a quelquefois, mais rarement, un certain degré de fièvre après l'opération, plus rarement encore de la cystite. Tout cela dépend, j'ai à peine besoin de vous le dire, du soin et de l'attention avec lesquels a été conduit chaque temps de l'opération. C'est ainsi qu'on a vu des chirurgiens inexpérimentés uréthrotomiser non pas le rétrécissement où leur instrument n'avait pas pénétré, mais bien une fausse route ! Je vous rappellerai enfin que la sonde à demeure doit être non seulement convenablement placée et fixée, mais surveillée avec attention dans son fonctionnement; sa lumière est en effet parfois oblitérée par un caillot sanguin ou par un bouchon muqueux. Il s'ensuit alors une rétention, à moins que l'urine ne s'ouvre un passage à coté de la sonde, auquel cas elle risque de pénétrer dans la plaie uréthrale, et vous voyez de suite quelles peuvent être les conséquences terribles de cet accident.

Je n'ai jamais eu à enregistrer que trois cas de mort. Le premier s'est produit à la suite d'une opération que j'avais pratiquée comme ressource ultime chez un malade de mon service : l'autopsie me montra des lésions si avancées des uretères et des reins que je ne fus aucunement surpris de cette terminaison fatale. Le second cas, que j'ai observé en clientèle, a été vraiment intéressant : le malade succomba à une embolie du cœur et des gros vaisseaux dix jours après l'opération, sans qu'aucun signe, ni symptôme local se fût d'ailleurs manifesté. Le troisième fut un cas d'intoxication septique à marche lente.

En somme, ce qui m'a toujours surpris dans l'uréthrotomie, c'est sa parfaite innocuité. Autrefois, je croyais que cette opération devait s'accompagner de sérieux dangers et je ne l'employais alors que dans les cas absolument urgents. Aujourd'hui, avec l'expérience que j'ai acquise, la question des dangers que le malade peut courir ne m'arrête plus, car vraiment il n'y en a pas. Je ne parle, bien entendu, que du genre d'uréthrotomie que j'emploie et que je vous ai décrit tout à l'heure,

Il n'est pas rare — ce qui est cependant loin d'être la règle — de voir l'opéré pris de frisson et de fièvre après l'ablation de la sonde à demeure. La première fois que le malade urine sans elle, il peut être exposé à cet accident. Une goutte ou deux d'urine ont-elles pénétré en un point de la plaie non encore cicatrisé et l'absorption de ce liquide détermine-t-elle alors l'apparition de la fièvre ? il est permis de le supposer, mais sans toutefois pouvoir l'affirmer avec certitude. Pour moi je me déclare tout disposé à admettre cette explication. En conséquence, pour éviter autant que possible cet accident voici comment je procède :

Au moment d'enlever la sonde à demeure, c'est-à-dire quarante-huit ou soixante-douze heures après l'opération suivant les cas, je commence par vider à fond la vessie de toute l'urine qu'elle contient. Puis, je fais prendre au malade un bain de siège chaud de 38° à 42°, ce qui lui est fort agréable après l'immobilité forcée à laquelle l'a condamné le séjour de la sonde à demeure. Après le bain le malade retourne à son lit où il reste chaudement couvert, avec recommandation expresse de ne pas uriner jusqu'à ce qu'il en éprouve un réel besoin ; et celui-ci ne se manifeste ordinairement pas avant six heures, à dater du moment où la sonde est enlevée. Alors, le malade se lève, il urine à plein canal et il constate avec autant d'étonnement que de satisfaction l'ampleur et la facilité de son jet : il se remet alors au lit, comme auparavant, pour toute la journée.

Grâce à ces précautions, vous pourrez voir l'opéré échapper à l'accès de fièvre ; mais si l'accès survient quand même, vous saurez toujours qu'il n'autorise aucune crainte, qu'il n'indique aucun danger.

Quelquefois, mais très exceptionnellement, la fièvre est un peu plus sérieuse et un peu plus prolongée.

Le *traitement consécutif* peut être brièvement esquissé.

Le quatrième ou cinquième jour après l'opération, passez une bougie conique française munie d'une grosse olive, afin que vous ne soyez pas exposés à rouvrir la petite plaie. Si cette bougie se trouve arrêtée par un obstacle, remplacez-la immédiatement par une bougie métallique légèrement conique et douée d'une bonne courbure. Je dois dire cependant que le premier instrument suffit dans la majorité des cas. Vous recommencerez trois ou quatre jours après avec des bougies soit flexibles, soit métalliques. La plupart du temps, les n°s 14 et 15 [n°s 24 et 26 filière française] passent avec la plus grande facilité. Vous ne recourrez ensuite à la bougie qu'une fois par semaine ; après quoi le malade se chargera lui-même de ce soin, en espaçant progressivement les intervalles, de manière à finir par ne plus se sonder qu'une fois par mois environ.

Cette opération donne, je crois, des résultats plus durables qu'aucune autre méthode. Vous me l'avez vu pratiquer pour des cas qui avaient subi toute espèce de traitement connu et étaient redevenus aussi mauvais que jamais. Je ne réclame pas en faveur de l'uréthrotomie la disparition de la coarctation organique : un pareil résultat réside encore dans le domaine des impossibilités. La méthode est toujours à inventer qui supprimera absolument et à tout jamais l'éventualité d'une récidive chez celui qui a été, une fois en sa vie, victime d'un rétrécissement organique. Dans quelques cas, j'ai été obligé de réopérer de la même façon le même malade à huit ou dix ans d'intervalle, et toujours avec les meilleurs résultats : j'en ai même opéré quelques-uns une troisième fois. Je n'hésiterais pas, croyez-le bien, à répéter l'uréthrotomie autant que je la jugerais nécessaire pour amener la disparition des accidents graves qu'engendrent souvent les récidives obstinées de strictures.

Avant de terminer ce sujet, permettez-moi de vous rappeler en peu de mots que toutes les fois que vous aurez une opération à faire, et aussi dans tous les cas où la miction ne se fera pas convenablement, vous devez porter l'attention la plus grande sur l'état général du malade et diminuer ainsi le plus ou moins de gravité des symptômes locaux. Veillez surtout aux fonctions digestives. Si elles laissent à désirer, s'il y a de la constipation opiniâtre, les troubles de la vessie et de l'urèthre augmenteront. Il arrive souvent dans ces cas, que de faibles doses de mercuriaux, suivies de l'administration d'un peu de sel de Glauber ou d'une eau purgative naturelle quelconque, le matin, débarrassent doucement le foie et les intestins, et calment les douleurs les plus inquiétantes. Veillez aussi au régime de votre malade, qu'il use des boissons alcooliques avec la plus grande modération.

Permettez-moi encore un mot. Ne prenez parti pour aucune méthode exclusivement. Vous entendrez un chirurgien dire : « J'emploie telle ou telle méthode. Rien ne la vaut. » Un autre n'emploiera que le procédé de Ricord ; un autre celui de Maisonneuve, etc. La fécondité des inventeurs, surtout à Paris, a doté l'arsenal de la chirurgie urinaire d'une foule d'instruments dont vous pourrez retirer d'excellents résultats (1). Gardez-vous de borner votre choix à une seule méthode, que ce soit moi ou un autre qui vous la recommande. Ayez, au contraire, à votre disposition toutes les ressources de l'art, lorsque vous aurez à soigner des rétrécissements ou d'autres affections semblables. Examinez chaque cas avec soin, et optez toujours pour la méthode que vous jugerez la plus appropriée à chaque individualité morbide.

Surtout soyez patients, ne regardez pas au temps que vous passerez près de votre malade, ayez la main légère et prudente tout à la fois ; et soyez persuadés que, quel que soit l'instrument ou quelle que soit la méthode dont vous ferez choix, ils seront ce qu'il y aura de mieux pour vous-mêmes et pour votre malade, à la condition que vous aurez confiance en eux et que vous saurez comment vous en servir.

(1) Voy. Gaujot et Spillmann, *Arsenal de la chirurgie contemporaine*. Paris, J.-B. Baillière.

LEÇON IX

De l'hypertrophie de la prostate et de ses conséquences. — Définition. — Fréquence. — Anatomie pathologique. — Age des malades. — *Symptômes.* — Fréquence des mictions; miction involontaire. — Caractères de l'urine; du jet. — Exploration. — Rétention d'urine; — regorgement. — Toucher rectal.

Messieurs,

Nous allons passer aujourd'hui de l'étude des rétrécissements à celle d'une autre maladie très importante et que vous aurez souvent à traiter; je veux dire: l'hypertrophie de la prostate.

Cette affection est une de celles qui prélèvent sur la vieillesse un large tribut de souffrances; aussi le praticien est-il assuré de la rencontrer bon nombre de fois. De là, pour nous, la nécessité d'étudier à fond les cas qui peuvent se présenter, et cela avec d'autant plus de soin que les exemples en sont rares dans nos salles hospitalières, la plupart de ces malades étant d'une part surtout traités à la consultation externe et appartenant d'autre part à la classe riche ou moyenne plutôt qu'à la classe ouvrière et pauvre.

Je ferai, en commençant, deux ou trois généralisations importantes sur la séméiologie de la rétention et de l'incontinence d'urine.

Chez un jeune homme bien portant de dix-huit à vingt-cinq ans, la rétention ou l'incontinence d'urine est due à l'inflammation de l'urèthre ou de la vessie plutôt qu'à une autre cause.

Chez un homme âgé de vingt-cinq à cinquante-cinq ans,

la rétention ou l'incontinence d'urine peut bien être due à la même cause, mais pourra être également produite par un rétrécissement de l'urèthre.

Chez un homme plus âgé, à cinquante-six ans ou après cinquante-six ans, la rétention ou l'incontinence d'urine sera le résultat de l'hypertrophie de la prostate, et il s'ensuivra pour la vessie une grande difficulté à se vider elle-même.

Très rarement un rétrécissement causera des troubles dans la miction avant vingt-cinq ans. L'hypertrophie de la prostate n'en amènera jamais avant cinquante-cinq ans.

Permettez-moi d'abord de vous prémunir contre la confusion que vous pourriez faire de cette maladie avec une augmentation du volume de la prostate dépendant d'une autre cause. Ici, il ne s'agit pas d'une hypertrophie dans le sens où l'on emploie ce terme quand on parle d'un cœur dont les parois musculaires s'épaississent à force de lutter contre un obstacle ou des muscles du bras soumis à un travail pénible et journalier. L'augmentation de volume que nous appelons ici hypertrophie est tout à fait *sui generis* et ne se rencontre dans aucun autre organe; elle n'a pas plus de relation que d'affinité avec les productions inflammatoires que nous pouvons observer dans le gonflement des amygdales ou des ganglions lymphatiques; de même, elle n'est pas due au développement d'un cancer ou d'un épithélioma. En somme, elle n'est pas, pour ainsi dire, une maladie, bien qu'elle engendre par sa présence et par la gêne qu'elle apporte à la miction un grand nombre d'altérations vésicales. C'est, à proprement parler, une néo-formation d'éléments normaux, soit du tissu fibreux seul (stroma), soit du tissu glandulaire, soit des deux réunis; l'accroissement portant tantôt sur la totalité de l'organe, tantôt sur une de ses parties. Si, par exemple, il fallait trouver quelque chose d'analogue à ce travail morbide, nous ne pourrions le rencontrer que dans les hyperplasies connues sous le nom de *fibromes utérins*, et qui consistent principalement en une prolifération excessive des éléments histologiques normaux de la matrice.

J'insiste sur ces faits, parce que je ne sais que trop les erreurs qui ont cours sur ce sujet. Peu de personnes paraissent se douter de la différence radicale qui distingue l'accroissement hypertrophique d'avec la tuméfaction purement inflammatoire : celle-ci apparaît surtout dans la première moitié de la vie, tandis que celle-là appartient exclusivement au dernier tiers de l'existence. Aussi, serais-je disposé à substituer dorénavant à cette dénomination d'*hypertrophie de la prostate* celle d'*accroissement sénile*.

On admettait autrefois, sur la haute autorité de sir Benjamin Brodie, que « lorsque les cheveux blanchissent et diminuent..., généralement, pour ne pas dire toujours, la prostate augmente ». Telle est la doctrine qu'ont reçue la plupart des médecins de l'époque ; telle est aussi celle qui avait cours quand j'entrepris, il y a quelque trente ans, de nouvelles recherches sur la matière.

Je pris la peine de faire à ce point de vue l'autopsie de tous les sujets âgés de plus de cinquante ans qui mouraient à *Marylebone Infirmary*. Je me livrai ensuite au même travail à *Greenwich Hospital*, en collaboration avec le docteur Messer. Cette longue enquête, qui ne s'appuie pas sur moins de deux cents prostates, — non pas choisies, mais prises au fur et à mesure des décès et soigneusement disséquées, — m'a démontré que l'hypertrophie, loin d'être la règle, est tout simplement l'exception. Je n'ai rencontré, en effet, quelque augmentation du volume de la glande qu'une fois sur trois environ, et encore les symptômes de la maladie ne s'étaient pas montrés chez tous ceux en qui la révélait l'inspection cadavérique : loin de là, un sujet seulement sur sept en avait souffert pendant la vie. D'où nous pouvons tirer cette conclusion, qu'en fait d'hommes âgés de plus de cinquante-cinq ans, un sur vingt seulement fera appel à nos soins pour cette affection.

Ainsi réduite dans sa fréquence relative, l'hypertrophie de la prostate n'en conserve pas moins une importance réelle ; car, si dans chaque groupe de vingt hommes approchant de la soixantaine vous trouvez un patient, voyez tout de suite, pour peu que votre clientèle soit étendue, que de prostates réclameront vos services !

Avant de pénétrer plus avant dans le sujet, permettez-moi de vous exposer quelques notions d'anatomie pathologique. La prostate se compose, comme bien vous savez, de deux lobes latéraux réunis par une portion médiane. Or, l'hypertrophie, suivant la partie qu'elle affecte, influence très différemment la miction. Aussi point n'est besoin d'un grand accroissement de volume pour qu'on voie surgir les plus sérieux symptômes, et d'un côté, une énorme prostate ne se révélera parfois que par des troubles insignifiants. La plus grosse que j'aie peut-être jamais observée — elle avait le volume d'une petite noix de coco — ne causait que peu d'obstacle au cours de l'urine.

D'un autre côté, j'ai encore vu une volumineuse prostate qui avait produit une rétention complète pendant cinq ans avant soixante-trois ans, âge auquel le malade mourut. Ainsi, que la portion médiane vienne à être hypertrophiée, même légèrement, il pourra s'ensuivre une rétention complète.

Disons que cette figure-diagramme (fig. 33) représente les deux lobes et la portion médiane. Qu'il y ait à la portion médiane un petit mamelon obstruant l'orifice interne de l'urèthre, cela suffit pour empêcher une goutte d'urine de passer et faire échec aux efforts naturels de la vessie. Quelquefois, c'est un relief considérable qui se montre ici, comme vous pouvez le voir dans le diagramme de la figure 34.

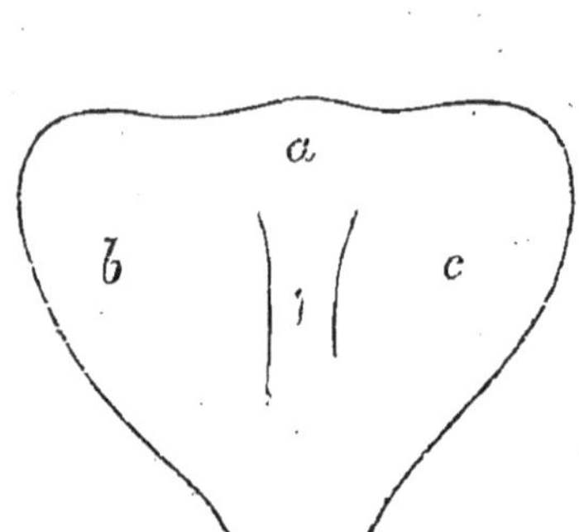

Fig. 33. — Diagramme d'une prostate normale : *a*, portion médiane ; *b* et *c*, lobes droit et gauche.

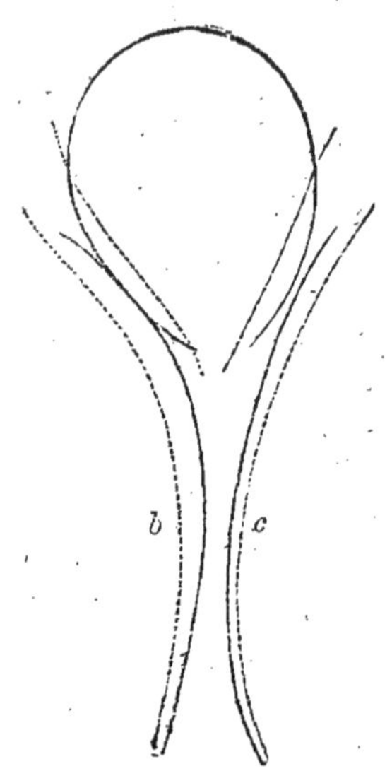

Fig. 34. — Diagramme représentant une tumeur occupant le col de la vessie ; *b*, *c*, direction que peut prendre la sonde sur l'un ou l'autre coté de cette tumeur.

D'autres fois, c'est sur une des parties latérales de la glande que porte l'augmentation de volume ; l'urèthre devient alors sinueux, et vous constatez que le cathéter lui-même se trouve dévié, soit à droite, soit à gauche, suivant le côté qui est le siège du développement hypertrophique.

Les figures 35 et 36 offrent des exemples de ces diverses variétés.

Auprès du malade, rappelez-vous donc ceci :

Bien qu'à l'exploration vous trouviez une prostate énorme, il ne s'ensuit pas nécessairement que le porteur en éprouve de grandes difficultés pour uriner. — D'autre part, si le toucher rectal, ou tout autre procédé d'investigation, ne révèle pas d'hypertrophie appréciable, vous n'êtes pas en droit de conclure que tous les troubles, et ils peuvent être considérables, ne sont pas dus à cette affection.

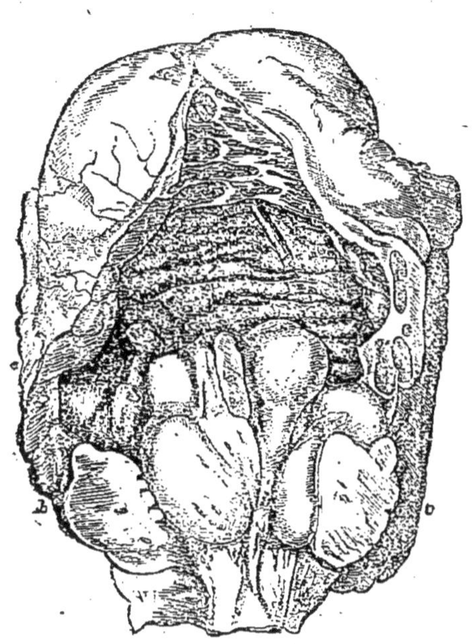

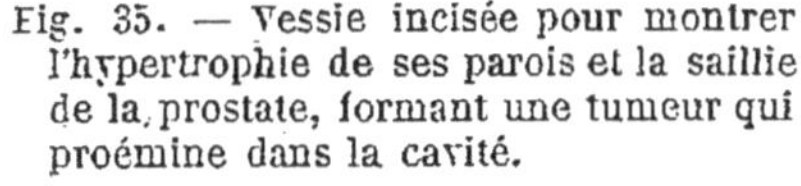

Fig. 35. — Vessie incisée pour montrer l'hypertrophie de ses parois et la saillie de la prostate, formant une tumeur qui proémine dans la cavité.

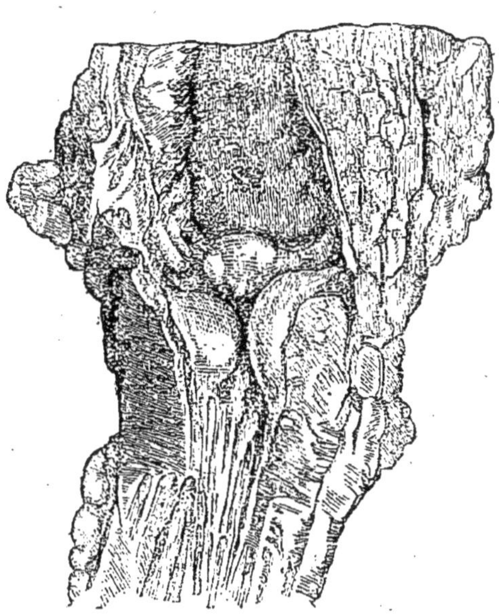

Fig. 36. — Vessie incisée pour montrer l'augmentation de volume marquée, mais non énorme, des lobes latéraux et du lobe médian.

Un mot maintenant sur l'*âge des malades*. Je n'ai jamais vu d'augmentation de volume de la prostate (de cause hypertrophique, et non pas, bien entendu, de nature inflammatoire ou autre) avant l'âge de cinquante-quatre ans ; et, si je ne l'ai jamais vue, vous pouvez croire qu'elle ne se montre que bien rarement, pour ne pas dire jamais. Cette affection commence ordinairement à se faire sentir de cinquante-cinq à soixante ans. Si un homme doit l'avoir, il l'aura généralement vers soixante ans. Au delà de soixante-cinq ou de soixante-dix ans, le développement de la prostate est fort rare, et, quand il apparaît, c'est toujours à un degré relativement peu prononcé. J'ai fait l'autopsie de vieillards de quatre-vingt-dix ans sans trouver trace d'hypertrophie prostatique, ce qui prouve que celle-ci n'est pas en relation nécessaire et directe avec l'âge des individus. Celui qui a échappé à ses atteintes à soixante-cinq ans jouira à cet égard, pour le reste de ses jours, d'une immunité à peu près absolue.

Passons à l'étude des *symptômes*.

Un homme déjà avancé en âge vient nous raconter que depuis quelque temps il urine avec moins de facilité, et que son jet s'échappe mince et sans force ; il se plaint aussi d'éprouver des envies d'uriner plus fréquentes, surtout le matin, — probablement deux ou trois fois pendant qu'il s'habille ; — puis ces envies se calment, mais se répètent ordinairement plus souvent pendant la nuit que dans la journée. Si ce patient n'accuse pas en même temps des souffrances assez vives, des hématuries, etc..., — ce qui naturellement éveillerait en vous l'idée d'un calcul ou de quelque autre affection vésicale, — vous devrez vous dire : « Voilà, selon toute probabilité, un cas d'hypertrophie de la prostate ». Vous n'avez pas besoin de recourir tout de suite au cathétérisme. Posez d'abord à votre malade les questions fondamentales que vous savez.

Premièrement, informez-vous de la *fréquence des mictions*, et notez bien si cette fréquence est beaucoup plus grande pendant la nuit que pendant le jour, contrairement à ce qui a lieu dans les affections calculeuses de la vessie. Je ne saurais en effet vous dire pourquoi ; mais on voit très souvent des malades atteints d'hypertrophie de la prostate rendre une aussi grande quantité d'urine pendant les huit heures de la nuit que pendant les seize heures de la journée ; de là, pour leur repos et leur sommeil, de fatigantes perturbations. — Subsidiairement, vous demanderez au patient s'il ne lui arrive jamais de perdre ses urines involontairement ou à son insu. Une réponse affirmative vous permettrait d'inférer que le cas pendant est de vieille date : car, dans les hypertrophies avancées, on observe presque toujours un certain degré d'évacuation involontaire, soit à l'occasion de quelque effort, comme la toux, soit la nuit pendant le sommeil. S'il en est ainsi, vous avez le droit de soupçonner un certain degré de distension vésicale et de rétention de l'urine.

Vous passez alors à la seconde question, au symptôme *douleur*. Si vous en constatez l'existence, vous tâcherez d'en préciser le siège, le caractère et surtout le moment ; en d'autres termes, vous rechercherez si la douleur *précède*, *accompagne* ou *suit* l'évacuation de l'urine. Toute douleur, qui se fait sentir avant la miction et cesse immédiatement après, indique presque toujours une hypertrophie de la prostate. Vous en devinez la raison : la vessie distendue, comme il arrive souvent dans l'hypertrophie prostatique, souffre du fait de sa distension même, et lorsque l'évacuation de l'urine vient mettre un terme à cette distension, le calme renaît aussitôt. Qu'il existe ou non de la douleur jusqu'à ce que l'urine cesse de couler, si alors un élancement subit et aigu se manifeste dans la partie antérieure de l'urèthre, dans le gland notamment, il faut songer à la possibilité d'un calcul.

Viennent ensuite les *caractères de l'urine* : vous vous informez si elle est claire ou trouble. L'affection est-elle récente, l'urine aura probablement conservé sa limpidité. Il pourra encore en être ainsi lors même que la vessie n'aura pas été complètement évacuée depuis des mois, ou même une année entière ; mais si l'affection remonte plus loin, l'urine sera certainement altérée.

De là vous passez à l'examen du *jet*. Généralement vous trouverez qu'il tombe sans force dès sa sortie du méat, et diffère ainsi beaucoup de celui qu'on observe dans le rétrécissement. Dans ces derniers cas, en effet, le jet, aussi longtemps qu'il persiste, et lors même qu'il serait réduit à la finesse d'un fil, conserve ordinairement sa force, parce qu'il subit la volonté du malade, et qu'il reçoit le contre-coup de ses efforts d'expulsion. Dans l'hypertrophie, au contraire, les efforts du patient sont frappés d'impuissance et n'aboutissent le plus souvent qu'à augmenter la dysurie, en poussant plus avant dans le canal la portion médiane de la glande. D'une manière générale, l'appareil expulseur lui-même se trouve englobé, au col de la vessie, dans le processus hypertrophique et n'est plus en état de fonctionner ; de là, la stérilité des efforts du malade sur la propulsion du jet. Il peut se faire aussi qu'à la longue les parois vésicales, plus ou moins surdistendues, s'amincissent et deviennent flasques et inertes : les uretères et les bassinets participent, à leur tour, à cette dilatation et même, dans une période plus avancée, sont, eux aussi, distendus par l'urine qui, au lieu de les traverser simplement, y reste en stagnation.

Il est toujours bon que vous assistiez vous-mêmes, si possible, à une miction de votre malade et que vous observiez les diverses postures qu'il prend pendant qu'il urine. Parfois, il se penche en avant ou bien il s'accroupit, de façon à appuyer de tout le poids de son abdomen sur sa vessie distendue. On se rend compte ainsi des efforts qu'il est obligé de faire et des résultats qu'il en obtient. Ce sont là des renseignements qu'il ne faut point négliger et qui vous aident dans votre diagnostic.

Enfin vient la dernière question : *Le sujet pisse-t-il du sang?* Presque toujours, durant les premières phases de l'affection, la réponse sera négative ; cependant, à la suite de beaucoup de fatigue, un peu de sang peut apparaître dans les urines et éveiller de nouveau l'idée d'une pierre. Mais, d'une manière générale, les hématuries sont plus que rares dans la simple hypertrophie prostatique des vieillards, à moins qu'elles ne soient causées par des interventions instrumentales, auxquelles nous n'avons pas encore eu recours, comme vous savez, chez le malade dont nous poursuivons ensemble pour le moment l'examen clinique.

Il ne vous reste plus qu'à sanctionner le diagnostic par les moyens mécaniques, et, dans ce but, vous emploierez d'abord et de préférence une sonde flexible de petit volume, choisissant surtout cette forme particulière d'instrument que je vous décrirai tout à l'heure sous le nom de *sonde coudée*. Mais, avant tout, je le répète, tâchez de faire uriner votre malade devant vous, car le problème ne réside pas entièrement dans la constatation pure et simple de l'hypertrophie ; vous devez encore et surtout savoir quelles en sont les conséquences fonctionnelles, c'est-à-dire jusqu'à quel point elle fait obstacle à l'émission des urines. Le point capital, pour le malade comme pour vous, c'est le degré d'obstruction de la lumière uréthro-vésicale, et nullement les conditions de volume et de forme que peut revêtir la glande ; en d'autres termes, c'est la quantité d'urine restée dans la vessie après chaque miction qui dictera le *traitement* à venir.

C'est alors que souvent le malade proteste énergiquement contre l'introduction d'une sonde que vous lui proposez, car il donne ordinairement une signification tout à fait erronée à la fréquence de ses mictions : il s'imagine en effet qu'il urine en trop grande abondance et avec beaucoup trop de facilité, et vous voulez lui retirer encore de l'urine avec la sonde !

Relativement à l'*exploration instrumentale* d'un malade présentant les symptômes ci-dessus mentionnés, quoi que celui-ci puisse penser ou dire, rappelez-vous que la fréquence exagérée des mictions, et plus encore l'émission involontaire de l'urine, rendent le cathétérisme absolument urgent et indispensable. Et cependant, dans ces circonstances, parfois le praticien hésite et se laisse influencer par ce symptôme souvent concomitant, à savoir que la quantité d'urine rendue en un jour par le malade est égale, sinon supérieure, à celle que rendrait un individu en bonne santé. Que de fois n'ai-je pas entendu ce fait être donné comme argument de la non-nécessité du cathétérisme en pareil cas ! « Puisque je rends chaque jour une quantité normale et suffisante d'urine, comment puis-je avoir de la rétention ? » s'écrie le malade avec une fausse apparence de raison. Un seul instant de réflexion suffit pour faire justice de cette objection. En effet, la question de l'évacuation plus ou moins imparfaite de la vessie ne se juge pas par la quantité d'urine rendue : celle-ci indique seulement le degré de fonctionnement plus ou moins actif du rein. Le réservoir, c'est-à-dire la vessie, peut toujours rester à moitié plein, ou même davantage, après chaque miction ; et cependant cela ne l'empêche pas de recevoir et de rejeter tous les jours deux ou trois pintes ou plus de liquide. La capacité de ce réservoir est diminuée de tout l'espace occupé par l'urine en stagnation, et la fréquence des mictions est la conséquence nécessaire et inévitable de cet état. En sorte que la quantité, même considérable, de l'urine rendue quotidiennement n'apporte pas le moindre éclaircissement à cette question, qui resterait obscure sans le sondage : « La vessie se vide-t-elle ou non par ses seuls efforts naturels ? »

Quant à la miction involontaire, souvent appelée à tort incontinence, elle a bien des fois induit en erreur les malades et les médecins eux-mêmes. Fréquemment, le jugement du praticien se laisse influencer par des affirmations catégoriques du malade dans le genre de celle-ci :

« Je n'urine pas trop peu ; je n'urine au contraire que trop souvent et en trop grande abondance, et même sans le vouloir. Je suis donc sûr que ma vessie se vide parfaitement.

Indiquez-moi au contraire le moyen de retenir mon urine : c'est tout le service que je vous demande! » L'effet de semblables paroles est vraiment parfois incroyable sur l'esprit de l'homme de l'art, alors que c'est précisément dans ces circonstances qu'il devrait invariablement sonder, afin de s'assurer de l'existence de la rétention.

Pénétrez-vous bien de cette vérité que je voudrais, passez-moi le mot, graver en grosses majuscules dans votre mémoire : MICTION INVOLONTAIRE SIGNIFIE RÉTENTION, ET NON PAS INCONTINENCE.— S'il y a quelques exceptions à cette règle, elles sont certainement bien rares. L'erreur provient ici de l'usage, ou plutôt, ainsi que je vous le démontrerai, de l'abus que l'on fait du mot *incontinence*, lequel implique naturellement l'idée de vacuité de la poche urinaire. L'état d'une vessie qui ne peut conserver son contenu est en effet correctement rendu par le mot *incontinence*. Mais cet état ne se produit qu'en des circonstances relativement peu communes, et, d'ailleurs, bien définies. Vous l'observerez, par exemple, dans les paralysies cérébrales ou cérébro-spinales, dans certaines blessures du col de la vessie : l'urine s'échappe au dehors au fur et à mesure qu'elle tombe des uretères, et la vessie cesse de fonctionner comme réservoir. Je conviens qu'à ne voir que les signes extérieurs, c'est-à-dire la sortie incessante et involontaire de l'urine à travers le canal de l'urèthre, la ressemblance est grande entre l'incontinence vraie et la rétention ; mais voyez la différence capitale qui sépare ces deux états : dans le premier, la vessie est *vide;* dans le second, elle est *pleine!*

Donc, toutes les fois que vous rencontrerez ce flux involontaire de l'urine improprement appelé *incontinence*, gardez-vous bien de le confondre avec les conditions morbides qui produisent réellement l'état de vacuité de la vessie ; tenez pour vrai, au contraire, que la poche urinaire est pleine, et que le seul moyen que vous ayez de soulager votre malade, c'est de le sonder.

Si j'attache une si grande importance à cette simple question de physiologie pathologique, c'est que j'ai vu des existences sacrifiées faute d'une saine interprétation des faits. J'ai procédé parfois à l'autopsie de personnes qui avaient succombé aux suites d'une rétention méconnue pendant la vie, et méconnue pourquoi? — parce que l'urine s'écoulait constamment et, comme on le supposait, « trop librement » !

Vous le voyez, les mots sont loin d'être sans influence sur les idées que nous avons des choses, et sur les actes que ces idées nous inspirent. En vérité, la langue scientifique, la langue chirurgicale surtout, ne saurait jamais pécher par excès de clarté ni de précision. Telle est à cet égard l'énergie de mes convictions, que je me suis fait un devoir de vous signaler, chemin faisant, tous les abus de langage que je pourrai relever dans le sujet qui nous occupe.

Donc, à l'avenir, vous n'emploierez plus le mot *incontinence*, qui signifie que la vessie est *vide* ou *ne peut contenir*, pour indiquer la position d'un malade qui perd involontairement ses urines; car, vous le savez maintenant, un pareil malade a généralement sa vessie pleine. Dites plutôt qu'il existe alors de la « miction involontaire », sans préjuger la cause; et quand vous vous serez assurés qu'il y a en même temps plénitude de la vessie, ajoutez ces simples mots : « par regorgement ». Alors, vous rappelant mon axiome: « Miction involontaire dénote surtout rétention et non pas incontinence », vous ne commettrez jamais cette erreur, aussi profonde que fatale, dont je vous parlais tout à l'heure, et qui fait plus de victimes qu'on ne pense. Alors aussi notre langage égalera presque en correction celui des chirurgiens français. Nos confrères d'Outre-Manche, en effet, avec leur façon plus logique de s'exprimer, traduisent la condition morbide que nous avons actuellement en vue, par l'expression de *vessie qui regorge*; mais ils ont bien garde de se servir du mot *incontinence* autrement que pour désigner ces conditions pathogéniques, fort rares du reste, qui ont la vacuité de la vessie pour résultat.

Depuis longtemps je ne désigne plus les vessies qui laissent ainsi échapper peu à peu et en dehors de la volonté du patient le trop-plein de leur contenu, que sous le nom de *vessies gorgées*, et je caractérise le phénomène lui-même par le mot *regorgement*. J'espère que vous ferez comme moi.

La nature du sujet me conduit encore à vous dénoncer une autre locution non moins vicieuse. En Angleterre, l'état de la vessie dont nous parlons en ce moment est fréquemment désigné sous le nom de *paralysie*, et ce malheureux mot enfante les plus déplorables erreurs pratiques. En fait, la poche urinaire n'est que rarement paralysée; elle ne l'est jamais, que je sache, indépendamment des altérations du cerveau ou de la moelle épinière : je veux dire que la paralysie idiopathique de la vessie — résultant, il va sans dire, d'une affection centrale ou périphérique des nerfs de l'organe — reste encore à prouver. Le réservoir urinaire peut bien se trouver dans l'impossibilité d'expulser son contenu par suite d'un obstacle mécanique tel qu'une hypertrophie de la prostate, l'engagement d'un calcul, une stricture uréthrale, etc., ou bien par le collapsus de ses fibres musculaires, conséquence d'une distension excessive et prolongée; mais, encore une fois, je ne puis voir dans tout cela que des empêchements mécaniques ou de l'*atonie* musculaire ; je n'y vois en aucune façon de l'insuffisance nerveuse, de la paralysie enfin. Je reviendrai, du reste, sur ce sujet.

Après cette digression, dont l'importance justifie la longueur, revenons, pour le compléter, au *diagnostic*.

Le malade doit commencer par uriner, dans la mesure dont il est capable. Laissez-le seul un instant, si vous voulez que l'expérience soit probante : car souvent la présenee d'un étranger empêche la miction de s'effectuer régulièrement, et si vous demeurez à côté de votre malade en en ce moment, vous pouvez le troubler. Dès qu'il a terminé et rendu toute l'urine qu'il peut expulser par ses seuls efforts, introduisez une sonde flexible dans la vessie. Si elle est en gomme élastique anglaise, il faut qu'elle soit bien recourbée et du calibre 7 ou 8. Je préfère du reste à cet égard la sonde française coudée, du n° 13 ou 14 de cette filière (fig. 37).

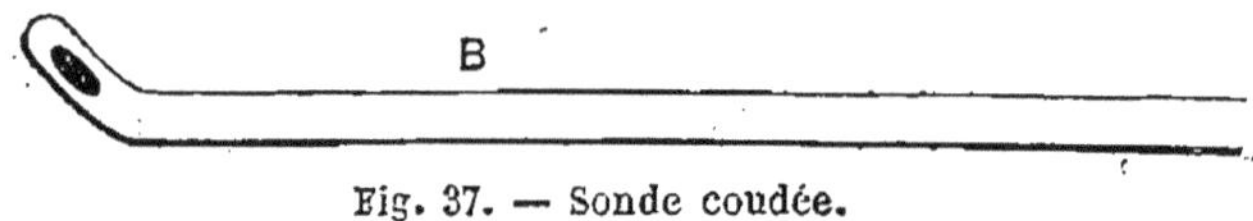

Fig. 37. — Sonde coudée.

Si vous vous servez de ce dernier instrument, passez-le en le dirigeant en bas, le malade étant debout, pendant la première moitié de son parcours, passant graduellement à la ligne horizontale au moment où vous le faites pénétrer dans la vessie. Si vous vous servez d'un cathéter anglais en gomme élastique, retirez le mandrin, et gardez la tige. De quelque instrument dont vous vous serviez, ayez soin de bien vider la vessie et notez la quantité d'urine que vous aurez retirée. Elle peut varier de 30 grammes à la quantité que vous pourrez imaginer. J'en ai retiré jusqu'à 3 litres 1/2, ce qui n'est pas ordinaire ; vous pouvez en tirer de 300 à 700 grammes.

J'appelle cette urine que vous avez retirée avec la sonde et que le malade n'aurait pu évacuer, je l'appelle *résidu urinaire,* et en parlerai sous ce nom dorénavant.

Pendant que le patient conserve encore le décubitus dorsal, votre doigt, introduit dans le rectum, vous renseigne sur le volume de la prostate, sur son degré de sensibilité, ainsi que sur le côté, droit ou gauche, qui se trouve être le plus hypertrophié. Il va de soi que cette exploration sera faite avec toute la douceur voulue : votre doigt sera bien huilé, vous l'introduirez avec beaucoup de lenteur. Le malade devra être couché sur le dos, car dans cette position vous pourrez, avec la main restée libre, appuyer au-dessus du pubis et refouler doucement vers le doigt rectal le système vésico-prostatique; cette exploration bimanuelle vous permettra en même temps de vous assurer si la vessie est ou non distendue.

Tels sont les points du diagnostic qu'il est bon d'élucider, et au delà desquels il n'est ni utile ni désirable que vous poussiez vos investigations.

LEÇON X

TRAITEMENT DE L'HYPERTROPHIE SÉNILE DE LA PROSTATE. — Cathétérisme évacuateur. — Sondes molles anglaises; sondes coudées. — Traitement général : 1° prévenir les congestions locales; 2° régulariser les fonctions de l'intestin. — Opérations.

MESSIEURS,

Nous allons aborder ensemble aujourd'hui l'étude du traitement de l'hypertrophie sénile de la prostate; mais il nous faut d'abord préciser le but et l'esprit de notre intervention thérapeutique dans cette affection. En premier lieu, nous devons rechercher quel est le meilleur mode de traitement à opposer aux progrès du processus hypertrophique et quels en sont les agents soit médicinaux, soit instrumentaux. Nous verrons ensuite comment il convient de combattre les conséquences, sérieuses pour la plupart, de la rétention d'urine. Enfin, nous établirons les règles du traitement général de ces malades, c'est-à-dire leur hygiène, leur régime alimentaire, etc.

Relativement au premier de ces trois chapitres de thérapeutique, une question capitale se pose avant tout : existe-t-il quelque moyen de prévenir ou de diminuer, quand elle a débuté, l'augmentation de volume de la prostate? Malheureusement, la réponse est négative, du moins en ce qui concerne la médecine : je ne connais aucun médicament, contenu ou non dans le Codex, auquel on puisse accorder la plus minime influence sur l'hypertrophie prostatique. Il est donc au moins inutile de chercher à vous illusionner vous-mêmes ou à bercer d'un faux espoir vos malades à cet égard. Nous ne sommes pas complètement désarmés, il est vrai, contre ces congestions passagères qui viennent accidentellement augmenter encore le volume de la glande ; mais l'hypertrophie proprement dite des vieillards ne rétrograde par aucun moyen connu. Énorme cependant est le nombre des modificateurs qu'on a cherché à lui opposer, tant à l'intérieur qu'en applications locales : je vous citerai en particulier l'iode et les mercuriaux. Eh bien ! quelque efficacité qu'on ait attribuée à ces remèdes dans certains pays, je vous affirme avec regret, mais aussi en toute certitude, que l'iode et le mercure n'ont jamais fait que du mal chaque fois qu'on les a employés. Et ces agents ne sont pas les seuls dont on ait espéré en vain quelque secours : la ciguë, le chlorhydrate d'ammoniaque, la liqueur de potasse, et d'autres médications moins connues ont été tour à tour éprouvés sans résultats appréciable.

Autrefois on a beaucoup prôné les effets de la pression exercée sous différentes formes sur la prostate. Le meilleur procédé, dans cet ordre d'idées, consistait à fouler de l'eau à l'aide d'une seringue dans un tube de caoutchouc préalablement introduit dans l'urèthre prostatique. Je l'ai moi-même essayé il y a une trentaine d'années, mais je n'ai pas tardé à l'abandonner définitivement parce qu'il déterminait une violente irritation, sans donner de résultats bien satisfaisants. Et si je vous en parle en ce moment, c'est parce que j'ai vu avec regret que, dans ces derniers temps, on avait essayé de ressusciter cette méthode, alors que véritablement il ne faut en espérer aucun soulagement pour le malade.

D'autre part, nous pouvons beaucoup pour pallier les désastreux effets de la maladie et cela, grâce surtout aux moyens mécaniques, qui nous permettent de rendre de réels services aux malades. D'abord il est possible, à l'aide du cathétérisme évacuateur, de faire cesser la rétention incomplète, compagne habituelle de l'hypertrophie. Il faut s'assurer de la quantité d'urine qui reste ordinairement dans la vessie, en sondant le malade à deux ou trois jours d'intervalle, mais toujours immédiatement après qu'il vient d'uriner aussi complètement que possible par ses seuls et propres efforts. Cette quantité de liquide, retirée par le cathétérisme, donne la mesure de l'impuissance vésicale et constitue ce que j'ai appelé le *résidu urinaire* qu'il est même bon de mesurer exactement et de noter chaque fois.

Permettez-moi d'envisager un instant avec vous la genèse de cette rétention partielle. Nous y voyons intervenir deux facteurs. Le premier vous est déjà connu : c'est l'obstacle qui siège au col de la vessie. Le second consiste dans l'impuissance où se trouve la tunique musculaire vésicale de jouir de ses fonctions contractiles et expultrices. Voici en effet ce qui se passe. Pour vaincre la barrière qui s'oppose à la sortie de l'urine, le muscle vésical s'hypertrophie, tout comme le muscle cardiaque lorsqu'il est obligé de lutter contre le rétrécissement d'un de ses orifices. En outre, les fibres circulaires du col sont aussi réduites à l'impuissance par cette raison qu'elles sont englobées dans la prostate à l'hypertrophie de laquelle elles participent plus ou moins. Cet épaississement des parois de la vessie a pour effet inévitable d'en diminuer la souplesse, c'est-à-dire de s'opposer aussi bien à leur parfaite juxtaposition, condition matérielle de toute miction complète, qu'à leur entier développement, condition inséparable du rôle de récipient dévolu à l'organe ; de sorte que le viscère devient incapable de se débarrasser entièrement de son contenu et de fonctionner comme réservoir.

En résumé donc, la capacité de la vessie est diminuée et sa fonction de réservoir compromise : d'un côté par le relief que forme dans son intérieur la prostate hypertrophiée, d'un autre côté par la rigidité de ses propres parois, suivant le mécanisme que je viens de vous esquisser.

Lorsque le premier sondage n'est pratiqué qu'à une période déjà avancée de la maladie, il n'est pas rare de constater l'existence d'un résidu urinaire considérable. C'est qu'alors l'épaississement a disparu et a été remplacé par l'amincissement des parois distendues et inertes : une atonie complète est nécessairement survenue et la vessie ressemble alors à un ballon flasque absolument incapable d'expulser son contenu.

C'est alors surtout que l'usage du cathéter deviendra une nécessité de tous les jours, et que le malade restera assujetti, jusqu'à la fin de son existence, à évacuer par le moyen de la sonde tout ou partie de son urine.

Dans ces conditions, un homme peut encore, durant de longues années, demeurer engagé dans tous les labeurs de la vie, et, s'il se soigne bien, rien ne prouve que sa longévité doive subir, du fait de sa maladie, la plus légère atteinte. La seule condition de rigueur, comme du reste dans toutes les circonstances qui obligent de recourir chaque jour à la sonde, c'est que l'instrument, par sa souplesse, et la manœuvre, par sa douceur, permettent d'atteindre le but au prix de la production minimum de douleur et d'irritation. Plus l'introduction du cathéter doit être fréquente, plus il est essentiel de choisir pour l'effectuer le procédé le plus facile pour le malade.

J'ai réservé, pour le placer ici, ce que j'ai à vous dire de l'*instrument lui-même*. Ce n'est que très exceptionnellement qu'il faudra avoir recours à la sonde d'argent. Dans l'immense majorité des cas, la sonde flexible doit être préférée à toute autre, et particulièrement celle qui présente la forme dite *coudée* (fig. 37, page 148). Quelle que soit la proéminence formée par la prostate au niveau du col vésical, le bec de cette sonde, infléchi en haut, franchit ordinairement plus facilement l'obstacle que n'importe quel autre instrument.

Dans quelques cas cependant, la sonde tout à fait molle en caoutchouc vulcanisé remplit mieux cet office ; cette dernière présente cet avantage, pour le malade, d'être extrêmement portative et de se rouler en tous sens, ce qui détériorerait tout autre cathéter. Mais c'est précisément sa trop grande souplesse qui rend son emploi impossible, lorsque l'urèthre est rétréci soit par une stricture soit par le développement exagéré des deux lobes latéraux de la prostate faisant saillie dans le canal. En effet, le plus petit frottement arrête la progression d'une telle sonde et il est bien rare qu'il n'y en ait pas quelque peu dans un urèthre. Ce frottement peut toutefois être réduit à son minimun en se servant d'une sonde n° 6 ou au plus 7 [11 ou 13 filière française], à surface bien lisse ; n'employez jamais une sonde plus volumineuse et qui ne serait pas bien polie. En outre, souvenez-vous que, par l'usage, les sondes en caoutchouc augmentent un peu de volume. Apprenez au malade, lorsqu'il se passe lui-même cet instrument, à l'introduire par petits mouvements saccadés, et non par une pression lente, en n'en poussant que 2 centimètres environ à chaque coup dans le canal. Quand il a pénétré de 12 à 15 centimètres, des intervalles de quatre ou cinq secondes doivent séparer chaque poussée d'introduction de façon que le mouvement de progression puisse être transmis au bec de la sonde ; sans quoi, celle-ci a de la tendance à sortir ou, en tout cas, n'avance pas.

Quelquefois, il vaut mieux se servir de la sonde en gomme élastique de fabrication anglaise, quand elle est convenablement construite et surtout courbée ; mais je dois vous en dire quelques mots pour vous en démontrer toutes les qualités. Le fabricant incurve généralement son instrument à peu près ainsi (fig. 38), le bec droit, au lieu d'être fortement courbé, c'est-à-dire qu'il lui imprime la plus détestable forme qu'on puisse donner à un cathéter pour les cas d'hypertrophie prostatique.

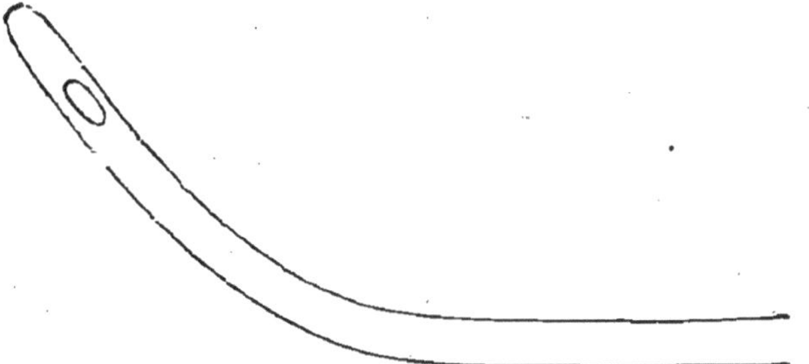

Fig. 38. — Modèle de sonde trop peu courbée pour l'hypertrophie.

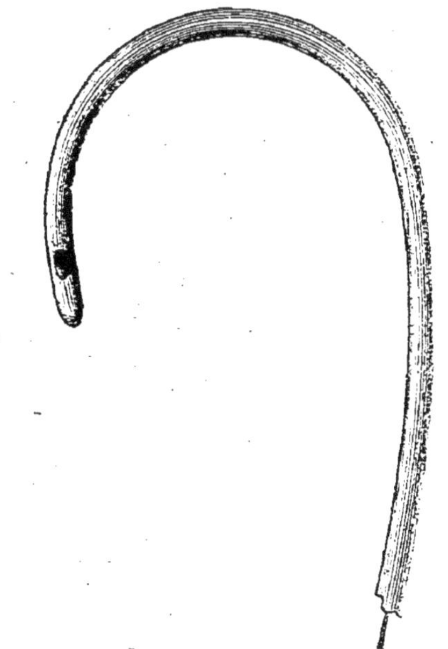

Fig. 39. — Sonde pourvue d'un mandrin trop courbé.

Ce qu'il vous faut, dans l'espèce, c'est un cathéter fortement courbé, *précisément à son extrémité.* Lorsque vous voudrez vous servir avec avantage de la sonde anglaise de gomme élastique, laissez la pendant un mois sur un fort mandrin en fer ayant une courbure très prononcée (voyez fig. 39). Quand vous voudrez un instrument rigide, règle générale, prenez tout simplement un cathéter en argent et jamais une sonde de gomme maintenue par un mandrin. Mais revenons à notre sujet.

Vous voulez naturellement que le bec de la sonde passe par-dessus l'obstacle formé par la prostate hypertrophiée; or, comme la chaleur de l'urèthre diminue toute courbure, quelle qu'elle soit, l'instrument de gomme, tel qu'il sort des mains du fabricant, arrive presque droit au col de la vessie et ne peut passer au-dessus de la tumeur prostatique. Au contraire, quand vous avez une sonde qui a été maintenue bien courbée pendant un mois ou deux, retirez le mandrin, renversez en arrière le corps de la sonde, et voyez ce qui va arriver quand vous l'introduirez : Malgré la chaleur de l'urèthre, la sonde, à mesure qu'elle avancera, tendra plutôt à s'incurver qu'à se redresser, et voilà tout simplement ce qui sépare la réussite de l'insuccès. J'attribue à ce petit artifice une extrême valeur. La chose est très simple : avoir une sonde courbée outre mesure — non pour le rétrécissement, mais pour l'hypertrophie, — et en renverser le dos au moment de s'en servir ; à mesure que l'instrument chemine, sa courbe s'accentue, il passe au-dessus de l'obstacle et arrive dans la vessie. C'est si simple que cela paraît difficilement avoir tant d'importance ; mais tout ce que je puis vous dire, c'est que, dans l'espèce, je ne connais rien de meilleur.

Néanmoins il est des cas particuliers qui requièrent des courbes spéciales. Nous avons des cathéters d'argent de différentes courbures. En voici plusieurs qui sont excellents ; mais le cathéter anglais de gomme élastique possède, ainsi que je vous l'ai dit, une qualité qu'on ne trouve dans aucun autre : plongez-le dans l'eau chaude et donnez-lui telle forme que vous voudrez, puis trempez-le dans l'eau froide, il gardera la forme que vous lui aurez imprimée. Il est vrai que la meilleure forme peut être aisément détruite par la façon dont l'instrument est manié. On doit bien se garder naturellement d'altérer la courbure tandis que la sonde franchit la partie antérieure du canal, puisque c'est seulement pour la partie postérieure qu'elle est nécessaire. A cet effet, tenez le talon de votre instrument bien appliqué dans l'aine et conduisez le pénis le long de la courbure, afin de préserver celle-ci jusqu'à ce qu'elle ait atteint la région profonde de l'urèthre. Alors vous abaissez le pavillon, et le bec soulevé passe par-dessus tous les obstacles jusque dans la vessie.

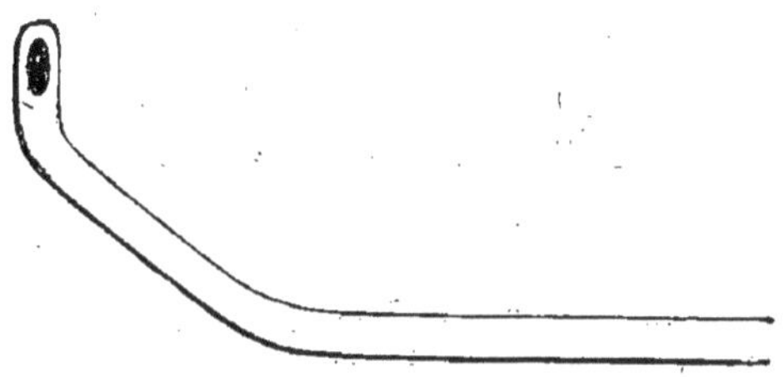

Fig. 40. — Sonde bi-coudée.

Je dois enfin mentionner aussi un genre particulier de cathéter français, modification de la sonde coudée que je vous ai décrite et particulièrement recommandée tout à l'heure et dans la précédente leçon. La modification dont je vous parle actuellement consiste à donner à l'instrument en question deux coudures au lieu d'une, de façon à avoir une *sonde bicoudée*. Quand le bec a besoin d'être encore plus relevé que dans la précédente, cette forme remplit ce desideratum au moment de l'arrivée de l'instrument au col de la vessie (fig. 40).

Quelquefois vous rencontrez un malade chez lequel vous pouvez faire passer, avec la plus grande facilité et sans aucun danger, une sonde en argent ; on ne peut s'en servir que de deux ou trois formes, de deux ou trois calibres. Il faut qu'une sonde en argent pour l'hypertrophie de la prostate soit de trois à cinq centimètres plus longue que la sonde ordinaire. Il est très rare qu'on soit obligé d'en arriver à une qui aurait dix centimètres de plus. La partie recourbée est aussi quelquefois prolongée, c'est-à-dire qu'elle comprend un arc plus étendu, qui serait de plus d'un quart de cercle (fig. 41). Il ne faudrait pas que leur calibre fût moins fort que le n° 10 [n° 18 de la filière française].

Combien de fois en vingt-quatre heures doit-on répéter le cathétérisme ? Tout dépend de la quantité d'urine restant dans la vessie après chaque miction naturelle, c'est-à-dire du résidu urinaire. D'une manière générale, on peut poser en principe que si cette quantité ne dépasse pas 60 ou 100 grammes il suffit de passer la sonde une fois seulement chaque soir, au moment du coucher ; si la quantité du résidu urinaire est double de ce que je viens de vous indiquer, le cathétérisme devra être pratiqué matin et soir ; si elle est plus considérable encore, les sondages seront nécessaires trois fois par jour. Enfin, si la rétention est complète, il faut sonder aussi souvent que le besoin s'en fait impérieusement sentir, cinq ou six fois par vingt-quatre heures ordinairement, et parfois beaucoup plus fréquemment.

Le *traitement général* ne doit pas être négligé ; je réserve pour le chapitre de la *cystite chronique*, qui fera l'objet d'une de nos prochaines conférences, la plus grande partie des développements que comporte le sujet. La cystite, en effet, se trouve associée à un si grand nombre de maladies des organes urinaires, qu'il vaut mieux en esquisser le traitement une fois pour toutes dans le chapitre qui lui sera consacré, que de s'exposser à d'incessantes redites à propos de chaque affection. Je me bornerai donc aujourd'hui à mettre en relief les deux indications suivantes :

1° *Prévenir les congestions locales.* — Dans ce but vous recommanderez expressément à votre malade d'éviter toute espèce de refroidissement de la région pelvienne. Qu'il se tienne bien couvert ; qu'il ait soin de ne jamais s'asseoir sur un siège froid ou humide, etc. Vous lui interdirez également les excitations trop fortes, sexuelles ou autres, les longs voyages, les voitures mal suspendues, tout ce qui peut en un mot congestionner le bassin et retentir sur l'état anatomique de la prostate. Ces causes, en effet, produisent très souvent une augmentation temporaire du volume de l'organe, et tiennent sous leur dépendance la plupart des troubles fonctionnels dont le malade souffre.

Quand la miction est très fréquente pendant la nuit et détruit tout repos et sommeil en raison des douleurs qu'elle provoque à chaque instant, pour ainsi dire, l'opium sous différentes formes rend alors de réels services. Les sels de morphine, pris à petites doses par la bouche, procurent parfois au malade un soulagement inappréciable. On peut aussi prescrire des suppositoires en beurre de cacao contenant de 1 à 3 centigrammes d'acétate ou de chlorhydrate de morphine. Cette dernière substance, sous forme d'injections sous-cutanées, agit certainement beaucoup mieux, mais elle n'est pas toujours ainsi aussi facile à employer. Quelques praticiens ont imaginé d'associer dans les suppositoires la belladone à la morphine : ce n'est pas là une heureuse idée pour les prostatiques ayant de la difficulté à vider leur vessie. La belladone en effet exerce une influence particulière et, pour ainsi dire, paralysante sur le muscle vésical et ne sert qu'à augmenter son impuissance, lorsqu'il n'arrive déjà pas à expulser l'urine. J'ai eu l'occasion d'observer plusieurs exemples déplorables de cette erreur.

Pour en revenir à l'opium, je ne crains pas de dire qu'il est, en somme, le médicament le plus actif que nous ayons à notre disposition pour diminuer les phénomènes douloureux dépendant d'une affection vésicale et prostatique. Seulement, vous ne devrez jamais oublier d'en observer attentivement les effets — et ils sont parfois considérables — sur l'appétit et la digestion de votre malade, et principalement sur son fonctionnement intestinal. La tolérance pour ce médicament est très variable suivant les individus ; en tous cas, il est bien rare qu'on n'en éprouve pas de la constipation et qu'alors les laxatifs et les lavements ne deviennent pas nécessaires.

2° *Régulariser les fonctions de l'intestin.* — Vous pouvez rendre très tolérable la position d'un homme atteint d'hypertrophie prostatique, si vous entretenez convenablement chez lui la liberté du ventre. La constipation, au contraire, entasse dans le rectum des scybales dont la seule présence occasionne souvent de très grands malaises. Parfois un simple lavement d'eau chaude procure un soulagement immédiat; mais, si ce moyen ne suffit pas, vous devez rétablir le cours des selles par des laxatifs doux, tels que le séné, la manne, le bitartrate de potasse, le soufre, la rhubarbe, l'usage d'une eau amère purgative ou du sulfate de soude. Tout ce qui peut agir doucement, promptement et sans irritation, maintiendra le malade dans un état de bien-être inconnu aux patients tourmentés par une constipation habituelle. N'oubliez pas qu'en raison du peu d'exercice qu'ils prennent et de la médication opiacée à laquelle ils sont souvent obligés d'avoir recours, ces vieillards se trouveront toujours bien de l'usage des mercuriaux doux, pris de temps en temps, tels que, par exemple, les pilules bleues associées à l'extrait de coloquinte. Par contre, les purgatifs drastiques ne donnent que de mauvais résultats et doivent par conséquent être écartés.

Je vais maintenant vous entretenir brièvement de ces cas d'hypertrophie prostatique qui opposent les plus grandes difficultés au cathétérisme et se compliquent de rétention d'urine plus ou moins imminente.

Vous pouvez vous trouver en face d'un malade chez lequel l'hypertrophie de la prostate se soit révélée presque soudainement par la rétention d'urine. Si quelques symptômes antérieurs ont existé, ils sont passés inaperçus jusqu'au moment où une congestion subite est venue apporter un

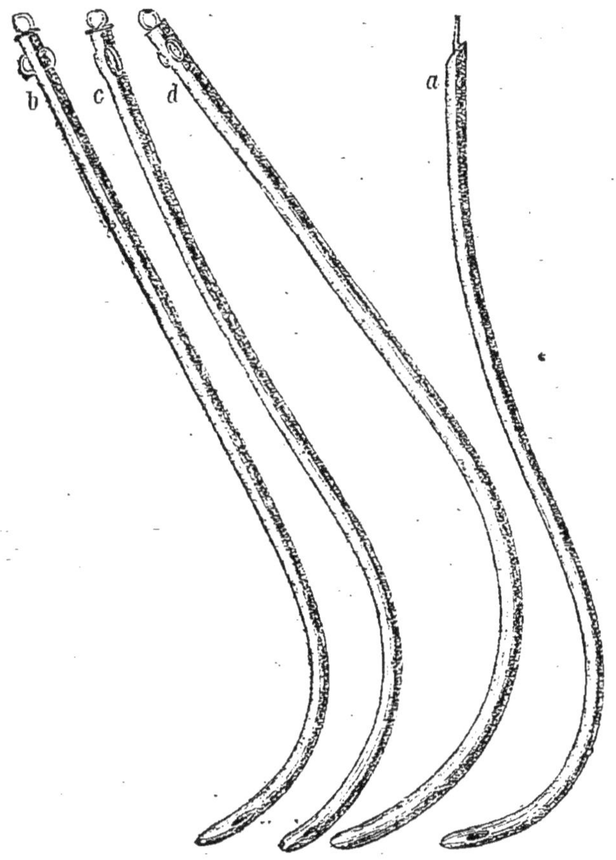

Fig. 41. — *a*, Sonde en gomme munie d'un mandrin de bonne courbure pour la pratique ; *b*, *c*, *d*, sondes d'argent de différentes courbures : ce sont les n°s 1, 2 et 3 que j'emploie chez les prostatiques.

obstacle insurmontable à la miction, et plonger le patient dans une angoisse extrême. Une pareille situation ne comporte évidemment aucun délai ; ce qu'il faut, ce qu'il y a de plus urgent, c'est de soulager le malade séance tenante. Vous trouvez une vessie distendue sous forme de ballon plus ou moins proéminent dans la région sus-pubienne, dont la matité à la percussion ne vous laisse aucun doute.

Généralement, en présence d'un cas semblable, il faut immédiatement sonder et, à cet effet, essayez tout d'abord la sonde coudée. Si elle ne passe pas, ayez recours à la sonde anglaise à grande courbure, sans mandrin, comme je l'ai indiqué plus haut (page 155). En cas d'insuccès de ces deux instruments, prenez-en un à extrémité olivaire, et enfin, en dernier ressort, servez-vous d'un cathéter prostatique d'argent n° 1 (fig. 41, b) ; un cathéter plus gros, plus long ou plus courbé, est bien rarement nécessaire. Avec la sonde en argent n° 10 [n° 18, filière française], il est plus facile d'éviter les fausses routes, qui peuvent avoir été faites, dans des tentatives de sondage antérieures, soit par le malade lui-même, soit par d'autres confrères appelés avant vous. Rien n'indique plus sûrement que vous êtes hors de la bonne voie qu'un obstacle devant le bec de votre sonde. Conséquemment ne forcez pas : ce n'est pas l'étroitesse, c'est l'occlusion et la rigidité du passage qui vous crée des difficultés quand vous êtes arrivés à la région prostatique. En présence d'un arrêt, retirez donc votre instrument et cherchez une autre route, soit à droite, soit à gauche. Surtout, encore une fois, n'employez jamais la force dans quelque circonstance que ce soit.

Mais, avant d'introduire la sonde en pareil cas, il ne faut jamais oublier de s'assurer tout d'abord de la meilleure position que vous devrez donner à votre malade. Je vous conseille de le faire coucher sur le dos, si la vessie est très volumineuse. Avec une vessie modérément distendue, la station debout serait aussi bonne, peut-être même préférable, en ce sens qu'elle permettrait de vider plus complètement l'organe. Mais quand la distension du réservoir est énorme, la position horizontale devient de rigueur. Il est à ma connaissance que l'évacuation d'une grande quantité d'urine, le patient étant debout, a été suivie des plus déplorables résultats, parfois même de mort subite.

Si j'avais le temps, je pourrais vous raconter un fait de ce genre, qui conduisit le chirurgien jusque devant les tribunaux, sous l'accusation d'homicide involontaire. Tous les détails de cette malheureuse affaire me sont parfaitement connus, puisque c'est moi qui fus chargé de la défense du confrère injustement attaqué. Le malade avait été sondé debout, et quand 3 litres et demi environ de liquide avaient été évacués, il était tombé mort d'une syncope, tout comme il pourrait advenir à un hydropique dont on ponctionnerait le ventre dans cette position. Sans doute, il y avait eu une faute commise; mais rien n'était plus monstrueux que d'en faire l'objet d'une action criminelle. Le cas n'en reste pas moins instructif, et je vous le signale, afin que vous n'oubliiez pas de prendre toutes vos précautions contre une syncope fatale, lorque la vessie se trouve énormément développée, et qu'il s'agit surtout d'un vieillard. Quant à moi, je ne manque jamais, en pareille occurrence, de faire coucher le malade avant de toucher au cathéter. Poussez encore plus loin vos précautions; ne retirez d'abord qu'une partie de l'urine, le quart par exemple, et attendez un peu avant de vider complètement la poche urinaire.

A présent, me demanderez-vous, pourquoi n'ai-je fait mention ni de l'opium, ni des bains chauds? — Messieurs, la méthode expectante, dans une rétention causée par l'hypertrophie de la prostate, est passible d'une sérieuse objection. Vous ne devez pas perdre de vue l'avenir de la vessie, et si vous laissez l'organe pendant un jour ou deux dans une distension excessive, il est à craindre qu'il ne recouvre plus entièrement son pouvoir contractile. La vessie d'un vieillard, quand elle a été forcée par une longue rétention, ne se contracte en général jamais plus. Bien que le malade ait uriné convenablement jusqu'au moment de l'attaque de rétention, si vous le laissez trop de temps sans autre soulagement que l'opium, les bains chauds et autres moyens semblables, la distension progressera sans cesse et vous donnera ensuite plus de mal que si vous aviez recouru d'emblée à l'instrument.

Si vous avez rencontré beaucoup de difficulté pour introduire votre cathéter, vous serez tentés, j'imagine, de le laisser à demeure : ici vous seriez mal inspirés. Il vaut mieux le retirer, quitte à le réintroduire quand besoin sera, car tout instrument à demeure est une offense pour la prostate. Un rétrécissement s'accommoderait fort bien, lui, de cette pratique ; mais la prostate hypertrophiée en éprouvera toujours, plus ou moins, une fâcheuse irritation ; quoiqu'il soit vrai d'ajouter que la sonde de gomme sera constamment mieux supportée que le cathéter d'argent. Ce qui serait encore préférable, ce serait une sonde de caoutchouc vulcanisé, qui seule peut séjourner inoffensive dans un urèthre compromis par une hypertrophie prostatique. Vous introduiriez cette dernière sonde à l'aide d'une série de courtes et rapides impulsions, et, si ce procédé ne réussissait pas, vous la monteriez sur un mandrin d'une courbure convenable, que vous retireriez ensuite. Rien de plus facile que de la maintenir en place : il suffit pour cela de l'attacher aux poils sus-pubiens, ainsi que vous me l'avez vu faire souvent (voy. fig. 16, page 80), en l'assujettissant avec une petite bandelette de diachylon autour du pénis. La sonde de caoutchouc a, de plus, l'avantage de ne s'incruster que rarement de phosphates, et telle est son extrême souplesse que le malade peut, en la portant, se permettre quelque exercice dans sa chambre. Un petit tube métallique introduit dans le corps de cette sonde en rend encore le maintien plus sûr ; quelquefois aussi, on la rend plus rigide en enduisant sa partie supérieure d'une couche de collodion dans une étendue de 10 à 12 centimètres : les liens la maintiennent ainsi beaucoup plus solidement. On a imaginé enfin dans le même but de munir d'ailerons son extrémité vésicale ; mais ces appendices ne servent le plus souvent qu'à irriter la vessie et à augmenter les difficultés de l'introduction.

Lorsque le malade a été pris d'une forte rétention d'urine et lorsqu'il commence à se remettre de la fièvre et de l'ébranlement qu'a subi tout l'organisme, nous nous demandons avec inquiétude si la vessie a retrouvé toute sa force, ou si au contraire elle l'a entièrement perdue, ou si à l'avenir la prostate hypertrophiée pourra servir de barrière au flot d'urine. Après avoir retiré la sonde, nous verrons bientôt si le cathétérisme est nécessaire, et s'il l'est, combien de fois il faudra y avoir recours. Si la vessie contient une quantité assez considérable d'urine qui y a séjourné longtemps, l'urine paraît d'ordinaire louche et trouble, et a l'apparence de celle que l'on rencontre dans la cystite chronique, appelée dans ces cas *catarrhe de la vessie.*

Il y aurait certes encore beaucoup à dire sur les différentes formes et applications du cathétérisme, qui varient presque avec chaque cas particulier ; mais, je préfère consacrer à l'étude de ce sujet ma prochaine leçon tout entière.

Avant de terminer celle-ci, laissez-moi vous dire quelques mots seulement sur un point de thérapeutique, auquel certains d'entre vous ont déjà songé sans doute, bien que jusqu'à présent je n'y aie fait aucune allusion. Ce point peut se résumer en la question suivante : « Un chirurgien entreprenant a-t-il le droit d'essayer, par une opération bien conduite, d'enlever ou de fendre le ou les lobes saillants de la prostate hypertrophiée et de rendre ainsi à son malade la faculté d'uriner sans ou presque sans difficulté? »

Cette préoccupation a hanté l'esprit de bien des chirurgiens, et cela depuis bien longtemps, j'ose le dire. On a autrefois sectionné de haut en bas la portion la plus saillante de la glande hypertrophiée, dans ces cas où celle-ci forme une sorte d'éminence ou de barrière au niveau du méat interne, semblant constituer la borne-limite qui sépare l'urèthre de la vessie. Cette opération, pratiquée par Leroy d'Etiolles, Mercier, Maisonneuve, n'était vraiment pas difficile à exécuter : ces chirurgiens se servaient d'une petite lame cachée, qui se dégainait seulement en arrivant dans la région voulue. Mais, bientôt l'expérience ne tarda pas à démontrer que cette simple section était pour le moins inutile : les portions divisées se rejoignaient et se cicatrisaient rapidement et le malade, au lieu de retirer quelque bénéfice de son opération, n'en avait parfois ensuite que plus de tourments.

Ensuite, on a essayé à l'aide d'un instrument à deux mors, ressemblant un peu à un petit lithotriteur, d'exciser une tranche cunéiforme sur le sommet de la saillie prostatique ; c'est le procédé de Mercier. En étudiant avec soin les observations de ce chirurgien, j'ai pu me convaincre, comme beaucoup d'autres, du peu de valeur de ce procédé, en dépit des efforts de ses quelques défenseurs ; car de temps en temps on voit encore des chirurgiens, insuffisamment instruits du passé, tenter de ressusciter ou de renouveler une telle pratique. Mais, tout récemment, Guyon (de Paris) a eu l'occasion de juger sévèrement, avec sa haute autorité, toutes ces opérations relatives à la prostate : il a été à même d'examiner des malades ainsi opérés par Mercier et d'autres, et de cet examen il a conclu que les résultats n'étaient vraiment pas assez satisfaisants pour encourager les chirurgiens d'aujourd'hui à reprendre ces anciens errements.

Dans ces derniers temps, on a pratiqué ces mêmes sections de la prostate au moyen de la galvano-caustique, comme l'a fait Bottini (de Pavie) : c'est là sans doute un mode opératoire préférable à l'instrument tranchant, si toutefois de telles interventions sont autorisées.

Il est un autre procédé opératoire dirigé contre la prostate hypertrophiée, dont vous avez sans doute entendu parler déjà, mais qui n'est pas, comme les précédents, spécial à ce genre d'affection. Il peut arriver que, au milieu d'une opération de taille latérale, le chirurgien volontairement ou non enlève un morceau de prostate ou d'une tumeur de celle-ci, gros comme une amande et même davantage. On dit que parfois le malade, qui, avant l'intervention, souffrait de rétention d'urine, retrouve après celle-ci l'intégrité à peu près parfaite de ses fonctions vésicales. J'ai vu au moins une fois feu sir William Fergusson procéder de cette façon. Ce qui est certain, c'est que moi-même en quatre circonstances j'ai enlevé de volumineux morceaux de prostate. Deux fois, j'ai pincé et arraché involontairement quelque saillie prostatique en même temps que le calcul entre les mors de la tenette, pendant la taille. Mais, deux autres fois, j'ai taillé deux calculeux, prostatiques avancés, qui depuis plus d'un an n'avaient pas rendu une goutte d'urine sans le secours de la sonde. Chez ces deux malades, j'ai pu exciser une tranche considérable de la prostate, et même tout un lobe moyen, avec la ferme intention de modifier ou même de rétablir, si possible, la fonction vésicale. Ces cas me paraissaient présenter un si haut intérêt que j'attendais chaque fois avec impatience le résultat de mon intervention, m'imaginant que j'avais peut-être trouvé là la cure radicale de l'hypertrophie prostatique. Trois de mes quatre opérés survécurent, et déjà je me réjouissais du succès obtenu ; mais je fus bientôt cruellement désappointé en constatant que l'opération n'avait aucunement modifié leur fonctionnement vésical. Ces exemples, qui me sont personnels, ne viennent donc pas à l'appui de la pratique sus-énoncée.

Je n'ai peut-être pas été aussi heureux que ceux qui prétendent, théoriquement il est vrai, réussir dans ces circonstances ; mais, vous savez que la théorie est fort souvent bien loin de la réalité. Admettons qu'un malade depuis six mois ou un an n'ait pas rendu une seule goutte d'urine sans le secours de la sonde ; il est opéré par un chirurgien qui sectionne ou excise une portion quelconque de sa prostate hypertrophiée. Si on me dit que, après l'opération, ce malade a pu se dispenser du cathétérisme ou même arriver à expulser spontanément la moitié seulement de son urine, je demanderai toujours, avant de croire à un tel succès, si le cas a été observé et examiné par plusieurs confrères. Je serais en effet fort désireux de constater par moi-même un pareil résultat de l'un ou l'autre des procédés que je vous ai exposés. J'ai longtemps cherché un fait de ce genre, qui fût absolument authentique et j'ai même parcouru dans ce but bien des pays ; jusqu'à présent, je l'avoue, je ne l'ai pas encore découvert. Telle est mon opinion sur le sujet qui nous occupe en ce moment.

Bien plus, j'ajouterai que la restitution de la fonction par les moyens sus-nommés me semble à peu près impossible à obtenir, et cela pour la raison que je vais vous dire. Quand on a dû pratiquer le cathétérisme d'une manière continue pendant un an ou deux, les parois vésicales ont perdu toute contractilité et sont presque toujours incapables, selon moi, de la recouvrer après ce laps de temps : la vessie restera donc inapte à expulser son contenu, même en supposant que la cause de l'obstruction ait été complètement enlevée. C'est principalement sur ce fait que je me base pour tirer de cette discussion la conclusion suivante : aucune opération n'est capable de rendre sa faculté d'expulsion à une vessie qui depuis longtemps l'a perdue, parce qu'aucune ne peut lui faire retrouver sa contractilité.

Dans ces derniers temps, on a proposé d'ouvrir la vessie au-dessus du pubis et de faire par cette voie l'ablation de la partie saillante de la prostate. Ce que je viens de dire relativement aux procédés précédents, s'applique également bien à celui-ci. Le résultat n'est et ne doit être qu'insignifiant, sauf tout à fait au début où l'ablation très parfaite de la portion de prostate formant obstacle procurerait peut-être quelque soulagement au malade. Mais, je pense que ni celui-ci, ni son chirurgien, ne voudrait jamais recourir à la taille sus-pubienne, dès l'apparition des premiers symptômes du prostatisme, dans le but d'enlever une petite tranche de la glande ; et cela, surtout parce qu'on ignore si, à cette période de la maladie, le processus hypertrophique ne cessera pas bientôt ses progrès. En fait d'intervention chirurgicale dirigée contre la prostate, la voie hypogastrique semble encore être préférable à la voie uréthrale ou périnéale. Cette question de l'ouverture de la vessie, comme opération à tenter dans les cas anciens, sera traitée par nous dans la prochaine leçon.

LEÇON XI

Du cathétérisme dans les cas de rétention d'urine dans l'hypertrophie de la prostate. — Hypertrophie avec rétention d'urine. — Règles de l'évacuation. — Sonde à demeure. — Fréquence du cathétérisme. — Cystite chronique. — Suite du cathétérisme. — Evacuation incomplète de la vessie.

Messieurs,

Nous avons vu dans la leçon précédente les symptômes ordinaires de l'hypertrophie de la prostate, et nous avons insisté particulièrement sur celui que l'on rencontre toujours dans cette maladie, c'est-à-dire sur l'incapacité partielle ou complète que les malades qui en sont affectés ont à vider leur vessie. Cette incapacité existe à différents degrés suivant les cas et est liée à d'autres considérations qui sont d'un grand poids pour le traitement que l'on veut faire suivre. Ce traitement consistera dans l'emploi de moyens artificiels pour débarrasser le malade de l'urine qui aura séjourné dans la vessie. En commençant, nous allons poser cette question : « Dans quelles conditions emploierons-nous le cathétérisme pour un malade affecté d'hypertrophie de la prostate et qui ne peut vider sa vessie ? »

Je répondrai que les symptômes locaux présentent deux faits principaux qui priment les autres, et qu'il faut considérer avant de se former une opinion sur le cas particulier. Premièrement, on devra se rendre compte de la quantité d'urine laissée dans la vessie après que le malade aura uriné naturellement. Secondement, il faudra observer le degré de fréquence des mictions, pendant le jour et pendant la nuit, mais surtout de celles qui ont lieu la nuit.

En ce qui concerne le premier cas, la quantité d'urine qui reste dans la vessie, il ne faudra pas toujours la préjuger d'après un premier cathétérisme.

Lorsque rien ne vient troubler la miction, et elle peut l'être très facilement par la présence d'un étranger ou si le malade urine comme moyen d'expérience, la quantité d'urine laissée dans la vessie sera à peu près la même à chaque miction chez la plupart des malades. Les conditions auxquelles nous avons fait allusion diminuent souvent momentanément la puissance d'expulser et rendent par conséquent ce qui reste dans la vessie, au moment de l'examen, plus considérable qu'il ne doit être en réalité. Ceci compris, supposons un cas où le résidu urinaire sera toujours de 250 grammes. Cette quantité suffit, suivant moi, pour justifier l'usage du cathétérisme.

D'un autre côté on peut trouver une quantité plus petite, et vous me demanderez alors : « Quelle est la ligne de démarcation en ce qui concerne la quantité ? Quel est le cas où je pourrai dire qu'avec telle quantité le cathétérisme n'est pas nécessaire ? Quel est celui où, avec telle autre quantité, il faudra l'employer ? » On ne peut répondre à ces questions d'une manière absolue. Les raisons qui pourraient servir à se former une opinion exacte ne sont pas contenues dans les termes de la proposition. Il faut être éclairé par d'autres faits. J'ai entendu avancer comme axiome qu'il n'y a pas lieu d'intervenir tant que l'urine est limpide, quelle que soit la quantité qui restera dans la vessie. On peut faire valoir en faveur d'une telle règle une certaine somme d'arguments *a priori* ; mais elle ne portera pas le témoignage de l'expérience. La solution de ce problème, comme bien d'autres cas où l'intervention chirurgicale est indispensable, est bien trop complexe pour qu'on puisse le résoudre par une règle invariable. Le fait seul que l'urine est limpide ne suffit pas pour décider ce que nous ferons. Il peut y avoir dans certains cas, en dépôt dans la vessie, une grande quantité d'urine, beaucoup plus de 500 grammes, claire et acide, et nous verrons plus tard qu'il faudra se hâter d'en débarrasser le malade.

Que veut dire cette règle : Ne jamais sonder tant que l'urine est limpide ? Elle signifie que nous devons attendre avant d'intervenir qu'une cystite chronique se déclare ! Il n'y a pas d'autres conclusions. Mais pourquoi attendre la cystite chronique ? C'est une complication que nous devons chercher à éviter par toutes les manières possibles et qui sera très fâcheuse pour une vessie qui fonctionne déjà mal ; l'épaississement de la muqueuse et le défaut de contraction de cet organe en seront la conséquence. N'est-ce pas là précisément ce que nous voulons éviter ? Et c'est ce que nous éviterons en commençant en temps opportun l'usage du cathétérisme. Je sais parfaitement qu'autrefois, lorsque le cathétérisme comportait une sonde métallique de gros calibre qui était d'une introduction douloureuse, pour ne pas dire plus, la cystite chronique survenait fréquemment. Cela n'arrive pas aujourd'hui si on emploie, au début de la maladie, une sonde douce et flexible, de moyenne grosseur, et avant qu'il se soit formé une grande accumulation d'urine.

Lorsque l'on retire de la vessie cette quantité considérable d'urine, il survient presque toujours des symptômes locaux et généraux graves. On voit très souvent un malade qui n'a pas été sondé à temps avoir dans la vessie 6 à 700 grammes d'urine, quelquefois davantage, et si l'on commence chez lui le cathétérisme, il est pris de cystite avec urines purulentes, d'accès de fièvre, et il perd ses forces. Bien plus, à ce degré avancé, un accident, si léger qu'il soit, amène promptement la rétention complète, et il ne s'agit plus alors de savoir s'il faut ou non se servir du cathétérisme : les circonstances exigent dès lors impérieusement son emploi.

Dans ces conditions vous êtes sûrs de voir survenir presque toujours la cystite chronique. C'est encore ce qui a lieu dans le traitement de ces cas de rétention chronique et continue amenée par l'hypertrophie lente et progressive de la prostate. Ici encore, plus le cathétérisme se fera attendre, plus les symptômes deviendront graves; et comme ces symptômes sérieux surviendront après l'emploi de la sonde, on ne manquera pas de les attribuer au médecin qui le premier en aura fait usage, tandis que le blâme doit retomber en entier sur celui qui en aura empêché l'emploi en temps opportun.

Si donc vous rencontrez des cas où 250 à 300 grammes d'urine sont retenus habituellement dans la vessie, que cette urine soit limpide ou très trouble, il faudra employer de suite le cathétérisme une fois et quelquefois deux fois par jour.

Il y a aussi une autre circonstance très importante à noter : c'est la fréquence des mictions, qui varie chez beaucoup de malades. Il sera bien plus utile pour vous de savoir si votre malade a uriné pendant la nuit six fois ou seulement deux fois, que de savoir si son urine est claire ou chargée, ou même s'il en reste 100 ou 400 grammes dans sa vessie. Si vous voyez qu'il est privé de sommeil, privation qui atteint les sources de la vie chez les hommes âgés, sondez-le au commencement de la nuit et voyez quels seront les résultats du cathétérisme. S'il obtient cinq heures de sommeil calme et continu, ce qui arrive souvent, vous avez lieu de persévérer. Il apprendra à se passer la sonde lui-même et vous sera très reconnaissant du soulagement que vous lui aurez procuré. Ce traitement prévient aussi la douleur et le spasme de la vessie, et vous devez y avoir toujours recours, que l'urine retirée soit en petite ou en grande quantité, qu'elle soit transparente ou chargée de mucus.

Lorsque vous aurez pris en considération ces différents phénomènes qui varieront suivant les diverses constitutions, vous arriverez facilement à vous former une opinion exacte de chaque cas particulier. Il faudra n'attribuer à chaque symptôme que la valeur réelle qu'il pourra avoir, et ne pas asseoir votre décision sur un seul exclusivement, à moins que vous ne vous soyez assurés qu'il ne vous laisse aucun doute sur le traitement à suivre. La quantité d'urine, restant dans la vessie après chaque miction naturelle, peut cependant vous servir de guide à cet égard. Si cette quantité n'est que de 100 à 120 grammes, un seul sondage par vingt-quatre heures suffira d'ordinaire, et il vaudra mieux alors le faire au moment du coucher; lorsque ce résidu urinaire atteint 200 grammes, le cathétérisme évacuateur sera répété matin et soir; enfin, si après une miction il reste dans la vessie plus d'urine qu'il n'en a été rendu spontanément, c'est trois fois par jour qu'il faudra sonder. Inutile d'ajouter que quand la contractilité vésicale est à peu près ou complètement disparue, on devra recourir à la sonde aussi souvent qu'un besoin impérieux se manifestera. En tous cas, d'une manière générale, tôt ou tard on doit apprendre au malade à se sonder lui-même.

Et, à ce propos, je crois utile d'entrer dans quelques détails relativement aux notions de cathétérisme que vous devez donner à votre client et qu'il ne possède généralement pas. Dans les circonstances que nous envisageons en ce moment, il aura peut-être à se sonder toute sa vie et à se vider artificiellement la vessie quelques milliers de fois. C'est là un fait dont il faut bien vous convaincre; aussi devez-vous lui donner de véritables leçons de cathétérisme, qui lui permettront d'éviter les accidents auxquels l'exposeraient certainement son ignorance et même sa maladresse, tels que, par exemple, l'orchite et la prostatite; ces complications ne surviennent en effet que très rarement chez les malades qui ont été bien éduqués sous ce rapport.

Quatre fois sur cinq, c'est la sonde coudée n° 6, 7 ou 8, [11, 13 ou 15, filière française] que vous confierez à votre malade; c'est l'instrument le moins [dangereux et le plus facile à introduire dont puisse se servir un prostatique. Cette sonde doit être très flexible dans sa moitié inférieure (vers le bec); elle doit au contraire être rigide dans sa moitié supérieure ou manche. Placez-le debout, le dos appuyé contre un plan résistant; de la main gauche, il tend légèrement sa verge; de la droite, il saisit entre le pouce et l'index et à peu près à sa partie moyenne la sonde, préalablement huilée, et il l'introduit verticalement. Laissez-le continuer ainsi l'introduction jusqu'à ce que le pouce et l'autre doigt qui n'ont pas lâché l'instrument arrivent au contact du gland. Tel est le premier temps du cathétérisme.

Alors, sans bouger la main gauche qui tient toujours le pénis, il transporte plus loin son pouce et son index droits le long de la sonde et les déplace ainsi de 3 à 4 centimètres; mais, en même temps qu'il continue à introduire doucement et lentement son instrument dans l'urèthre, il l'abaisse progressivement, de façon à rendre horizontale sa position primitivement verticale. Il recommence une seconde fois la même manœuvre jusqu'à ce que la tige, dont une douzaine de centimètres à peine sortent maintenant du méat, s'incline légèrement au dessous de l'horizontale et que le pavillon plonge dans le vase destiné à recevoir l'urine. En enfonçant et en abaissant peut-être encore un peu, on voit bientôt couler l'urine, et alors la sonde doit rester immobile. Quand le jet s'arrête, on fait légèrement varier l'instrument en l'enfonçant, puis en le retirant de 3 à 4 centimètres et on répète ce double mouvement deux ou trois fois de suite, de manière à vider complètement la vessie. La sonde est définitivement retirée, en la conduisant dans le sens vertical comme on l'a introduite.

Ce manuel opératoire, ou tout autre qui semblerait préférable, doit être scrupuleusement suivi dans les premiers temps à chaque cathétérisme, jusqu'à ce que celui-ci soit pratiqué, pour ainsi dire, automatiquement, comme un soldat se sert de son arme à l'exercice. De cette façon, on évitera toute mauvaise et dangereuse manœuvre.

Dans certains cas, la sonde en caoutchouc vulcanisé passe plus facilement que n'importe quelle autre, mais cette différence ne peut être appréciée que par l'usage. Ces sondes de caoutchouc sont maintenant beaucoup mieux fabriquées qu'autrefois et surtout elles présentent une surface beaucoup plus lisse, ce qui constitue un perfectionnement de la plus haute importance. Si l'on obtenait un degré de poli encore plus parfait et si le canal intérieur d'une sonde n° 7 ou 8 [13 ou 15, filière française] était un peu plus large, car l'urine qui le parcourt est parfois fort épaisse, l'instrument serait parfait, c'est-à-dire le plus sûr et le plus commode pour un malade sensible. Une sonde dont la surface est bien lisse réduit à son minimum le frottement qui peut exister entre elle et le canal où elle pénètre ; ce frottement, d'autant plus gênant pour l'introduction que l'urèthre est plus long, m'a semblé également diminué dans une certaine mesure, en quelques circonstances, quand l'instrument est effilé du bout. Cette forme, en tous cas, facilite le passage de la sonde et par conséquent peut rendre des services en pratique.

Une autre remarque très importante. Il arrive souvent que l'urine, qui avait conservé toute sa limpidité jusqu'au moment de l'attaque de rétention et même à la suite de quelques séances de cathétérisme ; il arrive, dis-je, que l'urine, après quelque temps de l'usage habituel du cathéter, prend les caractères qui révèlent une cystite chronique, en même temps qu'il survient du malaise général et que la fièvre s'allume. Cet ensemble de symptômes se déclare fréquemment chez ceux qui passent tout d'un coup de la miction naturelle à la miction artificielle, Une semblable complication est toutefois assez rare quand le cathétérisme est convenablement conduit.

Mais vous pourrez rencontrer un malade qui depuis longtemps est en proie à de cruelles souffrances, accompagnées de mictions fréquentes et impérieuses ; rien n'a pu le soulager et son état est des plus graves : évidemment, le cathétérisme est indiqué et urgent. Probablement, le premier sondage retirera une grande quantité d'urine et il s'ensuivra une période de bien-être qui charmera le patient autant qu'elle le surprendra. Car, au lieu d'éprouver toutes les vingt ou trente minutes ce qu'il appelle un « spasme », c'est-à-dire une sorte de contraction angoissante qui n'arrive à expulser que quelques gouttes d'urine, il se réjouit de constater que, après un intervalle ininterrompu de huit à dix heures, il n'éprouve aucune douleur et qu'il a pu goûter un sommeil bienfaisant et réparateur. Le cathétérisme est ainsi répété et suivi des mêmes heureux effets trois fois par vingt-quatre heures pendant un jour ou deux. C'est alors qu'apparaissent les premiers symptômes d'un état général inquiétant. La fièvre s'allume et augmente graduellement ; la langue se sèche, l'appétit et les forces se perdent ; l'amaigrissement survient. En même temps que les urines deviennent de plus en plus purulentes, l'affaiblissement fait des progrès et, dans l'espace de quelques semaines, la mort arrive au milieu de phénomènes comateux plus ou moins accentués.

Sir Benjamin Brodie, dans ses remarquables leçons, a le premier, je crois, signalé ces accidents qu'il a attribués à l'existence de lésions chroniques du rein. Il convient qu'il vaudrait peut-être mieux s'abstenir du cathétérisme si l'on pouvait prévoir que l'intervention hâtera l'éclosion de tout ce cortège symptomatique grave; mais, d'autre part, il conclut qu'il est impossible de refuser au malheureux patient le soulagement que lui donne la sonde, puisque tout autre traitement est inutile. Bien entendu, il conseille de n'oublier en même temps aucune des précautions capables d'éviter toute irritation locale. Et sir Benjamin Brodie a raison, car en vérité vous n'avez à votre disposition aucun autre moyen de sauver la vie de votre malade en dehors du cathétérisme, et vous êtes fatalement conduits à le pratiquer, si vous voulez diminuer et même supprimer les horribles souffrances que cause une rétention chronique.

Supposez qu'un vieillard vienne se plaindre à vous des symptômes suivants : miction depuis longtemps fréquente, douloureuse, difficile et incomplète; urines troubles et parfois aussi dégageant une mauvaise odeur. La plupart du temps le malade vous dira qu'il est atteint de « catarrhe de la vessie », affection qu'il juge lui-même chronique et incurable. En présence de ces faits, vous êtes en droit de soupçonner immédiatement qu'il s'agit là d'un de ces cas que nous étudions en ce moment. En outre, le client en question vous énumérera la longue série de médicaments qu'il a déjà absorbés; d'ordinaire il connaît aussi bien, sinon mieux que vous toutes les propriétés des trois fameuses infusions de *buchu*, de *pareira brava* et d'*urva ursi* et d'autres encore, dont il a fait longtemps usage dans le vain espoir d'en obtenir quelque soulagement. Car, malheureusement, un ami plein de bonnes intentions, mais bien coupable dans la circonstance, lui a ordinairement appris à considérer le cathétérisme comme une manœuvre très pénible, dangereuse, qui lui fera plus de mal que de bien et qu'il faut éviter à tout prix. Efforcez-vous de démontrer à votre client que raisonnablement vous ne pouvez absolument pas vous dispenser d'employer la sonde au moins une fois dans le but d'établir avec précision votre diagnostic par exemple. Assurez-le d'ailleurs que vous allez le faire très doucement avec les plus extrêmes précautions. Après une certaine résistance et avec beaucoup de méfiance, il finit le plus souvent par céder à vos arguments, et, après l'avoir fait uriner naturellement, vous parvenez à lui passer la sonde et vous retirez de sa vessie 7 à 800 grammes d'urine ou peut-être davantage encore !

Que ferez-vous ensuite? C'est dans les termes suivants que vous devriez alors parler à ce malade : « Ce que je vais vous dire, monsieur, est de la plus haute importance et j'assume une grave responsabilité en entreprenant de vous traiter. Je consens néanmoins à faire pour vous tout ce qui sera nécessaire et à le faire de mon mieux, mais à une condition *sine quâ non*, c'est que vous vous conformerez aveuglément à mes prescriptions. Je vous demande de vouloir bien garder la chambre pendant une quinzaine de jours au moins ; la majeure partie de ce temps, vous la passerez dans votre lit ou du moins dans la position horizontale. Maintenez-vous dans une douce température et veillez à avoir tous les soins nécessaires en pareil cas. C'est moi-même qui vous sonderai trois ou quatre fois par vingt-quatre heures, en employant à cet égard un petit instrument souple, de manière à éviter toute cause d'excitation ou d'irritation dans le canal. Pendant ce temps, vous apprendrez, aussi vite que possible, à vous passer la sonde vous-même ; et, quand je vous jugerai suffisamment instruit à cet égard, je vous ferai pratiquer le cathétérisme à vous-même sous mes yeux. »

En outre, durant cette période, vous aurez à surveiller avec la plus grande attention les habitudes de votre client, son régime alimentaire, le fonctionnement de son tube digestif, etc. Vous tâcherez de le distraire par quelque occupation attrayante et vous l'entretiendrez dans l'espoir d'une prochaine guérison. De plus, vous l'avertirez qu'à chaque sondage votre intention est de ne pas retirer plus de 3 à 400 gr. d'urine, et surtout de ne pas vider à fond la vessie au commencement. Un petit lavage vésical avec la solution faible d'acide borique suivra chaque évacuation pendant huit à dix jours; et chaque fois on pourra laisser dans la vessie une trentaine de grammes de ce liquide, surtout si l'urine est odorante. Mais, en somme, moins il y aura d'intervention instrumentale, plus ce premier temps de traitement aura de chances de se passer convenablement.

Si le malade rejette vos conseils, votre responsabilité est à l'abri. Je vous engage du reste à refuser d'entreprendre le traitement d'un pareil cas, si, après avoir exposé avec douceur, mais avec fermeté, votre opinion sur l'importance de vos prescriptions, le consultant ne semblait pas y croire et ne voulait pas s'y conformer strictement.

Je viens de vous esquisser le plan de la conduite que vous devrez toujours tenir en présence d'un cas d'affection prostatique déjà avancée, qui réclame impérieusement l'usage de la sonde : soyez d'ailleurs convaincus que, si le malade en est arrivé à une situation aussi grave, c'est exclusivement ou à peu près parce qu'on a trop tardé à instituer le cathétérisme, auquel on aurait dû avoir recours beaucoup plus tôt.

C'est la pratique suivie par moi, en pareil cas, depuis bien des années, que je vous ai exposée, et je ne saurais en proclamer trop haut les excellents résultats. Néanmoins, quelquefois vous trouverez des malades qui, malgré toutes les précautions prises, s'affaibliront graduellement et finiront par succomber. Mais, si vous faites leur autopsie, vous constaterez presque toujours, dans ces cas, une pyélite de date ancienne avec dilatation et altération profondes du tissu rénal; d'où vous conclurez qu'avec de semblables lésions une bien longue survie était tout à fait impossible.

LEÇON XII

Des opérations destinées a soulager les malades dont un obstacle prostatique nécessite le cathétérisme habituel. — Drainage de la vessie 1° par le périnée; 2° par l'hypogastre. — Ancien procédé de la ponction sus-pubienne. — Modifications récentes de Thompson.

Messieurs,

Je me propose aujourdihui d'attirer votre attention sur un état particulièrement grave et douloureux, pour le soulagement duquel les ressources de notre art, quoique considérables, se sont souvent montrées inefficaces. Je fais allusion en ce moment aux dernières périodes de la rétention complète ou permanente, dont la cause siège au niveau ou près du col vésical. Dans cette catégorie d'obstacles à l'écoulement spontané de l'urine, je ne comprends pas les rétrécissements de l'urèthre; ils sont permanents, il est vrai, mais ils ne déterminent qu'accidentellement de la rétention. Quand l'impossibilité d'uriner est non seulement complète mais permanente, c'est presque toujours la prostate qui est en cause.

Dans quelques cas heureusement exceptionnels, les affections prostatiques entraînent, vous le savez, une diminution notable de la capacité vésicale, de telle sorte que le cathétérisme devient nécessaire toutes les heures et demie ou toutes les heures, et même plus souvent encore. Je ne parle pas ici de cette fréquence passagère des besoins d'uriner qui ne survient qu'accidentellement à l'occasion d'une poussée inflammatoire aiguë : j'envisage seulement les affections chroniques qui réclament l'usage constant et habituel de la sonde. Bien digne de pitié est certes la position du malade, obligé de se sonder à chaque instant et qui perd par là-même tout repos et tout sommeil. En outre, le cathétérisme devient souvent de plus en plus difficile, non seulement en raison de l'augmentation de volume de la prostate, mais aussi parce que le canal est exposé à être blessé dans ces introductions continuelles d'instruments. Que le chirurgien ou le malade lui même viennent alors à faire une fausse route, la situation devient aussitôt extrêmement grave, et parfois c'est la mort qui s'ensuit.

Dans ces conditions, le malheureux patient passe véritablement sa vie à se sonder. A peine a-t-il goûté une demi-heure de repos qu'il sent déjà approcher le moment de la miction suivante, et alors ce sont des souffrances atroces s'il tarde seulement de quelques minutes à satisfaire le besoin d'uriner. Par suite de la privation continuelle de sommeil, ses forces et sa santé déclinent rapidement. Cette obligation de recourir toutes les heures à la sonde et le trop court intervalle qui sépare chaque cathétérisme constituent une vraiment dure épreuve qui ne tarde pas à épuiser le malade. On ne saurait mieux comparer ce labeur incessant qu'à celui de certains tours de force bien connus, exécutés pour la première fois par le fameux capitaine Barclay et répétés souvent depuis, qui consistent à accomplir mille fois plusieurs kilomètres en mille heures consécutives. Certes, cette dernière tâche est rude, mais au moins le sujet est en bonne santé et il a subi un entraînement antérieur ; en outre, il connaît les limites de ses efforts et il sait qu'il en sera récompensé. Tout autres sont les conditions de notre malade : il est vieux et infirme, et il n'a que bien peu d'espoir sur le résultat final de sa lutte ; tous les paris sont contre lui dans cette course contre le temps, dans laquelle il sera honteusement battu, tout en endurant de cruelles souffrances, si on ne lui porte secours d'une manière efficace.

Arrivé à cette période, le malade est presque irrévocablement perdu à plus ou moins brève échéance. En présence de cas de ce genre, je me suis souvent demandé s'il n'y avait pas quelque opération à tenter pour supprimer définitivement ou tout au moins soulager de pareilles infortunes. Depuis quelques années, je me suis efforcé de découvrir quelque moyen de résoudre cette question par l'affirmative et je ne suis pas éloigné de croire que j'y ai réussi dans une certaine mesure. Vous m'accorderez, je pense, qu'on est bien en droit de poursuivre un tel but, même au prix de quelques risques : la gravité de la situation légitime toutes les tentatives, si seulement on a un espoir d'apporter un soulagement matériel quelconque à ces malheureux. Je parle ici d'un soulagement *durable*, car, en somme, chez quelques-uns l'emploi de la sonde à demeure constitue un soulagement momentané. Qu'elle soit en gomme ou en caoutchouc, la sonde laissée à demeure peut, en certains cas, retarder quelque peu l'issue fatale, mais toujours temporairement; il est vrai que, dans d'autres, cette pratique aggrave parfois la maladie et hâte la terminaison. Je suppose également que les moyens médicinaux, l'opium notamment, sont devenus inefficaces. Dans mon hypothèse la vessie a ses parois tellement épaissies et sa capacité est tellement diminuée que le cathétérisme, répété toutes les heures, est devenu une nécessité absolue.

Il y a, dans ces circonstances, deux manières de procéder, et j'ai été amené à adopter ces deux méthodes parce que j'ai reconnu qu'elles étaient réellement efficaces et capables de procurer un soulagement plus ou moins durable aux malades dont nous nous occupons en ce moment.

La première méthode est plus généralement applicable et, d'ordinaire, doit être essayée avant la seconde; celle-ci constitue une dernière ressource, à laquelle il ne faut recourir qu'en présence de l'échec de tous les autres moyens, y compris celui que nous allons tout d'abord étudier.

C'est seulement dans ces dernières années que j'ai adopté un procédé permettant d'examiner l'intérieur de la vessie au moyen d'une petite incision faite au périnée sur le trajet de l'urèthre : on arrive ainsi à se rendre un compte exact de la présence ou de l'absence de diverses affections organiques de la vessie, telles que tumeurs, excroissances, calculs enchâtonnés, etc... Ce sujet est assez important en lui-même pour faire l'objet d'une leçon toute entière ; nous y reviendrons ultérieurement. Toutefois, comme je crois avoir suffisamment démontré la simplicité et l'innocuité de ce procédé, j'estime qu'il est également applicable à ces cas d'irritation extrême de cause prostatique que je vous ai précédemment décrits. On peut admettre que l'état éminemment douloureux des malades, auxquels je fais allusion, est dû en grande partie aux cathétérismes répétés : et vous savez s'il sont nécessaires pour apporter quelque soulagement à une vessie impuissante et d'autre part s'ils sont impérativement réclamés par cet organe, quand il est enflammé et par conséquent ultra-sensible.

La cystite d'un côté, le cathétérisme de l'autre exercent l'un sur l'autre des influences qui se contrarient réciproquement, et le malheureux patient devient la victime d'un véritable cercle vicieux; en effet, le remède absolument indispensable, c'est-à-dire la sonde, aggrave l'inflammation de la vessie, et celle-ci à son tour exige l'usage de cet instrument avec une fréquence de plus en plus accentuée.

Or, si l'on arrive à suspendre pendant quelques jours toute activité fonctionnelle de la part de la vessie, à empêcher l'accumulation de l'urine dans ce réservoir, à calmer le constant et douloureux besoin d'uriner, et enfin à supprimer complètement le cathétérisme répété et ses effets irritants sur l'urèthre, ne se place-t-on pas dans d'excellentes conditions pour diminuer l'inflammation de la vessie et pour augmenter largement sa tolérance pour son contenu urinaire ? J'ai en quelque sorte essayé de ramener les choses à peu près en l'état où elles se trouvaient à une période moins avancée de la maladie, quand le cathétérisme n'était nécessaire que six ou sept fois par vingt-quatre heures. Si, au lieu de sonder un malade toutes les heures, j'obtiens qu'il ne réclame plus la sonde que toutes les trois ou quatre heures, ne lui aurai-je pas procuré un bénéfice considérable?

En conséquence, me basant sur cette conviction, j'ai saisi l'occasion d'opérer de cette façon, c'est-à-dire par une petite incision périnéale, un malade qui, obligé de se sonder toutes les heures, avait perdu tout repos à cause de ses souffrances continuelles et était réduit à la dernière extrémité. J'introduisis par l'ouverture du périnée une sonde en caoutchouc jusque dans la vessie, de telle sorte que l'urine pût s'écouler constamment hors de son réservoir au fur et à mesure qu'elle y arrivait. J'assurai ainsi d'une manière absolue le repos fonctionnel de la vessie en lui supprimant la faculté de se distendre et de se contracter, et en même temps celui de l'urèthre en lui [évitant le contact irritant d'instruments, auparavant répété toutes les heures. Le soulagement fut immédiat et des plus remarquables. L'opéré goûta aussitôt un sommeil prolongé et réparateur et ne ressentit plus aucune douleur, tandis que l'urine, naguère encore chargée de muco-pus et de sang et ammoniacale au plus haut degré, reprenait en quelques heures sa coloration normale et redevenait acide et à peu près limpide. Au bout de deux ou trois jours l'appétit était revenu, les digestions s'effectuaient convenablement, le malade avait repris sa gaieté et se trouvait, en un mot, amélioré à un point que personne n'eût jamais osé espérer. Le huitième jour, j'enlevai la sonde de la plaie ; pendant les deux jours qui suivirent, l'urine continua de s'écouler par le périnée à des intervalles de quelques heures. Mais la plaie qui était fort petite ne tarda pas à se cicatriser, et le cathétérisme redevint nécessaire. Cependant, le passage de l'instrument était infiniment moins douloureux, la vessie n'était plus enflammée et était capable maintenant de garder l'urine trois ou quatre heures sans inconvénient. En somme, en moins de trois semaines, mon opéré avait pu reprendre une vie active au dehors, tandis qu'auparavant il était condammé à garder la chambre en raison de l'état pitoyable dans lequel il se trouvait et que je vous ai décrit précédemment.

Chez trois autres malades, présentant des symptômes à peu près analogues, j'ai pratiqué chaque fois la même incision périnéale, et j'ai rencontré dans ces cas, soit un petit calcul enchâtonné, soit des calculs, qui avaient été la cause de souffrances très pénibles et longtemps prolongées. C'est à peine si l'on avait soupçonné la présence de ces pierres que la sonde exploratrice n'avait pu révéler à cause de leur situation; jamais elles n'eussent été enlevées sans l'intervention à laquelle je me suis décidé.

Dans plusieurs autres circonstances, j'ai eu encore recours à la même opération : ce fut tantôt pour une cystite subaiguë et douloureuse, persistant depuis fort longtemps, tantôt pour des accès très pénibles de spasme existant depuis de longues années sans cause connue; presque toujours j'obtins un excellent résultat. Quelquefois, le malade revint plus ou moins à l'état où il était avant l'opération. Deux ou trois fois une légère amélioration ne s'établit définitivement qu'après que le soulagement, qui suit presque toujours immédiatement l'opération, avait disparu. Enfin, je n'ai eu à enregistrer qu'une seule mort : il s'agissait, il est vrai, d'un malade absolument usé, qui n'accepta l'intervention qu'à une période trop avancée pour qu'on pùt en attendre un heureux résultat. Ici, ce n'est pas au procédé qu'il convient d'imputer cette mort; même s'il est exécuté avec un soin très ordinaire, il n'expose le malade à aucune espece de danger un peu sérieux. Soyez bien convaincus que cette opération ne sera jamais nuisible en aucune façon à votre malade, même en admettant que vous ne lui procuriez aucun soulagement. Or, en ce qui me concerne, j'avoue n'avoir jamais rencontré un seul de mes opérés qui n'ait pas bénéficié de mon intervention : celle-ci n'a-t-elle pas tout au moins pour résultat de supprimer pendant un temps le supplice du cathétérisme?

Le manuel opératoire, que je vous détaillerai longuement dans une leçon ultérieure (voy. leçon XXIX), peut être brièvement résumé ainsi qu'il suit :

Le malade est placé dans la position de la taille latérale; l'incision est pratiquée sur un cathéter conducteur cannelé le long du raphé médian du périnée. L'index gauche étant introduit dans le rectum, on enfonce, le tranchant tourné en haut, un long et étroit bistouri à 15 ou 18 millimètres environ au-dessus de l'anus, jusqu'à ce que sa pointe vienne rencontrer la cannelure du conducteur dans la portion membraneuse de l'uréthre, qui est incisée sur une longueur d'une douzaine de millimètres. On retire alors l'index gauche du rectum et on le fait pénétrer dans l'urèthre le long du conducteur jusqu'au col vésical; après quoi, le susdit conducteur est enlevé. Si, malgré une exploration très minutieuse, on n'a rien trouvé à extraire, une grosse sonde en caoutchouc vulcanisé ou un tube du calibre n° 18 ou 20 de la filière anglaise [n° 30 ou 32 de la filière française] est fixé à demeure au moyen de liens se rattachant à un bandage qui forme ceinture autour de la taille. Bien entendu l'extrémité interne de ce tube plonge dans la vessie. Ce drainage doit être maintenu pendant sept, dix, douze jours et même davantage suivant les circonstances, surtout si le malade en éprouve un bien-être et un soulagement notables.

La seconde méthode a été employée par moi pour la première fois dans cet hôpital et depuis lors je l'ai appliquée à un certain nombre de cas, toujours avec des résultats réellement satisfaisants.

Il y a environ dix-neuf ans (1) que, pour procurer quelque soulagement à un malade de notre salle n° 7 arrivé à l'état pitoyable ci-dessus décrit, j'ai imaginé d'introduire un tube dans la vessie par la région sus-pubienne et de l'y fixer à demeure, de manière à ce qu'il serve de seul conduit à l'urine, comme après la trachéotomie la canule peut quelquefois être maintenue en place pendant des années et amener seule l'air aux poumons. Le procédé dont je vais vous entretenir diffère de la ponction sus-pubienne que l'on pratique ordinairement dans les cas de rétention aiguë, quand il est impossible d'introduire une sonde par l'urèthre : ici au contraire la sonde peut passer et on ne l'a même passée que trop souvent. C'est du reste en se guidant sur le bec de cet instrument introduit dans la cavité vésicale qu'on ouvre cette dernière, comme dans l'ancienne taille hypogastrique. Il ne faut pas oublier en effet que, dans les cas où cette opération est indiquée, la vessie loin d'être distendue par l'urine, peut et même doit être à peu près vide : eu égard à l'opération, c'est donc là une condition bien différente de celle où l'on pratique habituellement la ponction. De plus,

(1) C'était en janvier 1869. Ayant eu ensuite l'occasion de pratiquer à plusieurs reprises cette opération, j'en fis pour la première fois le sujet d'une leçon ici même en 1874 : cette leçon a d'ailleurs été publiée dans *The Lancet* du 2 janvier 1875.

ce viscère est souvent dévié de sa position normale ou déformé par les masses prostatiques formant saillie dans son intérieur et quelquefois emplissant presque la cavité pelvienne.

Je ne crois pas que la ponction ait été pratiquée ou conseillée par d'autres chirurgiens avant moi dans le but précis que j'ai indiqué, à savoir : arracher son malade à une mort certaine en déviant *d'une façon permanente* le cours de l'urine, lorsque l'urèthre est devenu impraticable par le fait de l'affection prostato-vésicale. Je sais bien que, dans deux ou trois cas de rétention d'urine due à un rétrécissement, mon ami M. Thomas Paget (de Leicester) a exécuté avec succès la ponction sus-pubienne et que le tube a servi alors pendant plusieurs années de seul conduit à l'urine. Dans ces circonstances, on maintint le drainage vésical parce que la stricture était infranchissable; j'ajouterai que les malades se montrèrent complètement satisfaits de ce procédé qu'ils préférèrent à toute autre intervention dirigée contre leur rétrécissement. Quoi qu'il en soit, dans l'esprit de l'opérateur, cette ouverture sus-pubienne faite à la vessie n'était pas destinée à demeurer permanente ni à combattre une rétention de cause prostatique. C'est, je l'avoue, l'état de bien-être dans lequel je vis ces opérés, qui me donna l'idée de traiter d'une manière analogue les affections prostatiques présentant des difficultés extrêmes.

L'opération consistait primitivement à introduire par l'urèthre une grosse sonde, creuse dans toute sa longueur et fortement courbée, telle que celle qui est représentée dans la figure 42 en A; son bec était oblitéré par l'olive terminale d'un mandrin (B). Quand l'extrémité de cette sonde était arrivée dans la vessie, en arrière de la symphyse pubienne, on confiait l'instrument à un aide qui le maintenait solidement dans cette position. Puis sur la ligne médiane de l'hypogastre, on faisait à partir du bord supérieur de la symphyse une incision ne dépassant pas en longueur deux centimètres et demi environ, c'est-à-dire capable d'admettre l'index du chirurgien. Les tissus étaient séparés avec le doigt et la ligne blanche était divisée avec la pointe du bistouri. Cela fait, on introduisait l'index dans la plaie en le dirigeant en bas et en arrière, de façon qu'il rasât la face postérieure de la symphyse et qu'il sentît nettement à travers la paroi vésicale le bec de la sonde. C'est en ce point de contact qu'on ouvrait la vessie. Saisissant alors dans la main gauche le manche de la sonde, le chirurgien en faisait saillir le bec dans la plaie, retirait le mandrin boutonné et le remplaçait par un tube flexible de 8 à 10 centimètres de long qu'on poussait dans le canal intérieur de la sonde. En retirant celle-ci par l'urèthre, on assurait la pénétration du tube élastique dans la vessie où on le laissait.

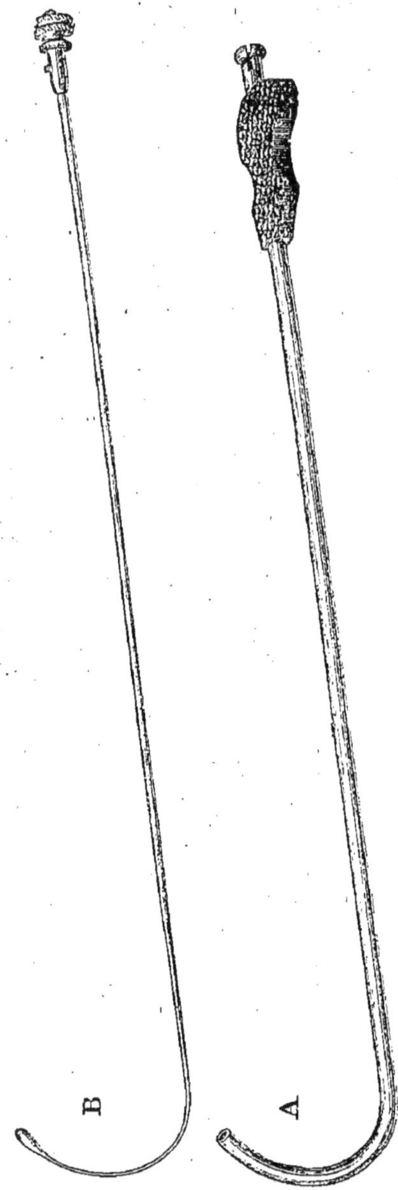

Fig. 42. — A. Sonde creuse du calibre 12 ou 13 de la filière anglaise [21 ou 23 de la filière française] : on ferme son extrémité au moyen du mandrin B et on l'introduit dans la vessie ; c'est le bouton du mandrin qui sert de guide à l'opérateur pour la dernière incision. — B. Mandrin flexible en métal à extrémité boutonnée.

Aujourd'hui, je préfère pratiquer une petite incision analogue à celle de la taille sus-publienne actuelle et ouvrir la vessie directement au dessus de la symphyse : on évite ainsi le trajet caché derrière le pubis que la sonde avait à parcourir autrefois et l'on incise la paroi vésicale assez haut pour que le bec de l'instrument vienne saillir sous l'œil de l'opérateur. Comme précédemment, j'insinue le tube dans le canal central de la sonde et je retire cette dernière par l'urèthre, en veillant à ce que le tube reste bien placé dans la vessie. Généralement, au bout d'un jour ou deux, la fistule est sufisamment formée pour qu'on puisse enlever le drain pendant quelques instants et le réintroduire ensuite sans difficultés.

Maintenant, au lieu de vous donner des détails sur les malades que j'ai opérés de cette façon, comme je le fais parfois, je vous dirai seulement que d'une manière générale les résultats ont toujours été favorables, plus ou moins suivant les cas. Cette opération atténue incontestablement les souffrances de ces malades, vieux et infirmes, pour lesquels le cathétérisme, répété toutes les heures, constituait un supplice lent, mais fatal. Pour rendre un réel service à ces malheureux, pour prolonger leur existence et la leur rendre supportable, il faudrait intervenir beaucoup plus hâtivement qu'on ne le fait d'ordinaire, c'est-à-dire avant que les grands symptômes douloureux ne soient survenus ou aient manifesté leur approche.

Mais, je suis sur le point d'apporter à ce procédé une modification qui en augmentera considérablement la valeur. Il y a environ trois ans, j'eus l'occasion de pratiquer l'*exploration digitale* chez un malade qui depuis lontemps était soumis à des sondages aussi fréquents que douloureux. Je lui enlevai six calculs enchâtonnés et je laissai ensuite sa vessie drainée pendant un certain temps, ce qui le soulagea énormément ; mais, huit ou neuf mois plus tard, j'étais de nouveau consulté sur la réapparition des symptômes précédents. Au lieu de faire la ponction sus-pubienne ordinaire, je résolus de pratiquer la cystotomie hypogastrique comme pour la taille, ayant d'ailleurs pleine confiance dans l'innocuité de cette dernière opération telle qu'on l'exécute aujourd'hui : de cette façon, je pourrais voir et examiner toutes les régions de la cavité vésicale, et ensuite laisser cicatriser la plaie de telle sorte qu'elle n'admît plus qu'un tube par lequel passerait désormais toute l'urine. Je fis l'opération en juin 1886 : je trouvai la muqueuse vésicale tapissée en grande partie par un enduit fibrineux très épais tel qu'on en rencontre souvent dans les vieilles cystites. A cet enduit adhérait une abondante poussière phosphatique : c'est à grand'peine que je parvins à détacher et à enlever le tout. La plaie diminua rapidement d'étendue et au bout d'un mois, mon opéré pouvait quitter sa chambre et se promener dehors.

A la région sus-pubienne de ce malade, j'avais fixé une plaque d'argent percée d'une ouverture qui livrait passage à une sonde en gomme n° 20 de la filière anglaise [n° 33 de la filière française] (fig. 43 et 44). Cette sonde ne dépassait à l'extérieur la plaque métallique que de 2 à 3 centimètres, tandis que, en dedans, elle s'inclinait en bas et pénétrait de 6 à 8 centimères dans la vessie, d'où elle drainait toute l'urine au fur et à mesure qu'elle y était apportée par les uretères. A la partie émergente du tube était attaché un urinal ordinaire, où s'emmagasinait facilement toute l'urine sans qu'une seule goutte se perdît. Après une très légère modification, mon appareil s'adapta et fonctionna si merveilleusement que le malade put voyager et faire chaque jour trois ou quatre milles à pied ; il passa d'ailleurs gaiement l'hiver avec tous les attributs d'une santé parfaite. A part quelques petits incidents sans importance survenus de loin en loin, il a continué de même jusqu'à présent (automne 1888) et n'a pas eu besoin de se sonder depuis l'opération. Une fois par jour seulement il retire et nettoie le tube, et il lave la petite cavité qui remplace l'ancienne vessie, le bassin étant occupé par une saillie prostatique presque aussi volumineuse qu'une noix de coco. L'opéré n'éprouve aucune douleur et il a depuis longtemps abandonné l'usage de la morphine, dont il faisait autrefois une énorme consommation.

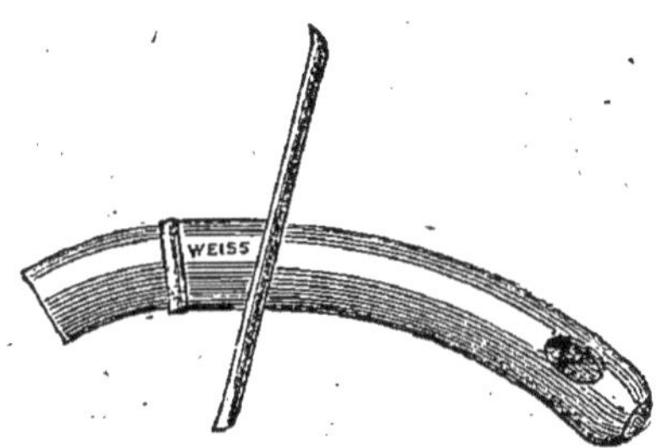

Fig. 43. — Plaque hypogastrique vue de profil ; le tube flexible qui la traverse la dépasse en dedans de 8 à 10 centimètres.

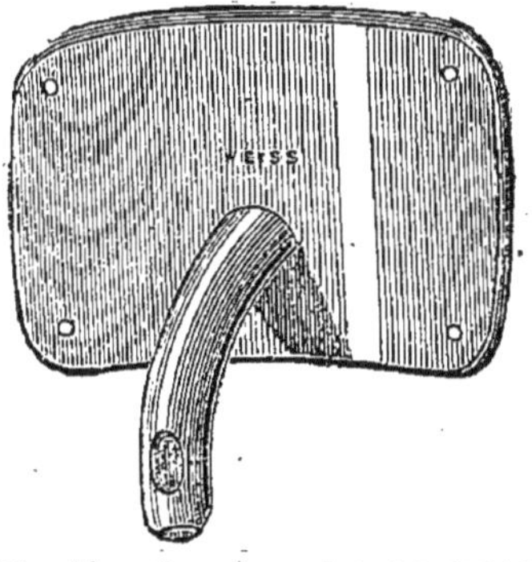

Fig. 44. — La même plaque vue par derrière et permettant d'apercevoir le tube flexible qui pénètre dans la vessie : cette plaque mesure exactement 6 centimètres 1/4 de longueur.

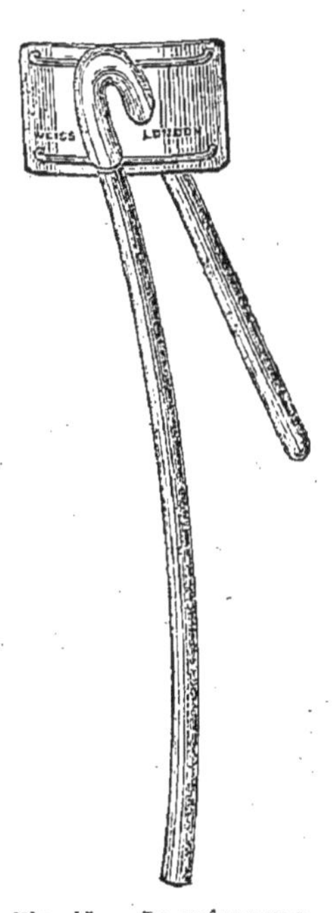

Fig. 45. — La même modifiée par M. Browne pour en faciliter l'usage permanent.

En pareil cas, et même dans des circonstances moins graves, je n'hésiterais pas à recourir à la même intervention. Son principal avantage est de permettre l'ablation complète des couches fibrineuses avec leurs enduits terreux. Or, vous savez que ces matières denses et adhérentes échappent à l'action des injections et des lavages vésicaux, de l'aspirateur et du lithotriteur et constituent la forme la plus rebelle des dépôts phosphatiques, cette source vraiment infaillible de récidive des calculs vésicaux.

La figure n° 45 représente une petite modification de la plaque hypograstrique, imaginée par mon ami M. G. B. Browne, et qui est très commode. Elle consiste surtout en ce fait que les liens fixateurs glissent librement sous deux petites barrettes situées à la face antérieure de la plaque au lieu d'être attachés dans les trous de celle-ci. La plaque n'est par conséquent tiraillée dans aucun sens par les liens et garde sa position dans tous les mouvements du corps.

Et maintenant, Messieurs, je vous avouerai que jamais, à aucune époque de ma carrière professionnelle, je n'ai eu autant d'espoir dans les ressources de notre art qu'à l'heure actuelle, où je vois que nous sommes arrivés à soulager efficacement toute une catégorie de malades, dont l'affection bien fréquente détermine dans ses dernières périodes beaucoup plus de souffrances qu'aucune autre, les maladies cancéreuses exceptées.

LEÇON XIII

De la rétention d'urine. — Sa fréquence. — 1° *Rétention inflammatoire.* — Ses causes; son siège. — Symptômes. — Traitement. — 2° *Rétention causée par un rétrécissement organique.* — Symptômes. — Exploration du canal. — Traitement médical : bains; opiacés. — Cathétérisme chirurgical. — Uréthrotomie externe. — Ponction de la vessie par le rectum; par l'hypogastre. — Aspirateur Dieulafoy.

Messieurs,

Nous allons étudier ensemble aujourd'hui cet état pathologique, généralement comme sous le nom de *rétention d'urine,* et qui inflige à celui qui en est atteint des souffrances aussi bien morales que physiques, à un degré variable suivant sa nature et son intensité.

Représentez-vous un instant la situation d'un malheureux en proie à une rétention complète ou presque complète de l'urine, et vous comprendrez de suite combien il importe de le soulager, non seulement le mieux, mais encore le plus promptement possible. Il est peu de circonstances où l'on rencontre plus de gratitude, si le traitement est habile et immédiat. Indépendamment, en effet, des souffrances physiques, qui sont extrêmes — et tout homme auquel il est arrivé de ne pouvoir, ne fût-ce que pour quelques instants, soulager sa vessie distendue, possède un aperçu, bien que pâle, de la détresse que cause l'impossibilité d'uriner quand elle persiste pendant des heures et même des journées entières ; — indépendamment, ai-je dit, de la douleur qui est intense, la situation se complique encore d'une extrême anxiété morale. Le patient craint que sa vessie ne se rompe,

— accident qui est cependant des plus rares, — et il se figure sous les couleurs les plus sombres les conséquences que pourrait entraîner la prolongation d'un pareil état.

La rétention d'urine est chose commune dans les hôpitaux; il n'en est pas de même dans la pratique privée. Le genre de vie et les fatigues professionnelles des hommes qui viennent à l'hôpital donnent la raison de cette différence. Par contre, lorsque l'accident se déclare chez des personnes d'un rang social plus élevé, il constitue toujours une grave affaire. Au demeurant, la rétention d'urine réclame toujours toute votre habileté et toute votre attention.

En revanche, si vous réussissez, vous apportez un soulagement immédiat. Ce ne sera plus ici le résultat plus ou moins discutable de quelque médicament dont un malade sceptique puisse faire honneur à notre grande alliée: *la nature médicatrice*. Non, Messieurs, le bienfait de votre intervention ne saurait être mis en doute, quand à vingt-quatre heures d'angoisses l'adroite introduction de votre cathéter fait succéder le calme et le bien-être, et que votre main, par une sorte de pouvoir magique, vient de retirer 1200 ou 1500 grammes d'urine dont la vessie ne pouvait se débarrasser. Alors, se servant d'une expression de circonstance, le malade vous dit qu'il se trouve « en paradis », et il ne peut douter un instant que vous ne soyez l'auteur de sa félicité.

La rétention se présente à nous sous trois formes types, dont chacune réclame un mode particulier de traitement. Quelques cas, il est vrai, se dérobent à ce classement systématique, en revêtant également les caractères de deux formes; toutefois, pour la facilité de l'étude, la classification que je vous propose est encore bonne à conserver.

La rétention peut donc arriver dans trois circonstances:

1° Chez un homme jeune et bien portant, qui n'a pas de rétrécissement;

2° Chez un homme plus âgé, porteur d'un rétrécissement confirmé;

3° Enfin, elle peut atteindre un homme qui n'est ni jeune, ni robuste, qui n'a pas de rétrécissement, mais dont la prostate est hypertrophiée. — De cette dernière forme, je n'ai plus rien à vous dire, puisque nous avons déjà épuisé le sujet au double point de vue de la pathologie et du traitement, lorsque nous nous sommes occupés de l'hypertrophie de la prostate. J'appellerai seulement votre attention sur les deux autres formes, savoir : la *rétention inflammatoire* et la *rétention causée par un rétrécissement organique.*

Rétention inflammatoire. — Voici, à quelques variantes près, l'historique ordinaire de l'affection : Le malade, généralement un jeune homme, a une blennorrhagie depuis un mois ou six semaines. Sous l'influence d'un traitement convenable, une grande amélioration s'étant déjà déclarée, le patient a cru pouvoir se permettre quelque petite infraction au régime qu'il subit. Ainsi, je suppose, il s'est permis quelques stimulants alcooliques, ou bien il s'est livré un peu plus que de raison à un exercice quelconque, tel que le jeu de cricket ou autre, et, après s'être fortement échauffé, il s'est assis sur une pierre froide ou sur un gazon humide ; ou bien enfin il s'est abandonné à des excitations plus fortes et plus énervantes encore. Eh bien ! c'est dans ces circonstances que se produit ce qu'on a appelé le *rétrécissement inflammatoire.*

Mais, laissez-moi me répéter encore, cet accident ne mérite à aucun titre le nom de rétrécissement. D'abord, en pareille occurrence, l'inflammation siège, selon toute probabilité, au col de la vessie ou au niveau de la prostate. La preuve matérielle du fait n'est pas facile à donner, j'en conviens, et l'assertion ne repose que sur une induction, que confirme cependant le toucher rectal ; car heureusement l'affection n'est pas mortelle et l'autopsie ne fournit que rarement l'occasion de vérifier le diagnostic. Mais ce qui s'impose presque comme une certitude, c'est l'existence d'un certain degré de phlogose et de gonflement de la prostate ne ressemblant en rien au rétrécissement. En d'autres termes, il n'y a pas de coarctation dans un endroit précis et circonscrit du canal, mais seulement une tuméfaction de la glande prostate qui fait échec à l'appareil musculaire de la vessie et s'oppose à l'expulsion de l'urine.

Tel est, en général, l'état des choses dans ce qu'on appelle la *rétention spasmodique* ou *inflammatoire*. La condition de la prostate ressemble alors à celle des amygdales dans l'angine tonsillaire. Les deux affections consistent dans le gonflement de glandes qui, à des degrés différents, entourent d'étroits canaux et interviennent dans leur fonctionnement; toutes deux se développent avec rapidité et peuvent être causées par un refroidissement.

Par quels symptômes s'annonce la *rétention inflammatoire*? Premièrement par la presque cessation de l'écoulement blennorhagique. De même que, dans l'orchite, la phlegmasie uréthrale semble rétrocéder pour se jeter sur un des testicules, de même l'inflammation de la prostate apparaît consécutivement à la diminution de l'écoulement, et l'organe se révèle, à l'exploration rectale, douloureux et tuméfié. Cependant le jet de l'urine se rétrécit de plus en plus ; en peu de temps la faculté d'uriner se trouve complètement abolie, la fièvre et l'agitation interviennent, et une vive douleur se déclare dans la région périnéale aussi bien qu'à la partie inférieure de l'abdomen. Les malades qui souffrent déjà d'un rétrécissement ne sont pas surpris outre mesure de ce redoublement de symptômes, mais un jeune homme vigoureux qui en est à sa première attaque ne connaît pas de bornes à sa détresse.

Quel *traitement* devons-nous opposer à une aussi sérieuse éventualité ? — Le patient réclame à grands cris un soulagement, et un soulagement immédiat, parce que ses souffrances sont intolérables. Instinctivement il se tient, pour ainsi dire, plié en deux, afin de diminuer la pression des muscles abdominaux sur la vessie, et sa respiration elle-même est courte et précipitée, tant il en redoute le retentissement abdominal. Dans ces circonstances, le traitement ancien — le traitement classique d'il y a cinquante ou soixante ans — se composait d'émissions sanguines générales et locales, de bains plusieurs fois répétés et de doses élevées d'opium, le tout dans le but de rendre supportable la position du malade et d'éluder la nécessité du cathéter. On alléguait que dans un canal enflammé, le cathéter doit faire plus de mal que de bien, et que l'indication de calmer la douleur prime toutes les autres. Je vous ai dit que je ne saurais souscrire à cette manière de voir, qui compte encore quelques partisans. Vous devez surtout vous préoccuper des conséquences ultérieures de la maladie. Or, si par crainte du cathéter vous laissez un jeune homme conserver sa distension vésicale pendant trente-six ou quarante-huit heures, vous l'exposez à une grave infirmité pour le restant de ses jours. J'ai vu des malades qui, pendant des années, n'ont pu vider leur vessie à la suite d'un traitement de ce genre.

La distension extrême et prolongée de l'organe peut abolir ou affaiblir pour toujours sa puissance contractile, et produire cette perte de ressort désignée à bon droit sous le nom d'« atonie de la vessie ». Donc, si vous introduisez une sonde, au risque même d'offenser un peu l'urèthre, j'estime que vous faites acte de sagesse et que vous êtes dans le vrai en bravant quelques petits inconvénients pour sauver votre malade d'un réel danger. Mais, que dis-je? il n'y a même pas de risques à courir, si l'on sait s'y prendre.

En ce qui me concerne, je recours invariablement à la sonde de gomme de moyenne grosseur, pas plus grosse que le n° 6 de la filière anglaise (n° 14 de la filière française), afin d'épargner au patient des douleurs inutiles. Je la choisis d'une courbure un peu forte, obtenue par le procédé que je vous ai déjà indiqué, puisqu'il s'agit de passer par-dessus une prostate plus ou moins tuméfiée. De cette façon, on n'éprouve généralement aucune difficulté à soulager le malade, et sa reconnaissance est grande de ce qu'on a fait pour lui. Si, au contraire, vous lui faites traverser la longue filière du traitement médical, et qu'à la fin il arrive à se soulager lui-même, il ne vous saura relativement que peu de gré, et il aura couru, en outre, le danger de l'atonie vésicale. Dans le cas où vous ne pourriez introduire une sonde de gomme, vous devriez essayer d'un cathéter d'argent de même calibre ou même un peu plus gros.

C'est à Guthrie, autrefois chirurgien de Westminster Hospital, et que l'on peut classer immédiatement après Brodie comme autorité scientifique à cette époque, c'est, dis-je, à Guthrie que revient, je crois, le mérite d'avoir dénoncé le premier l'ancienne pratique de la saignée et des bains chauds. Consultez les spirituels écrits de ce chirurgien expérimenté, vous y trouverez une anecdote qui a trait à notre sujet. Il raconte une visite qu'il fit à un malade atteint de rétention dans les conditions qui nous occupent, et, en termes vigoureux et pittoresques, il dit pourquoi il renonça désormais aux bains et à la saignée, pour recourir d'emblée au cathéter.

Voilà pour cet état inflammatoire de la prostate qui apporte un obstacle à la miction.

Je ne m'arrêterai pas à la *rétention spasmodique* ; elle est très rare. Je n'affirmerai pas que le spasme musculaire ne puisse coexister avec l'inflammation de l'urèthre ; mais la part respective de ces deux états morbides dans le résultat final est difficile à préciser et n'influence d'ailleurs en rien le traitement, qui, dans les deux cas, doit être celui que j'ai indiqué.

Rétention causée par un rétrécissement organique. — Ici nous avons affaire, d'ordinaire, à un homme plus âgé; car il est rare de rencontrer chez un jeune homme un rétrécissement organique confirmé. La règle, — qui n'est pas sans exception cependant, — c'est que le malade porte la plupart du temps son rétrécissement pendant dix ou douze années avant d'être atteint de rétention complète. Votre premier devoir sera donc de vous assurer s'il existe un rétrécissement. Dans cette forme, les souffrances sont généralement moins atroces, bien qu'elles ne laissent pas d'être encore très pénibles. Le processus obstructif évolue ici d'une façon progressive et n'arrive pas toujours soudainement à son apogée à l'occasion d'une grave imprudence. Depuis des semaines ou des mois, le malade urinait difficilement; puis, à un moment donné, il a suffi d'une cause légère pour rendre la rétention absolue : — c'est la goutte d'eau qui a fait déborder le vase.

La rétention peut ne pas être complète, comme dans le cas précédent; quelques gouttes d'urine peuvent s'échapper encore et le malade trouvera pendant plusieurs jours, dans cette miction bien insuffisante, un petit adoucissement à sa position. Cependant la vessie est très distendue, et, somme toute, les symptômes sont ceux d'un cas urgent de rétention. En pareil cas, vous trouverez probablement un malade déjà habitué aux instruments. Prenez d'abord une sonde de moyen calibre et l'introduisez jusqu'à l'obstacle, afin d'en connaître le siège. D'abord, vous constatez la plupart du temps quelque étroitesse à peu de distance du méat externe, mais c'est à 10 ou 12 centimètres de cet orifice que vous rencontrez d'ordinaire l'obstacle principal. Recourez alors au cathéter en gomme, le plus fin possible et tâchez de le faire pénétrer jusque dans la vessie; si vous avez la bonne fortune de réussir, vous le laisserez à demeure, afin de ne plus avoir d'ennuis de ce chef.

Mais les choses ne marchent pas toujours aussi facilement ni aussi bien. Supposons donc que vous n'ayez pu réussir avec la fine sonde de gomme. Je vous conseille alors de prendre un petit cathéter d'argent n° 1 [n° 3 de la filière française], ou même plus fin, en vous conformant aux précautions qui doivent toujours présider à son emploi et que je vous ai fait connaître dans la Leçon VI.

Malgré tout, cependant, l'instrument ne passe pas : votre habileté, vos efforts, le concours de quelques amis que vous avez appelés à votre aide, tout est tenu en échec, soit par des fausses routes, — elles sont faciles à faire, — soit pour toute autre cause. En un mot, telle est la somme des difficultés, que le succès du cathétérisme peut être regardé comme une victoire chirurgicale impossible. Nous voici conduits à cette question : « Que reste-t-il à faire? » Eh bien! c'est en ce cas que l'opium et les bains chauds pourront être d'un grand secours. Je suppose naturellement que l'urine continue à s'échapper par gouttes, et que vous reculiez devant le *dernier ressort*, j'ai nommé la ponction de la vessie ou une opération semblable; un bon moyen terme existe encore pour quelques-uns de ces cas. Le malade, pendant toutes vos manœuvres, a probablement eu froid; accordez-lui le bénéfice d'un bon lit, d'un bain chaud, tout cela complété par de fortes doses d'opium. A propos de ce dernier médicament, je vous conseille, quand vous le croyez indiqué, de l'administrer largement. Ainsi vous réprimerez ces efforts incessants que le malade ne peut pas plus maîtriser qu'il ne peut commander à sa respiration, et qui, complètement impuissants pour le bien, ne peuvent faire que du mal. La détente qui s'ensuivra amènera peut-être un écoulement d'urine un peu plus abondant, un jet un peu plus large, et finalement, au bout de deux ou trois jours, le passage relativement facile d'une sonde dans le canal. En tout cas, vous aurez épuisé toutes les chances d'épargner à votre malade une opération. Cependant je ne vous conseille pas d'attendre trop longtemps, bien qu'il soit préférable de temporiser de cette façon que d'aller, au préjudice du malade, manier d'une main peu sûre le bistouri ou le cathéter. Je sais bien qu'en général chacun possède en soi assez de confiance pour recourir aux instruments quand le patient ne peut uriner. Néanmoins, si vous êtes convaincus de ne faire aucun bien avec le cathéter, à plus forte raison si vous craignez de faire du mal, vous trouverez le plus souvent dans l'opium, les inhalations de chloroforme, les bains chauds et les fomentations, de précieux moyens de déférer aux indications les plus urgentes.

Je suppose que vous ayez épuisé toutes ces ressources et que le *dernier ressort* se présente comme une nécessité inéluctable : la vessie, malgré votre traitement, augmente continuellement de volume.

Vous examinez alors avec soin la région sus-pubienne, et vous y trouvez une large tumeur rénitente s'élevant peut-être jusqu'à l'ombilic ou à peu près, et ressemblant plutôt à un utérus gravide qu'à une vessie distendue. Il existe depuis quelques années un procédé qui permet de procurer au malade facilement, vite et sans danger, un soulagement momentané : c'est la ponction capillaire avec l'aspirateur de Dieulafoy. Par le moyen d'un fin trocart enfoncé au-dessus du pubis, on arrive à vider complètement la vessie quand elle est distendue au point que je vous ai indiqué, ou même beaucoup plus tôt, si on le juge à propos. Et cette petite opération peut être répétée chaque jour plusieurs fois, de façon à laisser parfois au rétrécissement le temps de se relâcher quelque peu et d'admettre par conséquent une sonde quelconque. Mais cette ponction n'est pas un mode de traitement : c'est seulement un palliatif, qui pare, il est vrai, aux accidents menaçants, et qui permet de se décider à une intervention plus radicale.

Cependant, au lieu de rencontrer à la région sus-pubienne, en examinant votre malade, la matité étendue dont je vous parlais tout à l'heure, il peut arriver que celle-ci, dans certains cas de rétrécissements anciens, n'occupe qu'une surface plus restreinte en raison de l'épaississement et de la rétraction des parois vésicales. Votre doigt passé dans le rectum vous fait constater néanmoins une tumeur produite par la vessie distendue, et vous tâchez de percevoir la fluctuation. Si, percutant avec l'autre main la région hypogastrique, vous communiquez au doigt rectal une sensation de flot bien distincte, vous aurez trouvé un point où le trocart peut être enfoncé en toute sécurité. De même, si vous percevez au-dessus des pubis une tumeur bien délimitée, arrondie et mate à la percussion, vous serez fondés à croire qu'une opération au-dessus des pubis serait également couronnée de succès.

Mais, me direz-vous, pourquoi ne plus essayer de débarrasser la vessie à l'aide d'une opération pratiquée sur l'urèthre lui-même dans sa région périnéale, afin, si c'est possible, de guérir le rétrécissement tout en vidant la vessie ? En d'autres termes, ne conviendrait-il pas de faire d'une pierre deux coups, au lieu de se contenter d'une simple ponction de la vessie par l'hypogastre ou le rectum ?

Je ne saurais mieux répondre à cette question qu'en vous exposant les opinions et la pratique des différents chirurgiens qui se sont occupés de ce sujet. Invoquons d'abord l'autorité de Liston. Ce chirurgien affirmait, dans une de ses leçons cliniques, que dans le cours de sa pratique, tant à l'infirmerie royale d'Édimbourg que dans cet hôpital même, il n'avait jamais eu l'occasion, jusqu'au moment où il parlait, c'est-à-dire trois ou quatre ans avant sa mort, de ponctionner la vessie pour une rétention d'urine. D'autre part, nous avons dans cette ville des opérateurs qui ont pratiqué cinquante fois et plus la ponction de la vessie. Liston donnait à entendre qu'un bon chirurgien ne doit se trouver que bien rarement dans la nécessité de recourir à d'autres moyens qu'à la sonde dans les cas de rétention. Mais n'allez pas conclure que le chirurgien auquel je viens de faire allusion, et qui a ponctionné cinquante fois la vessie, agisse ainsi parce qu'il échoue à passer le cathéter; loin de là! Seulement il croit plus sage de recourir à la ponction que de prolonger par trop les tentatives de cathétérisme. — En revanche, Liston et Guthrie ont été réduits parfois à pratiquer l'opération périnéale dont nous parlions plus haut. Par le périnée, il est *possible* d'atteindre l'urèthre en arrière du rétrécissement. Sans vouloir entamer une longue discussion sur ce sujet, je puis vous dire que cette méthode est tombée en défaveur dans ces dernières années. Ce n'est pas, en effet, une petite affaire que de trouver l'urèthre en arrière de la coarctation; vous pourrez faire au périnée les plus fâcheuses incisions sans tomber sur le canal. Et puis rien ne prouve qu'il soit nécessaire de fendre le rétrécissement pour le guérir; ce dernier peut très bien se montrer, quand le moment sera venu, justiciable de la dilatation. M. Cock, de « Guy's Hospital », ne recourt si volontiers à la ponction par le rectum que parce qu'il la considère comme un excellent moyen de traitement. « Préservez l'urèthre, dit-il, pendant quelques jours du contact de l'urine, et de lui-même le canal se rétablira suffisamment pour que la guérison de la stricture n'offre plus de sérieuses difficultés. » Et bien souvent c'est vrai ! M. Cock, en pareille occurence, ponctionne la vessie par le rectum. Vous voyez ici l'instrument dont il se sert. De cette façon, l'urine ne s'écoule plus par l'urèthre, qui reste, pour ainsi dire, à sec, et au bout de peu de temps on réussit à passer une sonde n°s 2, 3 ou 4 [n°s 6, 8 ou 9 filière française], alors qu'auparavant on ne parvenait point à franchir avec le n° 1 [n° 3 filière française]. Il y a là, comme vous le voyez, toute une méthode thérapeutique dont M. Cock est le véritable inventeur. En tout cas, on ne peut contester à ce chirurgien d'avoir démontré la simplicité et l'innocuité de la ponction, et, par suite, de nous avoir familiarisés avec une méthode qui était regardée auparavant comme une grave et sérieuse affaire.

Si vous me demandez à présent de vous donner les résultats de mon expérience personnelle, je vous dirai que je ne compte à mon actif, dans une pratique de trente années, que six opérations de ponction vésicale, dont deux pour des cas d'hypertrophie de la prostate et quatre pour des cas de rétention consécutive à un rétrécissement. Je n'ai pratiqué qu'une fois la ponction sus-pubienne, c'était pour une hypertrophie prostatique; mes autres opérations ont été faites par le rectum. En dehors de ces circonstances, le cathéter m'a toujours suffi pour triompher de tous les cas de rétention qui me sont échus. J'ajouterai que deux de mes ponctions rectales ont eu pour sujet le même individu, la première en 1859, la seconde en 1870, et, cette dernière fois, à la demande expresse du malade, qui réclamait instamment l'opération, en souvenir du soulagement aussi complet que rapide qu'il en avait éprouvé jadis. Je suis convaincu que j'aurais réussi par le cathéter. La ponction par le rectum est certainement l'expédient le plus simple et le moins dangereux dans la plupart des circonstances où il est nécessaire de pratiquer à la vessie une ouverture artificielle. Je ne vois guère qu'un développement excessif de la prostate qui oblige à ponctionner par l'hypogastre. La seule fois qu'il me soit arrivé d'opérer ainsi, la prostate remplissait toute l'excavation pelvienne : c'est assurément la plus monstrueuse que j'aie jamais vue. Depuis longtemps déjà il fallait recourir à une sonde de 35 centimètres de long pour vider la vessie, et encore n'y parvenait-on qu'avec la plus grande difficulté.

Il y a quelques années j'ai eu une fois l'idée de procéder différemment et je me contenterai de vous signaler ce fait. Je fis une ponction à travers la symphyse du pubis et... je n'obtins pas d'urine (1). Je débarrassai immédiatement mon malade par la voie rectale, et j'eus le bonheur d'enregistrer une guérison.

En résumé, dans les cas d'urgence, lorsque vos tentatives de cathétérisme auront échoué, vous aurez deux méthodes à votre disposition : la ponction par le rectum et la ponction au-dessus des pubis (voy. fig. 46).

Votre doigt introduit dans le rectum doit arriver, s'il est d'une longueur raisonnable, jusqu'en arrière de la prostate. Votre autre main appliquée au-dessus des pubis produit, en foulant, un flot dont le choc est distinctement perçu par le doigt rectal. Vous voilà parfaitement sûr de ce que vous allez faire : le long de votre doigt maintenu solidement en place, vous faites glisser votre trocart, et, sans hésitation, mais aussi avec toute la prudence et le soin dont vous êtes capables, vous le plongez bravement dans la vessie.

L'instant qui suit n'est jamais exempt d'une certaine

(1) Il est peut-être bon de dire pourquoi je n'ai pas réussi dans la ponction à travers la symphyse, qui est un os résistant chez un vieillard; dans ce cas, la pointe du trocart s'émousse, et lorsqu'elle arrive sur des tissus moins résistants et sur la vessie, elle ne les traverse pas, mais les chasse devant elle. C'est du moins ce que j'ai observé dans trois expériences que j'ai faites sur le cadavre.

anxiété; en effet, si vous aviez manqué la poche urinaire et que vous ne vissiez point s'écouler d'urine, ce serait une chose sérieuse que d'avoir enfoncé ce long poinçon dans le corps d'un homme.

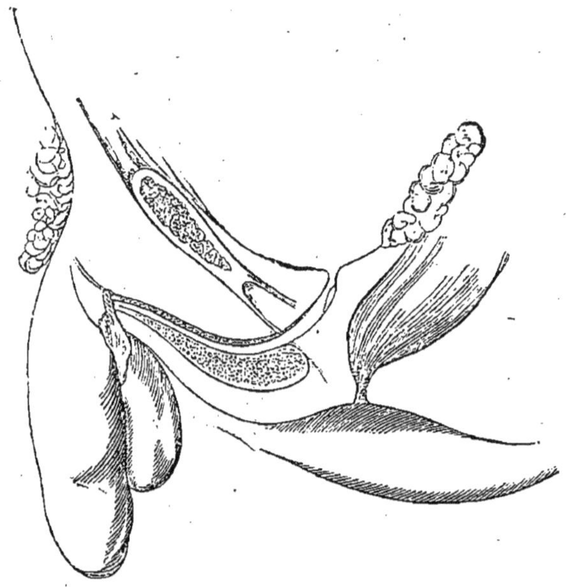

Fig. 46. — Coupe antéro-postérieure du bassin, montrant les rapports du col de la vessie avec la symphyse, du rectum avec le bas-fond vésical, de l'urèthre et du bulbe avec l'anus.

La meilleure position à donner au malade, c'est de le faire asseoir sur le bord d'un lit, le dos soutenu par des oreillers, les jambes écartées et reposant sur deux chaises. Un assistant placé à coté du malade lui applique les deux mains sur la région hypogastrique de chaque coté de la vessie, afin de bien immobiliser l'organe, tout en le repoussant vers le rectum. Il est bon de se rappeler aussi que, si la canule s'échappe, on ne peut songer à la réintroduire par la même ouverture, celle-ci se trouvant immédiatement bouchée par le rapprochement des fibres musculaires de la vessie. Il faut alors, de toute nécessité, faire une nouvelle ponction. L'accident n'entraîne jamais de graves conséquences, mais il vaut mieux l'éviter.

Pour l'opération sus-pubienne, vous divisez les tissus sur la ligne médiane depuis la peau jusqu'à la ligne blanche. Vous avancez avec précaution et parvenez bientôt à découvrir la fluctuation. Alors, la vessie étant toujours immobilisée comme précédemment, vous enfoncez votre trocart, la pointe légèrement dirigée en bas. Vous laissez la canule d'argent à demeure pendant deux ou trois jours, après lesquels vous la remplacez par une sonde de gomme.

Si vous entrevoyez que votre malade réclamera quelque temps encore le secours d'un canal artificiel, vous donnerez naturellement la préférence à la ponction sus-pubienne. Un tube est toujours plus facile à tolérer au-dessus des pubis que dans le rectum, dont il ne peut que gêner les fonctions et diminuer la lumière; je vous ai d'ailleurs rapporté, dans notre dernière réunion, un fait bien probant à cet égard.

LEÇON XIV

Infiltration d'urine et fistules urinaires. — *Infiltration d'urine.* — Rupture de l'urèthre. — Marche de l'épanchement. — Symptômes primitifs et consécutifs. — Traitement : incisions périnéales-péniennes. — Accidents consécutifs. — *Fistules urinaires.* — Causes : 1° infiltration d'urine ; 2° rétrécissements de l'urèthre. — Abcès urineux. — 1° *Fistules simples.* — Traitement : dilatation. — 2° *Fistules indurées.* — Traitement : incision ; cautérisation ; sonde à demeure. — Cathétérisme évacuateur. — 3° *Fistules avec pertes de substance.* — Autoplastie combinée avec le cathétérisme évacuateur. — *Fistules rectales.* — Position à prendre pendant la miction. — Autoplastie. — Galvanocaustique.

Messieurs,

Avant d'aborder l'étude des fistules urinaires, je dois m'arrêter un instant sur un accident morbide intimement lié à la rétention : je veux parler de l'infiltration d'urine.

Voici comment les choses se passent :

Supposez que le malade rétréci atteint de rétention n'ait pas reçu de soins efficaces et opportuns, soit par le fait de sa propre négligence, soit par suite de l'incapacité de son médecin, soit enfin pour tout autre motif, et que vous soyez appelés auprès de lui pour la première fois dans ces conditions. A votre premier examen, vous êtes tout d'abord étonnés de ne pas trouver la vessie distendue et occupant toute la région inférieure de l'abdomen ; mais bientôt vous vous apercevez qu'il existe une tuméfaction dans une tout autre région, où elle s'est manifestée presque subitement, vous dit-on. C'est qu'alors vous n'avez plus à agiter la question que vous vous seriez posée sans doute quelques heures auparavant, à savoir s'il fallait ponctionner ou non la vessie ; celle-ci, sous l'influence de sa surdistension, s'est ponctionnée elle-même, ou, pour mieux dire, a ponctionné l'urèthre. En l'absence du chirurgien, la Nature a fait par elle-même quelque chose pour la guérison du malade; et, si ses procédés sont parfois grossiers et maladroits, ils n'en sont pas moins efficaces et constituent un énergique effort pour le salut du malheureux patient. En thèse générale, les rétrécis affectés de rétention complète de l'urine sont, en raison de cette complication, voués à une mort presque certaine, s'ils demeurent privés des secours de l'art; heureusement, ils sont parfois sauvés par l'apparition de ce que nous avons appelé l'infiltration d'urine.

Comment cet accident se produit-il ? A la suite des efforts violents et continuels que fait la vessie pour se vider, l'urine est propulsée avec force dans la partie de l'urèthre située en arrière du rétrécissement où elle s'accumule et qu'elle distend outre-mesure. C'est alors la région dont la paroi offre le plus de minceur qui subit la distension la plus marquée puis, tout à coup, sous l'influence d'une poussée plus énergique de la vessie, elle se rompt et, par cette déchirure, l'urine est projetée dans les mailles du tissu cellulaire avoisinant. Quand le liquide extravasé ne trouve pas un espace suffisant pour s'accumuler, il se dirige vers les points qui lui offrent le moins de résistance. Or, la connaissance que nous avons de la disposition anatomique des aponévroses va nous permettre de suivre l'épanchement dans sa marche.

Nous le voyons d'abord envahir le scrotum et le fourreau de la verge, remonter ensuite dans l'aine au-dessus du ligament de Poupart et fuser le long de la paroi abdominale. La crevasse uréthrale s'opérant, dans la majorité des cas, au niveau de la portion bulbeuse, l'urine ne peut passer, en arrière du scrotum, dans la région périnéale postérieure; elle ne peut pas davantage s'étendre dans les cuisses, arrêtée qu'elle est par le ligament de Poupart; elle se répandra donc d'abord et surtout dans le tissu cellulaire qui sépare les muscles de la région périnéale antérieure et dans les enveloppes du pénis et du scrotum ; ce dernier atteint parfois des dimensions vraiment énormes, celles par exemple d'une grosse noix de coco ou d'une tête d'enfant. Dans sa marche ascendante, l'urine gagne la région sus-pubienne et la paroi abdominale antérieure, marquant distinctement ses progrès par la coloration rouge et l'apparence tuméfiée des parties qu'elle a envahies. Dans un cas d'infiltration considérable, je l'ai même vue s'élever jusqu'à la poitrine, à la hauteur de laquelle j'ai dû prolonger mes incisions évacuatrices. L'accident une fois consommé, chaque contraction vésicale chasse une nouvelle ondée de liquide dans le tissu cellulaire de telle sorte que l'infiltration augmente sans cesse, si le chirurgien ne s'oppose pas à cet envahissement progressif.

Le plus souvent, dès la première inspection du malade, vous saurez à quoi vous en tenir, quoique, dans certains cas, la marche lente et insidieuse de l'infiltration puisse simuler les caractères de l'œdème inflammatoire des bourses. D'ordinaire, vous trouverez le périnée dur, le scrotum volumineux et tendu, la verge gonflée, et une teinte d'un rouge livide s'étendant peut-être sur toutes ces régions jusqu'à la hauteur du pubis.

Pour rendre la certitude plus complète, informez-vous des antécédents. Vous apprendrez alors, selon toute vraisemblance, que, durant le cours d'une rétention, un bien-être sensible a succédé brusquement à de véritables tortures. C'est qu'en effet l'homme qui souffre depuis plusieurs jours d'une strangurie opiniâtre, trouve dans l'extravasation un soulagement immédiat à ses maux; cet atroce besoin d'uriner disparaît dès que l'urine trouve une issue dans le scrotum.

Cependant des douleurs d'une autre nature ne tardent pas à se produire; grande n'en est pas toujours la violence, mais sérieux en est le pronostic, car elles annoncent l'invasion imminente des symptômes généraux. Le liquide septique détruit rapidement le tissu cellulaire, et la gangrène se déclare. Au bout de quarante-huit heures environ, la teinte sphacélique se répand sur toutes les parties envahies par l'épanchement, et telle est la puissance destructive de l'urine, que les corps caverneux eux mêmes peuvent être pénétrés, et une tache noire apparaître sur le gland comme indice de l'infiltration de la verge.

Dès que vous avez la certitude d'être en présence d'une infiltration d'urine, il n'y a pas à hésiter : c'est sans retard qu'il faut intervenir. Laissez-moi vous dire tout de suite que vous ne devrez pas avoir peur du bistouri dans ces circonstances et que la sonde n'a rien à faire ici. L'urine s'est épanchée dans le tissu cellulaire : ouvrez-lui un passage et aussi large que possible. Taillez profondément de chaque côté du périnée, ne limitez pas vos incisions à 5 ou 6 centimètres : car, en réalité, c'est en pleine urine que vous coupez et non pas en pleine chair. Grâce à l'énorme distension des parties, vous ne divisez en somme que bien peu de tissus, et telle incision qui vous paraît d'abord longue et profonde, sera relativement petite après le dégorgement.

En général, ces incisions saignent abondamment, et, avec trois ou quatre, un malade arrive rapidement à perdre 500 grammes de sang ; mais l'urine s'écoule aussi, et, à mesure que la distension diminue, les vaisseaux récupèrent leur contractilité, ce qui met fin à l'hémorragie. Toutefois, si vous voyez donner une petite artère, liez-la immédiatement.

Sur le pénis, vous devez également débrider de chaque côté, parce qu'une seule solution de continuité, pratiquée sur la ligne médiane, n'établirait pas entre les deux côtés une communication suffisante pour dégorger efficacement les tissus. Ne soyez pas, bien entendu, extravagants dans vos incisions, quoique en définitive mieux vaille, dans l'espèce, pécher par excès de zèle que par trop de modération dans l'emploi du bistouri.

Dès le lendemain, dans les cas heureux, vous trouverez le scrotum considérablement réduit de volume, et toutes les parties en général moins tendues et moins enflammées. La vessie possède à présent, à travers les mailles du tissu conjonctif, un libre débouché ; aussi, grâce à cette crevasse de l'urèthre en amont du rétrécissement, tenez pour vrai que ce que vous avez de mieux à faire, c'est de laisser votre sonde de côté, et de permettre à l'urine de s'échapper par le chemin qu'elle s'est frayé elle-même. Qu'arrive-t-il, en effet ? — Justement ce qui arrive après la ponction de la vessie : tandis que l'urine s'écoule par une autre voie, le canal se relâche et, après trois ou quatre jours, vous n'aurez probablement plus de difficulté à passer une sonde n° 3 ou n° 4 [8 ou 9 de la filière française].

Lorsque les accidents n'auront pas dépassé une certaine limite, lorsque la gangrène n'aura pas étendu trop loin ses ravages, vous assisterez plus d'une fois à d'étonnantes et rapides guérisons, même chez ces malades que vous aurez trouvés, lors de votre première visite, dans un état de prostration du plus fâcheux augure. Le scrotum tout entier peut tomber en sphacèle, les testicules peuvent apparaître dénudés au milieu de la plaie ; tous ces désordres sont cependant susceptibles de se cicatriser et de se réparer complètement.

Nous sommes ainsi conduits à considérer un nouvel ordre de faits.

A la suite du passage prolongé de l'urine dans ces canaux artificiels, il arrive parfois que quelques-uns de ceux-ci, au lieu de s'oblitérer, restent au contraire perméables et constituent alors ce qu'on est convenu de désigner sous le nom de *fistules urinaires*. La semaine dernière encore, vous avez pu en observer, dans nos salles, trois exemples d'un caractère exceptionnellement rebelle. L'une de ces fistules provenait d'une infiltration d'urine; les deux autres, de cette cause plus commune, le rétrécissement de l'urèthre.

Nous savons déjà comment l'infiltration produit une fistule. Voyons comment les choses se passent dans le cas de stricture uréthrale. Lorsqu'un malade souffre depuis longtemps d'un rétrécissement et qu'il n'est pas soigné, il n'est pas rare de voir se développer lentement au périnée un abcès entre l'urèthre et la peau; c'est là un autre procédé, moins violent que l'infiltration, par lequel la nature cherche à ouvrir un passage à l'urine. Avec le temps, l'abcès finit par s'ouvrir à l'extérieur; quelques jours après, un peu d'urine s'infiltre et s'échappe par cette voie à chaque miction. Si l'on n'intervient pas à temps, un nouvel abcès ne tarde pas à se former, bientôt suivi de plusieurs autres. De là, la production de trajets mutiples aboutissant à divers points de la peau environnante et livrant tous passage à l'urine. Ces fistules peuvent déboucher dans les régions les plus variées: au pénis, au scrotum, au périnée, dans l'aine, dans le rectum. Ces deux dernières sont les plus rares de toutes, et comme les fistules rectales réclament un traitement particulier, nous allons d'abord nous occuper des trois premières.

D'après leurs caractères, je les diviserai en trois classes, qui peuvent toutes se rencontrer dans chacune des régions indiquées.

1° Les fistules consistent en de simples orifices ou trajets reliant directement, ou à peu près, à travers les tissus l'urèthre à la peau.

2° Ces trajets sont entourés de tissus indurés, résultant d'un processus inflammatoire, et sont en outre plus ou moins tortueux, deux conditions qui constituent un obstacle à leur cicatrisation.

3° Enfin, les fistules peuvent être augmentées en largeur et en profondeur par suite d'une perte de substance due à la gangrène, qui produit même parfois une destruction partielle des parois de l'urèthre : ce sont les plus difficiles à guérir.

Nous diviserons donc naturellement les fistules en 1° *fistules simples*, 2° *fistules compliquées*, 3° *fistules avec perte de substance*.

I. Je serai bref sur les *fistules urinaires simples*; et, par là, j'entends ces trajets non compliqués, survenant à la suite d'un abcès urineux du périnée, et par lesquels suinte, à chaque miction, une petite quantité d'urine. A la peau, on aperçoit seulement un étroit orifice, au bord duquel on distingue un ou deux petits bourgeons rougeâtres ; la douleur, dans ces cas, est ordinairement insignifiante. L'ennui de mouiller d'urine son linge et ses vêtements forme un des principaux sujets de plainte du malade.

Dans ces conditions, dix-neuf fois sur vingt, la fistule est causée par un rétrécissement de l'urèthre qui n'a pas été dilaté. Mais, je vous rappellerai que la fistule guérira sûrement, si, par une dilatation soigneuse et attentive, vous rendez au canal son calibre ou à peu près. Les nombreux malades ainsi atteints se montrent en général très inquiets, surtout dans la clientèle privée, au sujet de ces ouvertures anormales qui laissent échapper l'urine, soit par le périnée, soit par les régions limitrophes. Votre devoir est de les rassurer en leur affirmant que, si leur stricture uréthrale était complètement dilatée, le trajet contre nature se cicatriserait de lui-même.

Il y a cependant un autre élément d'appréciation qu'il ne faut pas perdre de vue, à savoir, la quantité proportionnelle d'urine qui passe par la fistule et par l'urèthre. Vous comprenez, en effet, combien la gravité d'un cas dépend étroitement de cette proportion. Habituellement les trois quarts de la miction passent par le bon chemin, un quart ou un cinquième seulement s'échappe par l'ouverture fistuleuse ; mais, supposez ces rapports renversés, n'est-il pas évident, alors, que le rétrécissement doit être des plus serrés ? Néanmoins, au fur et à mesure que la dilatation accomplira son œuvre, le débit de la fistule diminuera progressivement, puis enfin s'arrêtera tout à fait et fera place à une bonne cicatrice; mais, une guérison aussi parfaite ne saurait être espérée qu'au prix d'une complète dilatation des voies naturelles.

II. Envisageons maintenant les *fistules qui se compliquent d'une notable inflammation et d'indurations périnéales*. Ici, les trajets sont souvent tortueux et les orifices multiples; il n'est pas extraordinaire de trouver cinq ou six pertuis dans ces cas. J'en ai compté jusqu'à douze sur un malade dont j'ai gardé le souvenir, en sorte que, chez lui, l'urine, au lieu de ne faire qu'un jet, s'échappait pour ainsi dire en pomme d'arrosoir. Eh bien, même dans ces conditions, la dilatation ne perd pas ses droits ; elle améliore la plupart du temps l'ensemble des symptômes et peut même procurer une guérison complète, quoique, je l'avoue, il n'en soit pas toujours ainsi. D'un autre côté, un certain nombre de fistules indurées, beaucoup moins graves en apparence, pourvues par exemple seulement de deux ou trois orifices, opposent au traitement une opiniâtre résistance, à raison de leur ancienneté et de la grande quantité d'urine qui les traverse. Vous en avez vu des exemples dans nos salles. Chez chacun des malades auxquels je fais allusion, c'est en vain que nous avons dilaté complètement le canal ; le débit des fistules, vous vous le rappelez, n'en subissait pas la moindre influence. Nous passions un n° 12 [n° 21 de la filière française], et la guérison n'arrivait pas. Il y avait, à la vérité, une amélioration sensible du côté des indurations périnéales ; mais plus de la moitié de l'urine passait obstinément à chaque miction par le chemin détourné des fistules.

Quel est, en pareil cas, le *traitement* d'usage ? — Ordinairement, le chirurgien propose des procédés opératoires spéciaux, et si le malade se refuse, soit pour le moment, soit d'une manière définitive, à subir une opération sanglante, on se rejette sur une méthode longue et fastidieuse. Partant de ce principe, auquel je suis redevable moi-même de plus d'un succès, qu'il faut dans toute fistule assurer le libre écoulement de l'urine, au lieu de la laisser croupir entre la crevasse uréthrale et l'orifice cutané, — ce qui ne pourrait occasionner qu'un réveil des accidents inflammatoires et la poussée de nouvelles indurations, — on s'efforce d'abord, soit avec l'aide du bistouri, soit au moyen de la potasse caustique, soit par tout autre procédé, de maintenir parfaitement libres les ouvertures cutanées des trajets accidentels. Si cela ne suffit pas, on cherche à provoquer l'inflammation adhésive des conduits fistuleux par le fer rouge, les solutions de cantharides ou de nitrate d'argent, ou une sonde armée de cette dernière substance. Ce traitement compte certainement des succès, mais il est long et ennuyeux, je le répète.

On a également essayé, mais en vain, d'obtenir la guérison des fistules urinaires à l'aide d'une sonde de gomme maintenue à demeure dans l'urèthre pendant des semaines ou même des mois ; on espérait amener ainsi au dehors toute l'urine de la vessie, de telle façon que pas une goutte ne vînt au contact de l'urèthre et, par conséquent, des trajets fistuleux. Théoriquement, cette manière de procéder paraissait à première vue fort rationnelle et l'on était en droit de compter sur sa réussite ; mise en pratique, elle a échoué dans la plupart des cas et voici la raison de cet insuccès. L'observation démontre que toujours, tôt ou tard, l'urine parvient à s'insinuer entre la sonde et les parois uréthrales et arrive, par une sorte d'attraction capillaire, jusque dans la fistule : ainsi se trouve presque constamment manqué le but qu'on se propose. La pratique apprend bien vite, du reste, que la sonde à demeure n'est pas une barrière sérieuse contre l'infiltration. Il passe toujours assez de liquide à côté de l'instrument pour ruiner toutes les illusions qu'on pouvait concevoir au début. Aussi ai-je adopté le système d'apprendre tout simplement au malade à se sonder lui-même et à le faire chaque fois qu'il éprouve le besoin d'uriner, aussi bien la nuit que le jour. Je puis vous assurer que c'est encore l'expédient le plus rapide et le plus sûr. Chez les malades que nous avons dans nos salles, j'aurais, il y a dix ou quinze ans, employé la potasse, la galvanocaustique ou quelque autre moyen analogue ; aujourd'hui le cathéter m'a suffi pour conduire la guérison à bonne fin : en empêchant la miction de s'effectuer autrement que par l'intermédiaire de la sonde, j'ai par là-même empêché l'urine de passer par les trajets fistuleux. Vous apprendrez donc au malade à s'introduire lui-même une sonde flexible n° 7 ou 8 [n° 15 ou 16 de la filière française], ce qui n'est pas difficile, quand son urèthre aura été suffisamment dilaté. Cela fait, vous lui recommanderez expressément de la passer chaque fois qu'il aura envie d'uriner, la nuit comme le jour. Pendant cinq ou six semaines, il devra se conformer ponctuellement à la consigne, et ne jamais laisser l'urine s'écouler spontanément, pas même pendant la défécation ; dans ce but, il devra se sonder immédiatement avant d'aller à la garde-robe.

Cette méthode a été appliquée sans difficulté aux trois malades de notre service. Ainsi que vous avez pu vous en convaincre, le succès a été complet ; chacun de ces malades a aujourd'hui le périnée parfaitement guéri, et ne se sert plus de la sonde.

Lorsque les fistules sont nombreuses et étendues, qu'elles constituent non seulement des trajets sinueux, mais de véritables cavités d'où s'échappe une abondante suppuration, quand l'induration périnéale est considérable ; enfin quand, pour comble de malheur, le rétrécissement se montre rebelle à toute tentative de dilatation, on est forcé d'avoir recours à l'uréthrotomie externe, pratiquée à l'aide du conducteur cannelé préalablement passé jusque dans la vessie. On est certain de diviser ainsi le rétrécissement dans toute son étendue, en même temps qu'on débride et qu'on laisse béants tous les trajets plus ou moins tortueux qui sillonnent le périnée ; enfin, le drainage parfait de tous ces tissus morbides est facile à établir et à maintenir. Dans bien des cas, c'est à ce mode d'intervention qu'il faudra recourir pour obtenir une guérison définitive, c'est-à-dire la restauration complète du canal de l'urèthre et la cicatrisation parfaite des fistules.

III. J'arrive à la troisième classe de *fistules*, celles *qui s'accompagnent de perte de susbtance.* Je me bornerai à en esquisser brièvement l'histoire, car une étude plus approfondie entraînerait de longs et fastidieux détails sur une foule de procédés opératoires qu'on a cherché à leur opposer.

Quand vous avez affaire à une fistule compliquée de perte de substance, vous devez le plus souvent, pour combler le vide, recourir à une opération autoplastique appropriée. Si la fistule est petite, vous pouvez très bien provoquer le recollement de ses parois à l'aide du fer rouge, du cautère électrique ou de tout autre moyen capable d'amener la rétraction des tissus. Vous savez, par exemple, que les nodules consécutifs aux brûlures se rétractent énergiquement ; mettez, dans l'espèce, cette connaissance à profit. Le plus communément cependant, lorsqu'une certaine étendue de parties molles aura été détruite, la guérison ne sera possible que par une opération autoplastique.

Vous rencontrerez des cas dans lesquels une portion de l'urèthre ayant été emportée par la gangrène, un cathéter d'argent passé dans le canal laissera voir à nu, au fond de la perte de substance, 6, 8, ou même 12 millimètres de sa longueur. Ici le traitement exigera, pour réussir, la plus grande attention unie aux soins les plus minutieux. Sans doute, de pareils délabrements sont assez rares, mais plus rares encore sont les guérisons complètes qu'ils permettent d'enregistrer. J'ai eu pour ma part trois ou quatre lésions de cette gravité à soigner : dans chacune d'elles une restauration autoplastique a pleinement réussi.

Plusieurs d'entre vous ont pu observer, l'hiver dernier, dans notre service, un des malades auxquels je fais allusion en ce moment. C'était un homme qui présentait à l'angle pénio-scrotal une perte de substance laissant à nu le cathéter dans une étendue d'au moins trois quarts de centimètre ; le sphacèle avait détruit toute cette partie du plancher uréthral. Le résultat de mon intervention opératoire n'en a pas moins été un des plus complets que j'aie jamais vus. La première opération amena l'oblitération presque complète de cette large ouverture, je veux dire qu'elle ne laissa subsister qu'un petit trajet semblable à un trou d'épingle. Vous avez vu le procédé que j'ai employé : après avoir avivé les bords de la fistule, j'empruntai au scrotum un lambeau que je ramenai vers le pénis ; l'affrontement des surfaces fut aussi exact que possible et soigneusement maintenu par de nombreuses et fines sutures.

La réunion fut parfaite. Pourquoi ? — C'est là le point important.

Il y avait une condition indispensable à réaliser, sans laquelle bien certainement le résultat eût avorté. Une ou deux semaines avant l'opération, j'avais appris au malade à se sonder fréquemment et à vider ainsi sa vessie jusqu'à la dernière goutte. Quand le sujet me parut suffisamment expert, je me décidai à l'opérer, et, pendant un mois, il ne laissa échapper une seule goutte d'urine que par la sonde. Si, après l'opération, je m'étais contenté de mettre un cathéter à demeure, la précaution n'eût pas été suffisante : car l'urine, je vous l'ai dit, trouve toujours, un peu plus tôt ou un peu plus tard, le moyen de passer à côté. Heureusement, le malade remplit à la lettre, jusqu'au terme fixé, sa part du contrat ; de sorte qu'il n'y avait pas de raison pour que la cicatrisation ne s'opérât pas ici aussi bien qu'ailleurs. Le petit trajet filiforme fut ensuite oblitéré à l'aide du cautère actuel, et aujourd'hui l'urèthre de l'opéré jouit de la plénitude de ses fonctions.

Vous savez qu'à part la miction une autre fonction très importante est dévolue au canal. J'ignore quelle valeur vous attachez à cette fonction ; tout ce que je puis dire, c'est qu'elle peut acquérir une importance considérable lorsque de son intégrité dépend la transmission d'un grand nom, d'un titre de noblesse ou d'une fortune. Quoi qu'il en soit, nous devons toujours, lorsque nous le pouvons, rendre au malade la faculté d'accomplir ses fonctions génitales. Et je n'ai pas besoin de vous dire que, chez notre homme, elles n'auraient jamais pu être recouvrées, si nous n'avions réussi à oblitérer sa fistule.

Si je voulais traiter à fond ce sujet, il ne me faudrait pas moins d'une ou deux leçons pour vous décrire tous les procédés opératoires, variables comme les régions, qu'on a imaginés pour guérir les fistules. L'exemple que je viens de vous citer peut être considéré comme un modèle du genre, en tout cas comme un spécimen des plus sérieuses difficultés que vous rencontrerez jamais. Le pénis, en effet, est sujet à des changements de forme ; le malade est souvent tourmenté par des érections qui ne peuvent que nuire au résultat d'une opération ; enfin, vous n'avez à votre disposition qu'une faible quantité de tissus. Au périnée au contraire, et sur le scrotum, l'influence de l'érection ne se fait sentir que d'une manière insignifiante ; en outre, vous trouvez dans ces régions des matériaux d'autoplastie considérables.

Je terminerai cette leçon par quelques mots sur les *fistules rectales*, dont, comme vous savez, j'ai fait une classe à part. Nous en avons en ce moment un cas dans nos salles : c'est le patient lui-même qui se l'est faite en poussant maladroitement une sonde de l'intérieur de l'urèthre dans la cavité du rectum. Les abcès de la prostate sont toutefois la cause la plus ordinaire de ce genre de fistules. Les symptômes en sont remarquablement incommodes et pénibles : chaque fois que le malade veut soulager sa vessie, l'urine fait irruption dans le rectum ; de là des excoriations douloureuses et de fréquentes envies d'aller à la selle.

Je ne dirai que fort peu de chose du *traitement*, car les procédés à mettre en œuvre doivent s'inspirer des caractères propres à chaque cas. Les fistules rectales s'observent très rarement, mais c'est toujours une grosse affaire lorsqu'il s'agit d'en traiter une. Je ne connais aucune publication sur la matière : je ne puis par conséquent faire plus ni mieux que de vous donner les résultats de mes expériences.

Une fois, j'ai guéri mon malade par la position. C'était un jeune officier que je voyais dans ma clientèle particulière. Comme je n'ai jamais rencontré à l'hôpital de cas exactement semblable, je vais vous en parler avec quelques détails. L'affection s'était déclarée à la suite de quelques abcès dont je n'avais pas été témoin, et, à chaque miction, trois ou quatre cuillerées d'urine passaient par l'intestin. Après avoir essayé plusieurs moyens de traitement qui furent complètement insuffisants, il me vint à l'idée de dire au malade de se coucher sur le ventre pour uriner, et d'avoir bien soin de ne jamais émettre une seule goutte d'urine dans une autre position. Au bout de quelques semaines, cet officier était parfaitement guéri et je vous assure qu'il était fort heureux que le traitement n'eût pas présenté plus de difficulté.

Si jamais vous rencontrez un cas semblable, vous pourrez essayer ce procédé. Depuis, j'ai eu moi-même deux occasions de le mettre de nouveau à l'épreuve, mais je dois avouer que le succès n'a pas répondu à mon attente. Chez l'officier, il me parut que l'action de la pesanteur suffirait à conduire toute l'urine dans le bon chemin; c'est en effet ce qui arriva : il ne passa plus dans le rectum une seule goutte de liquide, et le malade se trouva guéri au bout de six semaines. Je l'ai revu plusieurs années après, la guérison s'était parfaitement maintenue. Mon opinion actuelle est que j'aurais aussi bien réussi en recommandant tout simplement au malade de n'uriner qu'au moyen de la sonde; le succès, je n'en puis douter, eût été aussi complet.

Quand la communication de l'urèthre avec l'intestin n'est pas le fait d'une perte de substance, nous venons de voir que le cathétérisme, substitué à la miction naturelle et pratiqué suivant la méthode que je viens de vous indiquer, doit généralement suffire à la guérison. Mais, lorsqu'il y a perte de substance, ou bien, circonstance plus fâcheuse encore, lorsqu'il existe une communication directe de la vessie avec le rectum, il ne faut rien tenter ni promettre avant d'avoir reconnu le siège exact de la fistule. Placez en conséquence le malade sur le dos, comme pour l'opération de la taille, et introduisez dans le rectum le spéculum vaginal en bec-de-cane, afin d'éclairer d'une manière suffisante les profondeurs où siège la lésion. Si l'ouverture était assez large pour légitimer une restauration autoplastique, je n'hésiterais pas à pratiquer une opération semblable à celle qui est employée pour les fistules vésico-vaginales, c'est-à-dire que j'aviverais les bords de la solution de continuité et les réunirais par une suture au fil d'argent ou de soie. Seulement, l'étroitesse du rectum, comparé au vagin, augmenterait singulièrement dans l'espèce les difficultés du manuel opératoire. Dans le vagin, en effet, il n'est pas permis de dire que la place manque à la manœuvre ; pour le rectum, ce n'est pas tout à fait la même chose. Cependant les difficultés d'exécution ne sont pas insurmontables. J'ai moi-même fait une opération de cette nature sur deux hommes, et j'estime que c'est le plus sûr expédient à mettre en œuvre quand la fistule est consécutive à une perte de substance. — Si, au contraire, l'ouverture est très petite, il suffira de quelques applications du cautère galvanique pour en rétrécir encore le champ, peut-être même pour en obtenir l'oblitération complète.

Les fistules rectales sont enfin un accident possible de la taille. Il n'y a pas bien longtemps, nous avions dans notre service un jeune adolescent que plusieurs d'entre vous doivent se rappeler, et qui, quelques années auparavant, avait été taillé à la campagne avec succès, à cela près que l'intestin s'était trouvé blessé pendant l'opération. Depuis ce moment, le patient était affligé d'une fistule rectale pour la guérison de laquelle il venait réclamer nos soins. Je le plaçai dans la position de la taille ; puis, après l'avoir plongé dans l'insensibilité chloroformique, je vidai la vessie au moyen de la sonde, et j'introduisis dans le rectum le spéculum vaginal dont je vous ai déjà parlé. Nous aperçûmes alors, à une certaine profondeur, sur la paroi latérale gauche de l'intestin, une ouverture qui admettait un cathéter d'argent n° 9 [n° 16 de la filière française]. Nous avions fait disposer un double fil métallique en communication avec une batterie puissante ; nous lui donnâmes une forme convenable qui lui permit d'atteindre l'orifice fistuleux ; puis, fermant le circuit galvanique, nous touchâmes vigoureusement les lèvres de la solution de continuité avec le fil de platine porté au rouge. Je recommençai l'opération au bout d'une semaine ou d'une dizaine de jours, et nous pûmes voir diminuer rapidement la quantité d'urine qui passait par le rectum.

A la fin, le patient ne perdait plus par l'intestin qu'une quantité d'urine insignifiante ; il ne mouillait plus son lit à son insu pendant la nuit, ce qui est un des inconvénients les plus pénibles de cette déplorable infirmité ; bref, sa position était devenue très tolérable. Toutefois l'oblitération complète de la fistule fut constamment au-dessus de nos efforts.

Quoi qu'il en soit, le procédé que je viens de vous indiquer a parfaitement réussi dans des cas où la fistule était moins étendue que chez notre jeune homme, et même dans d'autres où elle l'était davantage. Mais, il ne faut pas se dissimuler qu'une attention incessante et une persévérance énorme sont toujours nécessaires, aussi bien au chirurgien qu'au malade, pour poursuivre le traitement et achever la guérison.

LEÇON XV

De quelques accidents nerveux et fébriles consécutifs a l'emploi des instruments dans l'urèthre et la vessie. — Phénomènes du « Shock » : cas légers — cas mortels. — Fièvre urinaire. — Accès de fièvre passager. — Fièvre à répétition. — Infection bactérienne de la vessie. — Septicémie aiguë et chronique. — Complications rénales.

Messieurs,

J'ai eu plus d'une fois l'occasion d'appeler votre attention sur la structure extrêmement délicate de l'urèthre chez l'homme ; cet organe, je vous l'ai dit, peut être très fâcheusement influencé par la moindre intervention instrumentale. De plus, il possède une sensibilité vraiment exquise, et souvent les corps étrangers, avec lesquels il se trouve en contact, lui causent plus de souffrance qu'ils n'en détermineraient sur l'œil, cet autre organe si éminemment sensible cependant.

Mais, dans l'urèthre il existe une autre forme de sensibilité qu'on ne retrouve en aucune façon dans l'œil : c'est ce qui explique pourquoi les instruments doivent être maniés avec plus de circonspection et de douceur dans le canal que dans n'importe quelle opération d'oculistique.

Quand vous pratiquez le cathétérisme, même en vous servant d'une bougie souple et très flexible, même en y apportant vos soins les plus attentifs de façon à éviter tout froissement de la muqueuse, il n'est pas rare que le malade — surtout s'il subit cette opération pour la première fois, — devienne tout à coup pâle et défaillant. S'il est debout à ce moment, ses jambes fléchissent sous lui et il tombe à terre sans connaissance. Généralement, en quelques secondes il a repris ses sens, mais parfois il lui faut au moins trois ou quatre minutes pour revenir à lui, après avoir présenté quelques petits mouvements convulsifs. En rouvrant les yeux, il se rend difficilement compte de ce qui s'est passé; cependant il se rappelle n'avoir éprouvé aucune douleur et il serait incapable de dire ce qui a causé cette syncope passagère. En somme, celle-ci a été occasionnée par le simple contact d'un instrument avec un organe très sensible, qui se trouve en relations intimes et directes avec les centres nerveux. Notez bien que ce passage d'instrument n'a pas produit la moindre érection, quoique le pénis soit essentiellement un organe génital, vous le savez, avant d'être un organe urinaire. C'est en raison de ce rôle sexuel que l'innervation de la verge est si riche et si excitable; et c'est ce qui explique la facilité avec laquelle une impression passagère, mais vive, ressentie en cette région, est capable de déterminer sur le système nerveux ce phénomène bien désigné sous le nom de *shock*. Ce dernier, vous ne l'ignorez pas, se caractérise par l'arrêt momentané du cœur, entraînant par là même l'anémie cérébrale: celle-ci, à son tour, produit la perte de connaissance pendant quelques instants et suspend l'action du système nerveux dans tout le corps à un degré plus ou moins accentué.

Il est une autre variété d'accident consécutif au cathétérisme, qui survient beaucoup plus rarement que le précédent et même que les complications fébriles que nous étudierons tout à l'heure. Quand l'urèthre de l'homme a été soumis à une petite opération quelconque, aussi doucement conduite qu'on la suppose, on peut observer l'apparition d'un frisson violent, mais court, soit immédiatement après l'opération, soit pendant les quelques instants qui lui succèdent. Il est à remarquer que ce frisson n'est suivi ni d'élévation de la température, ni d'accélération du pouls, ni d'aucun autre phénomène; dès qu'il a cessé, le patient ne se trouve pas plus mal qu'auparavant et n'éprouve rien de particulier. Il se produit probablement ici une stase momentanée de l'influx nerveux, qui ne semble d'ailleurs n'avoir aucune autre signification et qui se manifeste seulement chez certains malades à tempérament excessivement impressionnable et sensible. Cet accident a parfois été décrit en clinique sous le nom de *fausse fièvre*.

Dans certains cas, beaucoup plus rares heureusement, le *shock*, qui suit une introduction d'instrument dans l'urèthre, revêt un caractère de gravité exceptionnelle. Deux fois dans ma carrière professionnelle, j'ai eu l'occasion de voir un homme, jouissant en apparence d'une bonne santé générale, mourir en vingt-quatre ou quarante-huit heures après un cathétérisme facile et n'ayant déterminé aucune lésion traumatique, ainsi que le prouva l'autopsie. Le premier de ces deux malades était un rétréci, couché dans la salle n° 2, à l'époque où j'étais chirurgien-résident de cet hôpital. Depuis plusieurs années, il n'avait pu s'introduire une bougie supérieure comme diamètre au n° 7. Un jour, le chirurgien de la salle, pendant sa visite, lui passe un n° 8; vingt-quatre heures après le malade était mort. Le second cas, que j'ai observé dans ma clientèle privée, est celui d'un vieillard, porteur d'un rétrécissement très serré qui n'avait pas été franchi depuis plusieurs années : je voyais moi-même le malade pour la première fois. Le cathétérisme ne fut pas des plus faciles et nécessita des manœuvres assez prolongées : néanmoins, il ne provoqua aucune hémorragie, ni aucun signe de traumatisme quelconque, et, après l'évacuation de la vessie, je retirai la sonde. Immédiatement il survint le l'anurie et la terminaison fatale arriva en quarante-huit heures; à l'autopsie, je trouvai simplement une congestion intense des deux reins. Dans ce dernier cas, la suppression subite du fonctionnement rénal semble avoir été produite, non pas par quelque processus inflammatoire, qui n'aurait pas eu d'ailleurs le temps d'évoluer, mais bien par une sorte d'arrêt de l'influence nerveuse, succédant immédiatement à l'emploi de la sonde, qui n'avait du reste déterminé aucune des lésions rencontrées parfois en pareille circonstance.

Laissant de côté ces accidents dus à un trouble nerveux, nous allons maintenant étudier d'autres complications, notamment celles qui peuvent être regardées comme des manifestations de la fièvre.

J'emploierai l'expression de *fièvre urinaire* comme la plus propre à désigner cette complication, dont tout étudiant doit certainement avoir déjà vu plusieurs exemples, après avoir fréquenté quelques mois un service de chirurgie. On l'appelle parfois *fièvre uréthrale* ou « fièvre du cathétérisme » : ce sont là des dénominations sujettes à objections et sur lesquelles je reviendrai dans un instant. Je veux tout d'abord vous exposer un cas-type de ce genre.

Le chef d'un service de chirurgie, en faisant sa visite dans sa salle d'hommes, s'approche d'un lit où se trouve couché un malade nouvellement admis, et il apprend par le chirurgien-résident qu'il s'agit là probablement d'un cas de retrécissement, mais qu'il n'a pas été examiné. Après quelques questions, le chirurgien choisit une bougie de moyen calibre, l'introduit et constate l'existence d'une coarctation à 12 centimètres du méat environ. La bougie est alors remplacée par une sonde n° 4 [n° 9 filière française] : celle-ci franchit la stricture, étant plus ou moins serrée au passage, pénètre dans la vessie et en retire une certaine quantité d'urine, laquelle ne présente d'ailleurs aucune ou presque aucune trace de sang. En somme, il n'est survenu aucune difficulté exceptionnelle dans cette première séance de dilatation, qui semble s'être convenablement passée. Environ trois ou quatre heures après, le malade éprouve le besoin d'uriner et, en le satisfaisant, il ressent une certaine cuisson, conséquence naturelle de tout passage d'instrument dans un urèthre, qu'il soit sain ou malade. Quelques instants plus tard, soit une heure, soit davantage, une sensation de froid se manifeste subitement dans le dos d'abord, pour gagner de là le corps tout entier ; bientôt le patient se met à claquer des dents et à trembler de tous ses membres, de façon à laisser croire qu'il est atteint d'un frisson convulsif, impossible à arrêter et affectant tous les muscles ordinairement soumis à la volonté. En même temps, les yeux deviennent hagards, le regard se voile, le teint se plombe, l'expression du visage est altérée, la respiration accélérée, la voix cassée.

Ces attaques varient beaucoup en intensité suivant les cas. Si le malade n'est pas dans son lit au moment où il est pris de frisson, il faut l'y porter de suite, l'entourer de cruchons d'eau chaude et entasser sur lui les couvertures les plus épaisses. Malgré ces précautions, le froid qu'il éprouve est parfois si intense que le lit lui-même tremble avec le patient : celui-ci ne tarde pas à se plaindre de douleurs violentes dans la tête, le dos et les membres. Quelquefois, il peut se produire des vomissements ou de la diarrhée, mais le fait n'est pas fréquent. La température, prise à ce moment, est toujours élevée ; elle monte rapidement et atteint d'ordinaire 40° et même 40°,5. Au bout d'une demi-heure habituellement, plus rarement une heure ou davantage, la face, tout à l'heure pâle, se colore et devient plus ou moins rouge ; la bouche est sèche, la soif vive, et la sensation de chaleur est tellement pénible que le malade s'efforce de jeter bas les couvertures qu'on a placées sur son lit. Il souffre alors réellement et sa température est à son maximum, tandis que le pouls est rapide, dur et vibrant.

Enfin, peu à peu apparaît une légère rosée, débutant sous forme de fines gouttelettes, mais s'étalant bientôt en sueurs profuses sur toute la surface de la peau, qui par là-même perd sa sécheresse pour redevenir souple, humide et rosée. Simultanément, les douleurs diminuent sensiblement, la température baisse, le pouls devient moins rapide et moins serré, la respiration plus lente et plus ample; mais, la soif continue encore et quelques gouttes d'urine de teinte foncée sont expulsées. Le malade reste immobile, dans le décubitus dorsal, abattu et anéanti, transpirant encore par tous ses pores. Au bout de six, douze ou dix-huit heures, toute trace de fièvre a disparu, sauf un certain degré de fatigue cependant, et le lendemain ou le surlendemain le malade est complètement rétabli.

Tel est l'aspect général d'un fort accès de fièvre urinaire aiguë et passagère. Son apparition ne conduit nullement à soupçonner l'existence d'une affection grave des reins ou d'un autre organe. En présence de faits de ce genre, il est au contraire plus rationnel de supposer qu'une minime quantité d'urine a pénétré dans la circulation par une petite fissure de la muqueuse uréthrale, produite par l'instrument, mais trop peu considérable pour avoir pu déterminer une hémorragie. Sans avoir nécessairement à admettre que l'urine renfermait une substance septique et conséquemment dangereuse, on peut fort bien expliquer par la seule absorption de ce liquide tous les symptômes observés, aussi bien ceux du début de l'accès que ceux qui ont accompagné l'élimination. Une fois passé, l'accès ne récidive généralement pas; on reprend au bout de quelque temps le traitement instrumental avec douceur et précaution, et le malade peut parfaitement guérir de sa stricture sans avoir de nouvel accès.

Mais, les choses ne se passent pas toujours ainsi. Sans

qu'on ait de nouveau introduit aucun instrument dans le canal, sans aucune provocation apparente, l'accès de fièvre recommence au bout de trois ou quatre jours, puis cesse et se renouvelle ainsi de temps en temps. Pour donner à cet état une dénomination, sinon très significative, tout au moins clinique, nous pourrions l'appeler *Fièvre urinaire aiguë à répétition*. La cause en est, en vérité, souvent fort obscure et diffère suivant les sujets ; quelquefois même il est très difficile de la découvrir. Alors, si la cystite n'apparaît pas, ou si ce n'est pas un petit accès antérieur qui s'accentue, il est permis de soupçonner l'existence d'une inflammation des uretères et des bassinets, ce dont on se rend compte en recherchant par le palper la sensibilité exagérée de ces organes. Quand il n'y a rien de tel, ni aucune complication rénale, ni aucune autre cause — l'infection septicémique par exemple, — vous êtes en droit de prévoir et d'annoncer la diminution et la disparition prochaines de ces récidives d'accès. Il en est ainsi, d'une manière générale, chez les sujets jeunes ou d'âge moyen, qui peuvent parfaitement bien guérir, même après des phénomènes fébriles de longue durée, notamment chez les malades affectés de rétrécissements et de cystite. Par exemple, un homme porteur d'une stricture plus ou moins étroite, est en proie à une série de paroxysmes fébriles, même après une seule introduction de bougie, et ces accidents se continuent durant deux ou trois semaines. On pratique l'uréthrotomie interne, laquelle n'est suivie d'aucun frisson, et celui-ci jamais plus ne reparaît. Ces cas ne sont vraiment pas rares.

D'autre part, une ou deux répétitions d'accès de fièvre, d'intensité moyenne, indiquent parfois le développement d'une cystite, avec production croissante de muco-pus dans l'urine ; cet accident survenant quelques jours après le passage d'un instrument est souvent dû à l'introduction de quelque matière septique dans la vessie. En pareille circonstance, l'urine est toujours trouble, nauséabonde et chargée de bactéries. Par contre, il est vrai de dire que le plus ordinairement ces transformations de l'urine ne s'accompagnent pas de réaction fébrile. C'est pourquoi, si dans ces conditions il se produit un accès de petits frissons, il y a lieu de supposer que quelque poison septique a pénétré dans le sang.

La septicémie, à des degrés d'intensité variés, peut s'observer chez les malades dont nous nous occupons, qu'il y ait eu ou non traitement instrumental ; elle ne doit pas être confondue avec la *fièvre urinaire* ci-dessus décrite. Selon moi, il convient de réserver cette dernière dénomination aux accidents qui ne sont pas franchement de nature septicémique et de l'employer exclusivement dans ces cas. Les troubles généraux sont infiniment plus graves, quand pénètre dans la circulation un poison septique développé, soit dans l'urine altérée que contient la vessie, soit dans les tissus lacérés et plus ou moins putréfiés de la prostate. Même dans les cas moyens, l'intoxication du sang peut se prolonger longtemps et s'accompagner de nombreux accès de frissons ; ce qui n'empêche pas d'ailleurs le patient de guérir complètement. Mais parfois les phénomènes septicémiques suivent une marche très rapide et acquièrent une intensité extrême, anéantissant littéralement le malade, dont la force de résistance est en ce moment des plus minimes. La fièvre concomitante est alors une véritable fièvre de prostration ; la faiblesse augmente de plus en plus, et fréquemment on trouve l'urine striée de sang en raison des exsudations et des hémorragies capillaires.

Enfin, la répétition d'accès de fièvre constitue quelquefois un symptôme précurseur de la suppuration des articulations, des muscles et des grandes cavités séreuses, comme on l'observe dans la pyohémie. Ce n'est que rarement, je dois le dire, qu'une telle complication survient au cours d'une maladie ou à la suite d'une opération où les voies urinaires sont en cause.

Il est une autre forme de fièvre urinaire, qui se manifeste principalement chez les vieillards, dont la vessie est devenue plus ou moins impuissante par le fait d'une hypertrophie prostatique formant obstacle au cours de l'urine. A peine ai-je besoin de vous rappeler en peu de mots la conséquence habituelle de cette obstruction : le malade urine, il fait tous ses efforts pour vider complètement sa vessie, et, quand il a fini, il reste encore dans celle-ci une certaine quantité de liquide. C'est à cette quantité, très variable suivant la durée de la maladie, que j'ai donné le nom de *résidu urinaire*. Parfois, on a la chance de découvrir cette rétention incomplète quand elle ne dépasse pas encore 30 ou 60 grammes ; mais elle peut aller jusqu'à 1,000 ou 1,200 grammes, et même au delà, lorsqu'on s'en aperçoit pour la première fois. Dans la grande majorité des cas, ceux par exemple dans lesquels le résidu urinaire est de 3 à 400 grammes, il n'existe pas ordinairement de symptômes généraux inquiétants. Lorsque la quantité atteint 5 à 600 grammes, il faut se méfier ; si elle dépasse 600 et à plus forte raison 8 ou 900 grammes, le cas demande la plus sérieuse attention et exige que le malade, en usant de la sonde, se conforme rigoureusement aux divers préceptes, que je vous ai formulés précédemment en détail dans la Leçon XI.

Supposons maintenant qu'au moment où on le constate pour la première fois, le résidu urinaire soit très considérable ; on a commencé le cathétérisme. Au bout de quelques jours, le malade s'affaiblit, perd l'appétit, se plaint de soif vive et de sensation de froid, mais il n'a pas d'accès de fièvre. La langue devient sèche et l'urine trouble, et la température subit quelques légères variations au-dessus et au-dessous de la normale. En somme, il existe alors, pour ainsi dire, un état fébrile, dépendant ordinairement d'altérations graves de l'un des organes urinaires, altérations susceptibles de devenir mortelles. Avec sa haute autorité scientifique, Sir A. Clark a attiré l'attention sur ces accidents, presque toujours dus, suivant lui, à une lésion organique profonde de l'uretère et du rein. Et, en effet, la plupart du temps, il en est ainsi. L'ensemble de ces divers symptômes a été appelé *fièvre,* mais cette dénomination, je vous le répète, n'a eu d'autre but que de faciliter le langage clinique ; car, la caractéristique de cette fièvre est d'être chronique et lente, et de ne jamais provoquer d'ascensions thermiques considérables.

Quoiqu'il en soit, les lésions, rencontrées à l'autopsie des malades qui ont présenté ces différents symptômes pendant la vie, ne sont pas toujours les mêmes. Parfois, on constate une dilatation uretérale et pyélique avec altérations structurales, qui expliquent suffisamment les troubles fonctionnels observés, notamment la diminution de l'excrétion de l'urée, laquelle constitue, comme vous savez, un symptôme d'importance capitale au point de vue de la guérison, après une intervention chirurgicale quelconque. C'est un point sur lequel Sir A. Clark a beaucoup insisté, et avec raison, et auquel il a appliqué l'heureuse dénomination d'*insuffisance de la fonction rénale.*

S'il survient quelque difficulté dans l'usage du cathétérisme, ou si la vessie est entièrement vidée, au premier sondage, il est rare qu'il ne se produise pas consécutivement une cystite plus ou moins accentuée, qu'accompagnent naturellement quelques symptômes de fièvre. Ceux-ci augmentent progressivement, et peu à peu l'urine devient fortement chargée de pus et de mucus, proportionnellement à l'intensité de la cystite et à l'extension du processus inflammatoire au bassinet et au rein lui-même. Lorsque ce dernier est le siège d'altérations profondes, l'issue est presque toujours fatale, et la mort, dans ces cas, s'explique de deux manières. En effet, ou bien la septicémie se produit par le passage dans le sang des bactéries renfermées dans la suppuration rénale; ou bien, plus rarement, les éléments de l'urine ne s'éliminent plus que très incomplètement, si même l'urine ne se supprime pas tout à fait et en quelques heures, ce qui s'observe dans quelques circonstances. Si un seul des deux reins est atteint, le malade peut encore lutter pendant longtemps; il a même quelque chance de salut, si son autre rein est absolument sain et ne se prend pas à son tour.

Je ne veux pas allonger davantage ce court chapitre de pathologie, concernant l'atonie vésicale. Vous voyez ce qui se passe dans cette affection lorsqu'elle a été négligée pendant de longues années et que finalemeni on se décide à lui opposer un traitement chirurgical; vous voyez aussi combien est impropre le mot *fièvre*, dont nous nous servons cependant, pour caractériser l'ensemble symptomatique présenté par ce genre de malades. En pareille occurrence, on a aussi employé quelquefois l'expression *fièvre du cathétérisme*, qui est des plus malheureuses. Elle tendrait en effet à perpétuer une erreur populaire, coupable de bien des morts regrettables; vous entendrez parfois, dans le public, accuser la sonde d'avoir coûté la vie à telle ou telle personne, alors que c'est la maladie seule qui devrait être en cause, maladie pour laquelle le cathétérisme était devenu nécessaire et constituait l'unique chance de salut. Si les sondages employés trop tard n'ont pas réussi à sauver le malade, vous entendrez répéter avec complaisance par son entourage qu'il vivrait sans doute encore si l'on n'avait pas eu recours à ce « fatal instrument » et qu'en somme c'est à partir du premier cathétérisme qu'il a commencé à décliner. Or, vous ne le savez que trop bien, si le malade avait été soumis à l'usage du cathétérisme à une période moins avancée de sa maladie, non seulement il n'aurait couru aucun danger de mort, mais il n'aurait même pas eu de fièvre. Et, par une déplorable confusion, en disant qu'il a succombé à la *fièvre du cathétérisme*, on flétrit le seul traitement opposable à la maladie qui l'a emporté. Si cette confusion est regrettable pour le chirurgien, elle l'est bien plus encore pour les autres malades qui se trouveront un jour dans le même cas.

En ce qui concerne le traitement de ces accidents, je n'ai rien à ajouter à ce que je vous ai déjà longuement exposé, à la fin de la Leçon XI, relativement à l'emploi du cathétérisme et aux précautions dont il doit être l'objet chez les sujets affectés d'impuissance vésicale confirmée.

Contre un accès passager, moins vous médicamenterez votre malade, plus sagement vous agirez. Je réprouve énergiquement cette pratique populaire qui consiste à administrer à haute dose des grogs brûlants pendant le stade de froid. Il suffit d'envelopper le patient de couvertures chaudes, de l'entourer de cruchons et de lui faire boire une bonne tasse de thé ou de toute autre tisane chaude qu'il préfère.

Pendant le stade de chaleur, dès qu'une transpiration abondante s'établit, le malade se sent déjà par là même soulagé : il est donc inutile de recourir aux diaphorétiques. Quant au sulfate de quinine, je le crois absolument impuissant à prévenir ou même à modifier un accès de fièvre urinaire aiguë ou chronique, qui n'a pas la moindre analogie avec un accès intermittent de fièvre paludéenne; il n'y a donc aucune raison de supposer que la quinine, véritable spécifique de celui-ci, serait quelque peu efficace contre celui-là. Je préférerais, en pareil cas, l'aconit qui a la propriété de modérer l'intensité de la fièvre dans la période d'excitation. Chez quelques malades, mais non chez tous, vous vous trouverez bien, à l'occasion, de l'emploi de la morphine, qui diminue et calme les sensations réellement douloureuses que vous rencontrerez parfois dans ces circonstances.

Une bonne garde-malade, une température toujours égale, une nourriture simple et réparatrice dès que l'estomac sera en état de la supporter, une surveillance attentive des fonctions de l'intestin et de celles de la peau, et plus tard la précaution constante d'éviter le froid quand votre client aura repris ses occupations habituelles, tels sont les éléments les plus importants de votre thérapeutique.

Permettez-moi, avant de terminer, de résumer en quelques mots les points principaux de cette rapide étude, dans laquelle nous avons envisagé les diverses complications du cathétérisme et qu'on aurait tort d'englober toutes sous la dénomination de *fièvre urinaire.*

Nous avons d'abord le *shock* : c'est un trouble momentané des fonctions du système nerveux. Dans sa forme la plus commune et la plus simple, il succède à une simple introduction d'instrument dans l'urèthre d'un homme, quelquefois à une opération pratiquée sur cet organe. Mais il existe une autre forme de shock beaucoup plus grave, mais beaucoup plus rare que la précédente : elle se manifeste d'ailleurs dans les mêmes conditions, mais chez des malades ayant préalablement une affection organique en un point quelconque des voies urinaires. C'est dans cette forme qu'on a observé les cas de mort rapides, d'ailleurs exceptionnels, qui ont été signalés.

En seconde ligne, et succédant à un passage d'instrument ou à une opération dans le canal, beaucoup plus souvent chez l'homme que chez la femme, nous avons l'*accès de fièvre* caractérisé par trois stades : froid, chaleur sèche et transpiration. Cette complication, si elle est extrêmement fréquente, est heureusement d'ordinaire courte et peu grave. Dans quelques cas, la fièvre après avoir cessé reparaît, comme manifestation, évidente ou non, d'un état inflammatoire qui persiste dans l'un des organes de l'appareil urinaire.

Ensuite, nous pouvons avoir la *simple infection septicémique de la vessie,* due à l'introduction de bactéries par le fait des instruments. L'affection reste localisée et s'accompagne d'une légère cystite, mais rarement de symptômes fébriles.

Beaucoup plus grave est la *septicémie lente,* qui envahit l'organisme tout entier et qui est occasionnée par l'absorption d'une matière septique en un point quelconque des voies urinaires. Son évolution est parfois très lente et s'accompagne de fréquents petits accès de fièvre. La *résorption purulente* (pyohémie) peut être annoncée par des symptômes analogues à ceux de la fièvre urinaire ; mais elle ne tarde pas à se manifester par des symptômes et signes locaux caractéristiques de la plus haute gravité : vous les connaissez trop bien pour que je m'attache à vous les décrire et à vous les détailler en ce moment.

Enfin lorsque, dans un cas urgent, une crise de rétention par exemple, qui exige impérieusement sous peine de mort du malade l'emploi immédiat du cathétérisme, on vient à vider par la sonde une vessie depuis longtemps inerte et distendue, une cystite peut se déclarer, si l'on néglige les précautions requises en pareille circonstance, et parfois même quand on les a scrupuleusement observées. Cette complication guérit d'ordinaire, si les reins sont sains ou à peine altérés. Mais, d'autre part, si l'inflammation gagne les uretères, les bassinets et les reins et que ceux-ci soient préalablement malades ou en imminence morbide, une terminaison fatale est la règle : en deux ou trois semaines, des accidents pernicieux de septicémie emportent le malade. Le dénouement est même quelquefois beaucoup plus prompt, quand il se produit des phénomènes d'urémie ou une suppression brusque et totale des urines.

LEÇON XVI

CONSIDÉRATIONS GÉNÉRALES SUR LA NATURE, LES SYMPTÔMES ET LE DIAGNOSTIC DES CALCULS VÉSICAUX. — Diverses catégories et diverses dénominations suivant la composition chimique des calculs, leur lieu de naissance, leur poids. — Fréquence proportionnelle des calculs suivant les âges et les classes de la société : statistiques anciennes et modernes : celle de l'auteur. — Signes et symptômes de la pierre dans la vessie. — Exploration de la vessie par la sonde métallique : existence, volume et nature de la pierre ; nombre des calculs. — Importance des symptômes de début.

MESSIEURS,

Dans notre conférence d'aujourd'hui, j'ai l'intention de vous esquisser à grands traits les principaux faits relatifs à la pierre dans la vessie; je vous indiquerai en même temps les meilleurs moyens à employer pour en reconnaître la présence.

Et tout d'abord, j'estime qu'il est indispensable d'établir brièvement les origines et la nature de ces corps désignés sous le nom de « calcul ou pierre dans la vessie », ces deux termes étant d'ailleurs absolument synonymes.

Vous n'ignorez certainement pas que bien des produits d'organes différents sont englobés sous cette dénomination usuelle et quelque peu triviale. En quelques mots seulement, je vous dirai que la plupart des calculs urinaires viennent du rein et sont formés exclusivement ou à peu près par :

1° Les sels qui entrent dans la composition normale de l'urine, tels que les sels de l'*acide urique*, qui constituent la majorité des calculs, et ceux de l'*acide phosphorique*, qui en forment aussi un certain nombre;

2° Certains éléments, qu'on rencontre souvent, mais non toujours, dans une urine saine et qui, comme les précédents, sont séparés du sang par le filtre rénal, les sels de l'*acide oxalique* par exemple ;

3° Enfin, plus rarement, d'autres éléments complètement étrangers à l'urine et que le rein excrète seulement dans certains états morbides de l'économie : je vous citerai en première ligne à cet égard la *cystine*.

Il est intéressant de rappeler ici que, chez certains animaux, l'excrétion rénale se fait sous forme de pierres : la classe des serpents, dans toutes ses variétés, se trouve dans ce cas et rend, au lieu d'urine, de l'acide urique pur presque solide. Les oiseaux n'ont pas besoin de vessie, car, chez eux, les sels urinaires sont expulsés sans être dissous. Le contraire a lieu chez l'homme et chez les quadrupèdes : néanmoins, quelquefois ces sels se déposent chez eux sous forme de fines parcelles solides et cristallisées; c'est ce qu'on appelle généralement du *sable urinaire*. D'autre fois, ces sédiments se présentent à l'état de petits corps durs, gros comme un grain de chènevis ou un pois; quand ils atteignent ou même dépassent un peu ce volume, on les nomme *gravelle* ou *concrétions* : c'est aux plus gros que l'on réserve ordinairement cette dernière appellation. Enfin, lorsqu'ils sont trop considérables pour pouvoir traverser le passage naturel, c'est-à-dire l'urèthre, la dénomination de « pierre » leur est attribuée.

Toutefois, certains calculs se forment dans la vessie, indépendamment de toute action du rein; pour être tout à fait exact, on devrait donc presque refuser de les ranger parmi les sédiments urinaires proprement dits. Une grande quantité de phosphates terreux provient des sécrétions de la vessie elle-même, et se trouve associée à d'autres substances, l'ammoniaque principalement, qu'on rencontre dans l'urine pathologique. De cette façon, des pierres de toute grosseur, aussi bien le sable que la gravelle ou les concrétions prennent leur origine dans la vessie seule. Enfin, différents éléments concourent souvent par leur combinaison à la constitution d'une même pierre : c'est ainsi que tout calcul né dans le rein (excepté ceux de cystine ordinairement) peut descendre dans la vessie lorsqu'il est encore très petit et s'y accroître par le dépôt successif de couches phosphatiques, développées comme je viens de vous le dire. On se trouve avoir affaire, dans ce cas, à un calcul *mixte*.

A quelle espèce de corps doit-on appliquer, chez l'adulte, la dénomination de « pierre dans la vessie » ? J'aurais le plus grand désir de faire à cette question une réponse tout à fait catégorique; celle-ci malheureusement ne peut être qu'approximative.

Vous admettrez cependant, je pense, que, chez l'homme, on ne devrait jamais décorer du nom de *pierre* toute concrétion solide susceptible de passer et d'être expulsée par l'urèthre pendant les efforts de la miction ; il devrait en être de même pour celles qu'on peut extraire en dilatant ou en incisant le canal, quand le corps étranger s'y est engagé. D'autre part, chez la femme, dont l'urèthre est plus court et plus dilatable, il est facile d'enlever ainsi des graviers beaucoup plus volumineux et plus denses que chez l'homme, et qui mériteraient certainement le nom de pierres.

De même, j'estime que vous admettrez également avec moi la proposition suivante, à savoir que : on doit exclusivement appeler *pierres* les calculs trop volumineux pour traverser l'urèthre de l'homme et qui, pour être extraits de la vessie, nécessitent le broiement intra-vésical ou l'incision des parties molles.

Permettez-moi d'intercaler ici une petite remarque : toutes les fois qu'on a opéré un malade de la pierre, quel qu'ait été le procédé employé, il serait tout à fait désirable que, dans les trois jours qui suivent l'intervention, on pesât très exactement le calcul ou ses débris et que l'on consignât avec soin ce poids dans l'observation. Cette règle de conduite devrait être uniforme et générale. En ce qui concerne ma pratique personnelle, je me suis toujours refusé à ranger parmi les pierres les calculs pesant moins de 1 gramme 1/2 à 2 grammes ; et quand j'ai enlevé ou broyé un gravier d'un poids inférieur à ce chiffre, j'ai toujours classé dans mes notes cette intervention sous la rubrique *opération pour graviers ou concrétions*, et non sous celle *opération de pierre*. Ce n'est pas sans raison, croyez-le bien, que je vous fais cette remarque : on a publié et intercalé dans des statistiques comme « opérations de pierre chez l'adulte » des cas où l'on a enlevé, non pas même toujours après broiement par le lithotriteur, mais seulement par la simple aspiration, des parcelles infiniment petites de graviers, pesant à peine quinze à vingt centigrammes ! Forcément, si l'on donne une si large extension à l'expression *pierre* et si l'on accorde cette dénomination à des graviers tout à fait insignifiants, il deviendra bientôt complètement impossible d'établir, relativement aux résultats du traitement de la pierre, une comparaison valable entre la pratique des différents opérateurs anciens ou contemporains.

Je vous présente en ce moment quelques spécimens de ces graviers expulsés spontanément avec l'urine, ayant ou même dépassant le volume que je vous signalais tout à l'heure.

Nous allons maintenant rechercher dans quelles classes de la société la pierre se montre le plus fréquemment.

Il y a une quarantaine d'années, lorsque j'étais étudiant dans cet hôpital, j'entendais répéter à chaque instant que les calculs sont beaucoup plus communs chez les enfants que chez les adultes. Tout le monde était d'accord sur ce point, et en somme, à cette époque, cette opinion constituait une sorte d'axiome admis universellement. Mais, des recherches ultérieures m'ont fourni des matériaux précieux qui m'ont permis d'étudier à fond et d'élucider cette intéressante question. Ces recherches, qui ont porté sur un nombre considérable de vieillards, ont eu pour résultat de me convaincre que la période de l'existence la plus favorable au développement des calculs, quelle qu'en soit la nature, est bien réellement le dernier tiers de la vie, et non le premier ; dans le tiers moyen, la pierre est relativement rare, ainsi d'ailleurs qu'on l'a toujours reconnu. Voici environ une vingtaine d'années que j'ai formellement établi et publié cette statistique proportionnelle et elle n'a jamais été contredite jusqu'à présent.

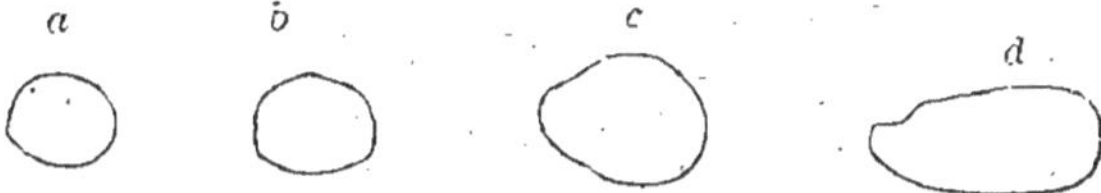

Fig. 47. — *a*, concrétion pesant 12 à 13 centigrammes; *b*, 20 centigrammes; *c*, 35 à 36 centigrammes (aplatie); *d*, 48 à 49 centigrammes. Ces dessins semblent donner à ces graviers des dimensions un peu supérieures à celles qu'ils avaient réellement, comme il est facile de s'en rendre compte en superposant l'un de ces graviers à son tracé correspondant reproduit ci-dessus.

Mais comment, me direz-vous, l'opinion des anciens se trouve-t-elle ainsi erronée? La raison est bien simple : jusqu'à une époque relativement récente, toutes les observations de calculs vésicaux provenaient de la pratique hospitalière et avaient, par conséquent, pour sujets des individus appartenant aux classes les plus pauvres de la société. Ceux des classes supérieures subissaient rarement autrefois l'exploration vésicale, surtout les vieillards, chez lesquels en somme les symptômes de calculs sont moins accentués que dans la jeunesse. Quand un malade de cette catégorie éprouvait quelques troubles du côté des voies urinaires, on avait coutume la plupart du temps de les attribuer à l'hypertrophie de la prostate. Et vous savez combien dans le public est répandue cette grosse erreur qui consiste à admettre que cette infirmité atteint plus ou moins tous ou presque tous les hommes ayant dépassé la soixantaine. Si l'on ne parvenait pas à constater et à démontrer l'augmentation de volume de la prostate, alors on se contentait de dire que le malade avait un « accès de strangurie » ou était affecté de « strangurie », chose fort commune chez les vieillards. C'était là du reste une de ces expressions vagues et sans aucune signification, dont on a l'habitude de se servir pour cacher l'absence de connaissances suffisantes quand le diagnostic est incertain ou en défaut. Certes, on évitait ainsi souvent au patient les manœuvres et les recherches plus ou moins pénibles nécessaires à l'établissement du diagnostic, mais en même temps on le privait de toute chance de salut, c'est-à-dire de la taille, qui à cette époque représentait le principal moyen d'échapper aux souffrances ultérieures et à une issue fatale. Il est vrai que l'opération par elle-même constituait déjà souvent un danger suffisamment grave.

On s'est complètement trompé, j'en suis convaincu, sur la fréquence de l'affection calculeuse dans les classes supérieures de la société anglaise. Aussi ai-je pu, il y a une quinzaine d'années, prononcer à ce sujet dans cet amphithéâtre la phrase suivante : « Messieurs, selon moi, plus de la moitié des calculs passe complètement inaperçue chez les vieillards et il s'ensuit un triste résultat : c'est que, dans la grande majorité des cas, l'entrepreneur des pompes funèbres est le véritable opérateur ! » Vous m'excuserez, j'en suis sûr, d'exprimer aussi crûment une opinion dont je suis profondément convaincu ; mais je tenais par-dessus tout à ne laisser aucun doute dans votre esprit sur la nécessité qu'il y a de faire cesser le plus tôt possible un état de choses absolument déplorable.

A l'appui de ce que j'avance, permettez-moi de vous exposer brièvement quelques faits relatifs à l'âge des calculeux, appartenant aux classes sociales qui, en Angleterre, se font opérer à l'hôpital.

Un peu avant l'année 1860, j'ai entrepris une laborieuse enquête dans les hôpitaux de Londres et de la province ; et, dans ce but, je n'ai voulu me servir que des registres officiels d'observations. J'ai pu les feuilleter moi-même et en contrôler l'exactitude, grâce à l'obligeance de mes correspondants de province, parmi lesquels se trouvent un grand nombre de chirurgiens les plus éminents de ce pays. J'ai recueilli de cette façon 1827 observations de calculeux opérés par la taille médiane, avant que la lithotritie soit passée dans la pratique hospitalière courante ; primitivement, en effet, je me proposais seulement de rechercher les résultats fournis par cette taille avant qu'ils n'aient été mélangés avec ceux de la lithotritie. Quand une observation ne présentait pas toutes les garanties de précision voulues, je ne m'en servais pas pour mes statistiques. Je crois, en conséquence, avoir ainsi obtenu une série absolument exacte des opérations de pierre pratiquées dans les hôpitaux anglais durant la première moitié du siècle actuel.

Maintenant, veuillez bien remarquer la classification de ces malades d'après leur âge, que j'ai inscrite sur ce tableau noir placé sous vos yeux. Il est entendu qu'il s'agit des calculeux de tout âge opérés à l'hôpital, principalement pendant la première moitié de ce siècle : ils sont au nombre de 1827, se décomposant ainsi :

Entre 1 ans et 16 ans inclusivement.	1,028
De 17 à 50 ans	352
De 50 à 70 ans	409
Au-dessus de 70 ans	38
Total............	1,827

Plus de la moitié de ces malades, comme vous voyez, n'avait pas atteint l'âge de la puberté; environ 22 0/0 avaient de cinquante à soixante-dix ans, et à peine un peu plus de 2 0/0 au-dessus de soixante-dix ans. Mais, avant de comparer ces chiffres avec ceux de l'époque actuelle, il serait également intéressant de considérer l'âge des malades chez lesquels on pratiquait la taille au siècle dernier. Vous allez voir avec quelle rareté l'affection calculeuse était découverte chez les vieillards par nos maîtres d'autrefois, si renommés cependant dans les annales de l'histoire chirurgicale pour leur grande expérience du sujet qui nous occupe en ce moment.

Prenons Cheselden, par exemple, ce chirurgien si remarquablement habile, dévoué et entreprenant, et qui, chose encore plus rare à cette époque, prenait la peine d'enregistrer soigneusement les faits qu'il avait observés personnellement. Quels sont les chiffres qu'il a publiés à la fin de sa carrière et qui comprennent toute sa pratique de la taille à l'hôpital Saint-Thomas ? Il nous dit qu'il a « publiquement taillé 213 calculeux aux âges respectifs ci-dessous indiqués » (1) :

Au-dessous de 10 ans	105
De 10 à 20 ans	62
De 20 à 50 ans	32
De 50 à 70 ans	12
Au-dessus de 70 ans	2
Total	213

Dans beaucoup plus de la moitié des cas, les malades n'étaient pas arrivés à la puberté; nous en trouvons seulement 5,5 0/0 entre 50 et 70 ans, et à peine 1 0/0 au-dessus de 70 ans.

La première statistique exacte que l'on rencontre dans

(1) Thomas Cheselden F. R. S, *Anatomy of the Human Body*. 5e édition. London, 1740.

les livres, après la précédente, est celle de M. Robert Smith (de Bristol). Chirurgien de l'hôpital de Bristol, un des plus anciens et des plus connus de l'Angleterre au XVIIIe siècle, M. Smith a réuni à grand'peine les observations de ce pays et je vais vous citer deux extraits de son ouvrage (1). Le premier est un tableau de 347 cas observés de 1740 à 1820 et qui contient les chiffres suivants :

Calculeux	au-dessous de 16 ans	170
—	de 16 à 50 ans	129
—	de 50 à 70 ans	46
—	au-dessus de 70 ans	2
	Total	347

Ce même chirurgien a également pu établir le tableau suivant d'après les registres de l'Infirmerie de Leeds, une autre école de chirurgie célèbre autrefois : il renferme 196 cas datant de 1787 à 1817 :

Calculeux	au-dessous de 16 ans	83
—	de 16 à 50 ans	81
—	de 50 à 70 ans	30
—	au-dessus de 70 ans	2
	Total	196

En réunissant ces deux statistiques, on voit que la moitié environ de ces malades n'avaient pas l'âge de la puberté, 15 0/0 à peu près avaient de 50 à 70 ans, et pas même 1 0/0 avait dépassé 70 ans.

Dans le livre de M. Smith, on trouve aussi la statistique de l'Ecole de Norwich ; mais, comme cette statistique se trouve reproduite et plus étendue dans l'ouvrage bien connu de Crosse (de Norwich), je vais vous la donner telle qu'elle est indiquée par ce dernier chirurgien. Elle commence à

(1) *Transact. of the Royal Med. and Chirurg. Soc.*, vol. XI.

l'année 1770 et se continue jusqu'en 1833; elle comprend 669 cas, se décomposant ainsi :

Calculeux	au-dessous de 16 ans.............	344
—	de 16 à 50 ans....................	158
—	de 50 à 70 ans....................	159
—	au dessus de 70 ans..............	8
	Total..................	669

Les cas émanant de l'Ecole de Norwich, postérieurement même à l'année 1833, sont compris dans ma statistique personnelle de 1827 cas rapportée plus haut. En additionnant tous les chiffres qui précèdent, on arrive aux résultats suivants :

Cas de Cheselden	213
Cas de Robert Smith (Bristol et Leeds réunis).............	543
Cas de ma propre statistique (y compris ceux de Norwich).	1,827

Sur ces 2583 malades, 1281 n'avaient pas atteint l'âge de 16 ans; soit presque exactement la moitié du chiffre total. Ceux ayant dépassé 50 ans ne figurent que pour un peu plus de 20 0/0 dans ces tableaux, et ceux qui avaient au-dessus de 70 ans pour 1,75 0/0.

Je désire maintenant placer en regard des statistiques précédentes celle que j'ai pu établir d'après ma pratique personnelle. En vue de vous la soumettre aujourd'hui, j'ai soigneusement réuni toutes les observations de calculeux de tous les âges que j'ai recueillies moi-même jusqu'à la fin de l'année 1886.

Le nombre total de mes opérations de pierre dans la vessie, quel qu'en soit le genre, se monte à 911. Tous les calculs, à trois ou quatre exceptions près, sont en ma possession, et j'ai dans mes registres d'observations l'histoire complète et détaillée de chaque malade, recueillie au moment même. J'en ai ainsi formé une sorte de catalogue, que je mets sous vos yeux ; vous y trouverez les particularités les plus importantes relatives à chaque cas, et, chaque fois aussi ou à peu près, le nom du médecin traitant qui a suivi le malade avec moi.

Sur ces 911 observations, 13 se rapportent à des femmes adultes ; en les retranchant, il en reste donc 898 concernant des individus du sexe masculin.

Parmi ces malades, j'en ai opéré exactement 100 dans cet hôpital, dont 87 hommes-adultes (63 par la lithotritie et 24 par la taille), et 13 enfants ou adolescents mâles, (4 lithotrities, 9 tailles).

En réduisant ces 100 cas de ma pratique hospitalière, que j'ai été contraint d'abandonner en 1873 en raison d'autres devoirs professionnels, il reste 798 cas observés dans ma clientèle particulière, presque tous chez des malades de la classe élevée ou moyenne de la société. Ils se décomposent en 693 lithotrities et 102 tailles chez des hommes adultes, et 3 tailles chez des enfants ou adolescents.

Comme je l'ai fait pour les statistiques précédentes, je vais diviser ces deux catégories de malades d'après leur âge ; nous avons alors les chiffres suivants :

MALADES DE L'HÔPITAL :		MALADES DE LA CLIENTÈLE :	
Au-dessous de 16 ans.....	13	Au-dessous de 16 ans.....	3
De 16 à 50 ans...........	27	De 16 à 50 ans...........	93
De 50 à 70 ans...........	56	De 50 à 70 ans...........	527
Au-dessus de 70 ans......	4	Au-dessus de 70 ans......	175
Total...........	100	Total...........	798

Vous allez être tout d'abord étonnés, j'en suis sûr, du contraste frappant qui existe entre ces chiffres et ceux que nous ont laissés les chirurgiens d'autrefois. Pour ceux-ci, la moitié de leurs calculeux n'avaient pas 15 ans et quelques-uns seulement étaient vieux ; moi, dans toute la durée de ma pratique particulière, je n'ai opéré que trois enfants ou adolescents.

A l'appui de ce fait, je vous rappellerai la phrase que j'ai entendu prononcer par Sir William Fergusson. Ce chirurgien avait coutume de dire que, dans toute sa carrière, il n'avait reçu qu'une seule fois des honoraires pour avoir opéré un enfant atteint de la pierre : en d'autres termes, tous les cas de calculs vésicaux, qu'il avait observés chez des sujets agés de moins de 15 ans, s'étaient présentés chez des enfants de la classe pauvre. Il y a longtemps du reste qu'une semblable remarque avait été faite à la fin du siècle dernier (1786), par Deschamps. Dans son admirable *Traité de la pierre*, ce chirurgien s'exprime en ces termes : « Enfin, depuis plus de trente ans que je traite des pierreux, je n'ai pas encore vu l'enfant d'un riche attaqué de la pierre... » Naturellement, vous allez vous écrier : « Comment cela se fait-il ? » Permettez-moi, je vous prie, de ne pas répondre immédiatement à cette question : je me contente pour l'instant d'appeler toute votre attention sur ce fait si intéressant.

D'autre part, vous avez vu que, dans ma statistique, le nombre des vieillards de la clientèle privée était de beaucoup supérieur à celui des hommes âgés observés à l'hôpital. D'ailleurs, les vieillards constituent l'immense majorité de mes calculeux de la ville, tandis que la proportion des enfants y est insignifiante. Les malades entre 50 et 70 ans, au lieu d'entrer pour 20 0/0 dans le chiffre total, comme précédemment, y entrent pour 65 0/0 au moins; et ceux qui ont dépassé 70 ans ne forment plus la quantité négligeable de 1 ou 2 0/0, mais atteignent jusqu'à 22 0/0. C'est là un fait des plus importants, et que certainement peu de personnes voudraient croire, s'il n'était absolument démontré par les chiffres que je viens de vous exposer.

J'ai cherché aussi à établir, pour vous la soumettre, la

fréquenee proportionnelle de l'affection calculeuse dans les différentes classes de la population. La pierre est rare chez les ouvriers de tout genre, en Angleterre, chez ceux qui travaillent aux champs comme chez ceux qui exercent leur métier dans les villes; ces derniers surtout échappent généralement à cette maladie, mais, par contre, leurs jeunes garçons en sont souvent atteints. Les hommes ayant une existence facile, gros mangeurs et ne prenant pas un exercice suffisant, sont exposés fréquemment dans leur vieillesse à avoir la pierre, laquelle est presque inconnue chez leurs enfants bien nourris et attentivement soignés.

De tout ce que je viens de vous dire, il est certainement possible de tirer les trois conclusions suivantes, dont la plupart du temps vous pourrez vérifier vous-mêmes l'exactitude et l'importance :

1° L'insuffisance de l'alimentation et des vêtements, la vie au grand air, qui sont les apanages habituels de la pauvreté, semblent favoriser la production des calculs chez les enfants : c'est le contraire qui a lieu chez les adultes.

2° L'habitude de ne se rien refuser, principalement sous le rapport du régime alimentaire, la vie désœuvrée, constituent des prédispositions à la pierre chez les hommes d'un certain âge : leurs enfants, par contre, en sont exempts.

3° Un travail qui fatigue le corps, une nourriture simple, largement végétale et peu animalisée, même s'il existe des habitudes d'intempérance, même si les habitations sont malsaines, empêchent la formation des calculs dans toutes les classes de la société.

Abordons maintenant l'étude des différentes variétés de calculs, nés dans le rein et dans la vessie; ces variétés sont peu nombreuses et quelques mots suffisent pour les décrire. Il y en a trois principales à considérer au point de vue de la pratique clinique et de l'intervention sur la vessie qu'ils nécessitent.

La variété de calcul que l'on rencontre le plus fréquemment est celle qui est constituée par l'*acide urique* et ses diverses combinaisons chimiques; la deuxième est celle dans laquelle l'*acide phosphorique* se trouve associé à l'ammoniaque et à des sels terreux; enfin, la troisième est représentée par l'*oxalate de chaux*. Ces trois grandes divisions suffisent à tous les besoins de la pratique.

L'acide urique et les urates forment la grande majorité des calculs, dans lesquels ils se trouvent quelquefois mélangés avec une petite quantité de phosphate. Puis viennent les phosphates, rarement à l'état pur. Les pierres, composées d'oxalate de chaux, ne se rencontrent pas fréquemment. Mais, bon nombre de calculs contiennent de fortes proportions d'urates ou d'oxalates en même temps que de phosphates et ne peuvent par conséquent être classés dans aucune des catégories précédentes: on les appelle des *calculs mixtes*.

Ma statistique, qui comprend plus de 900 cas personnels, observés tant à l'hôpital que dans ma clientèle particulière, comme je vous l'ai dit tout à l'heure, peut être divisée au point de vue de la composition chimique des calculs de la façon suivante :

Acide urique et urates...........	58	pour cent.
Phosphates.....................	21	—
Oxalates	3	—
Calculs mixtes	18	—

Je n'ai rencontré que très exceptionnellement des calculs de cystine ou de phosphate de chaux pur ; n'en ayant observé que trois de la première variété et un seul de la seconde, j'ai trouvé ce nombre trop insuffisant pour le faire entrer dans le pourcentage que je viens de vous indiquer.

Esquissons à présent l'histoire ordinaire d'un calcul. Vous vous doutez bien que l'apparition d'une pierre dans la vessie, quelque petite que soit cette concrétion, n'est pas nécessairement le premier stade de la maladie, bien qu'il puisse en être ainsi quelquefois. Les calculs prennent naissanee dans deux organes différents, d'abord et surtout dans le rein qui sépare du sang l'acide urique et l'acide oxalique, et ensuite dans la vessie elle-même ; dans les deux cas, la matière qui forme le calcul se montre au début sous l'apparence de fines lamelles cristallisées. L'acide urique, avons-nous dit, est la substance le plus communément rencontrée : il se présente souvent au commencement à l'état de sédiments constitués par des urates en excès, et semblables à de la poussière de brique ou à de la poudre de poivre de Cayenne : c'est ce qu'on appelle vulgairement du *sable rouge*. Ces dépôts uriques ou uratiques peuvent aussi avoir l'apparence de petites masses arrondies, de grains de plomb de toute grosseur ou de petits pois, et descendre du rein à cet état ; on en voit même parfois de beaucoup plus volumineux expulsés avec l'urine. On leur donne alors généralement le nom de *gravelle.*

Un calcul urique prend toujours naissance dans le rein ; il reste quelquefois dans cet organe, formant ainsi un calcul rénal, et devient alors pour le malade une source de vives souffrances, contre lesquelles, jusqu'à ces dernières années la chirurgie ne pouvait rien ou pas grand'chose. Aujourd'hui, par la néphrotomie et la néphrectomie, nous arrivons à soulager et à guérir quelques-uns de ces malheureux porteurs d'un calcul rénal. (Voy. la Leçon XXXI.) Heureusement, la plupart du temps, ces concrétions descendent dans la vessie d'où elles s'échappent avec l'urine quatre-vingt-dix-neuf fois sur cent sans le secours d'aucune opération. Le patient éprouve pendant quelques heures des douleurs aiguës dans la région rénale droite ou gauche (plus souvent dans cette dernière), s'irradiant au-dessus des hanches, dans l'aine, dans les testicules et s'accompagnant presque toujours de vomissement. Cet ensemble de symptômes vraiment caractéristiques cesse ordinairement avec l'arrivée du calcul rénal dans la vessie. Puis, au bout d'un jour ou deux, plus ou moins, le corps étranger en est expulsé par l'urèthre, et tout est dit pour cette fois. Dans certains cas, des concrétions ont pu se former dans le rein et descendre dans la vessie sans provoquer aucun symptôme : on ne se doute de leur existence que le jour où il sont rejetés avec l'urine.

Dans l'un ou l'autre cas, le malade doit être prévenu, et, s'il le faut, c'est à vous de l'avertir, qu'un pareil accident dénote chez lui une forte prédisposition à la formation d'une pierre vésicale, et qu'il doit mettre tout en œuvre pour l'enrayer, sous peine de la voir évoluer à son grand détriment. (Voy. à ce sujet la Leçon XXV.)

Si la vessie ne réussit pas à se débarrasser du calcul, celui-ci s'accroît bientôt par le dépôt à sa surface de nouveaux sédiments uriques et phosphatiques, et il en résulte, avec le temps, une pierre très dure, quoique encore cassable. Tous les calculs que vous voyez dans cette boîte ont été expulsés par l'urèthre pendant la miction, et il est bon de savoir jusqu'à quel degré de grosseur peut parfois s'étendre le bénéfice de cette élimination spontanée. Généralement une pierre parvenue aux dimensions de quelques-unes de celles que je vous montre ici (l'une d'elles pèse presque un gramme) n'est plus capable de franchir les voies naturelles sans le secours de l'art.

Le *calcul phosphatique* ne se forme pas, lui, nécessairement dans le rein ; on l'y voit bien quelquefois se développer, mais la cavité vésicale est son véritable berceau d'élection. Le mucus que secrète la vessie malade contient une forte proportion de phosphate de chaux, lequel, au contact du phosphate de magnésie, un des éléments constants de l'urine, et de l'ammoniaque provenant de la décomposition de ce liquide, forme une nouvelle combinaison, le *phosphate ammoniaco-magnésien* ou *triple phosphate*.

Ce sel, associé au phosphate de chaux, produit les *calculs* dits *en fuseau*, en raison de la forme ovalaire qu'ils affectent généralement. D'une structure peu compacte, ils se laissent broyer avec facilité.

L'*oxalate calcique*, qui engendre les *calculs mûraux*, n'est pas, cela va sans dire, originaire de la vessie, mais bien du rein. De tous les calculs, c'est à la fois le plus dur et le plus rugueux à la surface.

Quels sont maintenant les *signes et symptômes* de la pierre dans la vessie ?

Souvent il arrive qu'un malade vienne vous dire que depuis un an ou deux il a rendu avec l'urine un certain nombre de graviers, dont il vous apporte même et vous montre des échantillons. Depuis quelques mois, il n'en a peut-être plus expulsé et il considère cette circonstance comme favorable, bien à tort cependant. Car, vous apprenez que, pendant cette période, les difficultés et les douleurs de la miction n'ont fait que s'accroître et vos soupçons se trouvent ainsi fortement éveillés. Aussi, immédiatement vous commencez votre interrogatoire à l'aide des cinq questions usitées en pareil cas et qui sont les suivantes :

1° *Les mictions sont-elles fréquentes ?* — La plupart du temps, ce malade vous répondra que, depuis quelque temps, il est tourmenté par des envies d'uriner plus ou moins fréquentes, et cela à un plus haut degré pendant le jour et après le mouvement que durant le calme et le repos de la nuit. C'est le contraire de ce qui arrive, ne l'oubliez pas, dans l'hypertrophie de la prostate, et cette différence constitue un excellent élément de diagnostic.

2° *Existe-t-il de la douleur pendant ou entre les mictions?* — Les malades, porteurs d'une pierre dans la vessie, se plaignent presque toujours d'une douleur dont le siège a quelque chose de tout à fait caractéristique : c'est à la base du gland qu'ils souffrent, à deux ou trois centimètres environ, ou un peu moins, du méat. Rappelez-vous, cependant, que ce point douloureux peut être observé en dehors de la présence de toute concrétion vésicale : vous l'avez, par exemple, dans la prostatite chronique et dans quelques affections de la vessie ; mais, dans les cas de calcul, la douleur est presque constante et généralement considérable.

La douleur une fois constatée, vous vous informez du moment précis de son apparition, en demandant si elle se déclare *avant*, *pendant* ou *après* l'évacuation de l'urine. Le malade vous apprendra que c'est *pendant* et *après*. Or, vous savez déjà que dans l'hypertrophie de la prostate, et généralement dans toutes les affections dysuriques, les souffrances sont dues à la distension vésicale et par conséquent elles précèdent l'évacuation et s'éteignent immédiatement après. L'homme qui porte un calcul, au contraire, souffre surtout après qu'il a uriné : car, à ce moment, le corps étranger touche directement la muqueuse vésicale et appuie contre le col, d'où l'apparition d'un douloureux ténesme, qui persiste pendant quatre à cinq minutes, jusqu'à ce que l'arrivée d'une nouvelle quantité d'urine ait isolé encore une fois les parois du réservoir de la surface de la pierre. En même temps, ces douleurs peuvent s'irradier vers l'anus et jusque dans le rectum.

3° *Le jet d'urine présente-t-il quelque modification?* — Chez les calculeux, il n'est pas étroit comme chez les rétrécis, ni faible comme chez les prostatiques. Vous lirez dans les livres qu'il s'arrête parfois subitement; parce que le calcul, entraîné par le courant de l'urine, vient s'appliquer pendant un instant au col de la vessie où il forme bouchon. Néanmoins, je suis obligé de vous dire que, si ce fait s'observe parfois chez les jeunes sujets, il est par contre excessivement rare chez les hommes âgés. Je me suis appliqué pendant de longues années à poser cette question à mes calculeux et j'ai fini par reconnaître qu'elle était complètement inutile, l'arrêt brusque du jet étant un symptôme trop inconstant pour posséder quelque valeur diagnostique.

4° *Quels sont les caractères de l'urine?* — Dans certains cas, et même dans tous quand la pierre est phosphatique, l'urine est chargée de muco-pus, voire même parfois de stries sanguinolentes. Si le calcul est urique, surtout au début de l'affection, l'urine peut être tout à fait claire; mais peu à peu elle devient plus ou moins trouble et muco-purulente, quelle que soit la nature de la pierre, lorsque le malade se donne beaucoup de mouvement.

5° *Le malade a-t-il jamais uriné du sang?* — Presque toujours, il vous répondra par l'affirmative : la présence du sang est généralement visible à l'œil nu, mais, en tous cas, il est bien rare que le microscope ne découvre pas dans l'urine un certain nombre de globules sanguins. Vous apprendrez, en outre, que ces hématuries se sont toujours aggravées par l'exercice. En fait, celui qui souffre de la pierre ne rend jamais des urines aussi sanglantes ni aussi épaisses que lorsqu'il se donne beaucoup de mouvement. Il ne peut monter à cheval, ni aller dans une voiture mal suspendue, sans un surcroît de souffrances. Bref, tous les mouvements brusques ou violents du corps aggravent singulièrement tout l'appareil symptomatique de l'affection. Mais, d'autre part, souvenez-vous que les hémorragies dues à un calcul sont rarement aussi considérables que celles qui sont causées par une affection prostatique et surtout par une tumeur de la vessie.

Il est certain qu'un homme, qui vient vous consulter en présentant les symptômes sus-indiqués, ne doit pas sortir de votre cabinet sans avoir été sondé.

Nous voici donc arrivés au *sondage*, qui est une manœuvre des plus importantes, car de sa bonne exécution dépendent bien des choses. Par la sonde exploratrice, vous cherchez à obtenir deux résultats. C'est d'abord le *cliquetis* caractéristique produit par le choc de l'instrument contre le corps dur soupçonné, bruit qui devra être entendu non seulement par vous, mais encore, si possible, par le malade lui-même ou quelque autre personne présente à l'exploration. En second lieu, vous recherchez le *contact* spécial que doit percevoir votre main qui tient la sonde, lorsque le bec de celle-ci frotte contre la surface plus ou moins rugueuse de la pierre.

C'est avec une sonde de métal que vous explorerez la vessie, et sa forme doit être telle que vous puissiez manœuvrer à l'aise dans toute la cavité de l'organe. Je vous présente en ce moment un instrument très convenable pour cet usage ; son bec présente une petite courbure qui permet de le tourner facilement dans le réservoir urinaire, aussi bien à droite qu'à gauche, en haut qu'en bas. Avec une plus grande courbure, celle de la sonde évacuatrice par exemple, il vous serait impossible d'imprimer à l'instrument dans la vessie un mouvement complet de rotation, et l'exploration serait insuffisante. En outre, l'extrémité doit être légèrement renflée et suffisamment pesante, si l'on veut obtenir un contact plus facile avec les petites pierres, et par conséquent un résultat plus parfait. La courbure représentée dans la figure 48 est une des meilleures pour l'exploration vésicale : dans certains cas, il est préférable d'employer une sonde à courbure plus brusque, presque angulaire (fig. 49) ou au contraire à courbe plus arrondie (fig. 50).

Quand je suis entré dans cette salle, vous m'avez entendu demander les anciennes sondes de l'hôpital; c'est que j'étais assuré de trouver dans le nombre de bons exemples de ce que *ne doit pas être* une sonde exploratrice. En voici une, en effet, qu'il serait impossible à personne de faire tourner dans la vessie, et je mets au défi n'importe quel chirurgien de découvrir avec elle, si ce n'est par hasard, une petite pierre

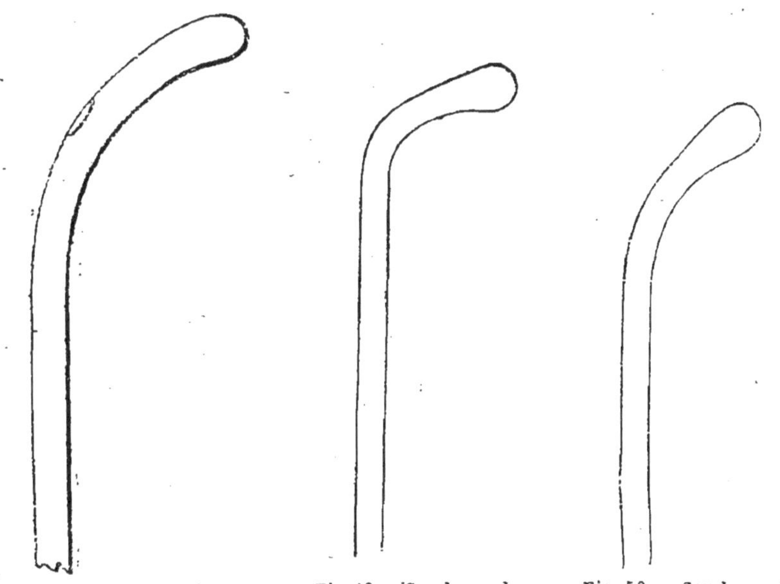

Fig. 48. — Sonde exploratrice de Sir Henry Thompson.

Fig. 49. — Sonde exploratrice à courbure brusque.

Fig. 50. — Sonde exploratrice à courbe plus arrondie.

blottie derrière une prostate hypertrophiée : elle a précisément la forme d'une sonde évacuatrice ordinaire. Actuellement, il n'est permis de regarder et de manier ces instruments que comme des pièces antiques et curieuses d'un musée chirurgical. Mais, me direz-vous, pourquoi de pareilles sondes dans cet amphithéâtre ? Qui donc s'en est jamais servi ? — Messieurs, ce sont les instruments d'autrefois, les seuls dont on se servait il y a une trentaine d'années à peine et, dans les mains de nos glorieux prédécesseurs, ils ont trouvé un nombre respectable de pierres. Je dois ajouter cependant qu'ils ne sont pas parvenus à découvrir beaucoup de petits calculs; et voilà précisément la méprise que je veux vous épargner, car vous verrez plus loin combien il est important de constater la présence d'une concrétion, quand elle n'a encore qu'un petit volume. J'affirme sans hésiter que les méthodes d'exploration employées généralement dans notre pays laissent échapper plus de pierres qu'elles n'en découvrent, et il continuera d'en être ainsi tant qu'on ira à la recherche d'un calcul avec la sonde ordinaire que vous connaissez ou avec d'autres instruments absolument impropres à cet usage.

Si la pierre est volumineuse, évidemment vous la trouverez avec n'importe quoi, mais notre grand objectif est précisément de découvrir les petites. Le premier venu est capable de constater la présence d'une grosse pierre ; une main habile et longuement exercée est nécessaire pour déceler l'existence d'une petite concrétion. Et ce n'est pas chose indifférente que de diagnostiquer à temps une petite pierre : méconnue, elle deviendra grosse, et les difficultés les plus formidables hérisseront peut-être un traitement tardif, tandis que la cure d'une petite concrétion n'est pas, à beaucoup près, une aussi grave affaire. Avec une petite pierre, vous pouvez promettre la guérison à votre malade sans danger pour sa vie. S'agit-il, au contraire, d'une pierre de grande dimension, la question de vie ou de mort sera toujours posée, et parfois même d'une manière fort sérieuse. Il ne faut pas exagérer la difficulté de trouver les pierres, même les petites. Vous y parviendrez en vous servant d'une sonde appropriée au cas particulier et qui sera maniée convenablement.

Comment faut-il employer la sonde exploratrice? — D'abord, le malade doit être couché sur un matelas un peu dur, un oreiller placé sous sa tête, mais non sous ses épaules ; on lui glisse un coussin aplati et ferme sous le siège, qui se trouve ainsi soulevé de 10 à 12 centimètres au-dessus du plan du corps; enfin, les genoux sont fléchis, légèrement élevés et maintenus écartés.

Je vous ferai remarquer que l'on n'introduit pas la sonde exploratrice de la même façon que le cathéter ordinaire. Quand on se sert de ce dernier, on a l'habitude, en Angleterre du moins, de se placer à la gauche du malade; puis, par une courbe doucement ménagée, on fait pénétrer l'instrument jusque dans la vessie. Pour introduire la sonde exploratrice, vous vous placez à droite, et la manœuvre est différente. Saisissant délicatement la poignée de la sonde entre le pouce et l'index de la main droite, la direction de l'instrument étant à ce moment horizontale, on introduit d'abord le bec dans le méat et, de la main gauche, on attire doucement la verge sur la sonde. On laisse alors celle-ci s'enfoncer lentement dans l'urèthre, pour ainsi dire d'elle-même; elle doit décrire à cet effet une légère courbe, dirigée vers la ligne médiane de l'abdomen, qu'on facilite en élevant graduellement la poignée, jusqu'à ce qu'elle soit presque verticale. L'instrument continue à descendre ainsi par son propre poids dans le canal en gardant à peu près cette direction. Vous ne faites guère que le maintenir, en le laissant glisser seul, tout en l'aidant néanmoins par une très faible propulsion en avant. Ceci fait, vous ne tarderez pas à voir la poignée s'abaisser entre les cuisses du patient, et, dès qu'elle se trouvera dans une direction oblique, il vous suffira probablement d'accentuer très peu ce mouvement d'abaissement pour compléter la pénétration du bec dans la cavité vésicale.

A ce moment, il vous arrivera souvent de percevoir au passage un léger frôlement, suffisant pour vous démontrer l'existence évidente d'un calcul. Cette sensation constitue certainement une des plus vives et des plus agréables satisfactions du jeune chirurgien, qui voit ainsi ses efforts couronnés de succès par la confirmation de son diagnostic. Si vous tenez délicatement votre sonde entre le pouce et l'index, sans la serrer, le frottement en question sera d'ordinaire facilement perçu. Si au contraire vous maniez l'instrument par de grands mouvements du poignet et de l'avant-bras, il peut se faire qu'un aussi léger frôlement vous échappe. Mais, que vous l'ayez senti ou non, il vous faut maintenant manœuvrer de façon à découvrir le corps étranger, s'il existe dans la vessie ; et si petit soit-il. Voyons comment vous devrez procéder à cet égard.

Dès que vous avez pénétré dans la vessie, vous saisissez délicatement entre le pouce et l'index la poignée de votre instrument, qu'elle soit plate ou arrondie, et vous enfoncez doucement le bec jusqu'au contact de la paroi vésicale postérieure. Puis, vous lui imprimez de petits et brusques mouvements de demi-rotation dans toute la partie droite de la vessie en le ramenant lentement vers le col. Vous recommencerez la même exploration dans la moitié gauche de la cavité vésicale. Si vous ne sentez rien par cette manœuvre, le bec étant toujours appliqué au col, qui est le lieu d'élection des petits calculs, abaissez graduellement la poignée de la sonde entre les cuisses du patient, de manière que la tige soit oblique en haut dans la vessie, au lieu d'être oblique en bas comme tout à l'heure. En même temps, vous faites exécuter à votre instrument un demi-tour ; le bec se trouve alors tourné en bas et vous lui imprimez encore sans difficulté de rapides mouvements de latéralité en lui conservant cette position. Dans ces conditions, il est bien rare que vous ne perceviez pas le petit cliquetis ou la sensation spéciale de contact que produit le choc du bec contre le corps étranger. Vous avez eu soin d'ailleurs d'avertir votre client de ne faire aucun bruit pendant une ou deux minutes, sinon, à ce moment critique, vous pourriez ne pas entendre une faible résonnance.

Telles sont, d'une manière générale, les règles qui devront vous guider dans l'exploration d'une vessie dans laquelle vous soupçonnez l'existence d'un calcul. Il est extrêmement difficile, et même impossible, de vous détailler par le menu les diverses manœuvres que vous suggérera votre pratique au sujet du meilleur mode d'exploration de chaque partie de la cavité vésicale. Vous arriverez ainsi à reconnaître non seulement la présence d'une pierre, son volume et sa nature, mais encore les irrégularités de la paroi vésicale, les saillies prostatiques, les tumeurs, les couches de phosphates déposées sur la surface de la muqueuse, tous ces états pathologiques se rencontrant plus ou moins rarement dans la vessie.

Mais, il ne suffit pas d'avoir découvert une pierre dans la vessie; il est intéressant d'en connaître le *volume*. Le simple contact de la sonde ne fournit à cet égard que des renseignements très approximatifs et peu précis, sauf cependant si la main du chirurgien est très exercée à ce genre de recherches; en général, on sait seulement ainsi si la pierre est très grosse ou très petite. Heureusement aujourd'hui, avec les récents perfectionnements de la lithotritie et de la taille, la question du volume de la pierre a beaucoup moins d'importance qu'autrefois, où elle devait décider à l'avance du choix à faire entre ces deux opérations. Aussi, actuellement, les moyens spéciaux imaginés jadis pour la mensuration exacte du calcul sont-ils bien rarement nécessaires. D'ailleurs, le lithotriteur suffit d'ordinaire à cet effet, la sonde exploratrice ayant déjà dit, et sans difficulté, s'il s'agit d'une grosse pierre ou d'une petite.

Il y a quelques années, je me servais, pour mesurer le

calcul, d'une forme de sonde particulière, que j'ai pour ainsi dire abandonnée aujourd'hui. Le choix de l'opération ne dépend plus exclusivement de la question de volume de la pierre ; cette question est donc ordinairement ajournée jusqu'au moment où le malade est anesthésié, à moins toutefois qu'elle ne puisse l'être sans inconvénient et que le chirurgien ne soit pas libre de décider, au moment seulement de l'opération, du procédé à employer.

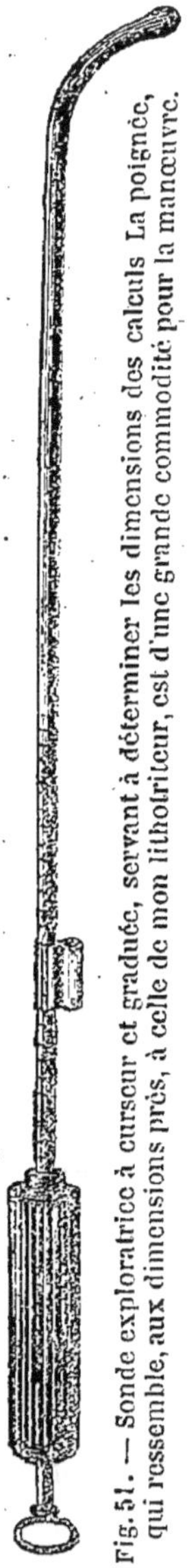

Cependant, si dans quelques circonstances exceptionnelles vous désirez mesurer avec exactitude les dimensions du calcul, vous pouvez vous servir d'un instrument très simple que j'ai imaginé autrefois et que j'ai trouvé très commode ; son emploi est surtout moins irritant pour la vessie que la mensuration à l'aide du lithotriteur. Cet instrument consiste en une sonde exploratrice ordinaire à laquelle j'ai simplement ajouté un petit anneau ou curseur qui glisse le long de la tige; convenablement manœuvrée, elle indique avec une approximation suffisante le volume de la pierre, ainsi que vous avez pu vous en convaincre en la voyant employer dans nos salles (fig. 51). Sa manœuvre est la suivante :

On introduit la sonde; dès que le bec a touché la pierre, on le fait progresser jusqu'à ce qu'il la dépasse dans la position où elle est couchée dans la vessie, c'est-à-dire jusqu'à ce que les petits mouvements de latéralité imprimés à l'instrument ne donnent plus la sensation de contact. On est sûr ainsi que le bec de la sonde a franchi l'extrémité du calcul la plus éloignée du col. Ceci fait, on glisse le curseur le long de la tige jusqu'à ce qu'il vienne

Fig. 51. — Sonde exploratrice à curseur et graduée, servant à déterminer les dimensions des calculs La poignée, qui ressemble, aux dimensions près, à celle de mon lithotriteur, est d'une grande commodité pour la manœuvre.

toucher le méat. Ramenant alors le bec explorateur sur la pierre en la frappant à petits coups comme précédemment, on revient à l'extrémité antérieure du calcul, contiguë au col la plupart du temps. La distance qui sépare à ce moment le curseur du méat donne la dimension cherchée, tout au moins dans le sens où se trouvait placée la pierre pendant l'exploration.

Concurremment, vous cherchez à découvrir la *nature* de la concrétion. Une pierre phosphatique donne un son bien différent des autres. Le spécimen que j'en ai devant moi est sec, et, pour ce motif, ne vous donne pas la note caractéristique qu'il devait produire sur le vivant; mais quand la pierre phosphatique est humide, poreuse et molle, elle présente une surface rugueuse et rend au choc une note grave, tandis que les calculs d'acide urique et d'oxalate de chaux donnent une note claire. L'urine peut aussi, à ce point de vue, vous fournir de précieuses indications. Si elle est habituellement acide et qu'elle renferme souvent de l'acide urique, vous pouvez en conclure que la pierre est composée d'acide urique; et, en outre, le malade vous apprendra probablement qu'il a déjà rendu quelques graviers. En les examinant, il vous sera possible de prédire presque à coup sûr la nature de la pierre qui se trouve dans la vessie. Dans ce cas, il est très probable que le patient vide complètement sa vessie pendant la miction.

D'autre part, si l'urine est alcaline et renferme des dépôts de matière phosphatique, ordinairement vous trouvez une vessie qui se vide plus ou moins incomplètement et réclame l'usage habituel du cathétérisme. Ces indices vous font alors prévoir une pierre phosphatique ou, tout au moins, recouverte d'une épaisse couche de phosphates.

Car il peut se faire que le calcul soit mixte, c'est-à-dire qu'avec un noyau volumineux d'acide urique ou d'oxalate de chaux il possède une écorce constituée par des dépôts phosphatiques; dans cette circonstance, vous serez évidemment induits en erreur relativement à la véritable nature du calcul. C'est ce qui m'est arrivé, il y a un certain nombre d'années : voici d'ailleurs le fait. J'avais à opérer un malade porteur d'une volumineuse pierre qui, selon toutes les apparences, était de nature phosphatique; aussi, malgré son volume, je ne doutais pas d'en venir à bout par la lithotritie. Après quatre séances qui m'avaient cependant permis d'extraire une grande quantité de débris phosphatiques, je m'aperçus que mon lithotriteur n'avait jamais fait éclater complètement la pierre : il l'entamait bien dans une certaine épaisseur, mais au-dessous de l'écorce, il rencontrait une dureté vraiment impossible à attaquer. Il y avait là un véritable calcul central, contre lequel mon lithotriteur le plus puissant ne pouvait rien : l'écorce seule avait été broyée et évacuée. Connaissant bien le recul particulier qu'éprouvent les mors du brise-pierre en présence de calculs d'oxalate de chaux, je n'hésitai pas à affirmer que je me trouvais en face d'une pierre de cette nature. C'est en effet ce que je retirai de la vessie en pratiquant la taille. Dans ce cas, je le répète, l'urine ne renfermait pas d'oxalate de chaux, mais bien d'abondants dépôts de phosphates.

Un mot encore à propos de cette observation. Lorsqu'un calcul d'acide urique, si dur qu'on le suppose, a été saisi par les mors d'un lithotriteur, ceux-ci laissent une empreinte à la surface quand on tourne l'écrou, et en même temps l'on sent que la pierre est entamée, même si l'on ne parvient pas à la broyer. L'instrument pince-t-il au contraire un gros calcul d'oxalate calcique, c'est comme s'il tenait un morceau de fer : il ne peut nullement le mordre, quelle que soit la force déployée pour le faire éclater.

Il faut enfin connaître le *nombre* de calculs que renferme

la vessie : généralement, il n'y en a qu'un, mais on peut en rencontrer plusieurs. Nous avons actuellement dans nos salles un malade auquel je pratiquerai la lithotritie demain et qui a deux pierres assez volumineuses d'acide urique. Voici la manière de reconnaître ce fait. Vous saisissez d'abord une pierre dans les mors du lithotriteur; puis, vous servant de celui-ci comme d'une sonde exploratrice, vous le promenez doucement dans toutes les directions. Si vous rencontrez une pierre dans deux directions différentes, vous êtes sûr qu'il y en a au moins trois. Mais ici je dois vous prémunir contre une cause d'erreur : pendant que le lithotriteur chargé du premier calcul explore en divers sens les parois vésicales, vous pouvez percevoir un bruit de collision qui ressemble beaucoup à celui que produit le contact d'une seconde pierre ; cela tient à ce que la première, imparfaitement fixée, oscille entre les mors de l'instrument. J'ai déjà été témoin de plusieurs erreurs de ce genre.

Quelquefois il se rencontre un grand nombre de petits calculs, dont le volume varie depuis celui d'une petite noix à celui d'un pois; on peut entendre le bruit que plusieurs produiront, et même on peut les sentir. Ce sont des cas favorables pour l'opération, comparés à ceux où il n'y a qu'un seul calcul, dont le poids sera égal à celui de tous les autres réunis. Lorsque vous broierez une pierre de volume considérable, il y aura de gros fragments durs et tranchants. On peut considérer les petites pierres comme des fragments tout faits et n'ayant pas une surface aussi rugueuse. Il est évident qu'il faut bien moins de besogne mécanique pour broyer et retirer les calculs de cette dernière catégorie, surtout quand on les extrait avec l'aspirateur. Dans l'intérêt du malade je préfère avoir à enlever 25 à 30 grammes de petits calculs que 15 grammes d'une seule grosse pierre. Quand les concrétions sont très petites, il est facile d'en pratiquer l'ablation à l'aide de l'aspirateur, auquel cas on exécute une opération, non pas de pierre, mais bien de graviers ou de concrétions. J'en ai fait ainsi un grand nombre, et c'est ce dernier titre que je leur ai donné. Rien ne révèle mieux que l'aspirateur la présence de plusieurs calculs dans la vessie : les cliquetis répétés produits sur le bec de la sonde évacuatrice par ces graviers, entraînés dans le remous intra-vésical, constituent un bruit tout à fait caractéristique. L'aspirateur du reste n'est-il pas depuis longtemps le meilleur instrument pour enlever le dernier fragment d'une lithotritie ? par conséquent, il peut de même parfois déceler facilement l'existence d'un seul petit gravier, trop minime pour avoir été découvert par la main du chirurgien, armée de la sonde exploratrice.

Au risque de répéter quelque peu ce que je vous ai déjà dit, je désire insister encore sur l'extrême importance qu'il y a à surveiller attentivement, surtout chez les hommes âgés, l'apparition des premiers symptômes de la pierre, quelque légers qu'ils soient. Je suis toujours vraiment surpris, je l'avoue, qu'on permette si souvent aux calculs d'atteindre un volume si considérable sans qu'on les découvre, étant donné d'ailleurs que leurs symptômes sont absolument évidents avant même que la pierre soit arrivée à des dimensions moyennes. Néanmoins, j'estime que, chez plus de la moitié des calculeux que j'ai opérés, on n'avait pas soupçonné la cause réelle de la maladie jusqu'au jour où la vessie a été explorée à l'aide de la sonde. En me basant sur une longue expérience de ces faits, je crois pouvoir poser en principe que la plupart du temps les premiers signes de la pierre passent à peu près inaperçus. Et cependant, ils manquent bien rarement : c'est-à-peine si, dans toute ma carrière, j'ai observé quelques cas où ils avaient fait défaut. Chez presque tous les malades, ces signes m'ont toujours semblé tout à fait caractéristiques dès leur apparition. Ils peuvent exister tous ou presque tous, il est vrai, dans quelques cas où il n'y a pas de calcul; mais, du moment qu'ils existent, on doit toujours sonder celui qui les présente.

Permettez-moi d'imaginer et de vous décrire, à titre d'exemple frappant, un cas-type dans lequel l'affection calculeuse doit être soupçonnée et surveillée de près. Un homme, âgé de 55 à 65 ans, jouit de toutes les apparences d'une bonne santé; ses antécédents de famille sont excellents comme longévité; peut-être cependant y a-t-il eu un ou deux cas de goutte chez ses parents ou alliés, ou bien quelque souvenir de graviers ou de pierre chez un ancêtre. Lui-même n'a jamais été sujet à aucun accès de douleur plus ou moins pathognomonique dans les lombes ni dans le bassin, permettant de soupçonner chez lui quelque tendance à la gravelle. Néanmoins, vous savez que cet homme a rendu avec l'urine et sans douleur une ou deux petites concrétions d'acide urique. On lui a dit alors que c'était là un incident de nature simplement prostatique : quelle singulière mais bien commune erreur ! Ou bien, on a dit au patient que ces différents petits symptômes sont dus à « une certaine fatigue de la vessie qui survient chez tous les hommes lorsqu'ils avancent en âge ». Axiome bien erroné !

Mais quels sont donc ces petits symptômes ? Ils consistent principalement en une certaine fréquence des mictions, qui sont en même temps quelque peu douloureuses : c'est surtout une sorte de picotement, qui se manifeste de préférence à la fin de la miction et dont le siège habituel est le gland. En outre, il arrive parfois — on pourrait presque dire *constamment* — qu'un jour, après une promenade d'une heure ou deux soit à pied, soit à cheval, l'urine rendue immédiatement après cet exercice est plus ou moins sanguinolente. On ne tarde pas à oublier cet incident; ou bien, si l'on en fait part à son médecin, il se contente quelquefois de vous interdire la marche ou l'équitation durant un certain temps. On se soumet à cette prescription ; naturellement, le sang ne reparaît pas dans l'urine, et le malade se tranquillise tout à fait. Vous voyez qu'une hématurie bien caractéristique cependant n'a éveillé aucun soupçon relativement à sa véritable cause !

Lorsque j'entends exposer cet ensemble symptomatique, je suis toujours moralement sûr de rencontrer dans la vessie de ce malade un ou deux petits calculs ; je le sonde aussitôt, et presque invariablement je constate en effet la présence d'une ou plusieurs pierres de petite dimension. Le patient n'a pas lieu de s'inquiéter de cette découverte : il doit au contraire se réjouir, puisque, en supprimant son calcul, on supprimera par là même la cause des différents symptômes qu'il présente, c'est-à-dire sa seule maladie. L'affection calculeuse en effet, comme je vous l'ai déjà dit, ne survient la plupart du temps que chez des individus jouissant d'une bonne santé générale et d'une forte constitution. Or, je n'hésite pas à admettre que, dans notre pays, la grande majorité des observations de calculeux pourrait être calquée ou à peu près sur celle que je viens de vous décrire comme type : on y retrouve presque toujours les mêmes signes, apparaissant dans les mêmes circonstances, à la même époque de la vie, etc... C'est pour cette raison d'ailleurs que j'ai essayé de vous résumer, sous forme d'observation, les traits caractéristiques de l'affection calculeuse.

Il ne me reste rien à ajouter relativement aux règles qui devront toujours vous guider dans la recherche des faits à l'aide desquels vous établirez votre diagnostic. Dans presque tous les cas, en procédant comme je vous l'ai indiqué, vous reconnaîtrez sans hésitation que vous avez affaire soit à un rétrécissement étroit, soit à une hypertrophie de la prostate, soit à une affection vésicale bien déterminée, de quelque nature qu'elle soit. Vous ne manquerez du reste jamais, j'en suis sûr, de vous assurer de la présence ou de l'absence du sucre et de l'albumine dans l'urine, de l'état des voies digestives et de la nutrition chez votre malade, en un mot des diverses modifications de son état général, qui pourraient mettre sa vie en péril ; ce sera d'ailleurs toujours votre devoir, quand vous serez sur le point de pratiquer une opération sérieuse, dont les faits observés auront posé l'indication.

LEÇON XVII

Traitement opératoire des calculs vésicaux. lithotritie. — Lithotritie ou taille. Historique abrégé de la lithotritie. — Les chirurgiens français : Civiale, Heurteloup, etc. — Perfectionnements de Weiss et des chirurgiens anglais. — Description du lithotriteur : mors fenêtrés, semi-fenêtrés et plats ; poignée et armature. — Aspirateurs de Crampton, de Clover, de Bigelow, de Sir H. Thompson. — Sondes évacuatrices.

Messieurs,

Vous venez de voir dans la salle un malade porteur d'un calcul vésical, et vous ne devez conserver aucun doute relativement à ce diagnostic, puisque j'ai senti la pierre avec la sonde. Ce véritable *doigt allongé* m'a permis, comme vous l'avez vu, non seulement d'obtenir la sensation caractéristique de contact avec un corps solide, mais de me former une idée à peu près exacte de son volume et de sa nature. De plus, quoique vous n'ayez pas touché à la sonde, vous êtes néanmoins certains de l'existence du calcul, parce que vous avez pu entendre distinctement le bruit produit dans la vessie par le bec de l'instrument frappant contre la pierre, chaque fois que ma main donnait à la sonde la petite secousse brusque usitée en pareil cas.

Maintenant, la question se pose de la façon suivante : comment débarrasser la vessie de ce calcul le plus rapidement possible, et aussi avec le moins possible de dangers et de souffrances pour le malade ; en d'autres termes, suivant la vieille formule latine, aussi brève que significative : *tuto, cito et jucunde*?

Cette phrase indique les trois conditions que doit remplir

une méthode, ou, si voulez, les trois procédés suivant lesquels doit être conduite toute entreprise ici-bas : elle est, en somme, applicable à notre sujet, avec une certaine restriction toutefois.

Ici, nous avons d'abord le procédé qui consiste à ouvrir à l'aide de l'instrument tranchant une voie, par laquelle on extrait la pierre tout entière. Par le deuxième procédé, on broie le calcul en fragments assez petits pour qu'ils puissent sortir par l'étroit canal où passe l'urine. Et enfin, le troisième procédé cherche à dissoudre la pierre dans la vessie de façon qu'elle soit évacuée sous forme liquide par la même voie. C'est à ce dernier procédé que s'applique la restriction formulée tout à l'heure, car il n'est pas praticable ici : on ne peut guère songer à l'utiliser que dans certains cas, et seulement tout à fait au début de l'affection. Dans une leçon ultérieure, je vous indiquerai dans quelles conditions il est permis de tenter l'action des dissolvants et dans quelle mesure elle est efficace ; c'est un point de thérapeutique qui a été longtemps et longuement discuté et qui par là même présente un certain intérêt et mérite considération.

Dans le cas ordinaire et classique, en présence duquel nous nous trouvons en ce moment, nous n'avons donc à choisir qu'entre deux des trois procédés sus-indiqués. Ici, comme dans beaucoup d'autres circonstances semblables, c'est le volume de la pierre qui fixera notre choix. Celle-ci n'est certainement pas très petite, mais elle n'est pas non plus volumineuse; par conséquent, elle semble justiciable du broiement. Autrefois, quand la chirurgie n'avait à sa disposition que la taille pour enlever les calculs, il était moins nécessaire de préciser les dimensions de ceux-ci qu'aujourd'hui où nous avons à hésiter entre deux procédés. Actuellement, il est important de déterminer au préalable le volume de la pierre ; si vous ne deviez pas prendre cette précaution qui est devenue indispensable, je vous conseillerais plutôt, dans l'intérêt de vos malades, de renoncer à la lithotritie et de tailler tous vos calculeux sans exception. S'il vous arrive, par exemple, d'essayer le broiement des très gros calculs et d'enlever par la taille seulement les petits, vous pourrez, et même probablement vous devrez, avoir une mortalité plus élevée que si vous aviez ouvert simplement la vessie dans tous les cas indistinctement. Dans les premiers temps de la lithotritie, cette opération était évidemment moins perfectionnée et moins habilement exécutée : c'est alors surtout que les cas devaient être judicieusement choisis et que le chirurgien était dans l'obligation absolue de porter un diagnostic précis au préalable sur les différents points que je vous ai indiqués. Faute de le faire, on broyait parfois des pierres chez des malades qui auraient dû être taillés, et on pratiquait la lithotomie pour des calculs qui auraient pu être lithotritiés ; et alors la mortalité des opérations de la pierre dépassait de beaucoup celle de l'époque où l'on taillait tous les calculeux. Que ces faits vous servent d'exemple, Messieurs, et vous engagent à rechercher et à saisir judicieusement les indications opératoires de chaque cas particulier. Nous entrerons d'ailleurs dans des considérations plus détaillées sur ces indications, quand vous serez plus familiarisés avec les différents procédés opératoires applicables suivant les diverses circonstances.

C'est sous les noms de *lithotomie* ou *taille* et de *lithotritie* qu'on désigne les deux opérations dirigées ordinairement contre les calculs vésicaux. Nous étudierons d'abord la seconde qui est d'un emploi beaucoup plus fréquent, avant la première, qui est cependant la plus ancienne.

La lithotritie en effet ne date que du siècle actuel ; c'est donc, comme vous voyez, une opération essentiellement moderne. Au contraire, la taille était pratiquée bien avant l'ère chrétienne, et son histoire renferme des détails fort intéressants au point de vue de l'antiquité, ainsi que je vous le montrerai plus loin. A mon avis, nous devons commencer l'étude de ces deux opérations en examinant brièvement quels ont été leur origine et leurs progrès. Ainsi, en ce qui concerne la lithotritie, j'ai l'intention de vous faire parcourir rapidement les diverses étapes par lesquelles sont passés la méthode et les instruments de broiement, avant d'atteindre, par des perfectionnements successifs, le haut degré de puissance et d'efficacité que possèdent aujourd'hui les lithotriteurs et les aspirateurs.

En tant que méthode, la lithotritie doit son existence aux chirurgiens français, notamment à Civiale ; mais, les travaux de Leroy (d'Etiolles), d'Amussat et d'autres encore ne contribuèrent pas peu à répandre cette opération. Mon vieil ami Civiale, qui mourut en 1867, chargé d'années et d'honneurs, fut le premier qui broya avec succès une pierre dans la vessie sur le vivant en 1824, avec des instruments qu'il avait inventés et décrits dès 1817. Certains malades auraient auparavant, dit-on, employé quelque chose ressemblant plus ou moins à ce procédé, pour se soulager eux-mêmes : ainsi, on raconte qu'un jour un homme parvint, à l'aide d'une lime ténue, à user une petite pierre qu'il portait dans sa vessie ; on a gratifié ce fait, non sans raison peut-être, du nom de lithotritie. Mais, à Civiale revient l'honneur d'avoir le premier érigé en méthode vraiment scientifique et d'avoir pratiqué sur l'homme vivant le broiement des calculs vésicaux. C'est en présence d'une commission de l'Académie de médecine de Paris qu'il opéra ses deux premiers malades à l'aide des instruments que je tiens en ce moment dans ma main et qui m'ont été donnés, dois-je ajouter, par lui-même. Voyez quelle différence avec les appareils de nos jours ! C'est un instrument droit, muni d'une tige centrale et de trois crochets, destinés à s'écarter après avoir pénétré dans la vessie.

[Démonstration de la manœuvre de l'instrument.]

Vous pouvez apprécier combien ce procédé diffère de ceux que nous employons aujourd'hui. L'appareil est mis en mouvement par la rotation rapide de la tige centrale sur laquelle on frotte une sorte d'archet. On perfore le calcul en différents endroits jusqu'à ce qu'il se brise et on soumet ensuite chaque fragment à la même manœuvre de manière à les réduire en débris plus ou moins fins. Malgré les ennuis et les difficultés d'un tel procédé, il réussissait dans une certaine mesure. Remarquez que les débris étaient expulsés par les seuls efforts naturels de la miction : aussi fallait-il les réduire en poussière. Aucun appareil évacuateur spécial n'était d'ailleurs employé à cette époque ; quelquefois, cependant, un petit fragment, resté entre les crochets du perforateur, était ramené en même temps que cet instrument quand on retirait celui-ci. Mais bientôt on s'ingénia à imaginer des procédés mécaniques pour extraire les débris calculeux, de façon à simplifier et à raccourcir l'opération qui jusque-là était fort compliquée et fort longue. Ainsi, depuis une époque déjà fort éloignée de nous, les instruments employés pour la lithotritie sont de deux sortes :

1° Ceux qui broient la pierre ;

2° Ceux qui évacuent les débris.

Voyons d'abord les instruments destinés à broyer le calcul, c'est-à-dire les *lithotriteurs*.

Les résultats, remarquables pour l'époque, obtenus par Civiale, ouvrirent le champ aux inventeurs ; on construisit bien des instruments différents, que je ne vous décrirai pas, surtout les anciens, car la plupart d'entre eux furent bientôt reconnus incommodes et insuffisants pour la pratique. Mais un perfectionnement capital fut la fabrication d'un lithotriteur dans lequel la pression entre deux mors, placés presque à angle droit sur la tige, était le centre sur lequel la force était appliquée. Ce progrès si important fut imaginé et réalisé par feu John Weiss (de Londres), à peu près à l'époque où eut lieu la première opération de Civiale (1824). La méthode de broiement remplaça bientôt la perforation et, quoique l'instrument de Weiss ait subi depuis lors de nombreuses modifications, son principe est encore celui qui est préféré par tous les chirurgiens. Tandis que, au début, le procédé de Civiale consistait à perforer d'abord, puis à broyer la pierre, la lithotritie, avec l'instrument de Weiss, devint ce qu'elle est aujourd'hui, une opération de simple broiement. Quels que soient les progrès qui ont été réalisés ultérieurement, ceux-ci sont en somme les plus importants, puisqu'ils se produisaient à l'enfance de la méthode. Aussi ai-je toujours cru devoir conserver et respecter la dénomination de *lithotritie* qui date de cette époque lointaine et qui a été admise par tous, pour distinguer l'opération moderne de la pierre de l'ancienne, plus connue sous le nom de *lithotomie* ou *taille*.

Permettez-moi de vous faire remarquer qu'un lithotriteur est toujours composé de deux parties, savoir : la partie qui saisit et broie le calcul dans la vessie, et la partie qui, restée hors du canal, reçoit et distribue en la régularisant la force imprimée à l'appareil par la main du chirurgien. C'est la première de ces deux parties, qui, à l'époque éloignée dont nous parlions tout à l'heure, approchait le plus de la perfection grâce aux fabricants anglais.

Les autres progrès furent ceux qui ont rapport à l'autre extrémité de l'instrument, c'est-à-dire à celle qui transmet la puissance aux mors qui broient. On essaya de modifier et de perfectionner ce système de différentes manières. L'une consistait à attacher le malade sur un lit spécialement construit pour la circonstance; puis le lithotriteur, alors massif et très grossièrement fait, était fixé sur un étau, et l'appareil était mis en action à coups de marteau (Heurteloup, Paris, 1832). — Ce procédé fut expérimenté à Londres, et ailleurs aussi, mais il fut bientôt abandonné, quand on appliqua au lithotriteur le système de l'écrou. Ce dernier fut imaginé par M. Hodgson (de Birmingham), mais il ne fut rendu vraiment pratique que par Weiss, ce constructeur qui consacra à la fabrication des instruments de chirurgie tout son zèle et toute sa haute intelligence. Plus tard, d'autres petites modifications furent apportées au lithotriteur par Castello, qui, ayant étudié la nouvelle opération à Paris avec Heurteloup, vint ici la préconiser et la pratiquer. Je ne dois pas oublier non plus, à cet égard, M. L'Estrange (de Dublin).

L'instrument fut ainsi graduellement, mais bien lentement perfectionné durant la période qui s'étend de 1840 à 1855. A cette dernière date, on se servait du lithotriteur que je vous montre en ce moment. Il est, comme vous voyez, sensiblement plus petit que les volumineux et grossiers instruments faits avant lui; par conséquent, il était moins offensif pour l'urèthre. Le mouvement lui est transmis par une vis de pression qui fonctionne très lentement. Néanmoins, c'est avec cet instrument défectueux, que sir B. Brodie obtint ses succès. Voici la manière de s'en servir :

[Démonstration.]

Voyez quelle perte de temps, non seulement pour serrer l'écrou afin de broyer un fragment, mais pour le dévisser afin de préparer les mors à en saisir un autre ! Il ne fallait pas moins d'un quart d'heure pour broyer le moindre fragment, et il y avait des séances bien plus longues encore. Un autre perfectionnement fut celui dans lequel la force se transmettait au moyen de la crémaillère et du pignon. Ce fut Sir

William Fergusson qui en fut l'inventeur et qui s'en servit presque jusqu'à la fin de sa carrière médicale; l'opération était ainsi notablement raccourcie et simplifiée.

Le dernier perfectionnement, et celui qui fut le plus grand, est dû à Civiale et à feu M. Charrière, de Paris. Un ingénieux mécanisme dans l'armature de l'instrument, à l'aide d'un disque tournant, permet que le mouvement de vis se transforme à volonté en mouvement de glissement, et vice versa. On diminuait par là la perte du temps causée par le lent dévissage de l'écrou, nécessaire pour ouvrir les mors des instruments précédents chaque fois qu'ils avaient été fermés (fig. 52).

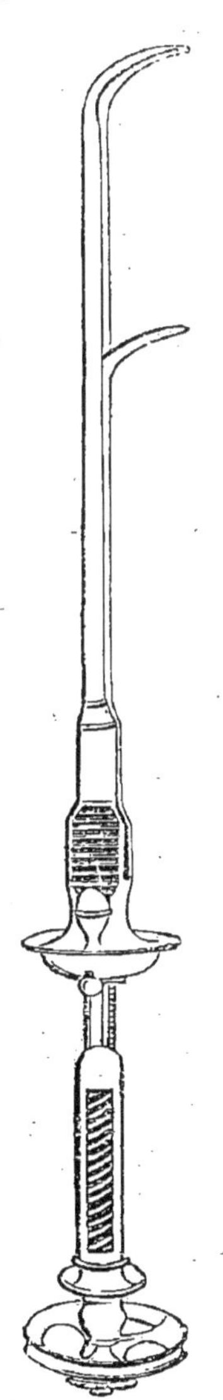

Fig. 52. — Lithotriteur de Civiale et Charrière.

Voici maintenant un autre lithotriteur dont l'armature cylindrique a été imaginée par moi et construite d'après mes indications (fig. 53) : le nouveau mécanisme, qui permet de transformer le jeu de l'écrou en un mouvement de glissement, est dû à MM. Weiss et rend l'instrument beaucoup plus efficace et plus commode que les précédents. Ce mécanisme a été adopté dans presque toute l'Europe ; et, comme il arrive toujours, diverses *modifications* lui ont été infligées par des fabricants d'instruments de chirurgie et par d'autres. Plusieurs de ces modifications, je dois le dire, dénotent un défaut de connaissances suffisantes relativement à la véritable manière d'employer mon instrument. Le principe de l'armature cylindrique, qui constitue en somme le perfectionnement capital, a cependant été conservé dans toutes les variétés, notamment dans les lithotriteurs récemment inventés par le professeur Bigelow, et ce fait seul est le meilleur éloge qu'on puisse en faire.

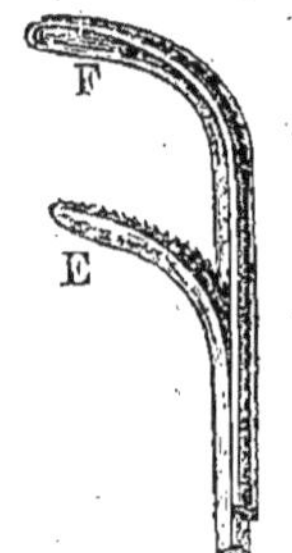

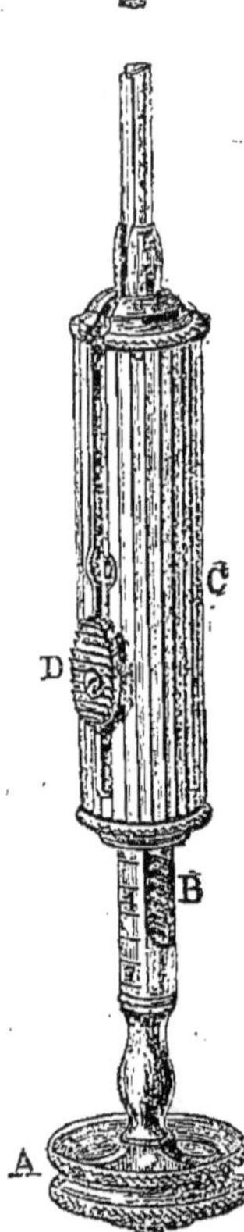

Fig. 53. — Premier lithotriteur à armature cylindrique de Sir H. Thompson (*).

En quoi cette armature diffère-t-elle des précédentes ? C'est que, grâce à sa forme qui permet de la tourner aisément entre le pouce et les autres doigts, elle facilite énormément la recherche de la plus petite pierre et des plus petits fragments, et elle fait exécuter à l'instrument des mouvements rapides et délicats qui seraient impossibles sans cette poignée cylindrique. Par conséquent, elle abrège notablement l'opération et réduit au minimum la somme des manœuvres et du traumatisme qui en résultent pour la vessie.

J'appellerai maintenant votre attention sur la partie du lithotriteur qui saisit et broie le calcul et qui consiste en deux lames ou *mors*.

Ceux-ci sont de deux espèces : ils sont *fenêtrés* ou *non fenêtrés*. Quand la pierre est grosse et dure, il faut l'attaquer avec un instrument fenêtré : dans ce dernier, le mors intérieur ou mâle pénètre et s'applique exactement dans le mors extérieur ou femelle, qui est d'ailleurs perforé à cet effet. Cette forme de mors donne aux lithotriteurs une puissance con-

(*) A, roue mobile, tenue par la main droite de l'opérateur et qui dirige les mouvements de la branche mâle E; B, l'écrou; D, bouton qui change l'écrou en vis ou le relâche à volonté; C, armature cylindrique faisant corps avec la branche femelle F.

sidérable et permet de broyer des pierres extrêmement dures. En outre, grâce à la large ouverture du mors femelle, on empêche l'engorgement des mors par les débris, parce que ceux-ci passent par cette ouverture au fur et à mesure qu'ils sont broyés, ou bien ils tombent à droite et à gauche des bords. Ces bords doivent être tout à fait mousses et assez épais pour que les dents plus ou moins coupantes du mors mâle ne blessent jamais les parois vésicales.

Voici deux modèles de lithotriteurs fenêtrés (fig. 54 et 55); le second est préférable, car sa forme permet de mieux éviter un contact offensif avec la vessie. Il faut dire cependant que le premier n'offre aucun danger, si on le manœuvre avec quelque soin.

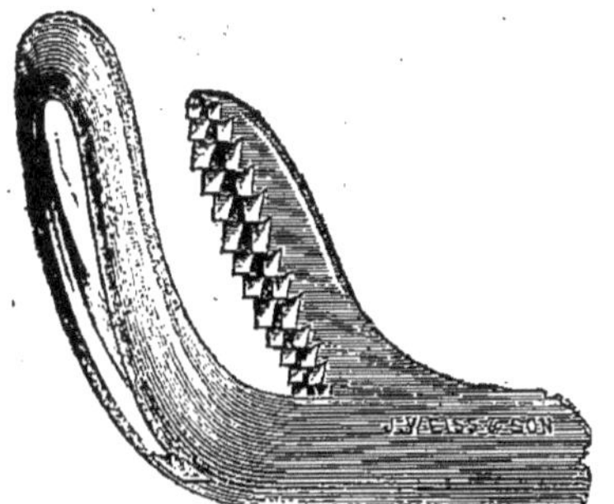

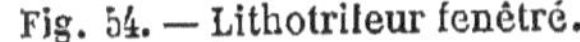

Fig. 54. — Lithotrileur fenêtré.

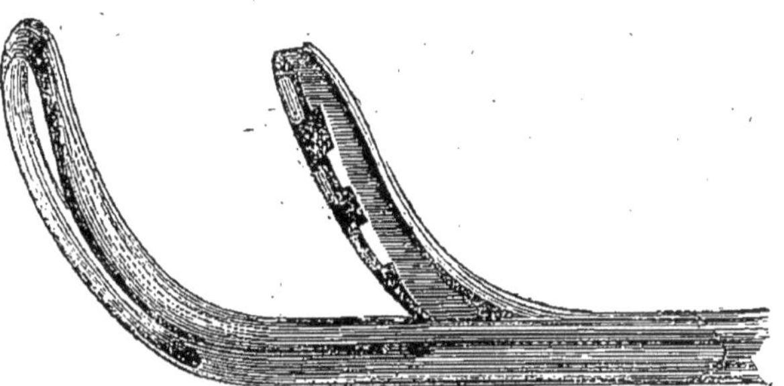

Fig. 55. — Autre lithotriteur fenêtré.

Quand une pierre volumineuse a été plus ou moins fragmentée par l'un de ces instruments à mors fenêtrés, on parfait le broiement, de manière à produire des débris suffisamment petits pour passer par une large sonde évacuatrice, à l'aide de lithotriteurs *semi-fenêtrés* et de lithotriteurs *à mors plats*. Mais, dans ces derniers, il doit exister une certaine ouverture dans le mors femelle, de façon à éviter l'engorgement qui peut se produire à l'angle des deux mors par suite de l'accumulation des débris calculeux. On se sert ordinairement des instruments à mors semi-fenêtrés ou plats, quand le calcul est petit ou ne dépasse pas le volume d'une grosse noisette ou d'une amande verte, par exemple ; ils sont plus commodes à manœuvrer que les gros et lourds instruments employés pour les pierres volumineuses. Enfin, leurs mors sont très aplatis et ne tiennent pas plus de place dans la vessie que le calcul lui-même quand ils l'ont saisi. Lorsqu'ils sont fermés, leurs bords arrondis ne se correspondent pas exactement, en ce sens que, le mors mâle étant toujours un peu plus étroit que le mors femelle, il existe autour d'eux une sorte de petit sillon par lequel les débris calculeux s'échappent, quand ils sont accumulés entre les deux mors. L'écrasement de la pierre par ce lithotriteur à mors plats produit plutôt de fins débris que de gros fragments. Je dois ajouter qu'avec cet instrument, même entre les mains d'un débutant, il est à peu près impossible de blesser la vessie (fig. 56).

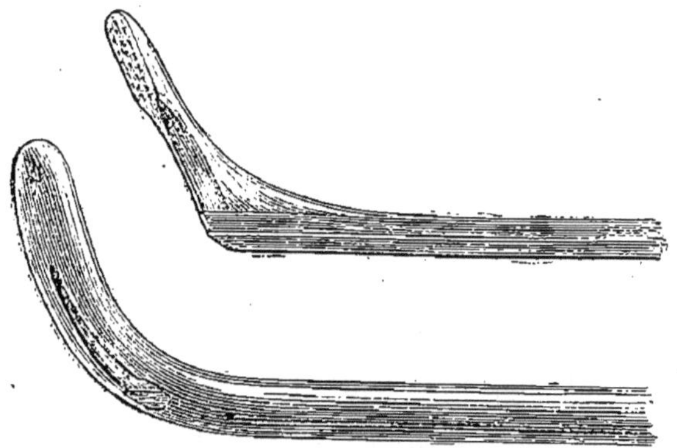

Fig. 56. — Lithotriteur en partie fenêtré ou semi-fenêtré. L'ouverture du mors femelle est représentée un peu plus petite qu'elle l'est en réalité.

Le lithotriteur partiellement ou semi-fenêtré est un instrument très commode que j'ai adopté depuis peu, c'est-à-dire depuis que la lithotritie en une seule séance est couramment pratiquée. Il est relativement mince et léger et, par suite, inoffensif entre des mains adroites pour l'urèthre et la vessie ; néanmoins, il est assez puissant pour réduire les gros morceaux d'une pierre dure en fragments fins et susceptibles de passer par une sonde évacuatrice n° 16 [n° 27 de la filière française]. Je dirai même qu'il est capable d'effectuer le broiement entier d'un calcul d'acide urique de moyen volume. Le mors mâle est étroit et cunéiforme à sa base, et il pénètre complètement dans le mors femelle percé en ce point d'une petite ouverture ; l'action de couper et de diviser est donc, à ce niveau, des plus énergiques. Au contraire, la partie supérieure et large du mors est destinée à écraser le fragment et elle le réduit en fins débris dès qu'il est saisi.

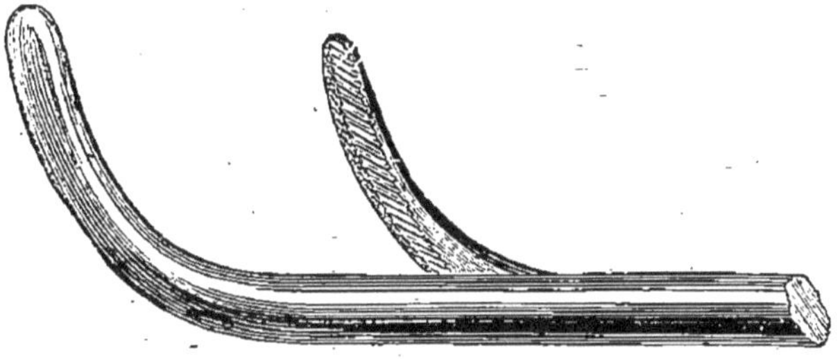

Fig. 57. — Lithotriteur à mors mâle très étroit et cunéiforme; l'ouverture du mors femelle doit être beaucoup plus large que sur cette figure.

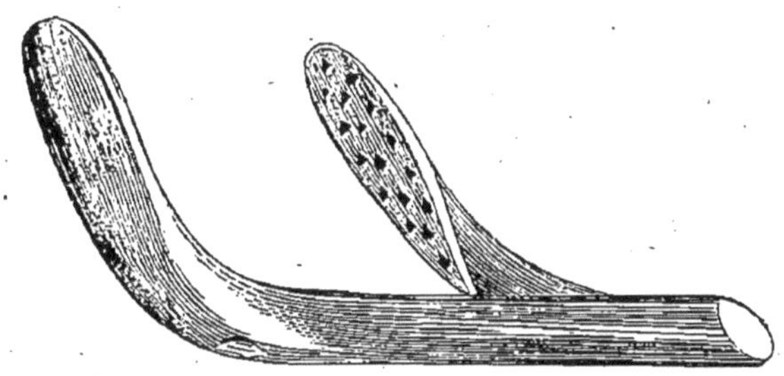

Fig. 58. — Lithotriteur à mors plats; l'ouverture du mors femelle doit être beaucoup plus large.

Enfin, je vous présente deux modèles distincts de lithotriteurs à mors plats : on obtient en effet avec chacun d'eux un résultat différent :

1° On peut faire le mors mâle plus étroit que d'ordinaire et plus ou moins en forme de coin ; dans ce cas, on emploiera de préférence ce modèle pour broyer des pierres plus dures, et pour obtenir de gros fragments plutôt que de fins débris (fig. 57) (1). Ce mors doit être plus fenêtré, et naturellement il doit être aussi plus fort que dans le modèle habituel.

2° Le mors mâle peut être de même largeur que le mors femelle; le rôle de l'instrument sera de faire des débris très fins, et on s'en servira pour compléter la besogne commencée par le premier (fig. 58). Plus les mors seront larges, plus ils seront exposés à s'engorger. Aussi, pour bien faire, il faudrait qu'il y eût, à l'angle du mors femelle, une ouverture aussi grande que possible, sans nuire toutefois à la solidité de l'instrument, afin de laisser passer les débris tassés, tandis que, comme je vous l'ai montré, de rapides mouvements de rotation de la roue en avant et en arrière (l'écrou agissant comme vis en ce moment) expulsent beaucoup de débris sur les côtés (2). Un autre avantage du lithotriteur à mors plats, c'est qu'il peut retenir une grande quantité de poussière calculeuse sans que son volume soit sensiblement augmenté; aussi en extraira-t-on toujours plus ou moins, si l'on veut, par l'urèthre sans aucun danger, lorsqu'on retire l'instrument.

Pour que de tels instruments inspirent une confiance

(1) Il est permis de ne donner qu'une disposition approximativement cunéiforme à la surface opposable de la branche mâle. Si elle a un angle de 90° par exemple, on court quelque risque. Elle peut être enfoncée dans presque toutes les pierres, il est vrai; mais les fragments se répandront à gauche et à droite avec une très grande force, même s'il y a du liquide, et viendront blesser les parois de la vessie. Aussi quand le mors mâle a la forme d'un coin plus acéré, le calcul est saisi et maintenu avec plus de difficulté que lorsque ce mors mâle est moins saillant.

(2) Il est un point important qui a été prévu dans la construction du lithotriteur à mors plats : si par malheur, en employant trop de force pour broyer une pierre dure, le lithotriteur vient à se briser, c'est à l'union du bec du mors mâle avec la tige, et non ailleurs, que la fracture *doit* se produire; de cette façon, le bec seul se détache et tombe dans la vessie. En présence d'un accident de ce genre, on retire l'instrument comme d'habitude, et le petit morceau cassé dans la vessie est ensuite extrait avec un autre lithotriteur.

absolue aux opérateurs, ils doivent être faits d'acier très finement trempé, taillés dans un bloc solide, non forgés. La force de l'écrou doit être en rapport avec celle des mors et avec la somme de travail qu'on exige d'eux.

Quand un broiement prolongé est nécessaire comme c'est souvent le cas maintenant, il y a avantage à prendre un lithotriteur à poignée un peu large et bien ronde. Le modèle représenté dans la figure 59 est celui que je préfère et que j'emploie ordinairement, il est léger et délicat et offre toute satisfaction, en ce sens qu'on le tient bien en main. Un lithotriteur de chaque espèce, c'est-à-dire un à mors mâle plus étroit et un à mors mâle plus large, suffit chez l'adulte, avec un fort lithotriteur semi-fenêtré, pour tous les cas de calculs moyens qu'on peut rencontrer.

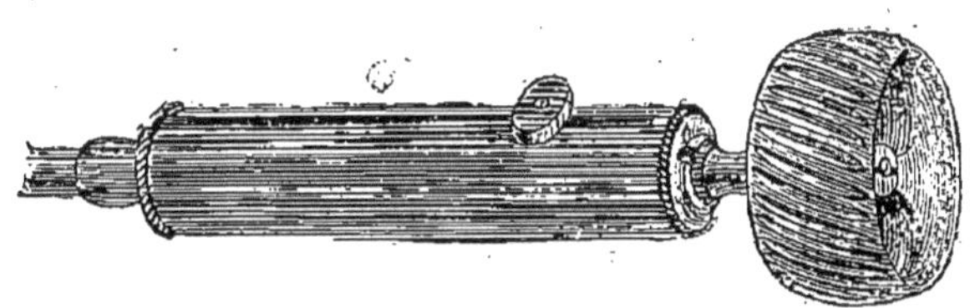

Fig. 59. — Poignée large du lithotriteur.

Les instruments dont il nous reste à parler appartiennent à la seconde catégorie que nous avons établie plus haut ; ils sont destinés à enlever de la vessie les débris calculeux plus ou moins finement broyés : ce sont les *sondes évacuatrices* et les *aspirateurs*. Dès les premiers temps de la lithotritie, les chirurgiens comprirent qu'ils rendraient à leurs opérés un immense service, en débarassant la vessie de ces débris, immédiatement après le broiement. Certes, quelques-uns de ceux-ci pouvaient être rejetés avec l'urine par les contractions vésicales, dont la force expulsive est considérable à l'état normal ; mais, il arrivait aussi qu'un fragment s'arrêtait dans l'urèthre ou bien que d'autres venaient irriter le col de la vessie. C'étaient là des accidents bien pénibles pour le malade et pour ses médecins, sans compter la cystite grave, parfois mortelle, que déterminait la présence de ces corps étrangers. Aussi bientôt prit-on l'habitude, après une séance de broiement, d'introduire une grosse sonde évacuatrice, par laquelle on injectait un fort courant d'eau à l'aide d'une seringue de 250 grammes; mais les résultats étaient souvent moins heureux qu'on aurait pu s'y attendre.

Heurteloup notamment, de 1840 à 1850, pratiquait l'évacuation de cette manière. C'est le premier chirurgien qui ait insisté sur la nécessité de débarrasser complètement la vessie en une seule séance, si possible, dans tous les cas de lithotritie : il imagina même une nouvelle dénomination pour désigner cette particularité de son opération, qu'il appela *lithocénose* de λίθος, pierre et κένωσις, extraction. Cette méthode n'eut pas de succès tout simplement parce qu'on ne connaissait pas alors l'anesthésie, et que les manœuvres opératoires étaient, sans chloroforme, trop prolongées et trop douloureuses.

A peu près vers la même époque (1846), la méthode appelée *par épuisement* ou *par succion* fut employée par Sir Philip Crampton (de Dublin) : à une grosse sonde évacuatrice, on fixait un réservoir en verre, ressemblant à une grande bouteille de soda-water, où l'on avait préalablement fait le vide à l'aide d'une seringue : les résultats de cette manœuvre étaient, jusqu'à un certain point, assez bons. La bouteille de Crampton constitue, en somme, le premier aspirateur qui ait été construit. L'inventeur voulut bien m'en envoyer un pour l'essayer, mais l'évacuation était si imparfaite et si lente, et la traumatisme si violent, que je ne continuai pas à me servir de cet aspirateur primitif (fig. 60).

On ne fit aucun progrès dans la voie de l'aspiration jusqu'à l'année 1865. A cette époque, M. Clover inventa un aspirateur constitué par une grosse poire en caoutchouc et un cylindre en verre, muni d'une soupape pour éviter le reflux des fragments, et qui remplissait à peu près les conditions voulues (fig. 61). J'employai pour la première fois cet appareil le 10 avril 1865 dans une lithotritie que je pratiquai avec mon ami M. C. A. Aikin (de Hyde Park), et dans mes opérations consécutives je m'en servis plus ou moins comme auxiliaire. De 1863 à 1878, j'eus recours peut-être quelques

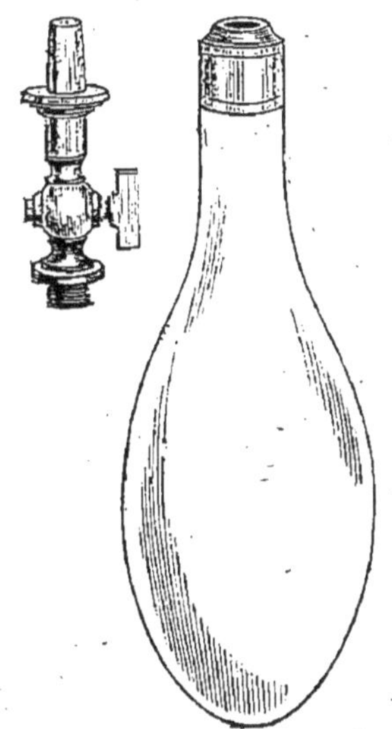

Fig. 60. — Aspirateur de Philip Crampton.

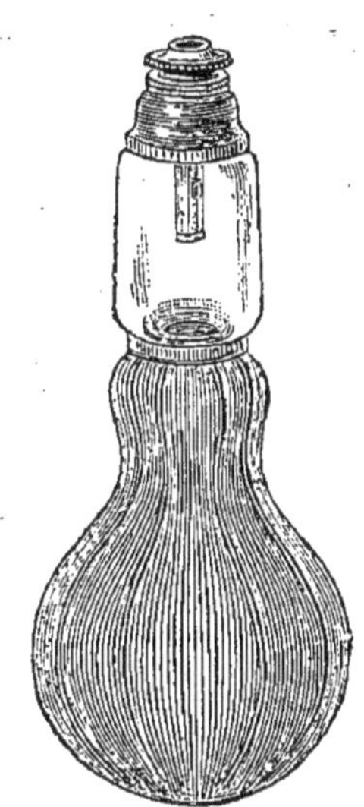

Fig. 61. — Aspirateur de Clover.

centaines de fois à l'aspirateur de Clover. Puis, je le modifiai de façon à le rendre plus efficace et plus puissant, tout en lui conservant son caractère original de simplicité (fig. 62).

En 1878, un perfectionnement de la plus haute importance fut apporté à la lithotritie, vous le savez, par le professeur Bigelow (de Harward, Etats-Unis). Ce chirurgien posa en principe que, quels que soient le volume du calcul et les complications de cystite chronique ou autres concomitantes, la pierre peut et doit être broyée et évacuée en une seule séance à l'aide de lithotriteurs puissants, de sondes évacuatrices volumineuses et d'aspirateurs plus efficaces que le précédent; en outre, il ne fallait aucunement compter avec le temps nécessaire à l'achèvement de l'opération. D'après M. Bigelow, à condition que la vessie soit complètement débarrassée, une seule séance, même très prolongée, est moins nuisible pour les organes urinaires que les séances courtes et répétées de l'ancienne lithotritie, qui laissaient dans la cavité vésicale de gros et rugueux fragments, cause fréquente d'inflammation longue et sérieuse. Pour mettre

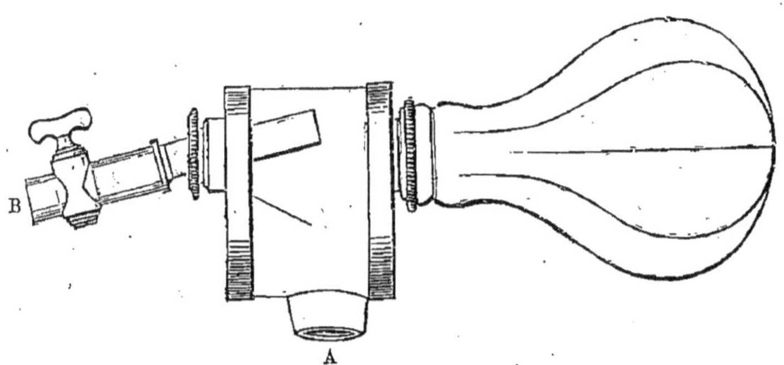

Fig. 62. — Aspirateur de Clover modifié par Sir H. Thompson. Le réservoir de verre est ovale, à grand diamètre vertical ; à sa partie inférieure, se trouve une ouverture, fermée en A par un bouchon, pour vider et laver l'appareil. C'est en ce point A qu'on peut adapter l'appareil représenté dans la fig. 63. B. robinet et tube où se fixe la sonde évacuatrice.

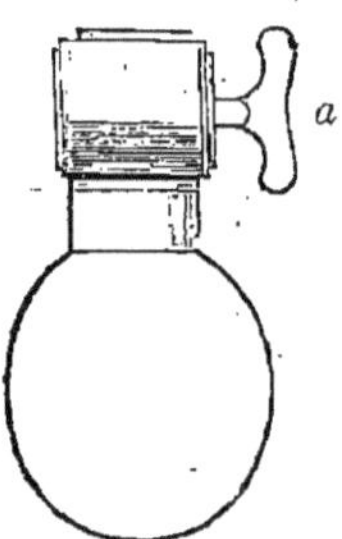

Fig. 63. — Réceptacle de verre, destiné à recevoir les fragments qui peuvent y passer du réservoir situé au dessus (voy. la fig. 62 A), en tournant le robinet *a*.

en pratique cette idée, le professeur de Harward imagina un aspirateur en haut duquel était adapté un long et volumineux tube flexible communiquant avec la sonde évacuatrice. Ce mécanisme n'était pas très heureux, car l'air pénétrait dans la partie supérieure du tube et constituait un obstacle notable à la sortie des fragments.

En conséquence, pour pratiquer la nouvelle lithotritie,

je fis construire un aspirateur très puissant, bien qu'assez petit pour être tenu et manœuvré d'une seule main. A la partie supérieure, se trouvait une ouverture par laquelle on emplissait d'eau l'appareil, et qui permettait à tout l'air qui avait pu s'introduire de s'échapper aussitôt. La sonde se fixait à la partie inférieure de l'instrument, de façon que le courant d'eau allant à la vessie eût le moins de chemin possible à parcourir, et elle pouvait être facilement détachée de l'aspirateur, sans que le liquide contenu dans celui-ci en sortît. Enfin, au-dessous, il y avait un réceptacle sphérique en verre dans lequel tous les fragments venaient tomber et s'emmagasiner. (Voy. fig. 64.)

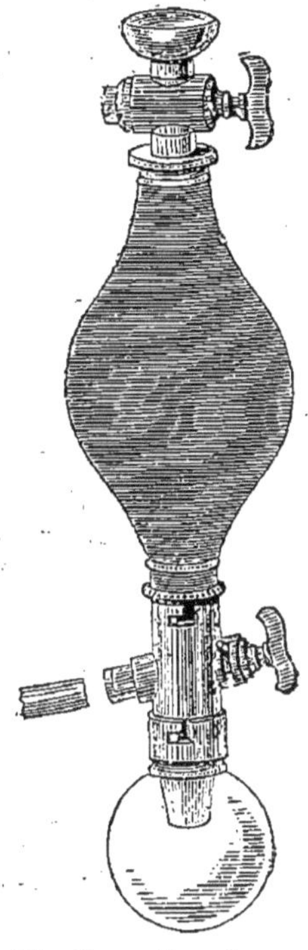

Fig. 64. — Premier aspirateur de Sir H. Thompson.

Par la suite, j'apportai à plusieurs reprises diverses modifications à cet aspirateur, de façon à en augmenter la puissance et à le perfectionner de plus en plus. Mon dernier modèle est représenté dans la figure 65, et je le crois à l'abri des reproches que mon expérience de la lithotritie en une séance pouvait adresser à ses prédécesseurs. Une soupape en forte toile métallique est adaptée à l'orifice du tube dans le réservoir de verre; à l'état de repos ou pendant l'aspiration, elle s'abaisse; au contraire, quand on projette le liquide dans la vessie par la pression de la poire, elle se relève et s'applique exactement à l'orifice, sans toutefois qu'elle puisse y rester adhérente, grâce à un petit morceau de caoutchouc fixé à la soupape. En outre, pour que l'arrivée des fragments ne soit en rien gênée, le tube est taillé très obliquement à son embouchure dans le réservoir. Celui-ci est fait d'un seul morceau de verre soufflé et sa forme est la plus propre, je crois, à emmagasiner les débris; ses points de jonction avec les parties métalliques sont construits de façon à éviter les fuites du caoutchouc, qui se produisaient souvent dans les pays chauds et rendaient ainsi l'aspirateur impropre à tout usage sous certains climats (fig. 65).

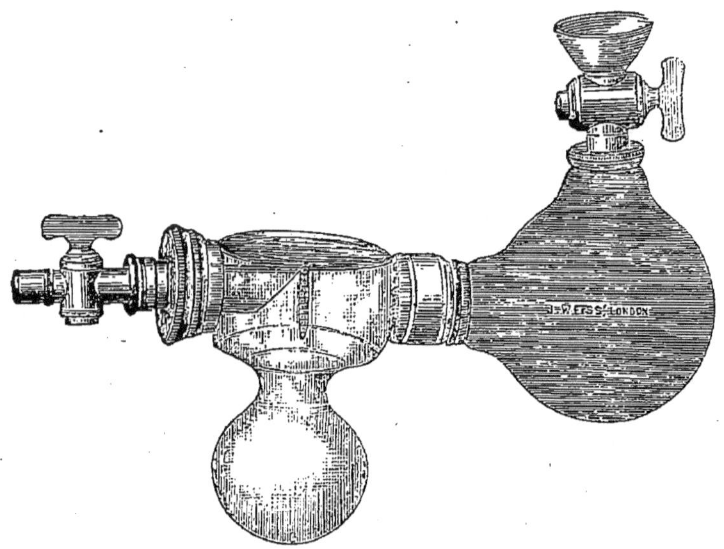

Fig. 65. — Aspirateur de Sir H. Thompson (dernier modèle).

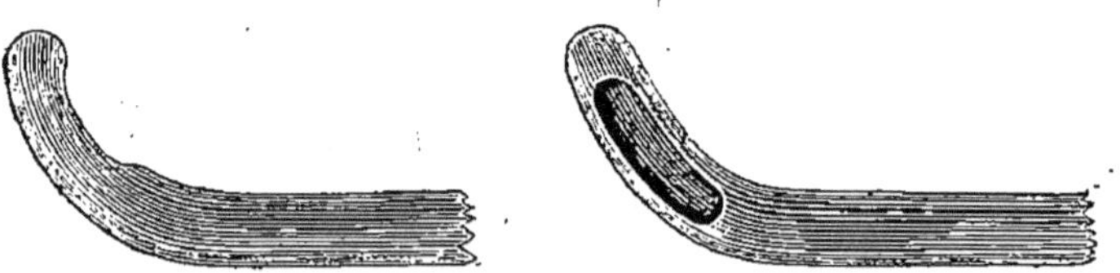

Fig. 66. — Sondes évacuatrices.

Les sondes évacuatrices, qu'on adapte à l'aspirateur, doivent avoir à peu près le même calibre que l'urèthre. On se sert ordinairement des nos 14, 15 ou 16 [nos 24, 25 1/2 ou 27 de la filière française], quelquefois des nos 17 ou 18 [nos 28 1/2 ou 30, filière française] : mais l'usage de ces très grosses sondes n'est jamais nécessaire, quand le calcul est petit, et il n'est pas toujours sans danger, tandis qu'un n° 14 [n° 24] suffit amplement en pareil cas. Aussi, je vous conseille de n'employer les gros évacuateurs que si la présence d'une pierre volumineuse les réclame. Les sondes évacuatrices présentent des courbures différentes, et la situation de leurs yeux peut varier. Il est toujours bon d'en avoir plusieurs modèles à sa disposition. (Voy. fig. 66.)

Tels sont les instruments employés dans la lithotritie moderne. Quelques autres, dont on se sert accessoirement, sont : 1° de grosses bougies métalliques coniques, destinées à vérifier le calibre du canal ou à préparer ce dernier au passage des sondes évacuatrices, afin que l'introduction en soit facile ; 2° un bistouri ou uréthrotome à lame courte pour inciser le méat, s'il est trop étroit ; 3° des brise-pierres uréthraux, de longues et minces pinces uréthrales et autres instruments du même genre, capables d'extraire les fragments arrêtés dans le canal. Ce fait se présentera d'ailleurs bien rarement maintenant, si vous enlevez toujours les débris au moyen de l'aspirateur, comme vous devez le faire.

Dans notre prochaine réunion, je vous démontrerai sur un calculeux le manuel opératoire actuel de la lithotritie.

LEÇON XVIII

Manuel opératoire de la lithotritie. — But de la lithotritie. — Anciens procédés. — Lithotritie en une séance. — Détails de l'opération : position et anesthésie du malade, introduction du lithotriteur, saisie et broiement des fragments. — Règles à suivre pour les manœuvres du lithotriteur et de l'aspirateur. — Choix des instruments. — Emploi de la cocaïne. — Soins consécutifs à l'opération.

Messieurs,

Avant de vous décrire en détail aujourd'hui le meilleur procédé à employer pour pratiquer correctement la lithotritie, je voudrais, afin de bien fixer vos idées à ce sujet, rechercher avec vous quel est le but qu'on se propose d'atteindre en exécutant cette opération.

La réponse à cette question est bien simple : il s'agit de débarrasser mécaniquement la vessie d'un calcul, sans blesser aucunement ni le réservoir urinaire ni l'urèthre.

Tel est le but qu'on poursuit en adoptant la méthode de broiement. Certes, cette méthode n'est pas applicable à tous les calculeux sans exception, mais elle l'est dans la grande majorité des cas. D'autre part, soyez certains que, si quelque blessure sérieuse résulte par hasard de cette opération pour le patient, elle doit être attribuée la plupart du temps soit à l'emploi de mauvais instruments, soit à la manière défectueuse de s'en servir. Aussi vous sera-t-il facile d'éviter toute faute à cet égard en n'opérant qu'en parfaite connaissance de cause, avec la plus grande attention et les plus minutieuses précautions.

Laissez-moi proclamer hautement que la taille, quel que

soit le procédé employé, est loin de respecter les organes urinaires comme le fait la lithotritie. Dans la cystotomie, le chirurgien est obligé d'infliger aux tissus une blessure grave sous forme de plaie longue et profonde, qui nécessairement constitue toujours un danger plus ou moins considérable; dans la lithotritie au contraire, il ne produit aucune lésion, ou du moins il n'est pas forcé d'en produire. Autrefois, quand on laissait dans la vessie de gros fragments anguleux et tranchants, il y avait là sans doute une cause de cystite sérieuse et souvent d'hémorragie. Mais, même alors, une des règles principales et essentielles de la lithotritie était de ne pas abandonner dans l'organe, après avoir broyé la pierre, des morceaux de calcul volumineux et acérés.

Maintenant que nous débarrassons la vessie de ces fragments en une seule et même séance, le danger que je viens de vous signaler n'existe plus. Et c'est précisément ce fait qui constitue l'incontestable supériorité de la lithotritie actuelle sur l'ancienne.

Cependant, les instruments eux-mêmes et la manière de s'en servir peuvent encore, comme toujours, occasionner des lésions plus ou moins graves de la vessie et de l'urèthre. Aussi, mes constantes préoccupations dans ce sens ont-elles toujours porté sur ces trois points : 1° rendre la manœuvre du lithotriteur aussi facile et aussi rapide que possible; 2° employer des instruments de petite dimension, sans pourtant que leur délicatesse diminuât en rien leur solidité et leur puissance en vue du but à atteindre ; 3° enfin restreindre dans la limite du possible les manœuvres intra-vésicales et par conséquent la durée de l'opération.

La lithotritie, il faut le reconnaître, avait été portée à un haut degré de perfection, principalement par Civiale, même avant la découverte de l'anesthésie ; et, par la suite, cet opérateur remarquable, dont l'expérience était beaucoup plus considérable que celle d'aucun autre chirurgien, préférait encore broyer un calcul sans le secours du chloroforme. Peu à peu néanmoins, l'anesthésie entra dans la pratique courante en Angleterre, de telle sorte que graduellement nous sommes arrivés à broyer plus qu'autrefois à chaque séance et à nous servir plus largement de l'aspirateur. En ce qui me concerne, je me conformais plus ou moins au début à la manière de faire de mon maître, et, à moins que le calcul ne fût très petit, je faisais trois ou quatre séances, et même huit ou dix si la pierre était grosse, avant de débarrasser complètement la vessie. Voilà environ une vingtaine d'années, vous le savez, que j'emploie plus ou moins le chloroforme ou l'éther pour la lithotritie ; et, depuis cette époque, quand une poussée de cystite sérieuse succédait à la première ou à la deuxième séance, j'anesthésiais toujours mon malade de façon à enlever en une seule et dernière séance, quelque prolongée qu'elle fût, tout ce qui restait de la pierre ; c'est d'ailleurs le meilleur moyen de traiter et de guérir la cystite en pareil cas. Or, c'est grâce à l'anesthésie seule que j'ai pu agir ainsi d'une part, et que d'autre part la méthode de Bigelow est parvenue à résoudre le problème de broyer et d'évacuer en une seule séance un calcul vésical, même très volumineux. Cette modification constitue indubitablement, d'après moi et d'après les chirurgiens compétents, un immense perfectionnement, je dirai même le plus grand progrès qui ait été réalisé à notre époque dans la lithotritie.

A ce propos, permettez-moi de vous rappeler que le professeur Bigelow avait proposé de changer le nom de *lithotritie* en celui de *litholapaxie* ; mais, ce changement de dénomination ne me semble vraiment pas motivé. Le procédé de Bigelow ne comporte aucune instrumentation ni aucune manœuvre qui n'aient été employées auparavant, et l'appellation qu'il applique à son opération comme à une chose nouvelle ne me paraît pas justifiée. Il évacue les débris calculeux aussitôt qu'il a broyé la pierre, c'est vrai ; mais, dans une dernière leçon, en vous esquissant l'historique de la lithotritie, ne vous ai-je pas montré que depuis quelque quarante ou cinquante ans l'évacuation constituait le complément indispensable du broiement.

J'ai donc proposé et j'emploie toujours le terme *lithotritie en une séance* ou *à séance unique* pour désigner l'opération de Bigelow, et je crois qu'il est maintenant presque généralement adopté; cette dénomination exprime suffisamment la nature de la modification apportée à la lithotritie par le chirurgien américain.

C'est donc seulement la lithotritie telle que nous la pratiquons aujourd'hui que je vais vous décrire. Au lieu d'enlever peu à peu un petit morceau de la pierre en cinq ou six séances successives, ne dépassant pas chacune cinq ou six minutes et répétées tous les trois ou quatre jours, jusqu'à ce qu'il ne reste plus rien dans la vessie, l'opération est actuellement complète dans la première et unique séance. Autrefois, nous nous attachions à n'employer que des instruments éminemment délicats et à les manier avec la plus grande légèreté possible, l'œil toujours fixé sur le visage du patient (quand il n'était pas anesthésié, comme cela arrivait souvent), de façon à juger d'après les sensations éprouvées par l'opéré quel était le maximum de manœuvres intra-vésicales qu'il nous était permis de lui imposer. Aujourd'hui, nous nous servons d'instruments plus gros, mais leur maniement réclame autant, sinon plus que jamais, de la prudence, de l'expérience et de l'habileté, principalement quand il s'agit de calculs gros et durs. C'est surtout dans ce dernier cas que, la somme de travail à exécuter étant considérable, une main solide et un poignet vigoureux deviennent nécessaires, de même qu'une instrumentation puissante et aussi volumineuse que le comporte le calibre de l'urèthre.

Supposons que vous ayez décidé de pratiquer la lithotritie en une séance à un malade porteur d'une pierre de moyen volume. Si aucun instrument n'a jamais été introduit dans sa vessie, et si son canal n'est pas tout à fait large, un jeune chirurgien fera bien de lui passer des bougies une ou deux fois avant l'opération, de manière à préparer la voie aux instruments de la lithotritie. Mais, cette précaution est loin d'être toujours indispensable.

En outre, vous ne devez pas négliger l'état de santé générale de votre malade. C'est ainsi qu'il ne faudrait point l'opérer pendant ou immédiatement après un accès de fièvre, ni sans vous être assurés que l'estomac et les intestins fonctionnent convenablement. En un mot, vous avez à rechercher si l'économie tout entière aussi bien que les organes urinaires se trouvent dans un état favorable. Si par hasard la vie de votre malade avait été jusque-là très active, comme c'est le cas pour un ouvrier qui a été obligé de travailler jusqu'au moment de son entrée à l'hôpital, laissez-le au repos dans son lit pendant quelques jours avant de commencer le traitement chirurgical.

Opération. — Il vaut mieux, pour l'opération, laisser le malade dans son lit, chaudement couvert et avec de longs bas de laine protégeant ses jambes du froid, au cas où il devrait y rester longtemps exposé. Le matelas sur lequel il repose doit être assez dur. Si l'on prévoit qu'en raison du volume de la pierre la séance sera longue, la chaleur du lit, et des couvertures a une véritable importance. La table d'opérations, ordinairement employée en chirurgie, est trop haute pour une lithotritie, et l'amphithéâtre me paraît un milieu moins convenable que la douce température d'un lit placé dans une salle d'hôpital ou dans une chambre à coucher, surtout s'il s'agit d'un calcul assez gros dont le broiement et l'évacuation réclament au moins vingt à trente minutes. Ma plus longue séance a duré soixante-dix minutes : la pierre, formée d'acide urique, était remarquablement dure et ses débris pesaient 85 grammes ; tout fut évacué dans l'espace de temps que je viens de vous indiquer et il n'y eut aucune complication consécutive. Vous pensez bien qu'il serait dangereux de laisser le patient exposé à l'air froid durant plus d'une heure, comme dans le cas précité ; vous comprenez donc toute l'importance des recommandations que je viens de vous faire à cet égard.

[Un malade est alors amené dans l'amphithéâtre et couché sur une table disposée comme un lit.]

La première chose à considérer est la position du malade ; il doit être placé près du bord du lit, de manière que son côté droit soit facilement accessible à l'opérateur. Un petit oreiller est placé sous la tête, mais non sous les épaules, qui reposent directement sur le lit lui-même ; un coussin dur et plat soulève le siège de 8 à 10 centimètres environ ; les genoux sont légèrement élevés, à demi-fléchis, écartés l'un de l'autre, maintenus dans cette position, s'il est nécessaire, par un aide placé de l'autre côté du lit.

Dès que l'anesthésie est complète, je passe toujours une bougie métallique dont l'extrémité conique correspond au n° 12 [n° 21, filière française] et la tige au n° 15 ou 16 [n° 26 ou 27, filière française] ; on se rend compte ainsi du calibre de l'urèthre.

Si par hasard l'étroitesse du méat s'oppose à l'introduction de cette bougie, on en pratique immédiatement la section au niveau de la commissure inférieure à l'aide du bistouri ou d'un petit uréthrotome spécial. Si alors la bougie passe facilement, on peut commencer de suite l'opération ; sinon, on prend un cathéter métallique plus petit et l'on en introduit successivement deux ou trois autres, pratiquant ainsi la dilatation rapide jusqu'à ce qu'un calibre suffisant soit atteint. D'ailleurs, il est rare qu'on ait affaire, en pareil cas, à un rétrécissement très serré ; ordinairement, on l'a découvert et traité auparavant, sans attendre qu'on soit arrivé au moment de commencer sa lithotritie.

Le lithotriteur est alors introduit.

Je vous ai déjà dit qu'un brise-pierre s'introduit dans l'urèthre autrement qu'une sonde : vous savez qu'en Angleterre, pour passer cette dernière, nous nous plaçons à la gauche du patient ; en France, le chirurgien se place à droite. Pour sonder avec le cathéter d'argent un malade couché, vous tenez d'abord l'instrument presque horizontalement, vous attirez ensuite doucement vers lui le pénis, en élevant lentement le manche jusqu'à la position verticale, et enfin, par une courbe habilement exécutée, vous l'abaissez entre les cuisses, au moment où le bec pénètre dans la vessie.

L'introduction du lithotriteur exige une manœuvre différente. On peut se placer indifféremment à droite ou à gauche; mais il est préférable de se placer à droite, car c'est le côté qui convient le mieux pour le broiement ; et il serait disgracieux, après avoir introduit l'instrument, de faire le tour du lit de gauche à droite pour continuer l'opération. Donc, placé à la droite du malade, au visage duquel vous tournez légèrement votre épaule gauche, vous tenez horizontalement le lithotriteur de votre main droite, vous introduisez les mors, en attirant doucement sur eux le pénis, et vous pénétrez ainsi lentement dans l'urèthre jusqu'à une profondeur de dix centimètres environ ; pendant ce temps-là, la tige de l'instrument se rapproche peu à peu de la verticale. Quand elle y est arrivée, vous la maintenez dans cette position durant quelques secondes, laissant le lithotriteur s'enfoncer, pour ainsi dire, par son propre poids toujours verticalement, jusqu'à ce que les mors glissent sous l'arcade pubienne. Cela fait, vous abaissez doucement entre les cuisses la poignée de l'instrument, qui s'incline déjà un peu d'elle-même, et ce mouvement d'abaissement du manche facilite la pénétration du bec dans la vessie. Il n'y a pas, vous le voyez, d'instrument plus commode à passer que le lithotriteur, dirigé d'une façon convenable.

Vous remarquerez qu'ordinairement je ne juge pas à propos d'injecter, avant la lithotritie, un liquide quelconque dans la vessie. Autrefois, on prétendait qu'il était dangereux d'introduire un brise-pierre et de le manœuvrer dans une vessie contenant moins de 120 à 150 grammes de liquide; sinon, on s'exposait souvent, disait-on, à pincer entre les mors ou à blesser autrement les parois vésicales. Les instruments dont je me sers sont construits de telle façon qu'avec un peu d'attention un accident de ce genre est devenu presque impossible. Une petite quantité de liquide, c'est-à-dire 40 ou 60 grammes, dans le réservoir urinaire, est amplement suffisante pour la lithotritie, et même je préfère une vessie tout à fait vide à une autre contenant 250 à 300 grammes de liquide. Si aucune recommandation spéciale à cet égard n'a été faite au malade, il est rare que sa vessie renferme plus de 30 à 40 grammes d'urine ; car, en raison de l'état un peu *nerveux* dans lequel il se trouve, il aura certainement uriné quelques instants avant l'opération. Une trop grande quantité de liquide intra-vésical est loin de faciliter la saisie de la pierre et des fragments, parce que les mouvements du lithotriteur déterminent une sorte de remous, qui déplace constamment le calcul.

Dès que le bec du lithotriteur est arrivé au fond de la vessie, vous devez le laisser là pendant deux ou trois secondes. Il faut à présent trouver et saisir la pierre. Pour cela, je tiens délicatement l'armature cylindrique entre les doigts de la main gauche, et de la main droite je prends la roue qui tient, comme vous le savez, à la branche glissante, c'est-à-dire à celle du mors mâle. J'ouvre alors ainsi ce dernier autant que je le puis jusqu'au contact du col, sans toutefois le blesser. Après m'être arrêté une seconde à peine, je repousse la branche mâle, de manière à rapprocher les mors, et la sensation d'un corps dur interposé entre ceux-ci me prouve que j'ai saisi la pierre. A l'aide d'une énergique pression, je m'assure que le calcul est solidement tenu et qu'il ne s'échappera pas. Aussitôt, avec le pouce de la main droite, je fais glisser vers moi le petit bouton de l'armature cylindrique, lequel transforme le mouvement de glissement des branches en mouvement de vis, je tourne la roue et je broie. La

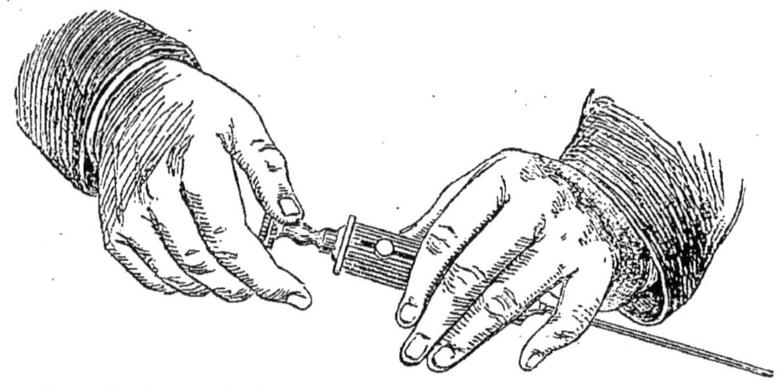

Fig. 67. — Maniement du lithotriteur à la recherche du calcul dans la vessie.

résistance et même le bruit, perçus pendant l'écrasement, nous apprennent si la pierre saisie par son milieu a éclaté en plusieurs fragments, ou bien si elle a été seulement pincée par un de ses bords ou une de ses extrémités. Quoiqu'il en soit, le bouton est repoussé dans sa position première, de façon à rouvrir les mors et à les refermer ensuite sur un fragment, qu'on saisit et broie comme tout à l'heure.

Permettez-moi de vous répéter en quelques mots les différents préceptes que je viens de vous donner, car je désire que vous en soyez intimement pénétrés. Dès que le lithotriteur est entré dans la vessie, gardez-vous de vous hâter et d'imprimer à votre instrument des mouvements rapides et précipités pour chercher la pierre : vous auriez les plus grandes chances ainsi de ne pas la trouver de suite. Attendez au contraire

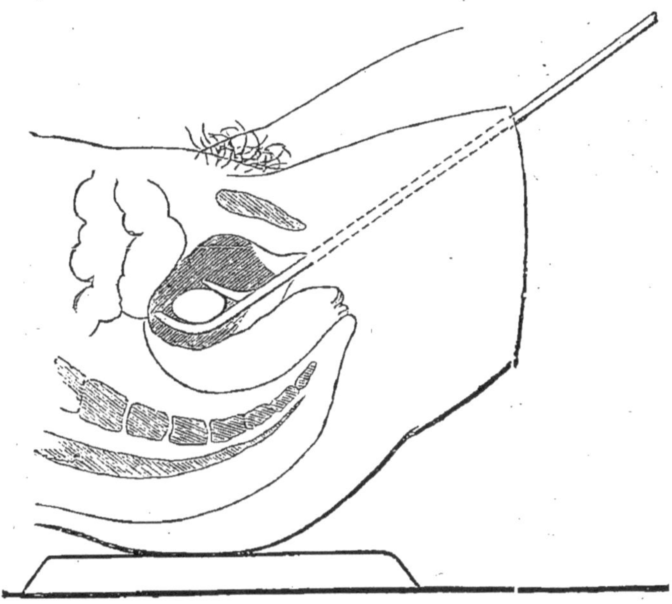

Fig. 68. — Position ordinaire pour la lithotritie. Le lithotriteur ouvert a saisi la pierre.

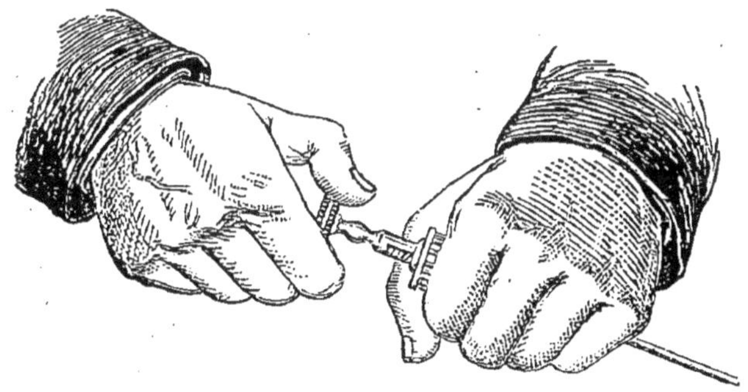

Fig. 69. — Lithotriteur tenu solidement à deux mains et broyant.

tranquillement pendant quelques secondes. Le calcul, ne l'oubliez pas, baigne dans un liquide où, sous l'influence de l'arrivée et des mouvements du lithotriteur, se produisent facilement des remous qui déplacent la pierre ; il faut les laisser s'apaiser. Ouvrez et fermez lentement les mors ; tout est là et voilà le seul secret pour tomber immédiatement sur la pierre : un chirurgien qui se hâte la découvrira difficilement, un chirurgien calme la trouvera aussitôt. Quelquefois cependant, on n'arrive pas à saisir la pierre du premier coup ; c'est que, dans ce cas, elle siège probablement près du col vésical et que les mors du lithotriteur l'ont dépassée. En ce cas, chaque fois que vous tirez la branche mâle, vous repoussez par là même le calcul plus près du col, et jamais il ne tombe entre vos mors ; en ouvrant et en fermant ceux-ci, vous le sentez cependant et même vous entendez un petit bruit de frottement caractéristique. Rien n'est plus exaspérant que ces vaines tentatives de saisie, surtout quand vous avez autour de vous des assistants qui suivent tous vos mouvements. N'oubliez donc jamais ceci : en pareil cas, vous atteindrez très probablement le but cherché en amenant votre lithotriteur fermé contre le col ; arrivé là, vous l'ouvrez en poussant en bas la branche femelle. Quelle que soit la manœuvre que vous préfériez dans cette circonstance, tel est le résultat à obtenir, la cause la plus habituelle des difficultés qu'on éprouve à saisir un calcul étant son extrême proximité du col vésical.

Supposons que vous ayez exécuté une ou deux prises effectives, suivies de broiement; vous continuez et répétez plusieurs fois jusqu'à ce que vous ayez fait une certaine quantité de débris, et, si le calcul n'est pas gros, jusqu'à ce que vous ne saisissiez plus de fragments, vous paraissant trop volumineux pour passer par la sonde évacuatrice. Si vous avez employé à ces broiements huit à dix minutes par exemple, il est temps d'introduire la sonde évacuatrice et de déblayer votre champ de bataille avant d'aller plus loin. Mais je ne vous décrirai pas ici les divers modes d'évacuation de la vessie. Il se peut que pendant l'évacuation vous constatiez encore la présence d'un ou de plusieurs fragments trop gros pour passer par la sonde ; vous recherchez ce dernier fragment avec le lithotriteur et il vous est impossible de le découvrir. Tantôt en effet il est profondément caché derrière une prostate hypertrophiée, tantôt il est encastré entre deux colonnes, se dissimulant dans une sorte de crevasse presque inaccessible. Pour le trouver, tournez vos mors à droite et, si, après les avoir ouverts et fermés, vous n'avez rien saisi, recommencez la même manœuvre à gauche. En cas de nouvel insuccès,

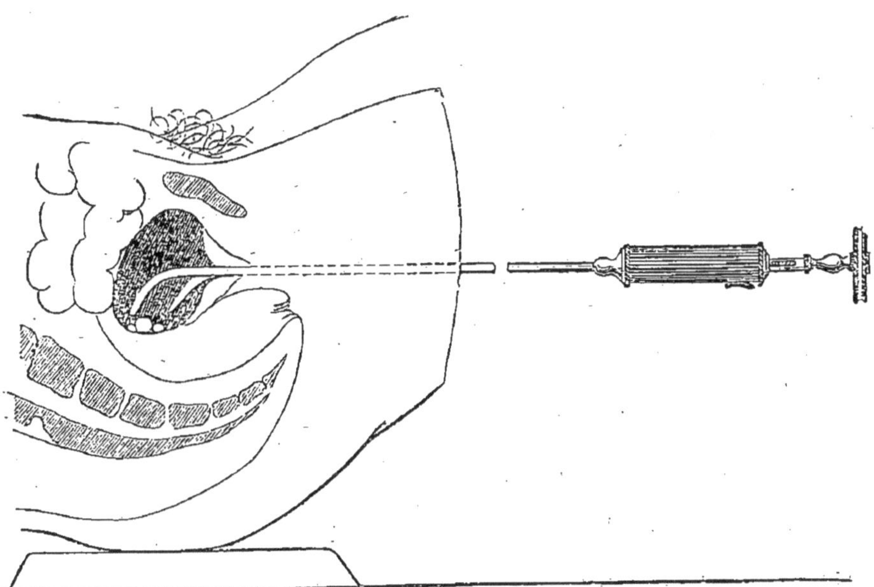

Fig. 70. — Lithotriteur dont les mors sont renversés pour la recherche des petits fragments.

abaissez la poignée de votre lithotriteur et faites-lui exécuter un demi-tour, de telle sorte que les mors soient renversés et que le bec regarde en bas. Si, dans cette position, vous ouvrez et vous fermez l'instrument, vous pourrez saisir et broyer un petit fragment caché derrière la prostate. (Voy. fig. 70.)

A ce propos, je puis vous donner un conseil qui a, je crois, sa valeur. Chaque fois que vous aurez trouvé et broyé, soit une pierre, soit un fragment de bonne grosseur, maintenez votre lithotriteur à la même place; selon toute probabilité, quelque laborieuse qu'ait pu être cette première trouvaille, vous en ferez encore d'autres au même endroit. Ceci me rappelle la pêche aux perches : quand vous en avez pris une, vous en prendrez peut-être vingt, trente, dans le même trou, si vous avez soin d'y chercher toujours, au lieu de vous promener à l'aventure le long des bas-fonds. Il en est de même dans la lithotritie : sachez garder en place votre brise-pierre et vous n'aurez qu'à prendre et à broyer. En un mot, chaque vessie a son *aire*, son lieu d'élection pour l'opération, et il y a dans toutes un certain endroit qui est, pour ainsi dire, le rendez-vous favori des fragments. Si vous trouvez cette bonne place, vous pourrez broyer sans interruption; mais si vous ne la trouvez pas, vous aurez souvent quelque difficulté à découvrir votre pierre ou ses débris.

L'*aire* varie naturellement avec la position du malade; elle n'est pas la même dans la station debout que dans le décubitus dorsal. Il est bon, dans ce dernier cas, d'élever le siège de 6 à 8 centimètres, afin que l'aire d'opération ne soit pas trop rapprochée du col de la vessie. Le col est, en effet, très sensible, et en tirant la branche mâle, vous pourriez le heurter, si vous n'y preniez garde. Une de nos maximes, en lithotritie, doit être de ne jamais forcer pour ouvrir l'instrument; nous devons au contraire attirer avec douceur la branche mâle, de manière à *sentir* le col, et sachez bien qu'un brise-pierre qui ne glisse pas avec la plus entière facilité et sans la moindre secousse n'est qu'un méchant outil. Les figures schématiques 68 et 70 vous montrent ce que j'entends par l'*aire d'élection*. Si le malade est étendu sur le dos, sans coussin sous le siège, l'aire sera plus rapprochée du col de la vessie que si le bassin est convenablement élevé.

C'est surtout dans les cas d'hypertrophie prostatique qu'il est important de bien soulever le bassin, afin de rejeter les fragments vers la partie postérieure de la vessie, en d'autres termes, pour éloigner le plus possible du col ce que nous avons appelé l'*aire d'élection*.

J'ai à vous donner encore un autre conseil également important ; pulvérisez tous vos fragments aussi finement que possible et n'essayez jamais d'en extraire un par l'urèthre dans les mors de votre lithotriteur ; il pourrait résulter de ce fait une blessure parfois grave pour le canal. D'ailleurs, du moment qu'un fragment est saisi, il vous est bien facile de le broyer par un simple tour de roue. Il serait donc plus qu'imprudent, je le répète, de soumettre le col vésical et l'urèthre à cette manœuvre aussi douloureuse que dangereuse qui consiste à extraire de force par le canal un fragment souvent aigu et coupant. Jamais, sous aucun prétexte, ne retirez votre lithotriteur, si ses mors sont engorgés de débris ou tiennent un fragment quelque peu volumineux ; à moins cependant que vous ne puissiez faire autrement. Votre but dans la lithotritie est, ne l'oubliez pas, de réduire la pierre en morceaux assez fins pour passer facilement par la sonde évacuatrice.

Une fois le calcul entièrement broyé ou quand vous supposez qu'il l'est, le lithotriteur est extrait et remplacé dans la vessie par une sonde évacuatrice du n° 16 par exemple [n° 27, filière française]. Celle-ci laisse écouler aussitôt dans le vase préparé à cet effet une certaine quantité d'urine, quarante ou soixante grammes peut-être, où l'on trouve de la poudre calculeuse en plus ou moins grande abondance. On a eu soin de remplir préalablement le ou les aspirateurs, — il est bon d'en avoir plutôt deux qu'un seul à sa disposition, — avec une solution tiède d'acide phénique pur au 1000e. L'aspirateur, tenu de la main droite, est solidement fixé au pavillon de la sonde qu'on saisit de la main gauche. Après avoir ouvert le robinet de communication, la main droite presse sur la poire en caoutchoue et chasse dans la vessie 60 à 80 grammes de liquide. Il est inutile d'injecter à chaque pression une quantité d'eau plus considérable, laquelle au contraire produirait certainement moins de remous dans la cavité vésicale que l'arrivée de 30 ou 40 grammes seulement à la fois. En laissant la poire revenir sur elle-même, on distingue nettement dans le réservoir en verre le courant de sortie qui entraîne avec lui un certain nombre de fragments; ceux-ci se précipitent même en plus grande abondance dans le réceptacle au moment où ce courant cesse ou a cessé. L'entrée et la sortie alternatives du liquide sont ainsi reproduites plusieurs fois de suite par les mouvements de la main droite, en laissant quelques secondes d'intervalle entre chaque pression. Et l'on continue de même jusqu'à ce que, la récolte des débris dans le réceptacle étant considérable, la sortie des fragments semble être terminée.

Enfin, il faut remarquer que l'aspirateur nous permet souvent de nous assurer si nous avons retiré jusqu'au dernier fragment. On peut très bien sentir le choc et entendre le cliquetis des fragments contre l'extrémité de la sonde; et à mesure qu'on les retire, il diminue, jusqu'à ce qu'enfin on ne perçoive plus qu'un léger bruit provenant d'un seul morceau trop volumineux pour passer par l'ouverture de la sonde. Il faut broyer et retirer ce dernier, et, si alors on n'entend plus et on ne sent plus rien, nous pouvons présumer que tout a été retiré. En un mot, l'aspiration est un excellent critérium pour savoir si l'opération est complète, de même qu'elle est un excellent moyen de la rendre complète.

Je vous ferai maintenant deux ou trois recommandations importantes pour la manœuvre de cet appareil si simple en apparence.

Premièrement : Faites toujours coïncider l'injection d'eau dans la vessie avec le temps de l'expiration, en vous réglant sur la respiration du malade, surtout lorsqu'elle est profonde et pleine, comme vous pouvez l'observer lorsqu'il est sous l'influence du chloroforme. Vous n'éprouverez alors aucune résistance dans la manœuvre. Si, au contraire, vous faites l'injection pendant une inspiration profonde, vous aurez peine à faire pénétrer le liquide et vous ne déterminerez dans la vessie qu'un remous très minime. Conformément à la même loi, faites que l'expansion de l'aspirateur, et par conséquent la sortie du liquide injecté, ait lieu d'une manière isochrône avec le moment de l'inspiration, et vous verrez que l'eau et les débris passeront facilement. Il n'y a pas lieu d'y prendre garde lorsque la respiration est calme et peu profonde.

Deuxièmement : S'il y a beaucoup de débris qui restent après une séance de lithotritie, ne laissez pas l'extrémité de la sonde évacuatrice reposer sur le bas-fond de la vessie, mais maintenez-la vers le centre de l'organe. Si, au contraire, vous avez retiré la plupart des débris et que vous soyez à la recherche d'un ou deux fragments, il faut appuyer légèrement avec l'extrémité de la sonde sur le bas-fond de la vessie.

Troisièmement : Lorsque vous verrez survenir subitement un arrêt dans le cours du liquide se rendant à l'aspirateur, et que le réservoir en caoutchouc cessera de se distendre, vous pouvez en conclure qu'un petit calcul arrondi ou qu'un fragment de calcul obstrue le passage et bouche la sonde. Dans ces cas, pressez vivement deux ou trois fois sur l'aspirateur, de façon à chasser l'eau vigoureusement ; cela suffira pour déplacer l'obstacle et laisser le passage libre. Si cette petite manœuvre ne suffit pas pour déboucher la sonde et rétablir le fonctionnement de l'aspirateur, il vaut mieux retirer le tout, et enlever ensuite le morceau de calcul, cause de l'obstruction.

Le procédé que je viens de vous décrire est applicable à la grande majorité des pierres qu'on peut rencontrer chez l'homme adulte; cependant, en règle générale, pour être lithotritiable, un calcul d'oxalate de chaux ne doit pas peser plus de 25 à 30 grammes, et un calcul d'acide urique plus de 50 à 60 grammes. Il est permis néanmoins à un chirurgien très expérimenté en la matière d'entreprendre le broiement de pierres plus volumineuses, s'il le juge à propos. La lithotritie d'un gros calcul exige de quinze à trente minutes et même davantage, suivant les dimensions du corps étranger et l'habileté de l'opérateur. Les calculs phosphatiques se laissent broyer plus facilement que les autres, même quand ils dépassent sensiblement le poids maximum que je viens de vous indiquer pour ceux des autres variétés. Pour ces derniers, quand ils sont gros, il est bon d'employer un puissant lithotriteur fenêtré pour commencer l'opération; lorsque la pierre a éclaté en plusieurs fragments, on se sert alors d'un brise-pierre semi-fenêtré. Vous éviterez l'engorgement des mors en retirant votre instrument, dès qu'il aura broyé pendant trois ou quatre minutes; vous le réintroduisez ensuite. Quand la pierre est grosse, il vaut mieux évacuer par l'aspirateur une certaine quantité de débris sans attendre que le broiement soit complet. Vous pouvez ainsi vous permettre, avant la fin de l'opération, trois ou quatre réintroductions du lithotriteur et deux ou trois applications de l'aspirateur, et même davantage, si le volume exceptionnel du calcul l'exige.

Une des plus importantes recommandations que je puisse vous faire est la suivante : proportionnez toujours les dimensions de vos instruments à celles du calcul auquel vous avez affaire. Plus le lithotriteur est gros, plus grande sera l'irritation causée par son introduction; aussi, réglez toujours le choix de votre brise-pierre sur l'ouvrage que vous avez à exécuter. J'ai vu de graves inconvénients, et même une fois la mort, résulter de l'emploi d'un volumineux lithotriteur qui avait fait éclater l'urèthre, alors qu'un instrument plus convenable, c'est-à-dire plus petit, eût facilement et sans danger opéré le broiement. Je ne saurais blâmer trop énergiquement une manière de faire aussi déplorable non seulement pour les malheureux qui en sont victimes, mais encore pour la lithotritie elle-même. C'est ainsi en effet qu'on jette le discrédit sur l'opération la plus inoffensive et la plus efficace, quand elle est bien conduite, qui existe dans la chirurgie tout entière.

Quand il s'agit de broyer un petit calcul ou une concrétion, l'anesthésie générale par le chloroforme ou l'éther n'est pas souvent indispensable. Exécutée par une main habile et légère, la lithotritie dans ces conditions n'est pour ainsi dire pas douloureuse. On peut en pareil cas, si on le désire, employer une solution de cocaïne; mais, du moment que l'on juge nécessaire d'anesthésier le patient, pourquoi alors ne pas l'endormir? rien, selon moi, ne remplace l'éther [le chloroforme]. Quoi qu'il en soit, si vous voulez vous servir de la cocaïne, commencez d'abord par vider la vessie; puis, injectez dans sa cavité soixante grammes environ d'une solution à 5 0/0. En retirant la sonde avec laquelle vous avez pratiqué l'injection vésicale, déposez dans l'urèthre quelques grammes de la même solution que vous faites garder par le malade pendant dix minutes à peu près. Au bout de ce temps, vous laissez écouler le liquide et vous pouvez commencer immédiatement l'opération. C'est à peine si vos manœuvres seront perçues par le patient, à condition toutefois qu'elles soient conduites correctement.

Aussitôt après l'opération, il faut faire mettre un large

cataplasme de farine de lin sur l'hypogastre, ce qui soulage beaucoup le malade. Renouvelez-le souvent ou remplacez-le par des fomentations chaudes avec de la flanelle, et vous verrez diminuer la douleur et l'irritation des parties. Il faudra, la veille ou le matin de la lithotritie, que le malade ait été à la selle, afin qu'il ne soit pas obligé de se lever après l'opération et qu'il ne fasse pas des efforts pour aller à la garde-robe. Si, au bout de trois ou quatre heures, les douleurs continuent — ce qui, soit dit en passant, est très rare, — un bain de siège de quinze minutes, aussi chaud qu'il peut être supporté, parvient à les diminuer dans une certaine mesure. En ce qui me concerne, je n'ai pas l'habitude d'agir ainsi : je laisse l'opéré dans son lit et je lui pratique une injection hypodermique de morphine, qui presque toujours lui procure un soulagement complet et immédiat.

Pendant les trois ou quatre jours qui suivent, dans les cas de calculs volumineux, le traitement est celui d'une cystite de moyenne intensité : repos au lit, avec une température suffisamment douce, fréquents bains de siège chauds, doses minimes, mais répétées, de solution potassique pour neutraliser l'acidité de l'urine. Si l'urèthre a été quelque peu distendu et meurtri pendant l'opération, comme il peut arriver avec un calcul exceptionnellement volumineux, on laisse une sonde en gomme flexible à demeure dans le canal pendant vingt-quatre heures; mais, cette mesure est ordinairement inutile. Enfin, quand avant l'intervention la vessie avait déjà perdu la faculté de se contracter et de se vider par ses seuls efforts, la fixation de cette sonde à demeure pendant un jour ou deux est de beaucoup préférable à des cathétérismes répétés.

L'opéré doit garder le lit au moins pendant toute la semaine qui suit la lithotritie. Cette prescription vous paraîtra peut-être, dans certains cas, superflue et trop sévère; sachez cependant qu'autrefois j'ai eu à regretter de n'avoir pas toujours assujetti mes malades à cette règle uniforme. Aussi, maintenant il est extrêmement rare que je leur permette de se lever avant l'expiration du délai sus-indiqué et je suis convaincu que cette pratique est excellente. Dans ma prochaine leçon, je vous décrirai d'ailleurs les complications qui peuvent survenir pendant cette période de convalescence et ultérieurement. Si l'apyrexie est complète, vous autoriserez sans crainte votre malade à user d'une alimentation douce et légère en quantité modérée ; par exemple, des potages, du poisson, de la volaille, du gibier, des purées, des légumes et des fruits. Mais, vous n'oublierez pas que votre opéré ne prenant aucun exercice aura probablement besoin de laxatifs et de lavements pour obtenir ou faciliter une garde-robe quotidienne, nécessaire à l'entretien de son bien-être et de son bon état de santé.

LEÇON XIX

Complications consécutives a la lithotritie. — Cystite ; ses différentes causes : 1° fragment oublié après l'opération ; 2° contamination de la vessie par des instruments malpropres ; 3° rétention incomplète ; 4° cystite antérieure à l'opération. — Récidives des calculs uriques et phosphatiques. — Appréciation de la lithotritie moderne. — Accidents survenant pendant et après l'opération : rupture et engorgement du lithotriteur, hémorragie, orchite, épuisement, fièvre, phlébite et embolie. — Lithotritie sur le cadavre.

Messieurs,

On a dit bien souvent que le succès de la lithotritie dépendait de l'observation rigoureuse de certains détails en apparence insignifiants : chacun d'eux en effet a son importance. Mais, même quand l'opération est terminée, même quand une semaine entière s'est écoulée depuis son exécution, c'est-à-dire au point où nous en étions restés à la fin de la dernière leçon, il y a encore certaines règles à suivre pendant le traitement consécutif et certaines précautions à garder, qu'il ne faut à aucun prix négliger, sous peine de voir se produire ultérieurement diverses complications plus fréquentes après la lithotritie qu'après la taille. Bien que plusieurs de celles-ci aient à peu près disparu depuis l'adoption de l'opération en une seule séance, il existe néanmoins encore des cas, très rares il est vrai, dans lesquels le résultat final peut être tout à fait déplorable. Nous allons tout d'abord examiner successivement ces différents cas.

La première complication possible est l'apparition d'une *cystite* subaiguë aussitôt après l'opération, cystite qui a quelquefois de la tendance à persister en dépit de tout traitement. Quand tout va bien, la vessie reprend son état et son fonctionnement normaux en quelques jours, et elle le prouve en expulsant une urine claire et limpide, sans trace de sang ni de pus, ni de matière calculeuse. Parfois cependant les urines peuvent tout d'abord rester troubles pendant une semaine ou même davantage et présenter un dépôt muco-purulent ou sanguinolent; durant ce temps, la vessie garde une certaine irritation qui se traduit par des mictions au moins deux fois plus fréquentes que de coutume et toujours plus ou moins douloureuses. Puis, au bout de quelques jours, ces symptômes diminuent et finissent par disparaître complètement. Si par hasard il n'en était pas ainsi, vous devriez en rechercher la raison et, pour cela, passer en revue la série des causes de complications consécutives à la lithotritie.

La cystite subaiguë, survenant dans ces conditions, est due à l'une des causes suivantes: 1° Oubli d'un fragment du calcul dans la vessie ; 2° Contamination par des instruments insuffisamment aseptiques ; 3° Rétention incomplète dans une vessie ayant perdu en partie la faculté de se vider complètement par ses seuls efforts naturels ; 4° Simple persistance de la cystite déterminée primitivement par la présence de la pierre, et momentanément aggravée par l'opération.

1° *Un fragment a été oublié dans la vessie.* — Ce fait est heureusement beaucoup plus rare qu'avant l'adoption de la lithotritie en une séance. Aujourd'hui, neuf fois sur dix, le dernier fragment est extrait, comme l'ont été les autres, par l'aspirateur, qui est le principal agent d'évacuation des débris du commencement à la fin de l'opération. Nous opérons actuellement avec la ferme intention de tout enlever en une fois, et non avec l'idée d'exécuter des manœuvres peut-être plus complètes et plus efficaces dans une séance ultérieure qu'à la première; aussi, le dernier fragment est-il presque toujours aspiré, s'il n'a pas été pincé par le lithotriteur avant la fin du broiement. Cependant, quelquefois un petit morceau a pu échapper aussi bien à l'aspirateur qu'au brise-pierre; dans ce cas, il ne tarde pas à manifester sa présence par la fréquence et la douleur des mictions et par de petites hématuries, ces symptômes d'ailleurs étant notablement aggravés par les mouvements du malade. En pareille circonstance, il ne faut pas hésiter à anesthésier de nouveau le patient au bout de quelques jours et à se mettre à la recherche du corps du délit, car celui-ci pourrait pénétrer dans l'urèthre pendant une miction et y rester engagé. Mais cet accident est tout à fait rare, et, selon moi, vous ne l'observerez que très exceptionnellement, surtout si vous vous

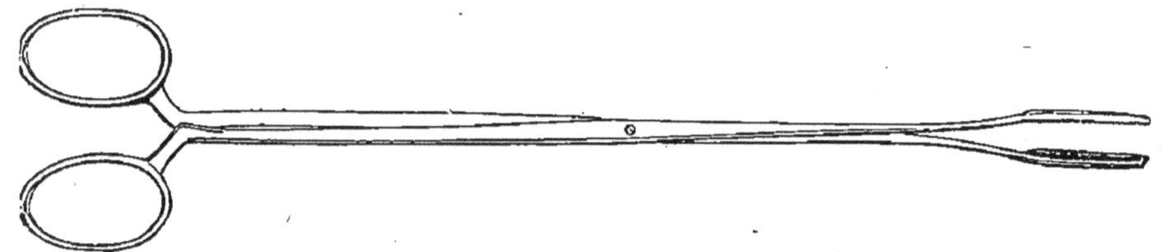

Fig. 71. — Longue pince uréthrale pour extraire les fragments.

conformez à la manière de procéder que je vous ai indiquée, c'est-à-dire si vous pulvérisez la pierre aussi finement que possible. En ce qui me concerne, je n'ai jamais eu, dans toute ma carrière, à inciser l'urèthre pour le débarrasser d'un fragment de pierre broyée, arrêté dans son trajet. Quelquefois, j'en ai extrait à l'aide de la longue pince uréthrale que je vous présente et que je préfère de beaucoup comme commodité aux nombreux instruments plus ou moins compliqués qui ont été imaginés dans ce but (fig. 71). Avec cette simple pince, il vous sera presque toujours possible d'enlever le fragment, si vous y mettez un peu de prudence et de dextérité. Une curette ordinaire peut également vous rendre service en pareil cas; aussi, doit-elle toujours faire partie de votre arsenal (fig. 72).

Si vous avez quelque raison de supposer qu'il est resté dans la vessie un fragment trop volumineux pour être évacué, choisissez un lithotriteur à mors arrondis, courts et larges, qui vous permettront d'explorer facilement la vessie, en les manœuvrant dans la position renversée (fig. 73). Avec cet instrument, vous pourrez avec une entière sécurité chercher votre fragment dans tout l'étage inférieur de la vessie. Et c'est alors surtout que la forme cylindrique de l'armature vous sera fort utile.

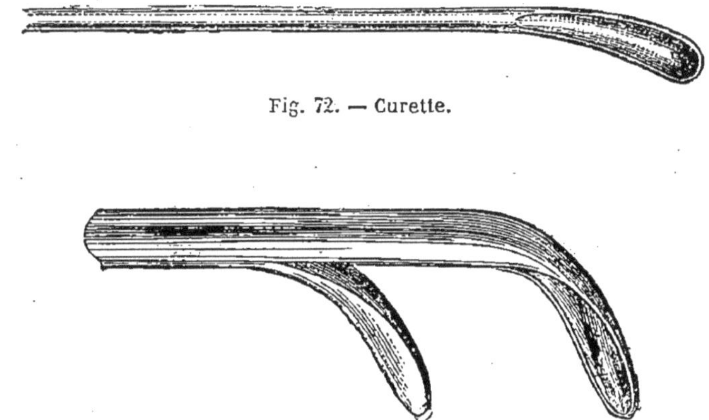

Fig. 72. — Curette.

Fig. 73. — Lithotriteur à mors courts et larges.

Il est très facile d'obtenir un cliquetis perceptible à l'oreille avec un petit fragment du volume d'un pois cassé. Je l'ai prouvé un nombre infini de fois dans mon service et ailleurs, en retirant ensuite le petit débris tout entier entre les mors de mon lithotriteur. Pour arriver à ce résultat, il faut abaisser le manche de l'instrument et tourner son bec en bas derrière la prostate, l'index gauche placé sur la tige à 2 ou 3 centimètres en avant de la poignée. Pendant ce temps, les doigts de la main droite, tenant délicatement l'armature cylindrique, font exécuter à l'instrument de très légers et rapides mouvements de rotation à droite et à gauche, la tige tournant sur l'extrémité de l'index gauche comme sur un pivot ou point d'appui. C'est d'ailleurs ainsi qu'on manœuvre la sonde exploratrice (fig. 74).

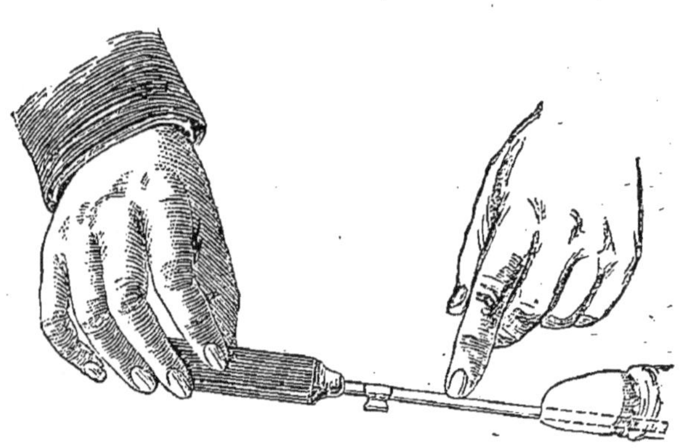

Fig. 74. — Recherche du dernier fragment, les mors du lithotriteur tournés en bas.

2° *La vessie est contaminée par les instruments.* — Quelquefois il arrive que l'opéré, qui jusqu'au quatrième ou cinquième jour paraissait aller aussi bien que possible, avec une urine claire, sans douleur ni fréquence des mictions, est pris tout à coup d'un léger frisson ; en même temps, les urines se troublent, les envies d'uriner se rapprochent : c'est en somme une poussée de cystite moyenne. Il faut fortement soupçonner, en pareil cas, la probabilité d'une contagion due à des instruments insuffisamment aseptiques. En effet, il est facile de comprendre qu'un lithotriteur, imparfaitement nettoyé et désinfecté, est éminemment exposé, en raison de sa forme, à garder dans sa rainure, ses mors ou ailleurs, quelque parcelle de matière purulente ou septique qu'il transportera au prochain malade dans la vessie duquel on l'introduira. Un tel accident ne devrait jamais se produire. Heureusement, cette forme de cystite n'est pas ordinairement très grave, ni très tenace : elle cède en général assez vite au traitement de la cystite que je vous indiquerai dans une leçon subséquente. Ne manquez donc jamais de laver soigneusement après chaque opération vos lithotriteurs, aspirateurs et sondes évacuatrices avec une solution de soude et d'acide phénique dans de l'eau bouillie, et de les enduire d'une légère couche d'huile phéniquée avant de les rentrer dans leurs boîtes. (Voy. pour plus amples détails la leçon XXVII sur le *Traitement de la cystite.*)

3° *La vessie se vide incomplètement.* — Ayez soin de toujours vous assurer si le malade vide d'ordinaire complètement sa vessie par ses seuls efforts naturels. Certes, les vieux calculeux sont sujets à la rétention incomplète en raison d'une hypertrophie prostatique plus ou moins accentuée; mais, d'autre part, il est hors de doute qu'une séance de broiement et d'aspiration longtemps prolongée est capable de déterminer une diminution passagère de la parfaite contractilité des parois vésicales. Faites d'abord uriner votre malade dès qu'il en éprouvera le besoin; ne le gênez pas pendant cet acte, laissez-le même seul un instant s'il est nécessaire, en lui recommandant seulement d'essayer de vider sa vessie aussi complètement que possible. Quand il a fini et qu'il a rendu toute la quantité d'urine dont il est capable, introduisez-lui une petite sonde molle et, si vous retirez alors seulement une quinzaine de grammes de liquide, il faut sans hésitation engager votre client et lui apprendre à se passer la sonde deux ou trois fois par jour et suivre les effets de ce traitement sur l'état de sa vessie. Il est réellement curieux de voir quelle petite quantité d'urine, demeurée dans la vessie après la miction naturelle, suffit pour déterminer de souffrances et d'irritation : ce résidu, si l'on n'y prend garde, peut d'ailleurs augmenter graduellement et constituer le réceptacle des dépôts qui formeront plus tard un calcul phosphatique. Du reste, je vous dirai de suite que le défaut de surveillance dans ces cas est, avant tout, la cause principale de certains symptômes, qui parfois s'accentuent plus tard après la lithotritie, et qui ont même été invoqués comme un argument sérieux contre cette opération pratiquée chez les vieillards.

C'est seulement depuis ces dernières années que j'ai appris qu'il suffisait d'une très petite quantité d'urine, laissée dans la vessie, après chaque miction, par un malade avancé en âge qui a été ou qui va être soumis à la lithotritie, pour produire un dépôt phosphatique et de la cystite chronique. C'est à ne pas croire qu'il suffise de 4 à 6 grammes de cette urine en résidu pour produire dans bien des cas cette complication si sérieuse et si redoutée par tous les opérateurs qui pratiquent la lithotritie (1). Je dois ajouter que si l'on s'en aperçoit à temps, si le malade se débarrasse lui-même de cette petite quantité promptement et fréquemment à l'aide d'une sonde coudée ou en caoutchouc rouge, presque certainement on ne verra pas survenir les accidents que l'on craint.

Dans quelques rares circonstances, un petit fragment a échappé à l'aspirateur et s'est logé dans une cellule vésicale, où il devient une cause d'irritation permanente; des dépôts de phosphates ont lieu et amènent la formation d'un nouveau calcul ; le malade est pris d'un malaise continuel, et il en faut venir à d'autres opérations de lithotritie.

4° *La cystite antérieure à l'opération persiste après celle-ci.* — Quelquefois, même en l'absence des causes sus-nommées, la cystite persiste après la lithotritie, se comportant d'ailleurs

(1) Il ne faut pas supposer que je donne à cette petite quantité d'urine autant d'importance chez un malade qui aurait les urines limpides, qui n'a pas de cystite chronique, et qui ne doit pas être soumis à la lithotritie. Chez un homme âgé, on peut penser que la présence de 4 à 8 grammes d'urine en résidu indique qu'il pourra avoir besoin d'être sondé dans un avenir plus ou moins rapproché, mais que pour le moment cela n'est pas encore nécessaire.

cliniquement comme je vous l'ai indiqué plus haut. A ces cas, comme aux autres, il faut appliquer le traitement suivant. Commencez par des injections quotidiennes dans la vessie et, si l'usage doit en être prolongé, apprenez au malade à se les pratiquer lui-même, s'il le peut. A cet effet, le meilleur instrument est une poire en caoutchouc d'une contenance de 125 grammes, munie d'un embout en cuivre et d'un robinet d'arrêt; l'embout s'adapte exactement à une sonde flexible de moyen calibre. La moitié seulement du contenu est injectée en une fois, et l'on attend pour pousser l'autre moitié dans la vessie que la première en soit ressortie. Il faut toujours ajouter à l'eau soit de l'acide phénique dans une proportion ne dépassant pas 5 centigrammes pour 30 grammes d'eau, soit une solution saturée d'acide borique (40 à 50 centigrammes pour 30 grammes d'eau). C'est à l'une de ces deux injections antiseptiques qu'il convient de recourir avant toute autre ; elle ne sont aucunement irritantes pour la vessie, qu'elles nettoient et désinfectent. De plus, et ceci est une considération importante, l'acide phénique ne décompose pas les solutions de sels métalliques que l'on voudrait injecter immédiatement après ou en même temps.

Mais, pour modifier l'état de la muqueuse vésicale enflammée, rien ne vaut une solution faible de nitrate d'argent; celle-ci détermine souvent très vite une amélioration énorme. Ayez une solution titrée contenant exactement 5 centigrammes de sel pour 4 grammes d'eau ; pour faire votre première injection et pour qu'elle soit bien supportée, prenez seulement deux grammes de cette solution que vous ajouterez à 125 grammes d'eau chaude ordinaire. Il ne se produit ainsi en général qu'une très légère et très courte cuisson, de telle sorte qu'on peut recommencer l'injection deux fois par jour. Vous augmenterez peu à peu la dose de l'agent modificateur, d'après les sensations éprouvées par votre malade, mais j'ai toujours trouvé que 4 grammes de la solution titrée par injection étaient largement suffisants. Le nitrate d'argent jouit d'une efficacité vraiment merveilleuse dans la plupart des cystites; parfois cependant, il faut en continuer l'usage pendant plusieurs semaines au lieu de quelques jours seulement.

Parmi les accidents consécutifs à la lithotritie, il nous faut maintenant envisager, en dernier lieu, la reproduction ou *récidive du calcul.*

Le résultat le plus ordinaire après l'opération de la lithotritie, et je le dis après une expérience qui, comme vous le savez, comprend plusieurs centaines d'observations soigneusement recueillies et suivies ultérieurement, est que les malades ont été préservés de la reproduction du calcul et de la réapparition de tout symptôme du côté des voies urinaires. Il y a des masses d'hommes jouissant maintenant de la vie, débarrassés de leurs anciennes souffrances, chez lesquels une opération heureuse de lithotritie fait disparaître pour toujours la douleur et tous les dangers résultant de la présence d'une pierre dans la vessie. D'autre part, il existe un certain nombre de malades chez lesquels la pierre se reforme ; et ces récidives s'observent plus communément aujourd'hui que le procédé bénin de la lithotritie a remplacé d'une manière générale l'opération plus dangereuse de la taille.

Ces récidivistes forment deux catégories très distinctes : la première comprend les individus qui ont une tendance très prononcée à produire de l'acide urique et qui continuent pendant de longues années à fabriquer des graviers uriques. J'ai opéré plusieurs de ces malades jusqu'à trois fois pour des calculs de cette nature, se reproduisant tous les trois ou quatre ans ; il y en a même deux que j'ai opérés quatre fois. L'un de ces derniers vit encore ; il est aujourd'hui (1888) âgé de plus de quatre-vingts ans et il s'occupe encore très activement d'affaires commerciales. Vous n'ignorez évidemment pas que certains malades fabriquent un petit gravier d'acide urique avec une rapidité vraiment remarquable : tous les deux, trois ou quatre mois, une concrétion grosse à peine comme un pois descend de leur rein dans leur vessie, où elle demeure si son volume ne lui permet pas d'être expulsée par l'urèthre. La cavité vésicale en renferme souvent ainsi un bon nombre avant qu'aucun symptôme grave ne se manifeste et ne réclame une intervention chirurgicale. Il va sans dire que, par une hygiène et un régime appropriés, cette production constante d'acide urique peut être empêchée ou tout au moins diminuée. Mais, la possibilité de recommencer la lithotritie, loin d'être un argument à opposer à cette opération, doit être au contraire regardée comme un immense progrès de la chirurgie moderne, puisqu'elle nous donne le moyen facile et inoffensif d'éviter une terminaison fatale, toutes les fois que le cas réclame notre intervention à cet égard. Lorsque la taille constituait le seul traitement opératoire des calculeux, ceux-ci ne pouvaient se soumettre à cette grave opération aussi souvent que les circonstances l'exigeaient ; de plus, comme elle causait beaucoup plus souvent la mort que la lithotritie, il y avait donc impossibilité matérielle à ce que la pierre se reformât chez ces opérés !

La seconde catégorie de récidivistes comprend un grand nombre de malades qui ont perdu la faculté de vider complètement leur vessie par leurs seuls efforts naturels, le plus ordinairement à cause d'une hypertophie de la prostate, et qui par conséquent gardent habituellement dans leur bas-fond vésical une certaine quantité d'urine altérée et ammoniacale. Ceux-là sont exposés aux calculs phosphatiques de grande dimension. Comme après l'opération l'insuffisance fonctionnelle de leur vessie ne s'est pas modifiée, il arrive souvent qu'au bout de deux ou trois ans une pierre semblable à la première s'est reformée et qu'il faut encore les en débarrasser. D'autre part, il existe chez certains individus une tendance absolument chronique à fabriquer constamment des dépôts phosphatiques; et beaucoup d'entre eux ne peuvent jouir de l'existence qu'en raison de ce fait que, une ou deux fois par an, on leur retire facilement et sans danger avec le lithotriteur et l'aspirateur un peu de matière phosphatique, qui ne mérite pas la dénomination de calcul et dont l'extraction ne devrait pas être appelée une « opération de la pierre ». En pratique, j'ai désigné ces petites masses pâteuses, sujettes à récidives, sous le nom de *concrétions* pour les distinguer des véritables calculs, d'origine primaire, et qui atteignent un certain volume. J'ai eu à traiter peut-être au moins 200 ou 300 cas de concrétions de ce genre, et je me suis bien gardé de les faire figurer dans ma statistique de calculs vésicaux. Ces concrétions phosphatiques sont facilement détruites et enlevées, lorsqu'elles sont de formation récente et encore à l'état de fins cristaux. Mais, ce qui rend nos tentatives dans ce sens souvent incomplètes et inefficaces, c'est la présence sur les parois vésicales, après une cystite prolongée, de mucosités adhérentes ou même de matières fibrineuses. Celles-ci protègent mécaniquement, dans une certaine mesure, les dépôts phosphatiques contre l'action chimique des injections dissolvantes, aussi bien que contre l'influence du puissant remous produit dans la vessie par l'aspirateur.

La meilleure formule que j'aie à vous donner pour dissoudre ces dépôts est la suivante :

Acide acétique liquide.............	30 grammes.
Acide phénique pur................	4 grammes.
Acétate de plomb..................	5 grammes 1/2.
Eau...............................	125 grammes.

Ajoutez 4 grammes de cette solution à 125 grammes d'eau

tiède, que vous injecterez en deux fois, comme je vous l'ai indiqué tout à l'heure, une ou deux fois par jour.

Pour pratiquer un lavage mécanique de la vessie, un instrument et, par conséquent, un courant plus puissants sont nécessaires. Que le malade soit ou non habitué à la sonde pour vider sa vessie, vous pouvez lui apprendre à se servir tous les deux ou trois jours de l'appareil suivant (fig. 75) qui se compose de :

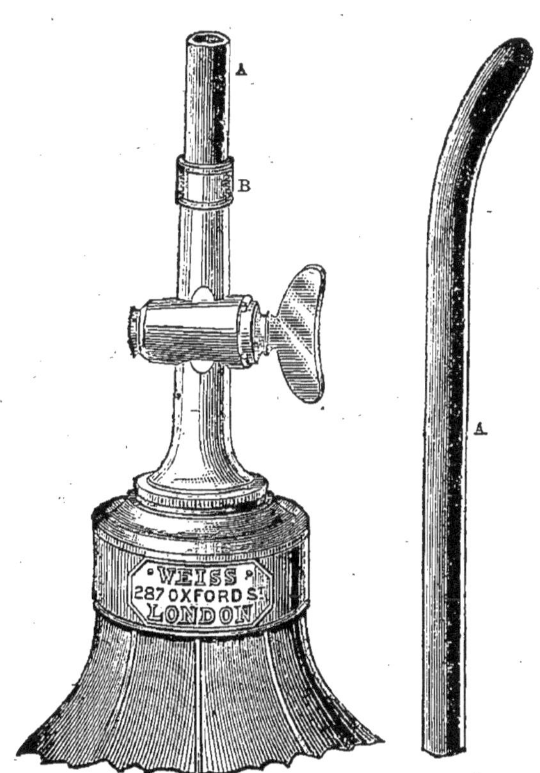

Fig. 75. — A, extrémité (pavillon) de la sonde figurée ci-contre; B, embout métallique de la poire, dans lequel pénètre la sonde.

1° Une sonde à parois minces et flexibles, du n° 11 ou 12 [n° 19 ou 21 de la filière française], dont l'intérieur est poli pour faciliter le passage des débris, ce qui est un grand perfectionnement sur les sondes françaises molles, qui sont épaisses et dont l'étroit canal intérieur est souvent rugueux.

Un œil très large existe près du bec ; il est situé latéralement, mais plus près de la concavité. En général, une sonde en tissu de soie convient mieux que toute autre pour cet usage (fig. 75, A).

2° Une poire en caoutchouc, d'une contenance de 250 grammes, munie d'un embout en cuivre (B), qui s'ajuste exactement *sur* le bout de la sonde, mais non au-dedans d'elle. Le résultat certain de ce mode d'attache est qu'un courant, puissant et non interrompu, entre dans la vessie et en sort ; il est presque impossible que, sous l'action de cet appareil quelque débris puisse séjourner dans le réservoir urinaire, à moins que des mucosités très épaisses ne le fassent adhérer à la paroi. On peut se servir de cette poire comme d'un aspirateur avec un courant d'aller et de retour, si on le désire. Pour le malade lui-même, cet appareil est même plus commode que celui de 125 grammes dont je vous parlais tout à l'heure, car ici le conduit n'est pas rétréci au point de jonction de l'embout et de la sonde ; il est au contraire large et égal dans toute son étendue, de façon à permettre la propulsion du liquide avec une pression très douce.

Je vous ai déjà dit que l'apparition d'une cystite chronique après la lithotritie était plus fréquente autrefois avec l'ancienne opération en plusieurs séances qu'aujourd'hui avec la nouvelle méthode en une seule séance. On s'est un peu trop hâté, selon moi, d'affirmer que cette dernière avait fait disparaître définitivement de la pratique la complication dont je vous parle. Je regrette de ne pouvoir partager cette opinion, d'une manière absolue tout au moins. C'est ainsi qu'un des cas de cystite phosphatique les plus graves et les plus tenaces que j'aie observés dans ces dernières années est survenu à la suite d'une opération dans laquelle j'avais broyé et évacué très facilement en une seule séance un très petit calcul d'acide urique ; et j'ai eu l'occasion de rencontrer d'autres exemples de ce genre, moins sérieux cependant. Mais, si le calcul était primitivement de nature phosphatique, si la vessie qui en a été débarrassée ne pouvait habituellement être vidée que par la sonde en raison d'une hypertrophie considérable de la prostate, la cystite chronique antérieure à la lithotritie se trouve presque toujours notablement diminuée par l'opération. Sa persistance en pareil cas est souvent en quelque sorte la conséquence nécessaire des lésions organiques de la vessie et ne doit aucunement jeter le discrédit sur le procédé opératoire.

Je suis néanmoins tout disposé à reconnaître que l'apparition de la cystite, survenant après une lithotritie pour un calcul d'acide urique ou d'oxalate de chaux dans une vessie préalablement saine, s'observe moins souvent qu'autrefois. Pour vous prémunir contre ce danger, vous devrez avant tout, dans les cas où la chose sera possible, vous appliquer à n'employer que des instruments soit de broiement, soit d'évacuation qui ne surdistendent pas et ne blessent pas l'urèthre et le col de la vessie. Réglez-vous à cet égard sur le volume de la pierre et proportionnez à ce dernier celui de vos instruments. Je ne saurais trop insister sur le danger auquel s'expose bien inutilement un chirurgien, qui n'a pas une habitude suffisante de la lithotritie, en se servant de ces volumineux brise-pierres et de ces énormes tubes évacuateurs, récemment importés en Angleterre, surtout quand la pierre est petite ou moyenne, ce qui est en somme le cas le plus ordinaire. Pour débarrasser la vessie de quelques grammes de matière calculeuse (et la plupart des calculs ne pèseraient pas davantage, si on s'attachait à les découvrir avant qu'ils atteignent ce poids), il est complètement inutile, je devrais même dire qu'il est impardonnable d'introduire dans la vessie des lithotriteurs et des évacuateurs du n° 18 de la filière anglaise [n° 30 de la filière française]. La véritable déchirure (car ce n'est pas de la dilatation) de l'urèthre et du col, produite par l'introduction de semblables instruments, a suffi, j'en suis certain, pour occasionner presque toutes les fois des phénomènes extrêmement douloureux, qui souvent persistent très longtemps et deviennent mortels. Il est infiniment plus prudent d'accorder deux ou trois minutes de plus au broiement, de façon à mieux pulvériser les débris et à leur permettre de passer par une sonde évacuatrice n° 14, 15 ou 16 [n° 24, 26 ou 28 de la filière française], que de broyer grossièrement et d'employer ensuite un évacuateur qui infailliblement inflige aux organes des lésions graves dans presque tous les cas.

Pour résumer en quelques mots le sujet que nous venons de discuter ensemble, je vous dirai :

La lithotritie en une seule séance pratiquée par un chirurgien expérimenté, est une opération incomparablement inoffensive pour le malade.

Elle détermine une irritation vésicale moins vive et moins persistante que l'opération en plusieurs séances.

Son exécution correcte ne nécessite l'emploi d'aucun instrument nouveau, ni surtout aucune modification de lithotriteurs : certains perfectionnements heureux ont cependant été apportés à l'aspirateur. Les dimensions et la puissance des instruments doivent être proportionnées au volume et à la dureté du calcul auquel on a affaire.

La valeur de l'opération nouvelle réside tout entière dans le débarras complet de la vessie en une séance, de façon que dans cet organe il ne reste aucun corps étranger capable d'y entretenir l'inflammation produite nécessairement par les manœuvres de broiement et d'évacuation. D'une manière générale, et à peu d'exceptions près, moins l'opération aura déterminé d'irritation, plus certaine et plus rapide sera la guérison.

Si le calcul est dur, la lithotritie actuelle ne devra être pratiquée par les commençants que s'il est de moyen volume; s'il est en même temps dur et gros, un jeune chirurgien devra probablement préférer la taille sus-pubienne. Si la pierre est de nature phosphatique et par conséquent friable, il y a beaucoup moins à tenir compte des difficultés inhérentes au volume. En un mot, quand le calcul est dur et pèse au moins 30 grammes (à plus forte raison, si son poids dépasse notablement ce chiffre), la lithotritie en une séance demande à être exécutée par un opérateur expérimenté.

Il me faut maintenant vous dire quelques mots des divers accidents qu'on voit parfois survenir pendant ou après l'opération.

Une des situations les plus graves qui existent est celle qui est faite au chirurgien quand, au milieu d'une lithotritie, les mors de son instrument viennent à être rompus ou forcés. Un tel accident, qui a eu quelquefois une issue fatale, ne résulte généralement que de l'emploi de lithotriteurs mal fabriqués; il peut se produire également si l'on essaye d'attaquer un calcul trop dur et trop volumineux avec un instrument trop faible pour la résistance rencontrée. Mais, dans ce dernier cas, l'erreur n'est imputable qu'à un regrettable manque de jugement de la part de l'opérateur, qui ne sait pas proportionner les moyens d'action dont il dispose au but à atteindre.

La brisure du bec du mors mâle seul constitue un accident moins sérieux : je vous en ai déjà parlé d'ailleurs en vous décrivant la forme des lithotriteurs. Quant à une torsion notable des mors, elle ne peut résulter que d'un vice de construction ou d'un emploi défectueux de l'instrument.

Un engorgement considérable par des débris calculeux se produit parfois dans un lithotriteur à mors plats, muni d'une ouverture insuffisante pour permettre l'issue facile des susdits débris ; les mors alors ne peuvent plus être rapprochés et restent écartés de 8, 10 ou 12 millimètres. Plus rarement, l'engorgement est dû à un fragment dans lequel le mors mâle a pénétré et dont il lui est impossible de se dégager. Ce dernier accident est le seul qui me soit arrivé à moi-même, et encore il n'a pris qu'une seule fois des allures inquiétantes. Voici le fait d'ailleurs :

Il y a une douzaine d'années, en opérant un vieillard (qui a aujourd'hui 81 ans et qui se porte aussi bien que possible, je suis heureux de le constater), je m'aperçus que mon lithotriteur à mors plats était immobilisé par un fragment du calcul, lequel était d'acide urique et de moyen volume. Il m'était aussi impossible de me dégager de ce fragment que d'amener mon instrument au-dehors. J'eus recours alors à un petit artifice, que je n'avais pas encore vu indiquer en pareille circonstance : je retirai lentement mon lithotriteur et son contenu à travers le col vésical et l'urèthre prostatique, régions éminemment susceptibles de se dilater si on leur en donne le temps, et d'une main ferme et assurée j'exécutai une traction nullement précipitée. J'amenai ainsi les mors de l'instrument aussi près du méat que l'urèthre le permit, puis, refoulant les testicules aussi en arrière que possible, je pratiquai à la racine de la verge une courte incision inférieure et médiane jusqu'à l'urèthre, c'est-à-dire jusqu'au bec du lithotriteur. Par un mouvement de bascule, je fis saillir celui-ci tout entier au grand jour à travers la plaie. Les débris et le fragment qui avaient produit l'engorgement furent facilement enlevés ; les mors furent refermés, ramenés dans le canal et extraits comme d'habitude par le méat. Le lendemain, il se produisit un peu d'infiltration d'urine qui nécessita une petite incision du scrotum ; quoi qu'il en soit, tout se passa bien et le malade guérit parfaitement.

L'*hémorragie* déterminée par l'opération devient très rarement inquiétante et elle s'arrête ordinairement par le repos au lit. L'usage interne des astringents est inutile ; le malade demande à être soutenu par une alimentation réparatrice et non à être tourmenté par des interventions instrumentales sans nécessité. (Voy. leçon XXXI.) L'*orchite* est une conséquence tout à fait exceptionnelle de la lithotritie et elle se traite par les moyens habituels. Quelquefois, après une cystite intense et prolongée, la force de résistance d'un malade déjà débilité s'affaiblit de plus en plus, et il peut succomber, sans autre motif, mourant d'épuisement, selon l'expression consacrée.

Ce que l'on appelle la *fièvre*, et qui n'est presque toujours qu'une forme plus ou moins grave d'infection septicémique, apparaît bien rarement chez un opéré de lithotritie ; en tous cas, la proportion des décès dus à cet accident est tout à fait minime. On a signalé aussi parfois la *phlébite* des veines vésicales comme capable d'amener la mort par une embolie entraînée par la circulation dans les organes vitaux. Heureusement, je n'ai presque jamais eu à observer cette complication ; néanmoins, comme toute autre opération chirurgicale, la lithotritie expose quelquefois à des désastres de ce genre.

Je ne terminerai pas cette leçon sans répondre à une question bien naturelle que quelques-uns d'entre vous m'ont posée à notre dernière réunion. On m'a demandé s'il n'y avait pas d'avantages à opérer sur le cadavre pour s'exercer au maniement du lithotriteur et pour acquérir la pratique nécessaire à l'exécution correcte de la lithotritie chez un malade. Il y en a assurément. Cependant, vous trouverez une énorme différence entre les sensations, communiquées à votre main par les mouvements de l'instrument et de la pierre sur le vivant, et celles que vous ressentirez sur le cadavre. En effet, dans ce dernier cas, les sensations perçues sont simplement celles causées par une pierre reposant, par les lois de la pesanteur, au fond d'un sac entièrement flasque, privé de vie et de mouvement, et qui obéit à des lois mécaniques. On trouve toujours uniformément le corps étranger dans cette cavité à la même place, et on ne peut se tromper. Chez l'homme vivant, la sensation de ce même corps étranger est entièrement différente. Dans ce cas, la pierre n'obéit plus aux lois de la pesanteur, et elle n'est plus dans ce que vous pensez être le fond du viscère. Cela peut paraître souvent étrange. La vessie a des mouvements qui lui sont propres, et qu'exagèrent sans aucun doute les instruments, et il en résulte que, sous leur influence, le calcul que l'on cherche est déplacé. C'est une des raisons qui font qu'une pierre est saisie beaucoup plus vite et avec plus de certitude lorsque l'on a introduit le lithotriteur avec douceur et facilité, sans avoir irrité la vessie par une injection préalablement faite, sans avoir éveillé la susceptibilité de cet organe, si je peux me servir de cette expression, et provoqué les contractions réflexes que détermine l'injection.

Dans notre prochaine leçon, nous aborderons l'étude de la taille, et ensuite nous discuterons les indications respectives des deux opérations, taille et lithotritie, que réclament les diverses conditions et indications fournies par les malades atteints de la pierre.

LEÇON XX

De la taille chez l'homme par la voie périnéale. — Historique. — Petit appareil. — Jean des Romains. — Marianus Sanctus. — Grand appareil. — Haut appareil. — Taille latérale. — Frère Jacques. — Cheselden. — Morand. — Martineau. — Du gorgeret. — Frère Côme. — Dupuytren. — Taille bilatérale. — Lithotome double. — Civiale. — Nélaton. — Dolbeau. — Taille prérectale. — Taille latérale. — Aperçu anatomique de la région. — Temps de l'opération. — Introduction du cathéter; sa fixation. — Déligation du malade. — Incision. — Introduction des tenettes. — Traction. — Soins consécutifs. — Hémorragie. — Tube en chemise. — Tampon à air. — Taille médiane. — Taille médio-bilatérale. — Taille chez les enfants.

Messieurs,

Nous avons vu précédemment que la lithotritie était applicable à la grande majorité des calculs vésicaux, mais non à tous sans exception ; nous allons donc commencer aujourd'hui l'étude de la taille.

La taille a toujours été un sujet d'un extrême intérêt. Vous chercheriez vainement une opération qui ait exercé plus de prestige sur les vétérans de la chirurgie ; vous n'en trouverez pas davantage qui excite encore de nos jours à un plus haut degré l'ambition des jeunes opérateurs. Je ne sache pas de satisfaction professionnelle comparable à celle d'un ancien disciple qui peut un jour dire à son maître, avec ce légitime orgueil que donne le sentiment d'une nouvelle puissance acquise : « Je viens de tailler mon premier calculeux, et avec succès ! »

D'un autre côté, le vrai chirurgien, le chirurgien amoureux de son art, se trouve toujours sur son terrain lorsqu'il s'agit de discuter l'histoire et la pratique de la taille ; et j'estime, en effet, qu'un aperçu historique de la question constitue la meilleure et la plus utile préface à l'étude pratique qui doit nous occuper aujourd'hui. Permettez-moi donc de vous esquisser, mais à grands traits, — car les écrits sur cette importante matière formeraient à eux seuls une bibliothèque, — les différentes étapes par lesquelles la taille est arrivée, à travers les âges, au degré de perfection qu'elle a atteint de nos jours.

Les premiers documents relatifs à la taille que nous trouvons dans les annales de l'art datent du siècle d'Auguste. A cette époque, cette opération avait été faite quelques centaines d'années auparavant chez les Grecs et les Romains. Je vous parlerai d'abord de la lithotomie dans la période Classique, dont le procédé traversa, sans modification, tout le Moyen âge, autant du moins que nos connaissances nous permettent de l'affirmer. Je passerai ensuite aux modes cystotomiques plus perfectionnés, qui se produisirent avec la Renaissance des lettres. Je terminerai enfin cette étude par la description des procédés enfantés pendant le siècle dernier et le nôtre, procédés qui se distinguent, comme l'époque qui les a vu naître, par l'affranchissement de l'autorité des anciens dans toutes les questions qui relèvent de l'observation et de l'expérience.

J'ose dire qu'il existe encore, dans l'histoire des affections calculeuses de la vessie, une période plus reculée ; et, si quelque chirurgien, amateur de l'antiquité, entreprenait à ce point de vue des recherches, je ne doute pas qu'il ne pût retrouver les traces d'une période préhistorique : car où il y a des restes humains, il doit y avoir aussi des calculs. J'ignore si les pierres d'acide urique se conservent longtemps ; mais nous savons tous que les concrétions des poissons ont résisté pendant des milliers d'années à l'usure du temps, et j'ai la conviction qu'il serait possible de découvrir, entre autres débris de notre espèce, un certain nombre de productions calcaires de l'organisme, de celles, du moins, qui sont à base d'oxalate calcique.

Aujourd'hui que tant d'esprits sont dirigés vers les recherches des traces primitives de l'homme, l'idée que j'émets tentera peut-être quelque investigateur. Quant à moi, si je cultivais ce genre d'études, je ne manquerais pas de rechercher, entre autres choses, les restes en question. Trouvera-t-on, dans ces épaves des âges antéhistoriques, quelque instrument que l'on puisse rapporter à l'extraction des calculs? — Ceci est certainement douteux. Quoiqu'il en soit, n'accordons pas plus de temps qu'il ne faut à ces considérations purement spéculatives, et, nous bornant aux faits bien constatés, ne faisons pas remonter notre historique au delà de 2,300 ans de distance.

La première mention relative à la taille se trouve dans les œuvres d'Hippocrate, né en 460 avant l'ère chrétienne. Il obligea ses élèves à s'engager par serment à ne jamais pratiquer la lithotomie et à la laisser à ceux qui avaient coutume de faire cette opération. Cela signifiait que, dans son opinion, elle présentait beaucoup de dangers et qu'il pensait qu'il était un peu aventureux, pour ceux qui n'en avaient pas l'habitude, de l'entreprendre. Il leur recommandait de ne pas s'occuper des cas où il y avait une pierre dans la vessie. Il est donc certain qu'à cette première période, on regardait l'opération comme un fait chirurgical établi. Seulement elle ne faisait pas partie du cadre de la chirurgie. La profession de lithotomiste n'était pas très haut placée dans l'estime des médecins de cette époque, pas très considérée, et abandonnée aux mains de certains opérateurs ambulants.

Puis vient Celse, qui florissait au commencement de l'ère chrétienne et qui a décrit l'opération telle que ces derniers la pratiquaient.

Le procédé de l'époque, décrit dans le septième livre de Celse, portait le nom d'*incision sur la pierre*. La méthode était très simple; simples aussi étaient les instruments. De là le nom de *petit appareil* qui fut donné plus tard à l'opération, pour la distinguer du *grand appareil*, dont la vogue ne date que de la seconde période.

La manière ancienne et classique de pratiquer la lithotomie était la suivante. L'opérateur commençait par placer son malade — le plus souvent un enfant — sur les genoux d'un homme assis. S'agissait-il d'un adulte, — ce qui arrivait rarement, — deux hommes s'asseyaient à côté l'un de l'autre; leurs cuisses formaient la table d'opération, tandis que leurs bras, enlacés autour du patient, l'empêchaient de se débattre. L'exécutant ne se servait d'aucun conducteur. Il introduisait deux ou trois doigts dans le rectum et tâchait de percevoir le contact de la pierre, ce qui n'était évidemment possible qu'avec un calcul volumineux. Lorsqu'il était parvenu à atteindre la concrétion, il l'agrafait solidement avec l'extrémité recourbée de ses doigts, la ramenait en saillie sur le plancher périnéal; puis — et de là le nom d' « incision sur la pierre » — il divisait par une incision semi-lunaire, pratiquée au moyen d'un large scalpel, tous les tissus jusqu'au corps étranger. Pour finir, l'opérateur amenait la pierre au dehors avec les doigts ou, au besoin, à l'aide d'un crochet.

Cette brutale opération régna jusqu'au XVIe siècle, et, à vrai dire, durant tout le XVIIe elle fut largement pratiquée en Europe. Quant parut frère Jacques, c'est-à-dire vers la fin du XVIIe siècle, l'ancien mode d'*inciser sur la pierre* était encore le plus généralement employé.

Dans la deuxième période, ou période de la Renaissance, nous voyons apparaître au moins trois manières différentes de tailler les calculeux. Assez naturellement aussi, figure comme le plus fameux opérateur de l'époque un frère d'un de ces ordres monastiques dans lesquels s'étaient réfugiées la culture et la pratique de presque tous les arts.

Nous trouvons d'abord la *méthode Marianne* ou *grand appareil*, opération médiane créée par Jean des Romains, mais baptisée du nom de son élève Marianus Sanctus, qui en publia le premier rapport, A. D. 1524. Tandis que l'incision sur la pierre n'exigeait qu'un bistouri et un crochet, cette table serait à peine assez grande pour contenir les instruments employés dans la Marianne. Je ne puis vous montrer ici tous ces instruments : vous pourrez les voir au *Royal College of Surgeons*.

Voici en quoi consistait l'opération :

On pratiquait à côté du raphé une incision longitudinale, et l'on ouvrait le canal vers la portion membraneuse sur un conducteur ou *itinerarium*. Alors, au moyen d'un dilatateur dont les deux branches, mâle et femelle, étaient introduites séparément par la plaie, on déchirait violemment le canal de l'urèthre et le col de la vessie.

La seule ressemblance du procédé avec la taille médiane actuelle réside, comme vous voyez, dans la direction et le siège de l'incision. Au reste, il serait difficile de rien imaginer de plus barbare que cette façon de débarrasser les calculeux. D'une part, les pierres vésicales pour lesquelles on opérait étaient certainement plus grosses que celles dont l'extraction incombe à la chirurgie moderne ; d'autre part, la section des parties molles était relativement très petite. Aussi, tant pour extraire le calcul que pour dilater la filière qu'il devait franchir, avait-il fallu imaginer un luxe d'instrumentation ingénieuse et compliquée, qui contenait en germe la plupart des créations de l'arsenal chirurgical contemporain. L'opération ainsi pratiquée était très souvent fatale ; de là le discrédit dans lequel elle tomba peu à peu. Toutefois, dans certaines contrées et pour certains cas, son règne se prolongea jusqu'au commencement du XVIIIe siècle.

Je dois vous mentionner ensuite le *haut appareil* ou *taille sus-pubienne,* qui apparut vers la fin du XVIe siècle, ne commença guère à être réglée et à entrer dans la pratique que dans le XVIIe, et fut en somme à peine exécutée jusqu'au XVIIIe; depuis cette époque jusqu'à nos jours, elle a gardé une place importante parmi les divers procédés de taille, surtout quand il s'agit de pierres volumineuses. Pour le moment, je ne m'étendrai pas plus longuement sur ce mode cystotomique; ses récents perfectionnements, grâce auxquels elle est actuellement de plus en plus pratiquée, m'ont engagé à consacrer une de mes prochaines leçons à la taille hypogastrique. Aujourd'hui, je vous entretiendrai seulement de la taille périnéale.

Nous arrivons maintenant à une autre méthode qui nous offre déjà une ébauche, quoique grossière, de notre *opération latérale* actuelle. On la pratiquait sur un conducteur qui n'était pas cannelé comme le cathéter de nos jours, mais qui, malgré cette imperfection, servait à guider l'opérateur vers la vessie. Le chirurgien enfonçait un long couteau dans la fosse ischio-rectale et pénétrait ainsi dans le réservoir urinaire par-dessus la prostate; puis, conduisant le tranchant du fer d'arrière en avant, il pratiquait en un seul temps la division des tissus. Inventée, à ce que l'on croit, durant le XVIe siècle, par Pierre Franco, elle eut pour apôtre et vulgarisateur le célèbre frère Jacques qui florissait pendant le XVIIe siècle, et qui opéra, dit-on, cinq mille calculeux! Il est probable qu'il n'en opéra pas cinq cents; mais un zéro de plus ou de moins n'était pas une affaire pour les esprits crédules et inexacts de l'époque. Frère Jacques était, comme ceux de son métier, un opérateur ambulant que son bagage d'anatomie n'embarrassait guère, quoique, plus âgé, il l'étudia sérieusement à Paris; après quoi, dit-on, ses opérations furent couronnées de moins de succès. La France fut le principal théâtre de ses exploits. Après lui, Rau, en Hollande, poursuivit la même pratique. C'est également vers cette époque que quelques opérateurs adoptèrent une incision qui, commencée à côté du raphé médian et guidée par le conducteur, se dirigeait profondément vers le col de la vessie : c'était là en somme une sorte d'ébauche de notre taille latérale actuelle.

Il sera peut-être intéressant pour vous de savoir ce qui se passait pendant ce temps dans notre pays.

Jusqu'à la fin du XVIIe siècle, la plupart des calculeux en Angleterre furent soumis à l'*incision sur la pierre* ou *à la Marianne*. Le *haut appareil* ne fit sa première apparition chez nous qu'au commencement du XVIIIe siècle : il fut alors décrit pour la première fois dans un mémoire de John Douglas, de Westminster Hospital, qui employa avec succès ce procédé et dont l'exemple et l'autorité entraînèrent d'autres chirurgiens à l'imiter.

Vers cette époque, arriva à Londres un jeune homme du Leicestershire, bientôt connu sous le nom de Cheselden, le célèbre chirurgien de Saint-Thomas's Hospital. Il pratiqua d'abord l'opération sus-pubienne, aussitôt après Douglas, et la décrivit dans un excellent travail sur ce sujet. Mais, ayant eu connaissance des récents succès de la méthode de frère Jacques, il l'essaya, la modifia suivant les inspirations de sa propre expérience, et parvint enfin à un procédé opératoire très voisin de la taille latérale de nos jours et qui lui fournit les plus beaux résultats chez les jeunes sujets.

Après quelques années de pratique, en 1729, Cheselden avait taillé une centaine de calculeux (dont la plupart étaient des enfants, il est vrai), et les résultats de ses opérations furent si brillants, que Morand, chirurgien français, fut envoyé de Paris pour le voir opérer et rédiger un rapport sur sa méthode. Morand séjourna quelque temps à Londres, et Cheselden, ayant réussi à grouper un certain nombre de calculeux, opéra devant lui. De retour en France, Morand lut à l'Académie des sciences de Paris un rapport si favorable sur la pratique de notre compatriote, que l'opération de Cheselden fut déclarée le meilleur des procédés connus. Dans ce mode cystotomique, l'incision profonde s'exécutait chez l'adulte à l'aide d'un couteau de moyenne grandeur qui divisait les parties en suivant la cannelure du cathéter. De plus, le chirurgien prenait grand soin de maintenir autant que possible son incision dans les limites de la glande prostate, dont il intéressait seulement le lobe gauche.

Quelques années plus tard, Cheselden se retira; il avait taillé 213 malades de tout âge, et perdu en tout 10 opérés (1).

Ces faits sont les premiers documents sérieux qui permettent de juger un procédé cystotomique. Je vous l'ai déjà dit, en effet, les statistiques du moyen âge sont d'un fabuleux à défier la foi la plus robuste. Le fameux moine ne passait pas seulement pour avoir opéré cinq mille calculeux; on disait encore qu'il n'en avait perdu «presque aucun! »... Cheselden, dont la méthode était plus parfaite et qui, comme frère Jacques, opéra peu d'adultes, mais surtout beaucoup d'enfants chez lesquels, vous le savez, l'opération est remarquablement bénigne, eut une mortalité de presque 5 0/0, résultat encore magnifique et le plus beau assurément qu'on ait jamais obtenu (2).

(1) Dans ces 213 cas, il y avait 105 malades âgés de moins de dix ans, dont 3 moururent; 62 avaient entre dix et vingt ans, dont 4 moururent. Il n'y en avait que 46 âgés de plus de vingt ans, dont 3 succombèrent. (*Anatomy*, by Cheselden, 5e édition, 1740, p. 322-3.)

(2) Il y a aussi une série célèbre d'opérations de pierre, souvent citée comme une de celles qui a compté le plus de résultats heureux; (opérations faites par Martineau, de Norwich) et rapportée dans les

L'opération en resta là durant quelques années, lorsque, à peu près vers la fin du siècle, le *gorgeret* vint à la mode. Jusqu'à une époque peu éloignée de nous, nous voyons figurer cet engin dans la plupart des opérations de taille. Aujourd'hui il en est bien peu parmi vous, je suppose, qui sachent seulement ce que c'est. A l'origine, le gorgeret était une espèce de conducteur employé dans l'opération par le *grand appareil*. Plus tard, sur le conseil de Sir Cæsar Hawkins, qui donna son nom à l'instrument, les bords du gorgeret furent rendus tranchants, ce qui permit de l'utiliser pour l'incision profonde à travers le tissu de la prostate.

Medical and Chirurgical Transactions, volume XI, page 402 (1821). Le nombre de malades s'élevait à 84, parmi lesquels il n'y eut que 2 cas de mort. C'était l'opération de la lithotomie qui avait été faite dans tous ces cas. Ils se présentèrent de 1804 à 1820 inclusivement, pendant une période de dix-sept ans.

Si nous recherchons les résultats exacts, nous voyons qu'ici encore il y a une grande proportion d'enfants, et seulement 6 femmes. Déduisant ces dernières, il reste 78 cas chez les hommes, dont 34 étaient âgés de moins de quinze ans, faisant ainsi le nombre 44 seulement pour les adultes. De ces 44 adultes, il n'y en avait que 11 âgés de plus de soixante ans; 24 seulement avaient cinquante ans et au-dessus, donnant une moyenne de soixante-deux ans et demi. Ce fut parmi ces derniers que les deux cas de mort se présentèrent.

Il n'y a pas d'erreur plus ordinaire que celle de faire des listes de cas, de les comparer avec d'autres, sans prendre note de l'élément le plus important, l'âge. Chez les enfants, la mort après l'opération de la taille est très rare; et il est certain qu'à moins de circonstances exceptionnelles, c'est un résultat que l'on ne rencontre pas souvent. La lithotomie réussit aussi très bien dans la partie moyenne de la vie, mais elle présente beaucoup de dangers et de chances contraires à soixante ans et au-dessus. Par conséquent, à moins de fournir une statistique exacte sur l'âge des malades, on ne peut déduire aucune conclusion du nombre des cas dont on donne les résultats. Une simple statistique du nombre des malades opérés, avec la proportion des guérisons et des morts, est un document sans valeur aucune et peut souvent être cause d'erreur. Comparer ces résultats avec ceux de la lithotritie moderne (voy. plus loin Leçon XXI, p. 374), comprenant 112 calculeux *adultes* (les enfants étant complètement exclus) dont l'âge moyen était 62 ans 1/2: il y a eu seulement 3 morts, soit une mortalité de 2 3/4 0/0.

Dans la suite, chaque chirurgien eut pour ainsi dire son gorgeret, qu'il faisait construire plus large ou plus étroit, ou avec telle modification que lui suggéraient ses convenances particulières.

On a fait une grosse affaire de cet instrument; ce n'est en somme qu'un couteau terminé par une pointe mousse destinée à suivre tout le temps la cannelure du conducteur. Avec un bistouri ordinaire, si vous voulez faire une large incision profonde, il faut de toute nécessité que la lame s'écarte un peu du cathéter. Le but du gorgeret était d'assurer la section de la prostate et du col vésical, dans une étendue déterminée, en se servant d'une lame de largeur connue, destinée à glisser le long du conducteur, sans l'abandonner toutefois. Voici un gorgeret qui a autrefois appartenu à Scarpa, le célèbre anatomiste. Je puis vous en montrer d'autres qui ont servi à nombre de notabilités chirurgicales, et sont tombés entre mes mains; ils vous représentent les principaux types du genre.

En France, on se servit beaucoup à cette époque du *lithotome caché* de frère Côme et dans le même but, c'est-à-dire pour obtenir de l'assurance et de la précision dans l'étendue de l'incision à travers la prostate. La différence pratique qui existe entre lui et le gorgeret est que, dans ce dernier instrument, l'incision est faite de dehors en dedans par une lame tranchante de largeur connue; tandis que, dans le premier, l'opérateur fait saillir une lame tranchante coupant partout exactement dans la même étendue, de dedans en dehors par traction.

En 1816, Dupuytren, non satisfait de l'opération latérale, imagina l'*opération bilatérale*, qui a pour but de diviser la prostate des deux côtés au lieu de l'inciser largement d'un seul. Afin de limiter plus exactement sa double incision profonde, Dupuytren inventa son *lithotome double*, qui n'est, à vrai dire, qu'un instrument de l'ancien arsenal, rendu seulement plus maniable et plus élégant par l'art moderne. Au lieu de faire l'incision profonde *de dehors en dedans*, comme avec le couteau et le gorgeret, on introduit le lithotome fermé dans la vessie en prenant pour guide la cannelure du cathéter. Il suffit ensuite, après avoir fait saillir les deux lames cachées, de tirer à soi pour diviser la prostate *de dedans en dehors*. Un mécanisme fort simple permet de régler à l'avance l'écartement des lames.

Vers 1825 ou 1830, la *taille médiane*, dont on parle souvent, mais d'une façon peu exacte, comme d'une évocation du procédé de Marianus, attira l'attention des chirurgiens anglais, alors que depuis longtemps, on pratiquait cette opération en Italie. A la même époque, Civiale combinait, à Paris, la taille médiane et la taille bi-latérale sous le nom de *taille médio-bilatérale;* vous m'avez vu souvent exécuter l'une et l'autre, et je vous les décrirai plus loin.

Plus tard, Nélaton imagina une opération qu'il appela *taille pré-rectale*. On peut dire que c'est en somme l'incision bilatérale faite avec une dissection minutieuse, dans le but d'avoir plus d'espace entre le rectum et le bulbe de l'urèthre et pour éviter particulièrement de blesser ce dernier. Plus récemment encore, feu M. Dolbeau, de Paris, a adopté un procédé qui n'avait pas encore été essayé avant lui, celui de faire une incision médiane au périnée, à la région prostatique de l'urèthre, à travers laquelle il allait broyer la pierre, puis il retirait tous les débris dans une seule opération. C'est un procédé que l'on regarde généralement comme peu satisfaisant, qui nécessite le contact de beaucoup d'instruments avec la vessie, qui laisse échapper l'urine, qui est très peu sûr pour de grosses pierres et tout à fait inutile pour de petits calculs.

Arrivons maintenant au mode de faire la *taille latérale;*

c'est le procédé que, jusqu'à une époque toute récente, les chirurgiens d'Europe et d'Amérique ont préféré pendant la plus grande partie du siècle actuel. Comme je vous l'ai déjà dit, dans tout sujet qui exige beaucoup de détails, tâchons d'abord de remonter aux principes premiers et définissons clairement la question.

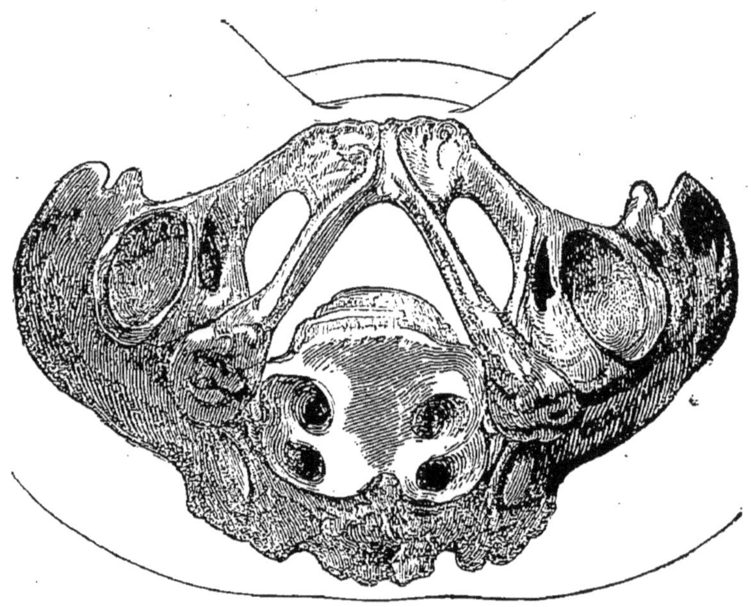

Fig. 76. — Bassin dans la position ordinaire de la taille (os et ligaments).

Par exemple, quand nous avons étudié la lithotritie, nous avons défini cette méthode : l'art de délivrer un calculeux sans dommage pour ses organes, soit du fait de la pierre, soit du fait de l'instrument. Dans la taille, il nous faut une plaie ; notre idéal sera de l'exécuter de telle façon qu'elle fasse courir le moins de risques possible aux vaisseaux sanguins, au rectum, et en particulier au col de la vessie. Extraire le calcul à travers le détroit inférieur du bassin au prix minimum d'offense pour les organes de la région, voilà le problème. Le résoudre, c'est trouver la plus parfaite des tailles périnéales. Il est fort contestable que nous soyons arrivés à la perfection sur cette matière, bien que nous ayons mis deux mille cinq cents ans, sans compter la période préhistorique, pous arriver où nous en sommes.

Pour vous rendre la solution du problème plus facile, j'appellerai vos regards sur cette figure dessinée avec soin sur une préparation des os et des ligaments du bassin dans la position de la taille (fig. 76). Le détroit inférieur vous fait face. C'est dans l'aire de ce losange, comblé sur le vivant par les parties molles, que vous devez porter votre bistouri; c'est à travers cet espace qu'il vous faut extraire votre calcul; c'est dans ces limites ostéo-membraneuses que se trouve circonscrit votre champ d'action. J'aime beaucoup, quant à moi, avoir bien présent à l'esprit ce dessin graphique, lorsque mon malade est attaché et que je m'assieds devant lui pour l'opérer.

Je vous soumets également une autre figure représentant la dissection des parties molles, superposées par couches, qui constituent le périnée (fig. 77). J'admettrai, cependant, que vous connaissez assez bien votre anatomie pour que je puisse me dispenser de vous décrire en détail tous les organes qui, dans cette région importante, doivent fixer l'attention du chirurgien. Il me suffira de vous nommer ceux qui nous intéressent le plus. Nous avons d'abord l'*artère honteuse interne*, abritée sous la branche descendante du pubis; elle envoie au bulbe un rameau qu'on doit éviter et qui se trouve à la partie supérieure de la région. Sur la ligne médiane apparaît le *bulbe de l'urèthre*, qu'il ne faut pas traiter le moins du monde à la légère, car il constitue l'un des principaux dangers de l'opération. Vous pouvez le considérer comme une véritable expansion vasculaire de l'artère bulbeuse; y porter profondément le bistouri est au moins aussi fâcheux que couper l'artère elle-même. Au-dessous du bulbe, et toujours sur la ligne médiane, se trouve le *rectum*, qu'il est aussi très important de ménager. Enfin, immédiatement en arrière et au-dessous du bulbe est la *prostate :* c'est à travers le tissu de la glande que devra s'effectuer l'incision profonde.

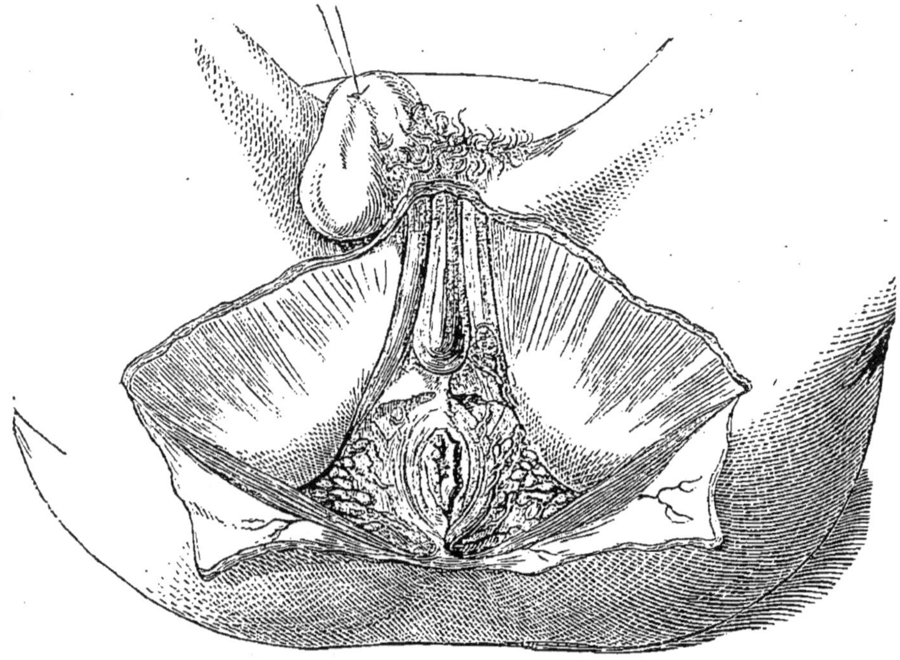

Fig. 77. — Dissection montrant le bulbe.

Je ne ferai que toucher aux principaux temps de l'opération.

Un purgatif doux sera donné la veille et aura agi modérément, et, deux heures avant d'opérer, le rectum aura été entièrement débarrassé à l'aide d'un lavement d'eau tiède; ayez soin que le malade l'ait rendu avant d'être placé sur la table d'opérations ; j'ai vu souvent des effets tardifs se produire au grand désagrément et à la grande confusion des personnes en cause.

Quant à l'état de plénitude ou de vacuité de la vessie, je vous engage à ne pas vous en préoccuper. Quelques chirurgiens attachent une grande importance à ce que la poche urinaire soit convenablement distendue. Cheselden, au contraire, préférait qu'elle fût vide, parce que, disait-il, dans cette condition la pierre se présente d'elle-même au col de la vessie. J'ai vu des opérateurs se donner beaucoup de peine pour emplir la vessie avant de tailler ; mais le malade inconscient finissait toujours par la vider, en dépit de la ligature du pénis et de toutes les précautions de même genre.

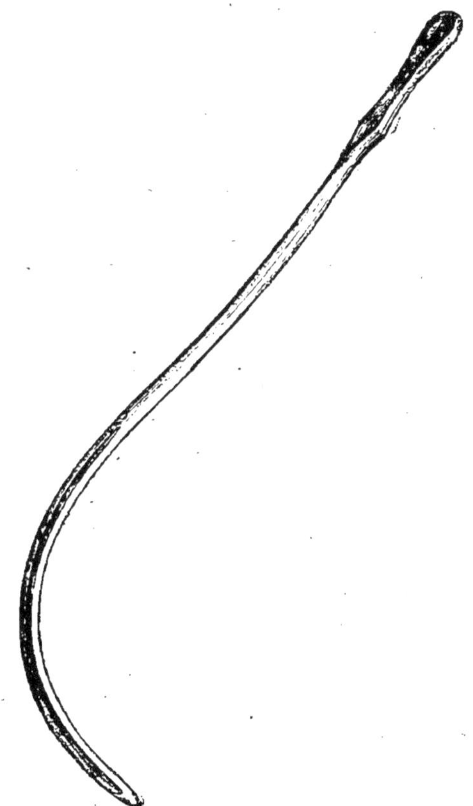

Fig. 78. — Cathéter à cannelure latérale.

Le malade étant placé sur la table d'opérations, on l'anesthésie ; mais avant de l'assujettir dans la position requise, le chirurgien commence par introduire dans la vessie un conducteur assez gros, muni d'une cannelure latérale profonde (fig. 78) ; on constate ainsi de nouveau la présence du calcul. Ne taillez jamais sans avoir la certitude matérielle que votre conducteur touche directement la pierre, quand bien même vous auriez sondé le malade la veille encore et que vous auriez la certitude morale que le calcul se trouve dans la vessie. L'oubli de cette règle a conduit aux plus effroyables erreurs. Supposez, par exemple, que le cathéter, engagé dans une fausse route, ne soit pas dans la vessie !...

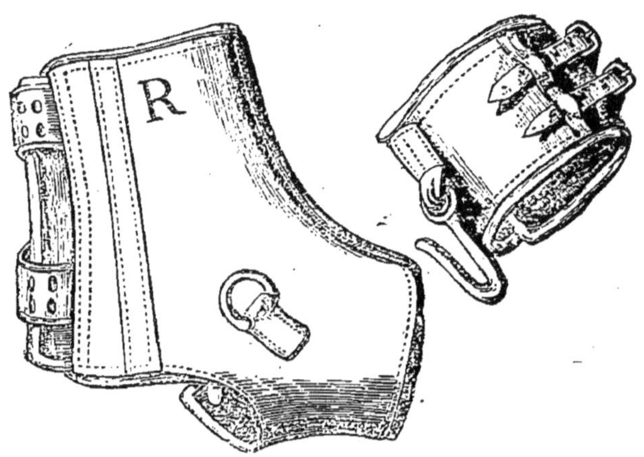

Fig. 79. — Talonnière et bracelet de Prichard pour la taille.

On frémit à l'idée d'une opération entreprise dans des conditions semblables : spectacle navrant pour tous les intéressés, ineffaçable souvenir pour l'opérateur et les assistants, et probablement mort du malade ! Donc, le *clik* doit être d'abord distinctement perçu par vous et par un témoin ; après quoi, vous confierez le cathéter aux mains de votre *meilleur ami*, je veux dire d'un assistant qui obéira ponctuellement et exclusivement à vos ordres. Le malade sera ensuite assujetti avec des bandes, ou mieux avec les bracelets et les guêtres de cuir de M. Prichard, de Bristol (fig. 79). Ce dernier mode de déligation réalise vraiment le proverbe: « Attachez bien, vous retrouverez bien » ; ce que souvent nos vieilles amies les bandes ne font pas. L'appareil, auquel on a donné le nom de *joug* ou *entraves*, remplit aussi bien, sinon mieux le même but, surtout si l'on a peu d'aides à sa disposition (fig. 80).

Quelles seront maintenant les instructions que vous donnerez à votre *ami*, chargé du cathéter cannelé ? Il faut qu'il tienne ce conducteur d'une main ferme et, par-dessus tout, qu'il ne le laisse pas échapper de la vessie. Je ne pense pas qu'il y ait grand avantage à donner à l'instrument une direction particulière, c'est-à-dire de l'incliner soit à droite, soit à gauche, ou bien encore de le faire bomber vers le périnée. L'essentiel, une fois l'opération commencée, c'est que le conducteur reste toujours fixé à la même place. Pour cela il lui faut un point d'appui, et, dans toute la région, il n'y en a

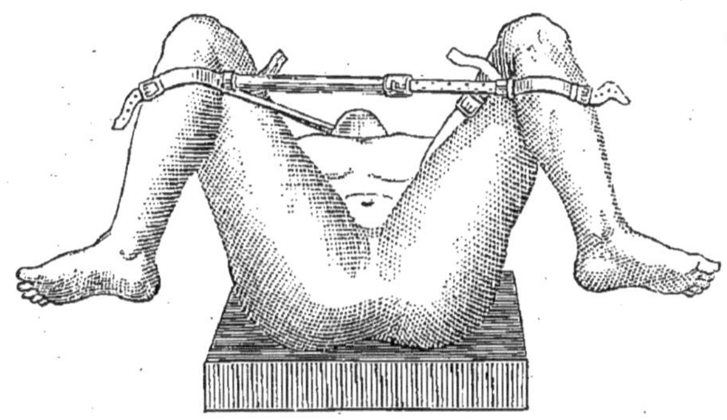

Fig. 80. — Le « joug » assujettissant le malade dans la position de la taille latérale.

qu'un seul. Conséquemment, la meilleure recommandation à faire à votre ami, c'est de lui dire de garder le cathéter appuyé contre l'arcade pubienne, bien accroché derrière la symphyse, et la plaque presque verticale. Et surtout qu'il se garde bien d'abaisser le manche de l'instrument ; sinon, le bec du cathéter irait s'appliquer contre la paroi antéro-supérieure de la vessie et quelquefois même la perforer, comme j'en ai vu plusieurs exemples malheureux.

Vous vous asseyez alors à une distance convenable, bien en face du périnée que vous allez fendre, et vous faites amener les fesses du malade jusqu'au bord de la table, de façon qu'elles le dépassent même un peu; les deux aides, qui ont attiré le malade par un pied et un genou de chaque côté, doivent veiller à ce que les fesses soient symétriquement placées et reposent à plat vis-à-vis du chirurgien. Votre bras, étendu horizontalement, doit être au niveau du centre du périnée, tandis que vos deux mains, explorant une dernière fois la région, reconnaissent la direction des branches ischio-pubiennes. Enfin, l'index gauche, introduit dans le rectum, s'assure de l'état de vacuité ou de plénitude du rectum, en même temps qu'il constate le volume et la situation de la prostate.

Relativement à la première incision, les avis sont partagés sur le point précis où il convient de la commencer. Sans nous arrêter à une longue discussion, je vous dirai que chez l'adulte vous devez, règle générale, commencer votre incision à 3 centimètres 1[2 environ au-devant de l'anus, à peu près à 8 millimètres à gauche (gauche du malade) du raphé médian. Plaçant les doigts de votre main gauche sur la partie supérieure de la moitié droite (droite du malade) du périnée, vous tendez la peau et vous vous préparez à faire une incision oblique de 6 à 7 centimètres environ de longueur suivant les cas. Plus le périnée est épaissi par une forte couche de graisse, plus cette première incision devra être prolongée. Tenant votre bistouri horizontalement, enfoncez-le bravement au point indiqué et dirigez-le en descendant vers le centre de l'incision dans l'épaisseur des tissus, en essayant d'approcher du conducteur cannelé, sinon de le toucher. Puis, faisant votre incision de moins en moins profonde, terminez la à peu de distance du bord interne de la tubérosité ischiatique. Il est avantageux, mais nullement nécessaire, de toucher d'emblée le conducteur avec le bistouri dans cette première incision; on s'épargne ainsi cependant toute crainte, toute incertitude de ne pas trouver son guide. Que votre incision ne se borne donc pas, superficielle et timide, à diviser seulement la peau.

Introduisez ensuite votre index gauche dans la plaie et écartez avec lui les brides celluleuses ; vous reconnaîtrez d'ordinaire facilement le cathéter à travers les tissus. Si par hasard vous ne le sentez pas, un ou deux coups avec la

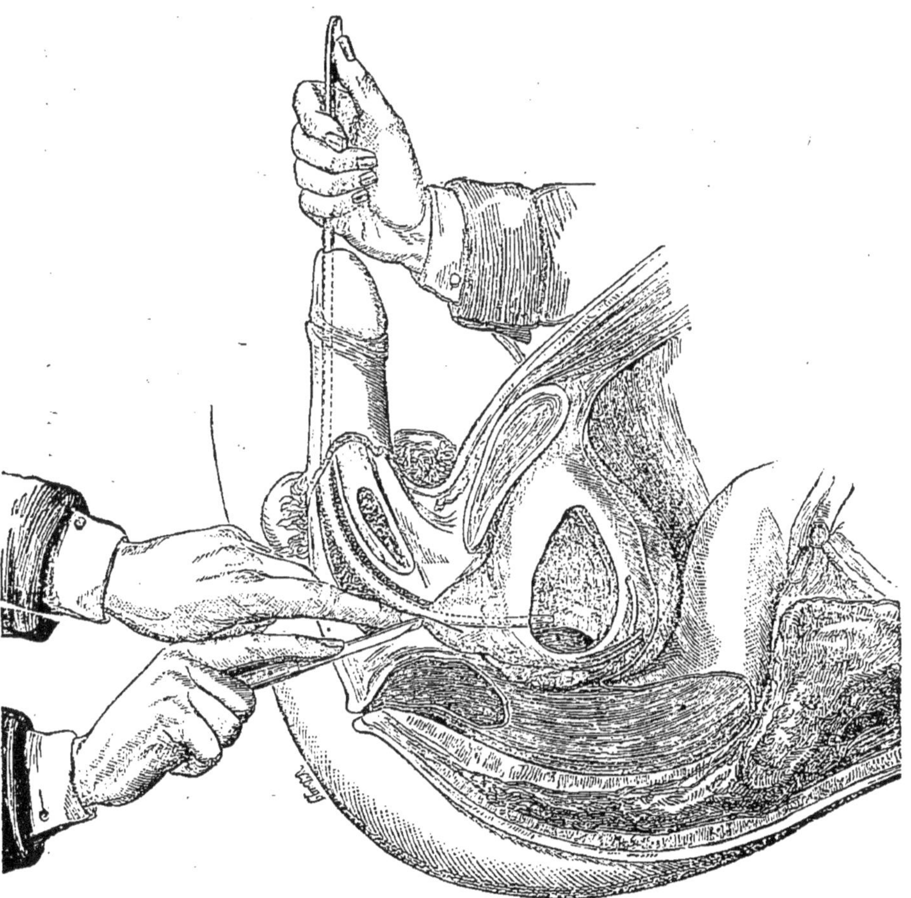

Fig. 81. — Incision à travers la prostate.

pointe du bistouri suffiront pour que votre doigt arrive au cathéter. Insinuez l'ongle de votre index gauche dans la cannelure latérale, assez en arrière pour éviter le bulbe autant que possible, et en même temps protégez le rectum avec le doigt lui-même. Glissez la pointe du bistouri dans la rainure le long de l'ongle, enfoncez-la avec assurance, en sentant que vous divisez les tissus et que vous avez un contact évident entre la pointe du bistouri et la cannelure métallique du cathéter (fig. 81). Faites filer la pointe avec douceur, mais fermeté, dans la rainure, de façon à sectionner une partie de la prostate. Gardez toujours la pointe en haut, et toujours dans la cannelure, et vous serez en sécurité; si au contraire vous l'inclinez en bas, votre guide peut vous échapper et votre bistouri s'égarer dans le rectum ou ailleurs. Ensuite vous n'avez qu'à pousser l'instrument tranchant jusque dans la vessie, laissant seulement la lame devenir un peu plus horizontale à mesure qu'elle avance, tout en ayant bien soin de ne point abandonner le conducteur.

L'étendue en profondeur de l'incision dépendra de l'angle que formera le bistouri avec le cathéter au moment de l'incision de la prostate. Si l'instrument tranchant est maintenu exactement dans la rainure et bien parallèlement à la direction du conducteur, la plaie n'aura ordinairement que juste la largeur de la lame du bistouri; plus l'angle entre ce dernier et le cathéter s'accroîtra, plus la largeur de l'incision augmentera. Enfin, vous retirez le bistouri, sans agrandir la plaie, à moins que vous n'ayez quelque raison de le faire; auquel cas vous portez le tranchant en dehors et en bas vers les parties molles et, en sortant, vous complétez l'incision d'une main légère et d'une manière franche et nette. Lorsque le calcul offre un volume considérable, un peu de bravoure dans l'incision vaut mieux qu'un excès de timidité; il importe cependant de se tenir dans des limites raisonnables.

Dieu sait la dépense de bons conseils auxquels a donné lieu ce point particulier du procédé opératoire: la largeur de l'incision ! Mais ne vous y trompez pas, la force de pénétration de la parole connaît des limites, et il est bien avéré que les mots sont aussi impuissants à dépeindre nos actions qu'à refléter fidèlement notre pensée. Quant à moi, j'estime que le résultat de nos préoccupations à cet égard se traduit en pratique par une tendance à tailler plutôt avec parcimonie qu'avec ampleur, et qu'ainsi, pendant le passage de la pierre et des tenettes, le col de la vessie reçoit de plus graves dommages que ne lui en eût fait subir un débridement plus étendu.

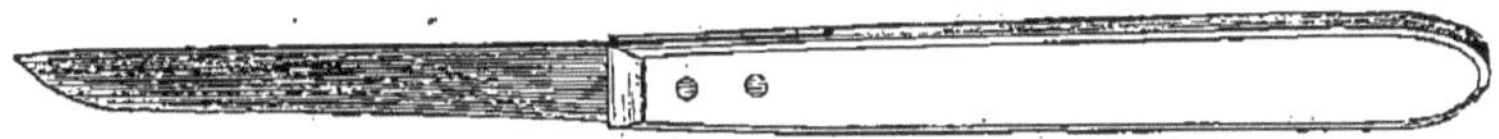

Fig. 82. — Bistouri pour la taille.

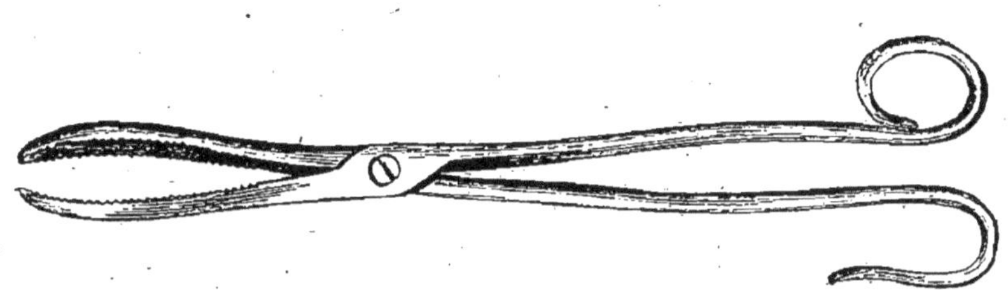

Fig. 83. — Tenettes droites pour la taille.

Ces réflexions ne s'appliquent, bien entendu, qu'à la cystotomie de l'adulte: chez l'enfant, c'est à peine si l'on trouve une prostate; en tout cas, la glande, réduite au poids de quelques centigrammes, ne mérite ici aucune attention; le bistouri en dépasse toujours et de beaucoup les limites, et néanmoins ce sont ces petits malades qui guérissent le mieux. Vous comprenez déjà l'élément nouveau qu'introduit dans le problème la seule différence d'âge qui distingue l'enfance de la puberté.

Revenons au manuel opératoire.

L'incision terminée, vous introduisez le long du cathéter votre index gauche jusque dans la vessie, et le plus souvent vous tombez d'emblée sur le calcul. Ordonnez alors à votre aide de retirer le cathéter cannelé. Enfoncez plus avant votre doigt, vous ralentirez toujours dans une certaine mesure l'écoulement de l'urine et surtout vous dilaterez un peu le trajet. Ensuite, saisissant de l'autre main les tenettes, vous les faites glisser fermées le long de la face palmaire de l'index gauche dans le réservoir urinaire, et produisez ainsi une deuxième dilatation. Il ne vous reste plus qu'à ouvrir la pince largement, mais sans brusquerie, une cuiller à plat sur le plancher vésical, l'autre en haut, et à refermer : généralement la pierre se trouve saisie. Si vous croyez avoir une bonne prise, tirez graduellement en avant et en bas, tandis que l'index gauche, toujours maintenu dans la plaie, s'efforce de faciliter le passage et opère ainsi la troisième et dernière dilatation.

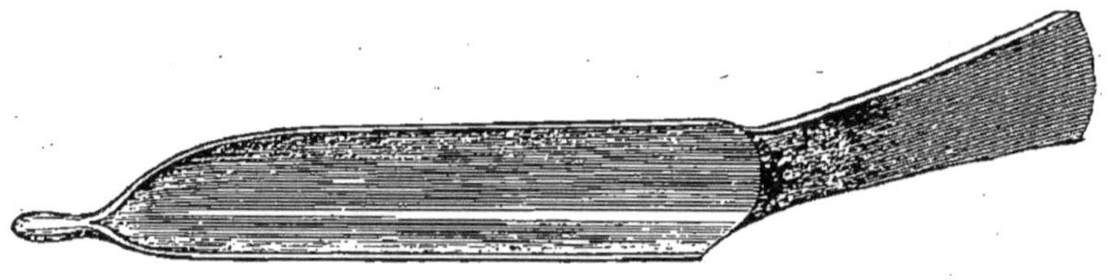
Fig. 84. — Gorgeret à bout mousse.

Ayez soin de ne pas donner à vos tractions une direction horizontale, afin de ne point contusionner les tissus contre l'arcade pubienne ; tirez plutôt en bas dans la direction de la partie la plus large du détroit inférieur du bassin. Procédez enfin durant toute la manœuvre avec une sage et impassible lenteur. A ce moment, vous ne devez voir que vous et votre malade, et, loin de subir l'influence des assistants ou des spectateurs, ne prendre jamais conseil que de votre responsabilité.

Lorsque j'ai affaire à un malade qui a de l'embonpoint ou qui a une prostate volumineuse, il arrive que mon doigt ne peut pas atteindre le col de la vessie et y pénétrer ; dans ce cas, après avoir fait une large incision, j'introduis avec soin le gorgeret à bout mousse (fig. 84) le long de la cannelure du cathéter jusque dans la vessie, et sur lui je glisse la tenette et fais retirer le cathéter. Lorsque je sens que la tenette est libre dans la cavité de la vessie, j'enlève le gorgeret et je cherche la pierre suivant les indications que j'ai données. Le gorgeret est de cette manière très utile, mais il ne faut pas qu'il ait le bord tranchant ; il faut qu'il soit mince et mousse.

Vous devez vous assurer, avant de terminer, qu'il n'y a pas un deuxième calcul dans la vessie ; pour cela, vous y introduisez une sonde métallique ou mieux le doigt que vous poussez aussi profondément que possible à travers le col vésical, en déprimant avec l'autre main la paroi abdominale au-dessus et en arrière de la symphyse pubienne, de manière à pouvoir explorer aisément ainsi toute la cavité de la vessie. L'anesthésie dans laquelle est plongé le malade, en relâchant les muscles droits de l'abdomen, facilite cette manœuvre.

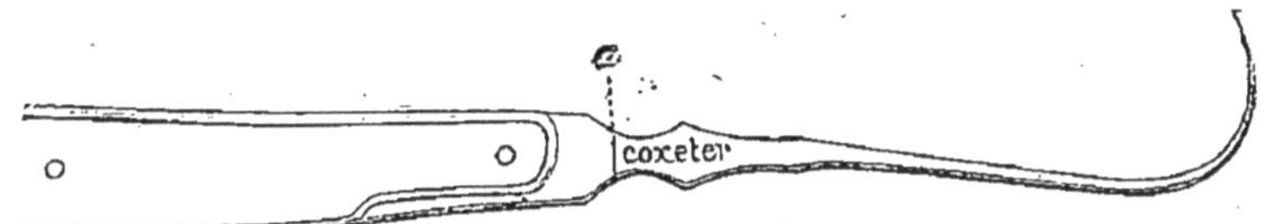

Fig. 85. — Ténaculum se dévissant près du manche.

S'il se produit un écoulement de sang assez abondant, vous devez lier tout vaisseau que vous verriez donner. Une hémorragie sérieuse réclamera toujours toute votre attention. Elle peut être quelquefois très forte, et vous devez tout employer pour l'arrêter par la ligature, si cela vous est possible. Vous pourrez porter, sur une artère que vous n'avez pas liée, la pointe d'un ténaculum très courbe. Attirez doucement l'instrument à vous, jetez une ligature sur le vaisseau que vous aurez isolé et ensuite laissez le ténaculum en place. J'en ai fait faire un, tout exprès pour ces cas, dont le manche peut être dévissé et retiré, et qui m'a rendu de grands services dans deux ou trois circonstances (fig. 85).

Injectez ensuite une à deux grandes seringuées d'eau froide dans la vessie au moyen d'un long tube terminé en olive : l'eau en ressortira à flots rapides ; puis, placez une canule en gomme élastique dans la plaie si le suintement de sang est assez abondant. Le tube est muni d'une espèce de *chemise* de fine toile, dans laquelle vous pourrez presser quelques bourdonnets de charpie, de manière à comprimer la surface saignante (fig. 86).

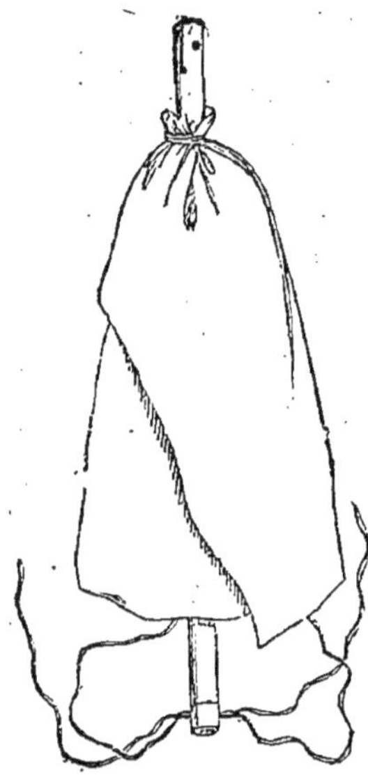

Fig. 86. — Le tube « en chemise ».

On peut retirer le tube au bout de quarante-huit heures en enlevant d'abord peu à peu la charpie, et enfin le tube lui-même. Si l'hémorragie est légère, je préfère qu'il n'y ait pas de corps étranger dans la plaie, et ne faire aucune espèce de pansement.

Maintenant, le procédé le plus sûr pour se rendre maître d'une hémorragie sérieuse, lorsque la ligature ne réussit pas ou qu'elle est insuffisante, consiste à ajouter au tube un sac en caoutchouc facile à gonfler et disposé de telle sorte autour du tube que, tandis que son action hémostatique a toujours lieu, on peut gonfler le sac avec de l'air à l'aide d'un petit tube flexible, muni d'un robinet (fig. 87).

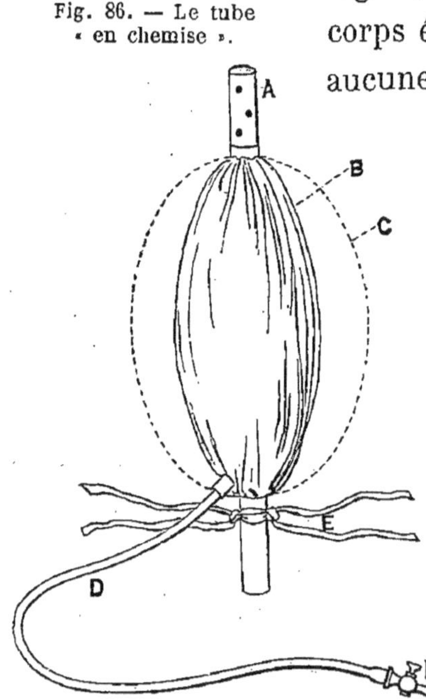

Fig. 87. — Le tampon à air (*).

(*) A, le tube ; B, petit sac en caoutchouc dégonflé ; C, ligne indiquant la forme du sac gonflé par de l'air ; D, tube flexible avec un robinet servant à gonfler le sac ; E, courroie pour maintenir le tube en place.

Il faut l'introduire assez loin pour que toute la surface de la plaie soit exposée à l'action du sac, dont l'extrémité doit s'avancer doucement dans la vessie. Ceci fait, le sac gonflé par l'air comprime toute la surface de la plaie et réussit à arrêter toute hémorragie. Après vingt-quatre à trente-six heures, on laisse échapper un peu d'air, et on diminue graduellement la pression jusqu'à ce que l'on puisse retirer entièrement l'appareil. Mon ami, M. Buckston-Browne, l'a appelé *tampon à air*, et il est connu sous cette dénomination. Je pense que c'est le moyen le plus efficace que nous possédions pour nous rendre maîtres d'une hémorragie après l'opération de la taille. Personne ne doit certainement faire cette opération sans avoir un de ces appareils à sa portée.

Après l'opération, le malade est transporté dans son lit et couché sur le dos, les jarrets soutenus par un ou deux oreillers. Vous aurez soin de maintenir le périnée un peu relevé, afin qu'il soit bien en vue et que vous puissiez convenablement surveiller la sortie de l'urine. Dans la suite, moins vous interviendrez, mieux cela vaudra. Toutefois vous n'omettrez point de calmer par de bonnes doses de morphine ou d'opium les douleurs aiguës éprouvées généralement par les malades durant les premières heures. J'avais autrefois l'habitude, quand l'opéré était un adulte, de lui placer dans le rectum un suppositoire contenant 5 centigrammes de morphine, avant même qu'on l'enlevât de la table d'opérations. Aujourd'hui, je préfère d'ordinaire une injection sous-cutanée de morphine.

Je n'ai que le temps de vous dire quelques mots sur les opérations médiane et médio-bilatérale.

Dans la *taille médiane*, on pratique le long du raphé une incision commençant à 6 ou 7 centimètres environ au-devant de l'anus et s'approchant aussi près de la marge que le permet la présence du rectum : car ici on a besoin de tout l'espace disponible. L'opérateur, un doigt dans l'intestin, divise les tissus couche par couche jusqu'au cathéter, et ouvre l'urèthre vers la région membraneuse. Par cette ouverture, il insinue un gorgeret dans la vessie, puis, sur ce gorgeret, son index qui va dilater les parties et servir à son tour de guide aux tenettes. Je dois ajouter que la plupart des chirurgiens opèrent en un seul temps ; ils plongent en avant de l'anus un bistouri droit jusqu'au cathéter, en divisant d'un seul coup tous les tissus de bas en haut. J'avoue que je préfère la première façon d'agir.

Il est évident que la taille médiane ne saurait convenir aux pierres volumineuses, et cependant, grâce à la lithotritie, ce sont surtout les gros calculs qui incombent aujourd'hui à la taille. Heureusement l'opération *médio-bilatérale* est venue étendre le champ d'application de la cystotomie médiane.

Voici comment s'accomplit ce nouveau mode d'extraction des calculs.

On opère comme pour la taille médiane, jusqu'à l'ouverture de l'urèthre inclusivement. Alors, au lieu d'introduire le gorgeret directeur, on engage dans la vessie le lithotome double, on l'ouvre ; puis, le tirant à soi en suivant la cannelure du cathéter, on produit deux incisions de moyenne étendue, l'une à droite, l'autre à gauche.

On ouvre de cette manière une voie plus large que par la simple incision longitudinale, et on peut retirer ainsi une pierre beaucoup plus volumineuse.

J'ai pratiqué ces deux opérations une trentaine de fois, et, en fait, je suis encore à trouver la raison du choix qu'il faudrait faire entre elles et notre taille latérale. Pour porter un jugement exact, il ne faudrait pas moins de cent opérations exécutées suivant chaque mode par la même main. Je puis cependant, pour finir, vous dévoiler d'un mot le principe qui fait la différence essentielle de ces méthodes. Ce principe émane de convictions opposées sur les dangers du bistouri.

Parmi les hommes de l'art, les uns, effrayés par les données de l'anatomie, ne coupent qu'avec crainte ce qu'il est absolument nécessaire de couper ; les autres, moins timides, — remarquez que je ne dis pas moins prudents, — regardent le principe des incisions larges et franches comme supérieur à celui des incisions mesquines et timorées. Tout chirurgien, soyez-en convaincus, obéit plus ou moins à l'une ou l'autre de ces tendances. L'école anatomique, en préconisant surtout les opérations médianes, a certainement sacrifié l'espace et la voie d'exérèse à la préoccupation d'éviter les vaisseaux ou les autres organes importants de la région. Les tailles médianes conviennent sans doute pour les petites pierres, voire même pour celles de moyenne grosseur ; mais, encore une fois, de pareils calculs sont aujourd'hui tributaires de la méthode du broiement. Nous n'avons que faire ici d'une opération sanglante. De tous les procédés d'extraction périnéale, si nous exceptons la taille recto-vésicale, c'est la lithotomie latérale qui ouvre la plus large voie au calcul. Tous les autres procédés sont foncièrement des opérations médianes.

Au début de ma carrière, jugeant un peu théoriquement toutes choses et n'ayant pas recours à la lithotritie aussi souvent qu'aujourd'hui, j'inclinais volontiers vers les incisions médianes, dans la pensée qu'elles exposaient moins que les autres à l'hémorragie. Je dois avouer que la pratique n'a pas confirmé ces vues théoriques : je suis arrivé à cette conclusion que les tailles médianes donnent tout autant de sang que les opérations latérales. J'attribue ceci au bulbe, que je considère, à tous égards, comme une grosse artère. Quand vous portez le bistouri dans ce tissu spongieux, — ce qui n'arrive pas dans tous les cas, mais dans quelques-uns, — vous avez autant d'hémorragie que si vous aviez coupé l'artère bulbeuse, et l'hémostase est plus difficile à réaliser. Or, plus ou moins dans les opérations médianes, le bulbe est toujours intéressé.

Le problème cystotomique consiste à pénétrer dans la vessie sans offenser le bulbe, ni son artère, ni le rectum. Eh bien ! je crois que la taille latérale, convenablement exécutée, le résout mieux que toute autre méthode, lorsque vous avez affaire à un calcul volumineux qui réclame une large ouverture.

Je ne saurais vous dire quelle est la plus facile de ces deux méthodes. S'il existe, à cet égard, une différence, je crois qu'elle est en faveur de la taille latérale. Le fait important, désormais acquis au débat, c'est que, dans l'âge adulte, les concrétions d'un volume exceptionnel demeurent seules justiciables de la taille, tandis que les calculs de petite et de moyenne dimension sont traités avec beaucoup plus de sécurité par la lithotritie.

Et c'est ce fait, dont la démonstration est de date récente, qui remet aujourd'hui à l'examen sérieux et approfondi des chirurgiens les divers procédés de taille. Et j'estime que la voie périnéale ne tardera probablement pas longtemps à être abandonnée, chez les adultes tout au moins, pour la voie sus-pubienne beaucoup moins dangereuse pour le malade et beaucoup plus facile pour le chirurgien.

L'opération de la taille latérale est moins facile *chez les enfants* que chez les adultes. D'un autre côté, les résultats malheureux sont très rares, et ces petits malades guérissent d'ordinaire rapidement. Elle est plus difficile, parce qu'il faut que le cathéter soit petit, particulièrement pour un enfant de deux à trois ans ; les tissus sont tendres et délicats et la largeur du bassin très restreinte.

Les particularités auxquelles vous devrez veiller, en taillant des enfants, sont les suivantes :

D'abord, il faut que la lame de votre bistouri soit étroite et en proportion avec la taille de votre petit malade ; il faut qu'il soit tranchant et bien affilé ; un instrument dont la pointe serait émoussée ne ferait pas une section très nette des tissus, et il est important qu'il en soit ainsi.

Ensuite, après que vous aurez ouvert l'urèthre et que vous vous serez assurés que le cathéter est bien placé, mettez la pointe d'un petit gorgeret peu effilé dans la cannelure du cathéter, et faites-le glisser dans la vessie le long de cette cannelure. Si vous cherchez à vous servir de votre index gauche, comme dans l'opération chez l'adulte, il vous arrivera, au lieu d'entrer dans l'urèthre, de pousser devant vous la prostate et la vessie *en masse*, de les séparer de l'urèthre, dans lequel vous ne pourrez pas faire pénétrer l'extrémité beaucoup trop large de votre doigt. Cela serait très dangereux et vous empêcherait de parvenir sur la pierre et de l'extraire. Vous faites pénétrer alors votre gorgeret en toute sûreté, et, retirant le cathéter, vous introduisez sur le gorgeret une paire de petites tenettes un peu en haut, derrière la symphyse du pubis, vous souvenant que la vessie chez l'enfant se trouve plutôt dans cette direction que chez l'adulte. Souvenez-vous aussi du peu d'espace que vous avez pour opérer. La prostate ne mérite ici aucune attention ; c'est à peine si on en trouve une chez l'enfant ; le bistouri en dépasse toujours les limites, et il n'en survient aucun résultat fâcheux. Il n'est pas nécessaire de laisser un tube dans la plaie après l'opération.

On peut faire aussi la taille médiane chez les enfants et se servir du gorgeret de la même manière. J'ai fait les deux opérations et n'ai pas plus de préférence pour l'une que pour l'autre. Mais, si le calcul est volumineux, la taille sus-pubienne est peut-être alors l'opération la plus facile et la plus sûre et qui par conséquent devrait être préférée. Nous reviendrons plus longuement sur cette question dans une leçon ultérieure.

Lorsque vous sonderez un enfant pour vous assurer s'il a la pierre, avant de rien décider pour l'opération, soyez parfaitement sûr vous-même et qu'un de vos confrères soit également bien certain qu'il y a une pierre dans la vessie. On peut frapper la paroi du bassin et produire un son très perceptible, qui a été souvent pris pour celui causé par un calcul. Il est arrivé assez fréquemment qu'on a taillé un enfant pour la pierre, et qu'on n'en a découvert aucune dans la vessie, une fois l'opération faite.

LEÇON XXI

Des indications et de la mortalité comparées de la lithotritie et de la taille. — Du choix de l'opération d'après l'âge du malade : d'après les caractères chimiques et physiques du calcul (volume et dureté). — Les contre-indications relatives de la lithotritie, d'après l'état des voies urinaires, ne sont pas admissibles généralement. — Statistiques de la mortalité consécutive aux lithotrities et aux tailles pratiquées par l'auteur. — Des calculs vésicaux chez la femme.

Messieurs,

Dans mes deux précédentes leçons, je me suis efforcé d'atteindre deux buts : d'abord, vous initier aux principes qui devront toujours vous guider, et ensuite vous exposer aussi clairement que possible la pratique à suivre, quand il s'agit d'opérer un calculeux soit par la lithotritie, qui broie la pierre dans la vessie, soit par la taille, qui la retire tout entière.

Il nous faut maintenant rechercher et examiner les circonstances capables de déterminer notre choix pour l'une ou l'autre de ces deux méthodes opératoires, si complètement distinctes, dans les divers cas qui s'offrent à nous. Je n'ai pas besoin de vous dire que les calculeux présentent des différences notables et des particularités variées qu'il importe de bien apprécier avant de prendre une décision au sujet de l'intervention. Par rapport à l'individualité propre du malade considéré en lui-même, le sexe, l'âge, l'existence ou l'absence de conditions morbides ou anormales dans les organes urinaires ou dans d'autres organes plus ou moins étroitement connexes, comme aussi l'état général, constituent autant de facteurs importants capables d'influencer et de guider le jugement du chirurgien dans son choix.

En outre, il y a à tenir compte aussi, dans bien des cas, des caractères physiques et chimiques de la pierre elle-même.

Je vous ferai remarquer que l'attention à donner à ces faits était beaucoup moins nécessaire, alors qu'on ne pratiquait qu'une seule opération, celle de la taille. Autrefois, que le calcul fût gros ou petit, le patient était invariablement taillé. Maintenant que nous avons à notre disposition deux opérations, il faut se décider pour l'une ou pour l'autre et choisir celle qui semble convenir le mieux au cas particulier ; sinon (et laissez-moi insister ici sur l'importance de ce point), vous risquez de faire plus de mal à votre malade que si vous tailliez indistinctement tous les calculeux qui s'adressent à vous. Ainsi, si vous avez recours au broiement pour une pierre volumineuse et à la taille pour une petite, vous êtes exposés à avoir une mortalité plus élevée que si vous aviez adopté simplement et uniquement la seule opération de la taille. A ses débuts, la lithotritie était une opération beaucoup moins sûre qu'aujourd'hui ; et, lorsque les cas n'étaient pas judicieusement triés, lorsque le chirurgien opérait sans un diagnostic convenable relativement aux conditions que je vous ai énumérées (c'est-à-dire essayant de traiter par le broiement des pierres beaucoup trop grosses pour ce procédé, et pratiquant la taille pour des calculs qui auraient pu être broyés), les statistiques des opérations de la pierre donnèrent pendant un certain temps une mortalité bien plus élevée qu'à l'époque où tous les cas étaient soumis à la taille. Je ne saurais vraiment vous fournir un argument plus convaincant en faveur de la nécessité de choisir avec discernement pour chaque cas l'opération qui lui convient.

D'une manière générale, je vais vous indiquer aussi brièvement que possible les règles que mon expérience jusqu'à la date la plus récente me permet de vous offrir comme guide sur ce sujet.

Quand un calculeux n'a pas atteint l'âge de la puberté, vous pouvez certainement, selon moi, lui pratiquer avec les plus grandes chances de succès la taille médiane, latérale ou sus-pubienne, suivant le volume du calcul. Il est en effet absolument démontré que la lithotomie constitue une opération beaucoup moins grave chez les jeunes sujets que chez les adultes : la taille latérale ne fournit pas plus de 1/15 ou 1/16 de mortalité. En outre, il peut se faire que vous ne possédiez pas un arsenal instrumental très complet, et notamment de lithotriteurs assez petits pour manœuvrer dans les voies urinaires d'un enfant. Si, avec cela, vous n'avez pas une expérience parfaite du broiement, je n'hésite pas à vous dire qu'il ne faut pas tergiverser : il est alors toujours plus sûr de se servir du bistouri. D'autre part, si vous êtes munis de brise-pierres de petite dimension, mais extrêmement bien conditionnés (la perfection de la fabrication devant être, dans ce cas, en raison directe de la délicatesse de l'instrument), d'évacuateurs convenables, etc., il n'est pas douteux qu'avec une main suffisamment exercée vous n'arriviez à broyer et à évacuer sûrement en une séance, avec l'aide du chloroforme ou de l'éther, des calculs d'une dimension relativement considérable aussi bien avant qu'après la puberté. Lorsque le calcul ne dépasse pas le volume d'un gros haricot par exemple, vous pouvez parfaitement le lithotritier en une séance; un brise-pierre, convenablement approprié à cette besogne, vous suffira pour mener à bien l'opération. A défaut d'un instrument de ce genre, accompagné naturellement de l'aspirateur et des accessoires proportionnés, la tâche n'est certes ni facile, ni sûre.

Mais, d'une manière générale, si le calcul de votre petit malade est assez gros, n'hésitez pas à suivre mon conseil et à adopter la taille sus-pubienne. Cette opération est simple et facile à exécuter ; en outre, elle est peu dangereuse et ne nécessite la section d'aucun ensemble de tissus et d'organes importants, comme le fait toujours plus ou moins n'importe quelle taille périnéale. D'ailleurs, la vessie chez l'enfant est presque entièrement située dans l'abdomen et par conséquent d'un accès beaucoup plus facile que chez l'adulte.

En ce qui concerne maintenant les individus ayant dépassé l'âge de la puberté, on peut dire que la taille est devenue une opération vraiment rare ; et je pose en fait que, chez eux, tous les calculs de la vessie ou à peu près, sont justiciables de la lithotritie. Il y a cependant quelques exceptions.

La première et la plus importante est celle qui résulte du volume exagéré et de la dureté extrême de la pierre. Il est difficile toutefois de préciser le degré de ces deux conditions qui devra servir de base au choix de l'opération à effectuer; car, ici comme dans bien des circonstances, on ne peut établir de règle fixe et absolument définie, susceptible d'être appliquée à la totalité des cas. Du reste, l'expérience et les autres aptitudes personnelles du chirurgien doivent entrer parfois aussi en ligne de compte pour la décision à prendre. Tel opérateur peut être plus compétent pour broyer un calcul d'un volume au-dessus de la moyenne, que tel autre qui maniera plus sûrement et avec plus d'habileté le bistouri. Pour un chirurgien quelque peu exercé, tout calcul d'acide urique pesant une trentaine de grammes, surtout si l'urèthre est de calibre moyen, est justiciable de la lithotritie ; de sorte que nous placerons entre 30 et 60 grammes la limite en deçà de laquelle les pierres de cette nature peuvent être broyées par un opérateur suffisamment soigneux et expérimenté. Ce n'est pas à dire pour cela d'ailleurs que, dans certaines conditions favorables, des calculs encore plus volumineux ne soient pas susceptibles d'être traités avec succès par la même méthode. Une pierre d'oxalate de chaux, dont le poids ne dépasse pas 30 grammes, doit être considérée comme l'équivalent d'un calcul d'acide urique de 60 grammes. Des calculs phosphatiques, de dimension beaucoup plus considérable, sont encore lithotritiables, si l'on consacre à l'opération le temps et la patience nécessaires.

Mais, quand il s'agit de concrétions d'acide urique atteignant 60 grammes ou de calculs d'oxalate de chaux pesant 20 grammes, j'estime que, pour la plupart des opérateurs, la taille sus-pubienne est aussi sûre quant au résultat immédiat, et généralement préférable au point de vue de l'état ultérieur du malade. A plus forte raison, quand les calculs dépassent 90 grammes, doit-on recourir sans hésitation à la taille hypogastrique. Nous nous étendrons d'ailleurs plus longuement sur ce sujet dans la prochaine leçon.

Outre le volume et la dureté extraordinaire du calcul, les autres contre-indications de la lithotritie se rapportent aux diverses conditions morbides qui affectent l'un des organes urinaires : urèthre, prostate, vessie ou rein. Ces contre-indications sont en réalité fort peu nombreuses. Autrefois, la plus petite lésion ou même défectuosité, soupçonnée dans l'un de ces organes, constituait une raison suffisante pour qu'on adoptât le bistouri. Je crois avoir pleinement démontré, il y a bien longtemps déjà, que la plupart de ces contre-indications n'étaient pas admissibles ; et j'ai été à même de prouver que, malgré les quelques défauts en question, la lithotritie était presque toujours une opération bien moins dangereuse que la taille latérale, laquelle était à cette époque la seule autre alternative habituelle.

A ce propos, je vais vous énumérer certains états pathologiques des voies urinaires, qui sont bien loin, à mon avis, de contre-indiquer la lithotritie d'une manière absolue, quoique certains auteurs et quelques chirurgiens actuels les considèrent encore comme tels.

Ainsi, on dit généralement qu'en présence d'un rétrécissement de l'urèthre, la lithotritie est d'ordinaire impossible ; qu'il est difficile de l'employer et qu'on n'y doit même pas songer, quand la prostate est notablement hypertrophiée ; que c'est une opération des plus aléatoires, lorsque la vessie est très irritable, c'est-à-dire lorsque les mictions sont extrêmement fréquentes et douloureuses ; qu'il ne peut en être question dans les affection graves de la vessie ; et qu'enfin, en présence d'une lésion rénale, elle est plus dangereuse que la taille.

Je répondrai d'abord, en ce qui concerne les *rétrécissements de l'urèthre*, que l'application de la lithotritie peut parfois, de ce fait, se trouver quelque peu entravée ; mais, en général, la coarctation du canal ne présente pas de grandes ni surtout d'insurmontables difficultés. Chez deux malades, que vous avez été à même d'observer ici dans nos salles, et qui avaient cependant une stricture étroite et résistante, je suis cependant parvenu à broyer le calcul qui n'était pas des plus petits dans l'un et l'autre cas. Voici comment j'ai procédé les deux fois. Le malade fut d'abord soumis à la *dilatation continue*, c'est-à-dire que, commençant avec un cathéter n° 3 ou 4 [n° 7 ou 9 de la filière française], qu'on maintenait à demeure dans le canal et qu'on remplaçait ensuite par un plus gros, on amena la dilatation en quelques jours jusqu'au numéro 10 [n° 18 français]. Puis, pendant le sommeil anesthésique, j'élargis encore davantage le rétrécissement à l'aide d'une ou deux bougies dilatatrices coniques en métal, de manière à créer un passage suffisamment large pour le lithotriteur. Ce traitement fut répété dans une deuxième ou une troisième séance, en laissant à la suite de chacune d'elles une sonde à demeure assez volumineuse dans l'urèthre et la vessie. Maintenant qu'on débarrasse la vessie en une seule séance, je me contente de passer, en commençant, une série de dilatateurs ; si le rétrécissement est étroit et confirmé, je fais une uréthrotomie interne complète de manière à pouvoir passer du premier coup une grosse sonde évacuatrice et, en une seule opération, je fais disparaître en même temps la stricture et le calcul. J'ai procédé de cette façon encore tout dernièrement et le résultat a été des plus satisfaisants.

Quant à l'*hypertrophie de la prostate*, je ne m'en inquiète aucunement, et j'emploie la lithotritie dans ces cas comme s'il s'agissait d'un malade plus jeune qui n'en serait pas atteint. De plus, un homme ayant une hypertrophie aura été souvent sondé, il se sera fait au passage des instruments, et pour cette raison sera un meilleur sujet que celui qui n'aura pas encore subi une intervention instrumentale. Quoiqu'il ait besoin d'être sondé souvent, il peut encore être traité par la lithotritie ; mais, si sa vessie devient plus irritable, qu'il faille non seulement recourir au cathétérisme plus fréquemment, mais encore s'exposer à rencontrer des difficultés en le pratiquant, le cas devient alors très sérieux. Lorsque la vessie ne peut plus se vider complètement d'elle-même, j'ai adopté deux méthodes qui m'ont donné de bons résultats. Dans l'une, je détruis la pierre par la lithotritie, et j'introduis un tube dans la vessie au moyen d'une très petite ouverture faite au-dessus du pubis, de la manière décrite dans la leçon XII. La seconde méthode, que j'ai employée aussi avec succès, consiste à faire une petite ouverture périnéale dans la région membraneuse de l'urèthre et de laisser à demeure dans la vessie une sonde anglaise en gomme. Le malade en éprouve peu de gêne et même n'en éprouve aucune ; vous lui évitez les cathétérismes fréquents et douloureux qui étaient avant cela nécessaires, et vous pratiquez la lithotritie comme dans le cas précédent. J'estime que la première de ces deux méthodes est, d'une manière générale, préférable à la seconde, quand ce genre d'intervention est nécessaire.

S'il existe simplement de l'*inertie de la vessie* et que cette dernière, devenue incapable d'expulser son contenu par ses seuls efforts, ne puisse être vidée que par la sonde, la lithotritie est encore souvent préférable pour le motif que j'alléguais tout à l'heure, c'est-à-dire que la vessie et l'urèthre sont déjà habitués aux instruments.

L'*irritabilité de la vessie* ou sa sensibilité extrême ne constitue pas pour moi une contre-indication absolue du broiement. On a coutume de dire que, si la vessie ne peut contenir plus de 100 à 120 grammes d'urine, l'espace manque pour manœuvrer le lithotriteur; d'où la nécessité de recourir à la taille. Mais l'excessive irritabilité de la vessie est principalement due à la présence de la pierre, et elle cesse d'ordinaire dès que le calcul est extrait. De plus, il n'est pas indispensable d'avoir 120 grammes de liquide dans le réservoir urinaire pour exécuter convenablement le broiement; une trentaine de grammes suffisent amplement. Les 160 grammes exigés jadis pouvaient être nécessaires avec les instruments énormes et essentiellement grossiers de nos prédécesseurs; mais, avec nos lithotriteurs actuels si perfectionnés, il n'y a pas de danger pour la vessie, même à l'état de vacuité. Quand les instruments risquaient de pincer les parois vésicales, il y avait lieu d'essayer de les protéger par une certaine quantité de liquide; aujourd'hui, avec un bon brise-pierre, on ne court pas ce danger et on peut opérer dans une vessie ne contenant que 30 grammes de liquide ou même tout à fait vide. Ce qu'il faut soigneusement éviter, c'est de manœuvrer son lithotriteur dans 200 ou 250 grammes d'eau; rien n'est plus gênant en effet que cette grande quantité de liquide: les mouvements du brise-pierre produisent des courants qui entraînent le calcul ou ses fragments en tous sens, les font passer à droite ou à gauche, et les empêchent d'être pincés par les mors de l'instrument ; les saisir devient alors plutôt une affaire de chance qu'une preuve d'adresse. Puisque nous sommes sur ce sujet, il est bon de rappeler ce fait aujourd'hui bien certain, à savoir que les sujets jeunes et vigoureux, de 30 à 45 ans par exemple, sont bien plus exposés à l'éclosion et à la persistance d'une cystite après la lithotritie que les hommes ayant atteint ou dépassé la soixantaine.

En face d'une *affection chronique de la vessie*, il faut se conduire dans chaque cas suivant les particularités qu'il présentera. L'opération paraîtra offrir peu de chance de réussite lorsqu'il existera dans la vessie une tumeur volumineuse compliquée de calcul, ce qui est très rare. J'ai notablement soulagé dans cet hôpital, pendant les quelques semaines qui lui restaient à vivre, un malheureux atteint de cancer de la vessie ; il avait aussi une pierre phosphatique que j'ai broyée. Personne certainement n'eût songé à lui faire la taille, dans l'état où il se trouvait.

Viennent ensuite les *maladies des reins*. C'est un sujet très vaste, et il y aurait à examiner, par comparaison, laquelle des deux méthodes, de la lithotritie ou de la taille, doit être employée dans les formes si variées de ces maladies. Mais je renvoie les considérations qui en découlent à une leçon à part. (Voy. Leçon XXIII.) Qu'il me suffise de vous dire que les progrès modernes, faits dans l'opération de la lithotritie, rendent son application moins dangereuse que la taille dans la plupart des cas. Il y a quelques années, c'était tout le contraire.

Vous le voyez, les exceptions sérieuses sont en petit nombre, et, pour ainsi dire, limitées à ces cas rendus difficiles ou hasardeux par la dimension et la dureté inusitées de la pierre ; en sorte que vraiment il n'existe que bien peu de cas chez l'adulte où, avec de l'attention et des soins convenables, on ne puisse faire bénéficier le malade de la lithotritie. Nous sommes donc autorisés à dire que la grande majorité des calculs, à l'exception de ceux qui présentent un volume anormal, sont justiciables de la lithotritie, laquelle offre toute chance de succès, à condition qu'elle soit exécutée par un opérateur suffisamment expérimenté. Si les chirurgiens de la génération actuelle progressent comme ils le doivent, s'ils deviennent plus soigneux que leurs prédécesseurs, en ce sens qu'ils s'attachent à découvrir de bonne heure la pierre en voie de formation, les motifs d'exclusion de la lithotritie seront de plus en plus rares. Toute pierre, en effet, si elle est diagnostiquée quand elle est encore suffisamment petite, *peut toujours être broyée avec des chances* PRESQUE CERTAINES *de succès*; de sorte que la lithotomie est appelée un jour à disparaître, en tant que méthode courante de traitement pour les calculs de l'adulte. Ce ne sera plus qu'une opération exceptionnelle à l'usage des vieilles concrétions vésicales négligées par les malades ou méconnues par les médecins.

Une pierre assez forte d'acide urique est le fruit de plusieurs années ; une grosse concrétion de phosphate met peut-être deux ou trois ans pour se former, et six à huit ans sont probablement nécessaires à un calcul d'oxalate de chaux pour atteindre le poids d'une trentaine de grammes.

Convenons qu'il serait bien étrange que, longtemps avant l'expiration de pareils délais, le corps étranger ne pût être reconnu et détruit par la lithotritie. Il est incontestable que si l'on trouvait chez chaque malade une dose moyenne d'intelligence et de soins pour sa personne, la pierre serait toujours reconnue à temps pour pouvoir être broyée avec un succès presque certain. Les seuls taillables ne seraient plus alors que cette infime minorité de négligents endurcis, restés sourds pendant des années à la voix de leurs propres souffrances, avant de consulter un chirurgien. Et de pareils cas sont appelés à devenir de plus en plus rares dans l'avenir.

J'appelle maintenant toute votre attention sur une question de la plus haute importance qui est la suivante : quelle est la moyenne de la mortalité consécutive aux opérations que nous venons d'étudier, en ce qui concerne les hommes seulement ?

D'abord, je vous ferai remarquer que, pour la correcte discussion de ce sujet, il est absolument nécessaire d'envisager séparément les enfants et les adultes d'un certain âge. L'aptitude à supporter la taille et ses conséquences est tellement différente aux deux extrémités de la vie que je considère comme sans valeur aucune toute statistique relative à la mortalité, où ne se trouve pas soigneusement enregistré l'âge des malades.

Commençons par la mortalité des adultes. Il convient tout d'abord de diviser ces derniers en deux catégories, d'après le genre d'opération qu'ils ont subi : 1° les malades, peu nombreux, qui, en raison des difficultés exceptionnelles de leur cas ou de complications malheureuses, ont été soumis à la taille; 2° ceux, infiniment plus nombreux, qui, avec une perspective beaucoup plus rassurante que les précédents, ont subi la lithotritie. Vous êtes donc fondés à compter sur un succès triomphant pour ces derniers et à redouter une mortalité considérable pour les premiers. Alors que la taille était le seul mode de traitement opératoire des calculeux, on pouvait comparer les résultats obtenus par les différents chirurgiens, pourvu toutefois que les cas fussent en nombre suffisant, ce qui d'ailleurs se présentait assez rarement. A moins que les cas ne soient très nombreux et très soigneusement enregistrés, les conclusions qu'on en tire sont non seulement d'aucune valeur, mais trompeuses. Les deux opérations telles qu'on les pratique aujourd'hui ne supportent pas d'être mises en parallèle. On ne les applique plus indifféremment et, en quelque sorte, comme méthodes rivales, et leurs mérites et succès respectifs ne permettent pas de les opposer l'une à l'autre. A la première apparition de la lithotritie, le lithotomiste l'envisagea d'un œil jaloux comme une sorte d'intrus prétentieux, et naturellement il s'efforça, mais en vain, de maintenir sa distance dans une course où l'on se disputait tout le champ du traitement des calculs. Le temps, comme il arrive toujours, assigna son rang à chacune des deux opérations, et actuellement, sans être plus longtemps en rivalité, elles se complètent l'une l'autre. Chacune a ses indications spéciales, et l'une ne prend place que là où l'autre cesse d'être applicable.

Comme nous l'avons déjà fait précédemment, examinons ensemble les résultats fournis par les 756 opérations de lithotritie que j'ai pratiquées chez l'homme adulte jusqu'à la fin de 1886. Sur ce nombre, j'ai eu à compter 45 morts, dues à toutes les complications fatales, immédiates ou éloignées, qu'on peut attribuer soit à l'opération elle-même, soit à ses effets sur un état morbide préalable des organes urinaires. La mortalité, basée sur ces chiffres, est seulement de 6 %, et la moyenne d'âge des malades n'était pas inférieure à soixante-deux ans et demi.

Sur ces 756 hommes adultes ayant subi la lithotritie, les 477 premiers ont été soumis au broiement en plusieurs séances, comme c'était l'habitude alors, et les 279 derniers ont été opérés suivant le procédé en une seule séance. Parmi ces 279 opérés, il n'y eut que 10 décès; soit une mortalité de 3 1/2 %, minimum qui, je le crois, n'avait jamais été atteint pour un nombre total si important. Bien plus, parmi les 112 derniers de cette série de malades opérés en une seule séance, trois seulement ont succombé : soit seulement une mortalité de 2 3/4 % : comme jamais on n'avait eu un champ de comparaison aussi vaste, on ne saurait, à mon sens, citer une meilleure preuve des perfectionnements apportés à la lithotritie par l'adoption d'une séance unique. En même temps, il est juste de considérer que le groupe des 477 premiers calculeux a été lithotritié dans la première période de ma pratique; or, il y aurait de l'affectation à méconnaître ce fait que ces malades n'ont pas profité de la sûreté et de la facilité de manœuvres, non plus que du jugement mûri, que seule une longue expérience est capable de donner au chirurgien, tandis que le second groupe (279) en a eu tout le bénéfice.

Passons maintenant à cette catégorie de malades, composée surtout de vieillards et qu'on pourrait appeler les « mauvais cas » ou le « rebut », les cas les meilleurs ayant été d'abord choisis pour la lithotritie et, pour ainsi dire, accaparés par elle. Ceux-ci sont les seuls qui, dans l'état actuel des choses, doivent être soumis à l'opération sanglante. Donc, après mes 756 lithotritiés ci-dessus mentionnés, il nous faut examiner au point de vue de la mortalité mes 116 taillés. L'âge moyen de ces derniers dépassait aussi un peu soixante-deux ans. Je crois devoir me rendre cette justice à moi-même que jamais, à aucune période de ma carrière, je n'ai jugé à propos d'appliquer la taille à la généralité, pas même à la moitié des cas, comme c'était l'habitude de la plupart des chirurgiens à l'époque dont je parle. J'ai au contraire, dès l'origine, adopté la lithotritie pour tous les calculeux chez lesquels elle me semblait indiquée, réservant expressément la taille aux rares cas d'une difficulté exceptionnelle. Il y a plus : comme il arrive toujours aux opérateurs d'une expérience avérée, parmi les malades que l'on m'amenait des points les plus éloignés, il y en avait parfois dont l'état semblait désespéré; or, je n'ai jamais reculé devant une seule chance de salut, si précaire fût-elle, et j'ai souvent opéré comme, dans une bataille, un général entraîne ses troupes dans la mêlée sans espoir de retour. Dans toutes ces circonstances, les calculs étaient d'une dimension ou d'une dureté peu communes, ou bien d'autres difficultés et complications rendaient nécessaire l'opération de la taille. La méthode que j'ai adoptée dans ces cas a été surtout la méthode latérale, quelquefois la méthode bi-latérale ou même médio-bi-latérale. Dans cette statistique ne figure aucune taille sus-pubienne, telle qu'on la pratique aujourd'hui et que nous apprécierons dans la prochaine leçon. Toutefois, j'y ai compris une opération de ce genre que je fis en 1874, d'après l'ancien procédé il est vrai, sur un calculeux atteint d'ankylose des hanches.

Dans cette série de 116 taillés, j'ai eu à enregistrer quarante décès; soit une mortalité de 1/3 à peu près exactement. Eu égard à l'âge de ces malades et à l'état dans lequel ils se trouvaient, c'est là un résultat équivalent à celui des statistiques hospitalières, et meilleur en réalité que quelques-uns des derniers publiés. Quoi qu'il en soit, c'est l'ensemble des résultats dus aux deux opérations réunies qu'il faut regarder comme la mesure du succès du chirurgien et comme la sanction du choix fait par lui entre les deux méthodes dans sa pratique des affections calculeuses. L'abaissement si prodigieux de la mortalité chez les opérés de la pierre, que je vous signalais plus haut, n'est devenu possible que par l'introduction de la lithotritie; il n'est réalisable qu'en employant cette opération dans la grande majorité des cas et encore dans sa forme la plus récente, la plus perfectionnée.

Un mot encore au sujet de ces résultats : si satisfaisants qu'ils soient à l'heure actuelle, je suis intimement convaincu qu'on arrivera à les obtenir bien meilleurs encore. Je ne veux pas insinuer que la mortalité d'à peu près 3 %, consécutive à la lithotritie, soit susceptible d'une modification bien sensible, attendu qu'il n'y a guère de marge pour quelque progrès saillant. Mais, pour la catégorie des « mauvais cas », comme je les appelais tout à l'heure, j'avais depuis longtemps caressé l'idée qu'on parviendrait à découvrir des modes opératoires plus efficaces. Ne disais-je pas encore, il y a plus de quatre ans, dans ma dernière conférence au *Royal College of Surgeons*, que les perfectionnements modernes de la taille sus-pubienne réaliseraient probablement ce désideratum (1). Depuis cette époque, j'ai été à même d'expérimenter suffisamment la valeur de cette opération transformée et les faits sont venus confirmer jusqu'à l'évidence l'opinion que j'émettais alors. C'est ce que nous examinerons et établirons dans la prochaine leçon.

Avant de terminer notre conférence d'aujourd'hui, je tiens à vous dire quelques mots seulement des *calculs vésicaux chez la femme.*

La pierre, comme vous le savez, se rencontre rarement dans la vessie des femmes, comparativement à sa fréquence chez l'homme ; elle est encore bien plus exceptionnelle chez les filles, qui offrent sous ce rapport un contraste frappant avec les garçons. La taille est rarement applicable à la femme, attendu que les petits calculs, c'est-à-dire ceux qui pèsent moins d'une quinzaine de grammes, peuvent avec un peu de soin et d'habileté être facilement extraits par l'urèthre préalablement dilaté. On se sert, dans ce cas, d'une pince suffisamment mince appropriée à cet usage ou du lithotriteur à mors plats, et, avec ce procédé, il n'y a pas à craindre de blesser l'urèthre, tout au moins d'une façon grave. Quand le calcul est plus volumineux, il doit être broyé et évacué par l'aspirateur en une séance. L'opération toutefois, il faut

(1) Sir H. Thompson, *Leçons sur les tumeurs de la vessie et sur quelques points importants de la chirurgie des voies urinaires*, trad. franç. par le docteur R. Jamin, p. 211 et 212. J. B. Baillière et fils, Paris.

en convenir, est généralement moins facile à exécuter que chez l'homme, parce que la vessie d'abord ne garde pas souvent une quantité de liquide suffisante, et qu'ensuite elle a de la tendance à retenir des fragments sur chacun de ses côtés; en somme, il faut un peu plus de temps et de patience pour obtenir le débarras complet du réservoir urinaire. Je ne vous conseille pas de tenter l'extraction d'un calcul entier, du poids de 30 grammes ou davantage, parce que vous risqueriez beaucoup plus de déterminer ainsi une incontinence d'urine consécutive et persistante qu'en pratiquant un petit débridement à l'urèthre. Pour un calcul-type d'acide urique, c'est-à-dire aplati, de forme ovalaire, mesurant ou même dépassant 5 centimètres dans son plus grand diamètre, je pratique toujours dans l'urèthre une incision latérale de dedans en dehors vers ma droite sur un cathéter cannelé, et je donne à cette incision une profondeur de 1 centimètre à 1 centimètre 1/2 environ ; puis j'extrais la pierre avec la tenette qui sert dans la taille. Je passe ensuite dans les lèvres de la plaie deux points de suture convenablement profonds, et je fixe à demeure dans l'urèthre une grosse sonde en gomme, de 12 à 15 centimètres de long, de façon à drainer la vessie en amenant ainsi toute l'urine au dehors pendant trois, quatre ou cinq jours. Une garde-malade doit veiller attentivement durant ce temps à ce que la sonde ne s'obstrue pas et que l'écoulement de l'urine s'effectue librement. Cette méthode m'a donné les résultats les plus satisfaisants dans les quelques cas de gros calculs où j'ai eu l'occasion de l'employer. Soyez certains que vous éviterez presque toujours par ces soins une incontinence permanente ultérieure. Quelquefois cependant il arrive que la vessie perd momentanément, ou même parfois définitivement, la faculté de garder ses urines après l'ablation d'un calcul par ce moyen; et c'est là, en somme, à peu près le seul résultat fâcheux que l'on ait à redouter. D'ailleurs, on pourrait l'éviter, dans un cas particulièrement difficile, en pratiquant la taille sus-pubienne comme chez l'homme. Si j'ai eû recours à cette opération chez la femme pour des cas de tumeur de la vessie, jamais je n'ai eu occasion de la faire pour un calcul, pour cette excellente raison que je n'en ai pas rencontré d'assez volumineux pour la nécessiter. De quelque procédé que l'on se serve, il est bien rare que l'opération d'un calcul dans le sexe féminin soit suivie de mort. Je n'ai perdu, en pareil cas, qu'une seule malade, qui a succombé à des accidents de pyohémie.

LEÇON XXII

Taille sus-pubienne. — Cette taille est indiquée quand le calcul est exceptionnellement volumineux et dur. — Historique de la taille sus-pubienne : Pierre Franco et Rousset de Montpellier, J. Douglas et Cheselden, les chirurgiens français. — Malgré ses deux dangers (blessure du péritoine, infiltration d'urine), la taille sus-pubienne est infiniment moins grave que la taille latérale. — Expériences cadavériques de Garson. — Modifications opératoires de Petersen permettant d'éviter sûrement le péritoine. — Manuel opératoire suivi par Sir H. Thompson, qu'il s'agisse de l'extraction d'un calcul ou de l'ablation d'une tumeur.

Messieurs,

Dans notre dernière réunion, nous en sommes arrivés à cette conclusion incontestable, selon moi, que la lithotritie en une séance, pratiquée par un chirurgien même modérément expérimenté, constitue neuf fois sur dix l'opération de choix chez les calculeux adultes. Et, en somme, l'opération du broiement de la pierre est bien ce qu'il y a de préférable dans presque tous les cas. Ni un rétrécissement de l'urèthre, ni une hypertrophie de la prostate, ni une affection chronique de la vessie, ni une maladie organique des reins, ne contre-indiquent l'emploi de la lithotritie et n'exigent de remplacer cette dernière par la taille. Une main suffisamment exercée arrive, par la méthode actuelle, à broyer et à évacuer sans aucun danger des calculs durs, d'un volume même relativement considérable, pesant par exemple plus de 60 grammes ; le plus gros que j'ai eu à traiter de cette façon était une pierre d'acide urique du poids de 85 grammes, et mon opéré a parfaitement guéri. Je crois même qu'il est possible de lithotritier avec succès des pierres plus volumineuses encore, mais je ne saurais affirmer qu'il soit souvent prudent de le tenter : cela dépend beaucoup de l'opérateur et de son expérience. Quant aux calculs phosphatiques, ils sont justiciables d'un broiement offrant toute chance de réussite, alors même que leur poids dépasse sensiblement celui que je vous indiquais tout à l'heure. Il existe cependant une limite que personne ne pourrait préciser, quelle que soit la puissance de la lithotritie moderne. Il y a des calculs trop gros et trop durs pour être broyés et dont l'ablation nécessite une autre opération.

A ce propos, permettez-moi de vous faire observer que de semblables pierres ne devraient jamais exister et que c'est toujours la faute de quelqu'un si un calcul pesant même une trentaine de grammes est rencontré dans la vessie d'un homme. Je suis loin d'accuser ici le médecin traitant; je crois au contraire que c'est bien plus souvent le malade lui-même qui est le vrai coupable. Tantôt celui-ci a voulu se traiter seul en usant d'un remède plus ou moins connu contre la pierre, et il a ainsi rapidement accru le volume du corps étranger qu'il porte dans la vessie, comme j'ai été à même de l'observer à plusieurs reprises. Tantôt il a été victime de quelque charlatan incapable dont les annonces dans les journaux, vantant un « traitement nouveau et infaillible », ont capté l'esprit faible de ce pauvre malade. De telle façon, le développement d'une grosse pierre s'est trouvé favorisé, et celle-ci est parfois énorme quand elle est constatée par le chirurgien compétent qui a été enfin consulté. Et je pourrais certes vous citer de nombreux faits de ce genre. D'ailleurs, les calculeux sont quelquefois particulièrement obstinés et même entêtés, ou bien indifférents. Je vais vous en donner un exemple.

Il y a environ dix-huit ans, un malade vient me consulter dans mon cabinet avec les symptômes manifestes d'une petite pierre, dont je constate de suite la présence par la sonde métallique. Je conseille au malade de se la faire broyer sans retard, mais il n'écoute pas mes avis et je ne le revois plus. J'avais complètement perdu le souvenir de cet incident, quand il y a seulement deux ans, je suis appelé en province pour voir un calculeux, âgé de soixante-seize ans, beaucoup trop souffrant, me disait-on, pour pouvoir se déplacer. Quelle ne fut pas ma surprise en me voyant en présence de mon ancien consultant qui, n'ayant tenu aucun compte de mes conseils, se trouvait maintenant dans ce triste état et, après de longues années de souffrances, m'appelait pour le soigner. Je lui pratiquai immédiatement la taille hypogastrique et je retirai de sa vessie une énorme pierre, pesant 200 et quelques grammes, que je fais passer en ce moment sous vos yeux. Du reste, j'ai la satisfaction d'ajouter que mon opéré recouvra rapidement et complètement la santé. En présence d'un fait semblable et de pareilles souffrances, vous conviendrez sans doute avec moi que cet homme doit s'estimer très heureux.

Maintenant, surtout après notre récente discussion à cet égard, il doit être évident pour vous, je pense, que la seule question, pour ainsi dire, dont les chirurgiens aient à se préoccuper relativement au sujet en question, est la suivante: « Quel est le meilleur procédé à employer pour remplacer la lithotritie, quand on se trouve en présence d'une de ces pierres exceptionnellement volumineuses pour laquelle cette dernière opération ne serait pas possible ? » Je n'irai pas jusqu'à prétendre qu'il n'y ait qu'un procédé unique à adopter en pareille circonstance, ni qu'il soit nécessairement le meilleur et le seul applicable à tous les cas, qui échappent au domaine cependant si étendu de la lithotritie. Mais, je n'hésite pas à le déclarer, nous avons aujourd'hui à notre disposition une opération sensiblement supérieure, selon moi, à toutes les autres. Lorsque j'ai eu l'honneur, il y a quatre ans, de faire un cours de pathologie chirurgicale au *Royal College of Surgeons*, me basant sur l'expérience de chirurgiens européens personnellement connus de moi, j'ai développé cette opinion que la *taille sus-pubienne*, telle qu'elle se pratique actuellement avec ses perfectionnements récents, est l'opération qui remplace le plus avantageusement la taille périnéale pour les pierres extrêmement volumineuses ; j'ajoutais à cette époque que bien certainement je n'hésiterais pas à l'occasion à exécuter ce mode de cystotomie (1). Aujourd'hui, je n'ai qu'à m'applaudir d'avoir parlé en ces termes, car depuis lors mon expérience est devenue amplement suffisante pour me convaincre que nous ne possédons pas un mode d'intervention comparable à la taille sus-pubienne pour l'extraction des pierres de gros calibre. J'irai même plus loin et je dirai que, suivant ma conviction intime, cette opération est pour beaucoup de chirurgiens plus sûre et plus facile à exécuter que la lithotritie, malgré tous les avantages de cette dernière, quand le calcul est dur et que son poids dépasse 50 à 60 grammes.

Quelques mots me suffiront pour vous tracer un rapide historique de cette opération. Elle date du milieu du XVIe siècle et fut effectuée pour la première fois par Pierre Franco, de Lausanne (2), sur un enfant de deux ans, porteur d'une pierre de la grosseur approximative d'un œuf de poule. Cet opérateur, sentant le calcul au-dessus du pubis, essaya de la

(1) Sir H. Thompson, *Leçons sur les tumeurs de la vessie et sur quelques points importants de la chirurgie des voies urinaires*, trad. franç. par le docteur R. Jamin, pages 211 et 212. J. Baillière et fils, Paris.

(2) Un ouvrage récent a jugé à propos d'appeler l'attention sur l'*erreur* que je suis censé commettre en faisant suivre le nom de Pierre Franco de la qualification « de Lausanne » au lieu de celle « de Touraine ». Cette erreur n'existe pas. Franco était né en Touraine, il est vrai, mais il exerçait et professait la chirurgie à Lausanne. Voy. *Dictionnaire encyclopédique des sciences médicales*, 4e série, tome VI, p. 6; Paris, 1880, article : *Les Franco*, par Chéreau et Hahn.

refouler en bas vers le périnée de manière à « tailler sur la pierre », comme d'habitude, dans cette région. Mais, ne pouvant y parvenir, il se décida à tailler à l'endroit même où il sentait la pierre, c'est-à-dire non pas sur la ligne médiane au-dessus du pubis, mais un peu à côté de cette ligne, et l'extraction réussit parfaitement.

En agissant ainsi, Franco n'avait nullement l'intention d'inventer une opération nouvelle, car il recommanda expressément à ses élèves de ne pas suivre son exemple, regardant seulement le succès qu'il avait obtenu comme le résultat d'un heureux hasard. Vous n'ignorez pas en effet qu'à cette époque toute plaie de la vessie était considérée comme inévitablement fatale; aussi Franco prend-il soin d'excuser son mode de procéder dans le cas en question en faisant valoir la situation tout à fait anormale du calcul et l'impossibilité qu'il y avait à opérer par le périnée. Sans contredit, ce cas a dû avoir quelque influence sur l'origine de l'opération connue sous le nom de *haut appareil*. Cette *taille haute*, telle qu'elle fut pratiquée par la suite, différait notablement du procédé de Franco; elle fut incontestablement imaginée par le Dr F. Rousset, de Montpellier, qui, sans avoir cependant jamais fait la taille, s'était familiarisé avec la chirurgie abdominale, en exécutant l'opération césarienne sur un certain nombre de femmes en travail. Dans un mémoire sur ce dernier point, il discute tout au long et plaide chaudement la cause de la taille sus-pubienne pratiquée sur la ligne médiane. Il avait disséqué un certain nombre de cadavres, auxquels il avait fait subir cette opération, après leur avoir introduit dans ce but des corps étrangers dans la vessie, et jamais il ne lui arriva de blesser le péritoine. En conséquence, il inventa divers instruments à cet effet, décrivit avec soin tous les temps du manuel opératoire et illustra son mémoire de nombreux dessins. C'est lui qui le premier a montré qu'on devait : 1° distendre convenablement la verge avant l'opération ; 2° faire l'incision abdominale exactement sur la ligne médiane, dans l'interstice des muscles droits ; et 3° enfin ouvrir la vessie en arrière de la symphyse pubienne. Mais, il semble s'être écoulé de longues années avant que cette méthode ait été transportée du domaine de la théorie dans celui de la pratique, malgré l'appui de chirurgiens autorisés tels que Hildanus, Tolet, Dionis, etc... Il y a quelques allusions à cette opération dans les ouvrages de chirurgie du XVIIe siècle, mais rien de précis toutefois relativement à son exécution.

La taille sus-pubienne a définitivement été introduite dans la chirurgie courante par notre compatriote John Douglas, chirurgien de Westminster Hospital, qui a publié en 1720 un travail sur ce sujet, relatant quatre opérations de ce genre pratiquées avec succès sur des enfants. Deschamps lui-même, dans son ouvrage classique, en attribue le mérite au chirurgien anglais. Cheselden, au commencement de sa carrière, ouvrit plusieurs fois la vessie par l'hypogastre, et dans une excellente monographie, parue en 1723, il préconise cette variété de cystotomie dont il publie neuf cas chez des petits garçons et des jeunes gens, dont le plus âgé avait dix-neuf ans. A cette époque, la vessie était surdistendue par l'urine ou par l'eau, mais l'opérateur ne se guidait pas sur un conducteur. Toutefois, peu de temps après, séduit peut-être par les succès de Rau qui employait en Hollande un nouveau procédé de taille latérale, et ayant appris d'autre part que plusieurs chirurgiens, ayant blessé le péritoine pendant la taille sus-pubienne, avaient perdu leurs opérés, Cheselden apporta différents perfectionnements à la taille périnéale qu'il modifia une ou deux fois. Mais, il est très important de rappeler, à propos des procédés de Cheselden, que les trois quarts des calculeux à cette époque de l'histoire de la chirurgie étaient des enfants; aussi s'attachait-on moins sérieusement à discuter et à étudier de près les perfectionnements à introduire dans les méthodes opératoires appliquées aux calculeux adultes. Ainsi, la taille latérale ne prit faveur et ne se fonda définitivement que grâce à ses succès chez les enfants ; et, pendant un siècle et demi, on l'adopta indistinctement pour les adultes et pour les enfants, en Angleterre comme ailleurs, sans songer que ceux-là réclamaient des procédés différents de ceux qu'on emploie dans le jeune âge. Ne vous étonnez donc pas si un jour on en arrive à juger sévèrement cette manière de faire et à lui reprocher d'avoir coûté la vie à des centaines d'adultes, qui auraient peut-être été sauvés par la taille hypogastrique. Telle est du moins ma conviction profonde, et, quelles que soient l'importance et la gravité de cette assertion, je n'hésite pas à l'affirmer.

Mais, revenons au procédé que nous étudions. Dans la dernière partie du XVIIIe siècle, frère Côme pratiqua la taille sus-pubienne avec succès à Paris; les chirurgiens français suivirent son exemple, pour les calculs très volumineux tout au moins, et perfectionnèrent peu à peu le manuel opératoire (Deschamps, Dupuytren, Souberbielle, Velpeau, Civiale). Chez nous, Carpue en 1819 attira de nouveau l'attention sur cette cystotomie, mais je dois dire que depuis lors elle n'a été effectuée que de temps en temps et rarement en Angleterre.

De la lecture des très intéressants ouvrages parus sur ce sujet (ouvrages dont je ne vous citerai que quelques-uns au cours de cette leçon), il ressort que de tout temps les chirurgiens ont considéré deux sources plus ou moins importantes de danger dans la taille hypogastrique. Ces deux craintes sont : 1° celle de blesser le péritoine, si proche voisin de la symphyse pubienne ; 2° celle de déterminer une infiltration d'urine avec toutes ses conséquences dans le tissu péri-vésical.

De ces deux dangers, le premier est le plus grave et par conséquent le plus à redouter; il est la conséquence naturelle de l'étendue, si restreinte chez certains individus, de ce qu'on est convenu d'appeler l'*intervalle sus-pubien*. Si cet intervalle n'était pas variable, si l'on était sûr de ne jamais rencontrer le péritoine en deçà de certaines limites fixes, on n'aurait pas opposé, soyez-en sûrs, tant d'objections à la taille par l'hypogastre. Mais les dimensions de la vessie subissent des variations énormes, non seulement suivant les âges, mais suivant bien des circonstances différentes ; de telle sorte que, en supposant une conformation uniforme et, pour ainsi dire, typique chez tous les individus, ce qui est loin d'être le cas, il faudrait encore tenir compte de grandes variations dans l'étendue de l'intervalle sus-nommé. C'est principalement en raison de cette incertitude, relative à la situation exacte du péritoine, qu'on a tant redouté d'inciser dans cet espace sus-pubien: c'est là une question que nous discuterons tout à l'heure et qui sera résolue, je l'espère, à votre entière satisfaction.

Le second danger, objecté à la taille sus-pubienne, est la production possible d'une infiltration d'urine plus ou moins grave autour du col vésical. Je ne crois pas que l'on ait à redouter le moins du monde cet accident si l'opération a été correctement conduite. L'infiltration d'urine était également regardée autrefois comme le principal danger de la taille latérale quand le calcul était gros, mais cette crainte n'a pas duré longtemps. Je dois dire que je n'ai jamais observé cette complication dans aucune de mes tailles hypogastriques, dont le total se monte actuellement à vingt-trois. A moins que l'on aille manœuvrer dans les couches celluleuses, situées tout à fait en bas, entre la face antérieure de la vessie et l'arcade pubienne (ce qui est toujours inutile et ne survient que par accident), il est difficile d'imaginer comment une telle infiltration arriverait à se produire.

D'un autre côté, tous les chirurgiens sont unanimes à reconnaître que l'accès de la vessie par le périnée présente plusieurs sources de dangers, dont la connaissance parfaite de l'anatomie, jointe à une extrême prudence, ne garantit pas toujours l'opérateur. Et je ne crois pas me tromper en considérant les dangers de la taille périnéale comme plus sérieux et plus constants que ceux de la taille hypogastrique : *trop constants*, devrais-je dire ! Le seul accident que l'on ne soit pas toujours sûr de rencontrer dans toutes les tailles périnéales, c'est l'hémorragie, due à une situation et à une distribution anormales des vaisseaux sanguins : cette hémorragie n'est pas rare, elle ne peut pas malheureusement être prévue et elle est parfois extrêmement grave. Lorsqu'il pratique la taille latérale, le chirurgien doit toujours être prêt à l'hémostase, car ici le sang peut venir de plusieurs sources, surtout chez l'adulte.

Un autre danger des méthodes périnéales est la possibilité de blesser le rectum, en particulier chez les vieillards, et de créer ainsi comme conséquence de cet accident une fistule uréthro-rectale ou périnéale. Mais, bien plus inquiétante encore est la blessure du col vésical, non pas tant par le bistouri ou le gorgeret, que par la pierre elle-même ; car, si elle est un peu volumineuse, son extraction à travers un passage, qui est en somme assez étroit, détermine une sorte d'attrition et de déchirure des tissus. Un calcul pesant 75 à 80 grammes ne peut être extrait, quelque bien placé qu'il soit dans les mors de la tenette, sans dilacérer plus ou moins le col de la vessie ; à plus forte raison quand une pierre pèse 150 à 160 grammes, les lésions sont réellement graves. De ces faits il découle que la mortalité à la suite de la taille latérale est à peu près en raison directe du volume de la pierre, lorsque celle-ci pèse plus de 60 grammes. Si le poids atteint

150 ou 160 grammes et qu'on n'ait pas recours à la fragmentation (opération toujours difficile et dangereuse dans une vessie vide), les dégâts infligés aux tissus délicats, qui constituent la moitié inférieure de la vessie et les parties adjacentes, sont parfois si considérables qu'on se demande comment la guérison a pu s'effectuer. En outre, pour compliquer encore la situation, cette voie plus ou moins meurtrie se trouve être le seul canal par lequel l'urine sorte de la vessie après l'opération. On n'a même jusqu'à présent rien trouvé pour protéger efficacement la surface de la plaie périnéale contre le contact constant de l'urine et des autres écoulements morbides.

Or, je pense vous démontrer tout à l'heure facilement et clairement qu'il est possible de débarrasser la taille sus-pubienne de son unique source de danger et d'incertitude relavement au péritoine. S'il en est ainsi, ne posséderez-vous pas alors un mode de cystotomie infiniment supérieur à la taille latérale pour les calculs volumineux et même pour tous ceux qui ne sont pas franchement justiciables de la lithotritie.

En effet, 1° il n'existe au niveau de la ligne d'incision hypogastrique aucun tissu susceptible d'être blessé par le bistouri ou la tenette. Le rectum et les organes sexuels se trouvent bien loin du champ opératoire.

2° L'espace nécessaire à l'extraction du calcul est à peu près illimité et l'on peut y manœuvrer sans danger.

3° Il n'y a aucun danger de provoquer une hémorragie artérielle : quelques grosses veines deviennent parfois gênantes, si elles viennent à être ouvertes, mais il est facile de les éviter.

4° Les incisions sont beaucoup plus faciles à pratiquer que celles de la taille latérale, étant donné que toutes sont faites sous l'œil de l'opérateur.

5° L'écoulement de l'urine est aisé et direct.

6° Les pansements antiseptiques peuvent être appliqués sans difficulté, ce qui n'est pas possible avec la taille latérale. Cette question des pansements constitue pour certains chirurgiens un immense avantage en faveur de la taille hypogastrique. J'avoue que je ne partage pas un tel enthousiasme. Dans ma longue pratique de la lithotritie et de la taille latérale (et je vous répète qu'avec cette dernière tout pansement antiseptique est impraticable), j'ai pu observer que, malgré les nombreux contacts impurs auxquels la plaie est exposée, la production d'une septicémie est rare et se rencontrerait peut-être plutôt après la lithotritie qu'après la taille (1). En outre, jusqu'à présent j'ai pratiqué toutes mes opérations de taille sus-pubienne sans aucune précaution antiseptique spéciale, ayant soin seulement d'assurer la propreté des instruments et des pansements employés; je ne me sers jamais à cet égard que de solutions faibles d'acide phénique, dont la dose varie suivant le but qu'on se propose d'atteindre. Quelquefois je remplace l'acide phénique par la boroglycéride et j'emploie comme pansement le *lint* boriqué. Je n'ai jamais usé, même dans un seul cas, du *spray* ni de substances imperméables appliquées sur la plaie; je les juge inutiles. Quand on change les pansements, ce qui s'opère assez fréquemment, la plaie est toujours librement exposée à l'air.

C'est ainsi d'ailleurs que j'explore la vessie et que j'en enlève les tumeurs par la voie périnéale sans recourir à aucune précaution antiseptique. Depuis cinq ou six ans, j'ai répété environ soixante-dix fois cette opération d'ablation de

(1) *Medico-chirurgical Transactions*, vol. LXI, p. 175. — Résumé de 500 cas de pierre dans la vessie opérés par Sir H. Thompson. Sur vingt-neuf morts après la taille, il n'y en a qu'une seule qui soit due à la septicémie.

tumeur vésicale : un seul de mes opérés est mort de pyohémie, probablement de la même façon qu'on l'observe parfois après la lithotritie, c'est-à-dire par inflammation des veines vésicales due à une cystite prolongée ou à un traumatisme instrumental. Cette complication est devenue du reste extrêmement rare après la lithotritie, depuis que l'on a adopté la méthode de débarrasser complétement la vessie en une seule et même séance.

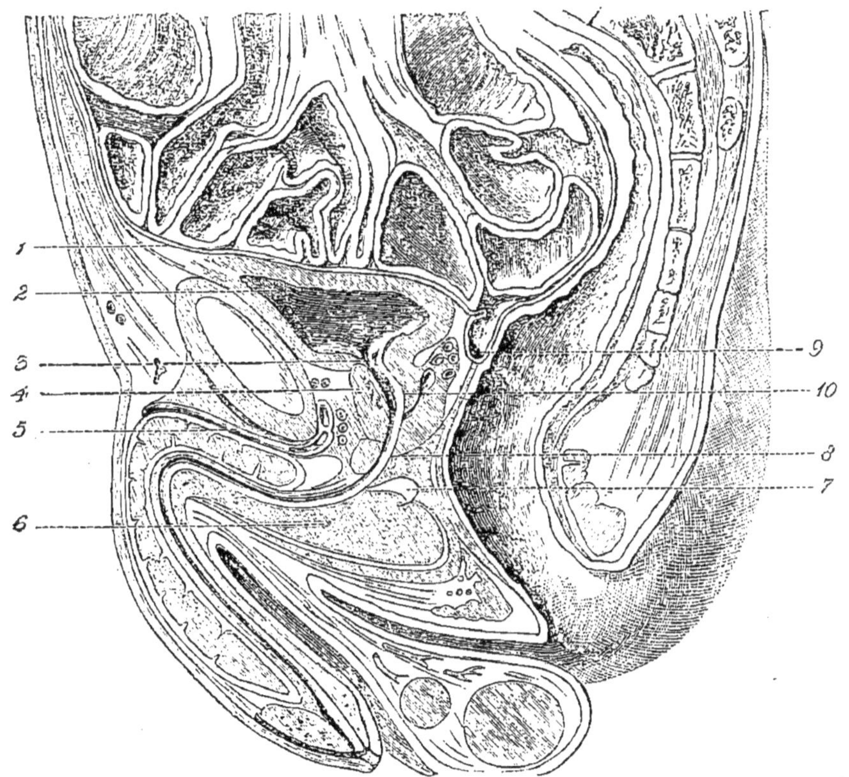

Fig. 88. — Coupe du bassin, la vessie et le rectum étant vides.

Nous voici arrivés à l'importante question du danger lié à la présence du péritoine à proximité de la ligne d'incision. Pouvons-nous être certains de trouver au-dessus du pubis un espace suffisamment large qui permette l'extraction inoffensive d'un calcul du volume le plus considérable ? A mon avis, la question doit être résolue par l'affirmative.

Durant ces vingt-cinq années, ce point d'anatomie topographique, au milieu de différents sujets de recherche, a été étudié par Pirogoff et d'autres chirurgiens sur des coupes de cadavres congelés. Un des meilleurs travaux sur la ques-

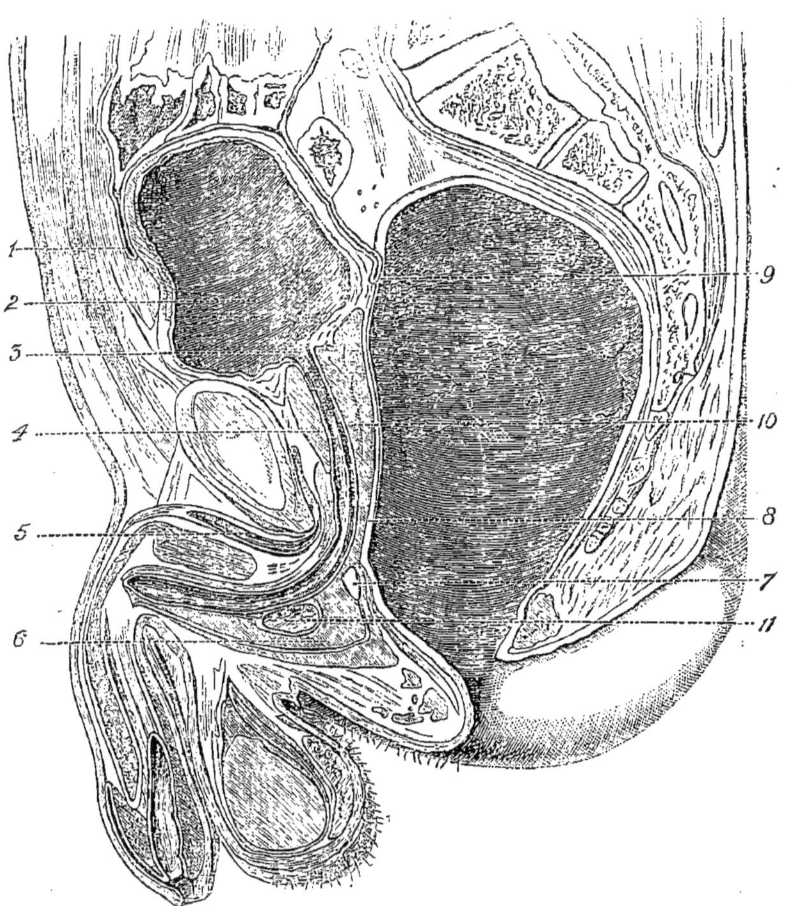

Fig. 89. — Coupe du bassin, la vessie et le rectum étant distendus.

tion est celui du Dr J. G. Garson, nouveau directeur de notre *Hunterian Museum*, qui, à Vienne en 1877, poursuivit des recherches laborieuses sur l'effet de la distension rectale sur la vessie chez l'adulte. Il pratiqua lui aussi des coupes sur des cadavres congelés, en fit lui-même les mensurations avec le plus grand soin et les dessina.

Son mémoire sur ce sujet fut lu au Congrès des chirurgiens allemands le 12 avril 1878 : il était accompagné de moules en plâtre représentant exactement les coupes susnommées. Peu après, cet ouvrage parraissait, illustré de figures, en Allemage d'abord et à l'automne suivant en Angleterre (1). Le professeur Petersen (de Kiel) était présent à la lecture du mémoire du Dr Garson et il n'est guère douteux qu'il ait été ainsi amené à mettre pour la première fois en pratique les données théoriques fournies par Garson relativement à l'étendue de l'espace sus-pubien dans ses rapports avec la taille hypogastrique. En effet, en avril 1880, à la réunion suivante du même Congrès, Petersen lut un travail préconisant la voie sus-pubienne, en s'appuyant sur les faits précédemment décrits, et ce chirurgien paraît avoir été le premier à démontrer pratiquement les avantages et la facilité qu'offre cette voie pour la taille quand il s'agit de calculs volumineux (2).

Le procédé, que Petersen avait suivi et qu'il proposait à ses collègues d'adopter, consistait à distendre suffisamment la vessie en y injectant une solution antiseptique quelconque. Puis, on introduisait dans le rectum un ballon piriforme en caoutchouc d'une contenance de 450 à 500 grammes (fig. 90). A mesure que celui-ci se distendait, la vessie formait une saillie de plus en plus accentuée sous la paroi abdominale, entraînant avec elle le repli du péritoine et dégageant ainsi au-dessus du pubis un espace suffisant pour y pratiquer en

(1) *Dislocation der Harnblase und des Peritoneum bei Ausdehnung des Rectum* par le Dr J. G. Garson (d'Edimbourg). Mémoire lu au Congrès des chirurgiens allemands à Berlin en avril 1878 et publié (avec planches) dans les *Archiv für Anatomie*, 1878, p. 171. En Angleterre, ce travail parut pour la première fois en octobre 1878 dans le *Edinburgh Medical Journal* et peu après en brochure.

(2) Mémoire lu au Congrès de la Science chirurgicale de Berlin le 7 avril 1880; publié dans les *Archiv für klin. Chirurg.*, Band XXV, 1880.

toute sûreté toutes les incisions désirables. Les temps de l'opération n'étaient pas sensiblement différents de ceux adoptés par les chirurgiens d'autrefois. Enfin, le calcul étant extrait, Petersen suturait l'une à l'autre les deux lèvres de la plaie, ne laissant entre elles que l'espace nécessaire au passage d'un tube destiné à effectuer le drainage de la vessie. Une seule fois, il essaya la suture complète et totale du réservoir vésical, mais il échoua.

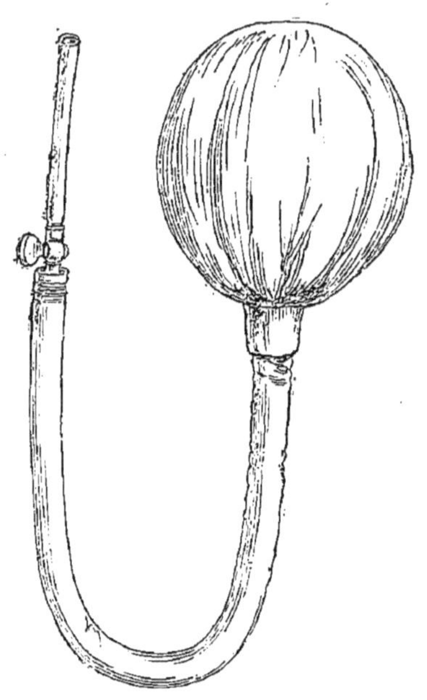

Fig. 90. — Premier ballon de Petersen pour distendre le rectum.

Ce procédé ne tarda pas à être adopté en Allemagne avec ou sans modifications, principalement pour les enfants, chez lesquels il donnait d'excellents résultats. A Vienne, le professeur Dittel se déclara de suite en sa faveur, en substituant l'air à l'eau pour la distension de la vessie. Quand, dans l'incision de la paroi abdominale, il arrivait au fascia transversalis, il divisait la graisse et écartait les veines avec le doigt, coupant et liant tout ce qu'il était nécessaire. A Paris, Périer est le premier qui ait exécuté la nouvelle taille hypogastrique en 1881 (1); il fut bientôt d'ailleurs suivi par Félix Guyon, entre autres, qui publia en 1883 (2) un travail essentiellement pratique sur ce sujet, renfermant huit cas de cystotomie sus-pubienne.

En 1884, je préconisais le procédé dans mes leçons, ainsi

(1) *Mémoire à l'Académie de Médecin[illegible] par* Ch. Périer (août 1881) ; Rapport s[illegible] mémoire par C[illegible]tembre 18[illegible]

(2) *Contribution [illegible]* F. Guyon. (*Annale[illegible]*

que je vous l'ai rappelé tout à l'heure, mais je ne m'appuyais alors que sur l'autorité des chirurgiens sus-nommés. Cependant, moins d'un mois après ma leçon sur la taille hypogastrique, je pratiquais pour la première fois en Angleterre cette nouvelle opération, n'ayant pas trouvé durant toute une année un calcul assez volumineux, selon moi, pour nécessiter la substitution de la taille à la lithotritie. C'est en juillet 1884 que j'eus l'occasion d'extraire par l'hypogastre un calcul de cystine pure pesant environ 80 grammes, chez un homme âgé de 36 ans, qui guérit d'ailleurs parfaitement bien (1). Depuis lors, j'ai exécuté vingt-deux autres tailles sus-pubiennes, soit donc un total de 23 opérations avec trois morts seulement. La plupart de mes opérés vivent encore et jouissent d'une bonne santé à l'heure actuelle (automne 1887).

Nous allons maintenant envisager le manuel opératoire de la cystotomie hypogastrique dans chacun de ses temps ; leur correcte exécution facilite en effet l'opération et lui assure des garanties sérieuses de réussite. Je vous ai déjà dit, je crois, que cette taille est beaucoup plus simple que la taille latérale et qu'elle ne présente en général aucune difficulté.

On a déjà beaucoup trop écrit, il me semble, sur cette nouvelle méthode, du moins en ce sens que l'on a voulu la compliquer de précautions tout à fait superflues, en engageant le chirurgien à exécuter toutes sortes de manœuvres ante et post-opératoires qui me paraissent plus qu'inutiles. C'est ainsi qu'une préparation préalable quelconque de la vessie n'est nullement nécessaire. D'ailleurs, toutes les tentatives, ayant pour but d'augmenter par des injections préliminaires la capacité de la vessie, ont presque constamment échoué et n'ont eu pour résultat habi[illegible]

(1) [illegible]ompson, *The Lancet*, [illegible]

l'irritation vésicale pré-existante. Et puis, il n'est pas indispensable que la vessie soit très spacieuse.

Le rectum ayant été vidé par un lavement, le malade est placé dans le décubitus dorsal sur la table d'opérations, la tête et les épaules légèrement soulevées. Je commence par introduire une sonde flexible dans la vessie, ce qui serait parfois moins facile quand le rectum est distendu. Dès que le patient est complètement anesthésié, un ballon de caoutchouc vide (la forme que je préfère est celle qui est représentée dans la figure 91) est convenablement roulé en forme de cône, bien graissé et introduit dans le rectum d'une main ferme : on doit avoir soin de lui faire dépasser le sphincter, de manière que, pendant toute l'opération, il reste au-dessus de cet anneau musculaire.

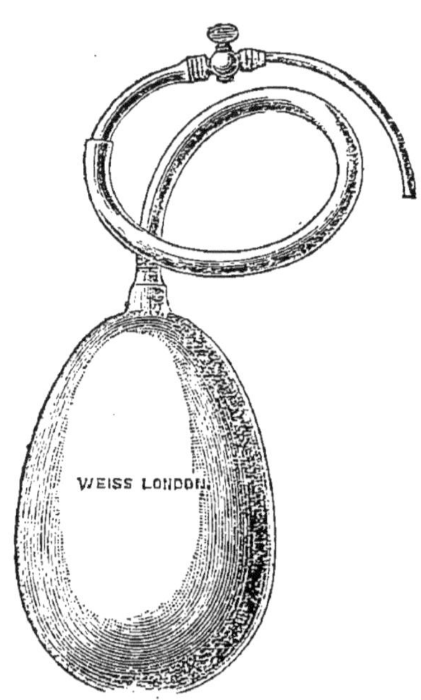

Fig. 91. — Ballon rectal de forme ovoïde, généralement préférable.

On distend alors le ballon rectal en y injectant doucement 350, 400 ou 450 grammes d'eau au maximum. Puis, la vessie est à son tour remplie au moyen de la sonde qu'on y avait préalablement introduite : on y injecte ainsi lentement et avec précaution une certaine quantité de liquide, tout en surveillant de la main et de l'œil la proéminence et la tension qui s'accentuent à la région hypogastrique. Une recommandation expresse à cet égard : gardez-vous de jamais forcer ni brusquer cette distension vésicale. Celle du rectum est indispensable, mais celle de la vessie n'a pas besoin d'être considérable; elle varie, suivant les cas, entre 250 et 450 grammes. Le liquide dont on se sert pour distendre la vessie est en général une solution faiblement antiseptique, telle que celle d'acide borique, si l'on veut. Quant à moi, j'emploie uniformément dans ces cas, comme dans beaucoup d'autres, la solution d'acide phénique au 1000°. Une fois la sonde retirée, on ligature fortement la racine de la verge avec un tube en caoutchouc. La palpation de la région sus-pubienne indique la forme de ballon tendu et arrondi qu'a prise la vessie et la position qu'elle occupe au-dessus de la symphyse.

Pour opérer, je me place de préférence à la gauche du patient. J'incise verticalement la peau et le tissu cellulaire exactement sur la ligne médiane et la saillie vésicale ; cette incision, longue de 7 à 8 centimètres ou un peu plus, vient affleurer en bas le bord upérieur dur de la symphyse pubienne. On pourrait également diviser la peau en transfixant

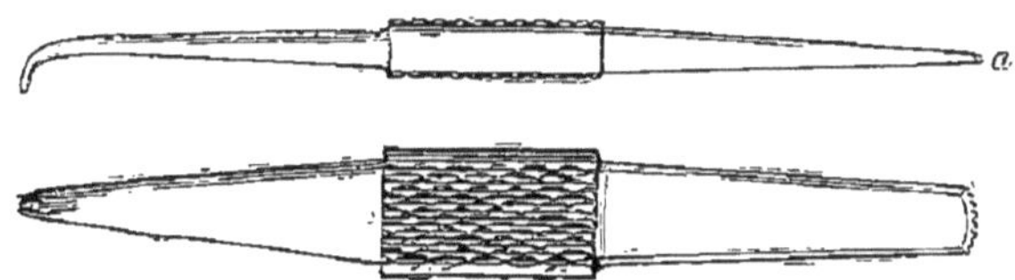

Fig. 92. — Crochet d'ivoire, *a*, vu de profil ; *b*, vu de face.

un pli soulevé à cet effet ; mais, la manière de procéder à cette première incision, quelle qu'elle soit, n'a pas une importance énorme. Ceci fait, j'abandonne le bistouri, et je me sers seulement de l'ongle de mon index droit pour séparer les tissus, dont l'épaisseur varie en proportion de la graisse qui s'y trouve : ce travail est facile à accomplir jusqu'à ce qu'on soit arrivé à la ligne blanche. On peut employer dans ce but le manche d'un bistouri ou une sonde cannelée, mais je préfère à ces instruments un petit crochet d'ivoire (fig. 92) avec lequel je divise aisément et sans danger tout ce que je rencontre sur ma route, séparant les tissus mous, écartant les veines, etc... Arrivé à l'aponévrose nacrée de la ligne blanche, on y pratique, en grattant, une petite ouverture, que l'on peut faire aussi avec la lame du bistouri en saisissant et en soulevant quelques fibres aponévrotiques dans une pince à artères. Dans cette ouverture, on introduit un conducteur large et plat (fig. 93) que l'on glisse sous l'aponévrose et sur lequel on la sectionne en haut et en bas, sur une étendue de 3 centimètres environ dans chacun de ces deux sens. Les fibres musculaires sous-jacentes sont séparées également sur la ligne médiane, et l'on ne tarde pas à rencontrer le fascia transversalis. S'il est épais, il doit être divisé comme la ligne blanche sur le conducteur ; mais, le plus souvent, on en opère la discission avec la pointe du crochet d'ivoire ou du bistouri. Au cas où un calcul exceptionnellement volumineux nécessiterait une très large ouverture pour l'extraction, il est facile de détacher dans une petite étendue le muscle droit de chaque côté de son insertion sur la branche du pubis.

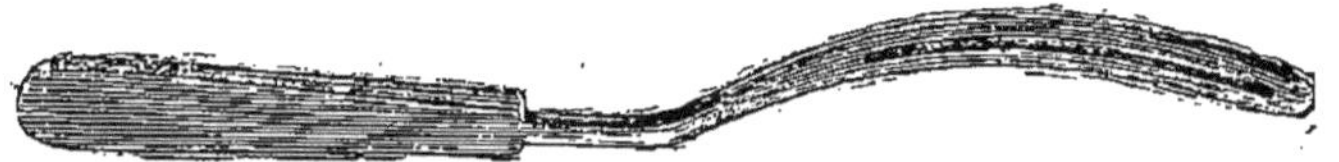

Fig. 93. — Conducteur plat.

Dès que le fascia transversalis est sectionné, on aperçoit la graisse jaune caractéristique péri-vésicale. On la divise soigneusement sur la ligne médiane avec l'ongle ou le crochet, en refoulant toujours en haut les tissus graisseux rencontrés derrière la symphyse pubienne, de manière à mettre ainsi le péritoine hors de toute atteinte. Enfin, on sent immédiatement sous le doigt la saillie de la vessie distendue et quelquefois même le calcul, qui n'est en somme séparé du doigt que par l'épaisseur de la paroi vésicale. En employant le bistouri, on risquerait de couper les grosses veines qui apparaissent alors et de déterminer ainsi une hémorragie fort gênante ; aussi doit-on laisser complètement de côté l'instrument tranchant et se contenter d'écarter les veines en question de la ligne d'opération jusqu'à ce que l'on soit parvenu sûrement aux fibres de la paroi vésicale. Après avoir reconnu cette dernière, on y enfonce la pointe d'un fin crochet et l'on est sûr alors de ne s'être pas trompé ; on est certain d'être bien dans la vessie puisqu'on voit sourdre quelques gouttes de liquide au point où l'instrument a pénétré dans la paroi. Tout en maintenant le crochet verticalement de la main gauche, avec un bistouri tenu de la main droite vous faites le long du crochet (qui n'a pas lâché prise) une ponction suffisante pour introduire l'index droit et arrêter ainsi en partie le flot d'urine qui s'écoule alors rapidement par cet orifice. En quelques secondes, votre doigt a reconnu le volume, la forme et la position du calcul et par conséquent il vous indique l'étendue que vous devez donner à l'incision en vue de l'extraction de la pierre. J'agrandis ordinairement l'orifice en glissant mon index gauche à côté du droit, et en écartant ensuite doucement ces deux doigts l'un de l'autre autant qu'il est nécessaire pour donner à l'ouverture une longueur suffisante : j'évite ainsi l'usage du bistouri et les hémorragies plus ou moins graves qui en résultent parfois.

On peut effectuer l'extraction du calcul à l'aide des tenettes comme dans toutes les tailles; mais je préfère pour cela, si possible, me servir de mes deux index agissant comme les mors d'une pince, pendant que les deux mains sont jointes l'une à l'autre par l'entrecroisement de leurs autres doigts. Un index est glissé sous la pierre, l'autre au-dessus d'elle, et, bien que chacun d'eux soit plus épais que la cuillère d'une tenette, la flexibilité et l'intelligence inhérentes aux mouvements des doigts font de ces derniers des instruments à nul autre pareils comme sûreté et comme efficacité. On s'assure que la vessie ne renferme pas d'autre corps étranger, et il reste alors peu de chose à faire pour terminer l'opération.

Quand la vessie est ouverte par l'hypogastre pour l'ablation d'une tumeur vésicale, il est préférable de passer une anse de forte soie dans chaque lèvre de la plaie vésicale comme nous le faisons depuis longtemps pour l'urèthre quand un rétrécissement infranchissable nous force à l'inciser par le périnée. Chaque anse de fil, tenue avec précaution par un aide de chaque côté, et légèrement tendue, donne un accès facile dans la vessie; ce dernier sera rendu plus aisé encore si on laisse écouler à ce moment une certaine quantité du liquide contenu dans le ballon rectal. D'ailleurs, celui-ci doit être retiré dès que la pierre ou la tumeur a été enlevée; car, ne l'oubliez pas, si vous le laissiez en place, il pourrait se faire que la pression exercée par lui sur les veines déterminât une hémorragie parfois très abondante. Quand il en est ainsi, il suffit de se hâter de retirer le ballon rectal; l'effet hémostatique est aussi immédiat que complet.

Il faut que la plaie soit disposée de façon à faciliter l'écoulement de l'urine, et je dois dire que jamais je n'ai observé la moindre trace d'infiltration si la plaie est laissée complètement libre et ouverte. La seule tentative que j'aie faite pour diminuer l'étendue de l'incision abdominale a été de pratiquer une suture lâche de la paroi à 2 ou 3 centimètres au-dessous de l'angle supérieur de la plaie, et, quelquefois une autre à 2 ou 3 centimètres au-dessous de la précédente. Jamais je n'ai voulu essayer la moindre suture de la vessie. Toutefois, avant d'exécuter cette ou ces sutures abdominales, j'introduis dans la vessie au niveau de l'angle inférieur de la plaie un tube en gomme élastique, de 8 millimètres de diamètre sur 15 à 18 centimètres de long. Une bonne précaution pour empêcher ce tube de sortir de la plaie consiste à l'attacher par une solide ligature à la plus inférieure des deux sutures abdominales. On le laisse en place quarante-huit heures environ afin d'assurer un libre écoulement à l'urine; au bout de ce temps, on l'enlève et je n'ai jamais jugé à propos de le remplacer alors par une sonde fixée à demeure dans l'urèthre. Durant les vingt-quatre premières heures, l'opéré reste dans le décubitus dorsal; ensuite, il se couche alternativement sur les deux côtés, six heures sur le côté droit, six heures sur le côté gauche, et ainsi de suite. De cette façon, l'urine s'écoule de la plaie sans aucune difficulté, et l'on prévient ainsi l'irritation et l'excoriation de la peau, puisque le malade change régulièrement et fréquemment de position, ne restant pas appuyé sur le même côté plus de six heures de suite. Aucun autre pansement n'est appliqué que du *lint* découpé en bandelettes et trempé dans une solution faible d'acide phénique, ou dans une solution boriquée.

J'ajouterai que dans les 23 tailles hypogastriques que j'ai déjà pratiquées, une seule fois j'ai eu à lier une artère donnant abondamment; je n'ai eu à recourir ni à la torsion, ni à aucun autre moyen hémostatique; enfin, je n'ai jamais rencontré d'hémorragie veineuse. J'attribue ces excellents résultats à ce fait que je remplace le bistouri par l'ongle ou le crochet d'ivoire pour diviser tous les tissus, à l'exception des trois couches suivantes : la peau, la ligne blanche et le fascia transversalis.

Un mot encore avant de terminer cette leçon : l'opération que je viens de vous décrire m'a semblé excellente (et je suis heureux de le proclamer ici) pour l'ablation des tumeurs vésicales ayant des dimensions considérables, les simples excroissances polypoïdes étant toujours facilement enlevées par une incision périnéale. Ces considérations feront d'ailleurs l'objet d'une leçon ultérieure. Quand il s'agit de pratiquer la taille sus-pubienne sur une femme, chez laquelle, comme vous savez, il est beaucoup moins aisé que chez l'homme de maintenir la vessie distendue, je me sers d'un petit conducteur spécial, imaginé par moi à cet effet, tout en ayant recours à la distension rectale par le ballon comme dans l'autre sexe. Ce petit instrument est fortement courbé vers son extrémité, comme celui que je vous ai montré dans la fig. 42 (voy. plus haut, p. 190); mais, ici se trouve une large ouverture en forme de fente, fermée au moment de l'introduction par une boule olivaire, montée sur un long stylet (fig. 94 et 95). Quand l'incision des tissus approche

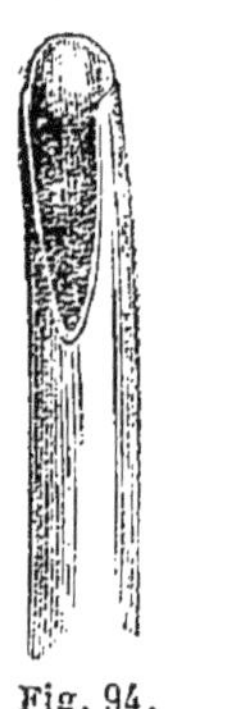

Fig. 94.

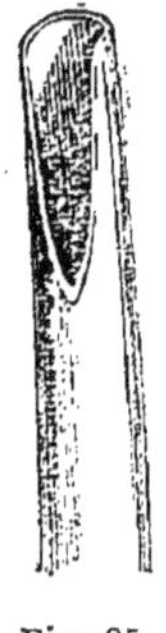

Fig. 95.

Fig. 94. — Extrémité de la sonde fermée par l'olive, au moment de l'introduction.

Fig. 95. — Extrémité de la sonde dont l'olive a été retirée : on voit ainsi l'ouverture ou fente dans laquelle le crochet peut saisir et retenir un pli suffisant de la paroi vésicale.

de la vessie, le doigt sent parfaitement cette olive à travers la paroi vésicale, immédiatement en arrière et au-dessus de la symphyse pubienne. Si l'on retire le stylet et la boule olivaire, le doigt sent alors la fente. En ce point, on introduit un crochet ou mieux une aiguille enfilée de soie de façon à soutenir la vessie d'une main, tandis que de l'autre on l'ouvre avec le bistouri exactement à côté de cette petite ponction. De cette manière, on évite que la vessie tombe et disparaisse dans la cavité pelvienne, au moment où le conducteur, passant par l'ouverture vésicale, vient faire saillie au dehors. Cet accident serait en effet assez sérieux, en ce sens que toute tentative de réouverture de la vessie deviendrait difficile et même dangereuse, en raison du traumatisme qu'on infligerait presque inévitablement au tissu cellulaire entourant le col et la base de la vessie.

LEÇON XXIII

Des complications rénales dans l'affection calculeuse de la vessie et des indications opératoires qui en résultent. — Observation d'un malade. — Autopsie : *a.* Maladie de Bright ; *b.* néphrite calculeuse ; *c.* diabète sucré ; *d.* dilatation des uretères et des bassinets. — Atrophie du tissu rénal. — Pyélite. — Difficultés du diagnostic. — Examen des urines. — Exploration de la région rénale. — Pronostic. — Indications opératoires (1).

Messieurs,

Pendant les dix dernières semaines de l'année 1872, il est entré dans mes salles d'hôpital huit cas de calculs de la vessie. Sur ces huit sujets, sept étaient des adultes, dont la plupart d'un âge avancé ; ils subirent tous les sept la lithotritie, et furent renvoyés guéris. Le huitième malade était un garçon âgé de dix ans ; j'ai dû lui pratiquer la taille, et il est également sorti guéri. Vers la fin du mois de janvier, reprenant mes fonctions d'hôpital, j'ai trouvé un malade qui venait d'être reçu, et dont l'observation présente des particularités très intéressantes. Je me propose, par conséquent, d'en faire le sujet de cette leçon.

Le malade était âgé de soixante ans. Les premiers symptômes de pierre remontaient à près de trois ans. Il fut traité dans un hôpital, l'été dernier, pour un calcul assez volumineux, au moyen de la lithotritie. Il sortit soulagé ; mais il continua à rendre de temps en temps des matières phospha-

(1) Cette leçon a été faite environ trois semaines après la mort de l'empereur Napoléon III, dont le cas se rapprochait beaucoup de celui d'un malade traité à cette époque (janvier 1873) dans mon service d'hôpital.

tiques, qui l'obligèrent parfois à avoir recours au cathétérisme évacuateur. Sa vessie offrait les conditions qui donnent lieu à la formation rapide de matières phosphatiques.

Etat actuel, le 24 janvier. — Il urine toutes les demi-heures, jour et nuit, avec efforts et douleurs considérables; à chaque miction il est obligé de se lever de son lit. L'urine est pâle, trouble, alcaline; densité, 1009. A l'examen microscopique, on trouve du premier coup un moule granuleux. Comme état général, il y a affaiblissement considérable.

Vous vous souviendrez que je suis entré dans des détails cliniques étendus relativement à ce malade, lorsque nous l'avons examiné dans son lit, en vous faisant remarquer qu'il portait une affection chronique des reins. J'ai discuté devant vous la conduite que cette complication devait nous faire suivre dans le cas où il y aurait un calcul de la vessie; je vous ai également dit que j'avais l'intention de procéder avec toutes les précautions voulues à l'enlèvement de tout fragment de matière phosphatique qui pourrait être la cause des souffrances du malade. C'est ce que j'ai fait, et j'ai pu sans peine faire l'extraction d'une certaine quantité de ces matières étrangères. Le 26 janvier, il avait rendu quelques débris, et les besoins d'uriner étaient déjà moins fréquents. Le 28, j'ai extrait un fragment de petit volume. Le 31, j'ai fait une exploration sans trouver de fragments. Dans l'après-midi de ce jour, le malade prit sur lui d'aller se promener dans la cour, sans permission et en l'absence de la surveillante. Le 2 février, il eut un frisson et la température monta à 39°5, Le 3, deuxième frisson. Le 4, il était somnolent avec incohérence des paroles. Je lui ai fait appliquer à la région lombaire des cataplasmes chauds de graine de lin saupoudrés de farine de moutarde, qui furent fréquemment renouvelés. Le pouls était à 100, la température à près de 38 degrés, les urines n'étaient que faiblement diminuées de quantité. Les choses restèrent en cet état pendant deux jours ; alors son état de somnolence devint moins prononcé, le *subdelirium* disparut ; la langue, qui avait été chargée, se nettoya, et le malade commença à prendre de la nourriture d'une manière assez satisfaisante. Nous l'avions presque condamné le 4, mais maintenant nous avions quelque espoir de le voir guérir. Le 8 et le 9, il fut moins bien, et les urines prirent une teinte sanguinolente. L'emploi des cataplasmes chauds à la région lombaire fut suivi d'une amélioration évidente le 11 et le 12. Mais, le 13, les urines offrirent de nouveau des caractères inquiétants, et le malade continua à s'affaiblir, en refusant toute nourriture. Le 17, l'état de somnolence et de *subdelirium* reparut ; la température s'abaissa ; le pouls s'affaiblit ; les urines devinrent encore plus sanguinolentes. Le malade succomba, épuisé, le soir du 19.

A *l'autopsie*, nous trouvâmes des altérations dont voici un court résumé : Épaississement des parois vésicales avec teinte ardoisée de la muqueuse et quelques fausses membranes adhérentes par places. Au col de la vessie, barrière prononcée, réunissant les lobes latéraux de la prostate hypertrophiée ; derrière celle-ci, bas-fond profondément déprimé, contenant quelques concrétions phosphatiques peu volumineuses, du poids de 75 centigrammes. Les uretères étaient un peu dilatés, surtout du côté gauche. Les reins étaient entourés d'une masse adipeuse indurée et hyperhémiée, adhérente à la capsule fibreuse ; celle-ci, lorsqu'on cherchait à l'enlever, entraînait avec elle des fragments de parenchyme rénal, en montrant de petits abcès miliaires. La surface du rein était lobulée, pour ainsi dire, et finement granulée. Le volume des reins était normal comme s'il s'était agi de reins atrophiés et granuleux *(granular contracted kidney)*, ayant subi momentanément une tuméfaction inflammatoire aiguë. Le rein droit était considérablement hyperhémié à la surface, avec ecchymoses par places ; ces caractères étaient moins prononcés à gauche. A la coupe, teinte brunâtre, avec petites taches pâles, jaunâtres, disséminées ; les pyramides paraissaient congestionnées à un degré intense. Les bassinets étaient dilatés ; leur muqueuse, très hyperhémiée dans toute son étendue.

On fit des coupes pour l'examen microscopique, et on trouva bon nombre de *tubuli* comblés par un épithélium granuleux. Les glomérules de Malpighi étaient entourés d'une foule de cellules d'origine récente. A l'examen d'une coupe du parenchyme après durcissement dans l'alcool, on trouva que les tubuli de la substance corticale étaient altérés, les uns étant dilatés, les autres rétrécis. Dans les tubuli dilatés, l'épithélium était granuleux avec diminution de volume des cellules. Dans certains points l'épithélium avait complètement disparu, et la lumière des tubuli était remplie de débris granuleux. Entre les tubuli, dans toute l'étendue du parenchyme, étaient des cellules jeunes en très grand nombre ; autour des glomérules, elles se pressaient accumulées. Enfin, par places, au voisinage immédiat des petits abcès, le tissu normal du rein avait disparu et était remplacé par des amas de jeunes cellules arrondies.

Le malade étant atteint d'altérations aussi graves, le chirurgien ne pouvait se donner comme mission que de le soulager, de pallier, dans la mesure du possible, les souffrances dues aux complications d'une affection nécessairement mortelle : maladie de Bright invétérée, entée sur une affection calculeuse de la vessie. Il ne pouvait être question de traitement curatif. Le calcul avait été enlevé antérieurement, mais l'urine altérée et le mucus vésical donnaient lieu, par leur décomposition, à la formation incessante de dépôts phosphatiques, qui finissaient par cohérer, et, étant entraînés dans l'urèthre, occasionnaient des souffrances très vives. Ce cas donne à réfléchir sur les ressources dont dispose la thérapeutique en pareille circonstance. Je vais, par conséquent, profiter de l'occasion qui se présente pour traiter avec vous une question importante qui, envisagée dans toute son étendue, peut être ainsi énoncée :

Lorsque, avec une pierre de la vessie, il existe une affection des reins, jusqu'à quel point et comment cette complication doit-elle modifier les indications opératoires motivées par l'affection calculeuse?

I. — Je dois d'abord vous dire ce que nous devons entendre par *affection des reins*. Le terme est susceptible d'acceptions variées et plus ou moins arbitraires. Il sert à désigner naturellement, en les réunissant, toutes les affections pathologiques que peut présenter le rein. Je vais chercher à classer celles-ci d'une manière sommaire, en vue du sujet qui nous occupe ; et, à cet effet, je commence par laisser entièrement de côté les affections malignes, qui ne peuvent aucunement entrer en ligne de compte quand il s'agit d'indications opératoires.

a. Parmi les affections rénales dont nous avons à parler, nous trouvons d'abord certaines altérations chroniques du parenchyme rénal qui sont associées à un état général cachectique, plutôt peut-être à titre d'expression locale que de cause, et qui rentrent dans la catégorie des affections qu'on désigne sous le nom de *maladie de Bright*. Vous savez que les autopsies nous fournissent des exemples d'altérations du rein considérablement distinctes les unes des autres sous le rapport de l'aspect et du volume de l'organe, ainsi que des modifications histologiques, et qui n'en constituent pas moins des variétés de reins brightiques, différant, soit par la nature de l'affection, soit par la période de son évolution à laquelle celle-ci est parvenue. La plupart de ces altérations rentrent dans les deux catégories suivantes : ou bien il y a le *petit rein granuleux* comme chez notre malade, ou bien le *gros rein blanc lisse.* Je ne fais que mentionner une altération beaucoup plus rare, à savoir, la dégénérescence lardacée ou *amyloïde* du rein. Or, vous savez que les signes de la maladie de Bright sont, en général, assez clairs et nets pour permettre de reconnaître cette affection à toutes les périodes de son évolution ; le degré même de l'altération rénale peut, jusqu'à un certain point, être déterminé par l'examen des symptômes présentés par le malade.

b. Une autre altération, qu'il faut distinguer absolument de la précédente, est celle qui se présente dans les *reins qui ont contenu souvent ou pendant longtemps des calculs.*

Ces corps étrangers, de faible volume, généralement composés d'acide urique, par leur présence dans les tubes urinifères, à leur embouchure ou dans les calices, sont la cause d'altérations du tissu à un degré proportionnel au volume de ces matières de nouvelle formation et à la durée de leur séjour. On peut rencontrer tous les degrés de l'altération rénale, depuis une inflammation limitée et temporaire de la muqueuse du bassinet, due à la présence d'une quantité considérable de cristaux de formation récente, jusqu'à la destruction presque complète de l'organe en totalité, par suite de l'existence d'un calcul rénal volumineux. Cette dernière condition est heureusement assez rare, mais l'autre est très commune. Je doute qu'un malade puisse rendre de l'acide urique à l'état solide, en quantité considérable, pendant quelques mois, sans qu'il se produise un certain degré d'altération du rein. Il est certain que, pendant la durée de ces phénomènes, on peut constater au microscope la présence de globules rouges du sang dans les urines, et l'on peut admettre qu'un malade, qui a continué pendant plusieurs années à rendre de temps en temps des calculs uriques, a dû subir une altération permanente des reins plus ou moins accusée. Il n'existe pas d'autres signes qui puissent éclairer le diagnostic en pareil cas. L'état général du malade est souvent très satisfaisant; il n'y a aucune apparence cachectique, comme dans les affections de la première catégorie (maladie de Bright), dont nous venons de parler. Bien au contraire, bon nombre de ces sujets ont l'air particulièrement d'être robustes et sains. Leurs urines sont belles, suffisantes en quantité, d'une densité normale, sans albumine, quoique contenant souvent des urates en excès et des globules sanguins ; ces derniers, toutefois, en quantité trop peu considérable pour modifier l'aspect de l'urine à l'œil nu. Souvent il existe des douleurs aux régions rénales et sacrées, ainsi que dans les hanches. D'autre part, je vous ai souvent fait remarquer que ces malades sont sujets à présenter des troubles fébriles très prononcés, à la suite de l'emploi de manœuvres opératoires ; et j'ai insisté sur ce fait que le chirurgien doit user de précautions exceptionnelles, lorsqu'il est appelé à traiter des calculeux de cette espèce, quelque robustes qu'ils puissent paraître extérieurement.

c. Au sujet des affections rénales qui nous occupent en ce moment, je dois mentionner le *diabète sucré*. Pour n'avoir pas à y revenir, laissez-moi vous dire, dès à présent, que, pour les calculeux de cette catégorie comme de celle qui précède, qui sont généralement d'un âge avancé, la lithotritie est incontestablement préférable à la taille, à moins que toutefois la pierre ne soit volumineuse. Il est seulement indispensable que le chirurgien ait soin de réduire au minimum l'intervention des instruments et d'agir avec la plus grande douceur. J'ai opéré avec plein succès deux malades qui étaient affectés de diabète sucré à un degré très prononcé, l'un d'eux pendant le mois dernier : ils étaient tous les deux impressionnables et disposés à réagir sous l'influence des manœuvres opératoires. Par contre, entre ces deux malades, j'en avais opéré deux autres, dont le diabète durait depuis très longtemps et qui avaient soixante-dix ans environ ; l'un subit la lithotritie, l'autre la taille, et tous deux succombèrent rapidement après l'opération. J'estime que le diabète avancé de ces deux patients rendait leur cas particulièrement mauvais pour l'intervention. Chez beaucoup de sujets âgés qui sont porteurs de calculs uriques, les reins ont subi depuis fort longtemps une irritation plus ou moins intense due à la formation de petits calculs rénaux, et lorsque cette irritation a atteint un certain degré, toute opération qui peut intéresser la vessie devient très hasardeuse.

d. La dernière catégorie d'altérations rénales que j'ai à considérer renferme celles qui résultent d'affections susceptibles de faire *obstacle à l'émission de l'urine.* Ces altérations ne sont pas rares, et leur étude rentre directement dans le sujet qui nous occupe.

Il y a plusieurs années déjà que j'ai décrit le mécanisme qui régit la production de ces lésions. Les principales conditions qui en sont le point de départ sont, en les énumérant dans l'ordre de leur fréquence comme cause : les rétrécissements de l'urèthre, les hypertrophies de la prostate, les calculs volumineux de la vessie, et enfin, plus rarement, l'atonie vésicale. Tout rétrécissement de l'urèthre constitue un obstacle au cours de l'urine et à son émission, à un degré proportionnel à l'étroitesse de la coarctation. L'hypertrophie prostatique prononcée est également une cause d'obstruction, quoique à un degré bien moindre que les rétrécissements, Les calculs de la vessie ont parfois pour résultats de faire obstacle à l'issue des urines ; mais cela est exceptionnel, et lorsqu'il en est ainsi, ce résultat dépend de certaines conditions individuelles, telles qu'une situation particulière de la pierre dans la vessie, son volume ou la tendance qu'elle peut avoir à venir se placer sur l'orifice du col vésical.

Ce qui est certain, c'est que dans différents cas de calcul ancien l'autopsie ne révèle, comme résultat de l'obstruction des voies urinaires, que des altérations rénales insignifiantes, tandis que dans d'autres cas du même genre ces altérations se trouvent être très prononcées par leur étendue et par leur degré; mais jamais, notons le fait, on ne voit survenir ces altérations sans qu'elles aient été précédées pendant longtemps d'obstacles à l'issue des urines, quel que soit le mécanisme de l'obstruction.

Les lésions dont je veux parler consistent surtout en la dilatation des voies urinaires dans toute leur étendue, en amont du point où siège l'obstacle. Ainsi, dans le cas de rétrécissement uréthral, nous constatons à l'autopsie: la *dilatation de l'urèthre* et de ses canaux excréteurs glandulaires; des *hernies de la muqueuse* à travers les interstices de faisceaux musculaires de la paroi vésicale, donnant lieu à la formation de *vacuoles* ou compartiments ; la *dilatation des uretères*, des *bassinets* et même du *tissu rénal*, avec *atrophie* de celui-ci par compression excentrique. Le rein arrive alors à n'être plus constitué que par une série de kystes ; de telle sorte qu'autrefois on caractérisait cet état, au point de vue anatomo-pathologique, d'après cette apparence kystique. Je renvoie à la partie de mon *Traité pratique* spécialement consacrée aux rétrécissements de l'urèthre; elle contient des détails donnés par moi avec une très grande exactitude sur les changements qui se présentent sous l'influence de la pression du liquide (1).

Arrêtons un instant notre attention sur les conditions mécaniques de la production de ces transformations si remarquables. Vous connaissez ce principe d'hydraulique qui veut que les pressions se transmettent par l'intermédiaire des

(1) *Traité pratique des maladies des voies urinaires*, Paris, 1881, p. 321 et suiv.

liquides avec une égale intensité dans toutes les directions. Ainsi, si je comprime une poche à parois souples, remplie de liquide, la pression sera égale sur tous les points de la périphérie, et des tubes qui communiquent avec l'intérieur de la poche, et qui s'élèvent verticalement de ces deux pôles opposés, donneront issue à des colonnes de liquides qui s'élèveront avec une force égale de chaque côté. Or, qu'est-ce qui doit arriver lorsque cette poche souple et contractile qui s'appelle la vessie vient à lutter contre un obstacle, que celui-ci dépende d'un rétrécissement, d'une hypertrophie prostatique ou d'un calcul? Nécessairement l'acte de la miction exige alors un déploiement de force qui dépasse la mesure normale; le malade fait *effort* pour expulser l'urine, et la force mise en œuvre devient parfois très considérable, si l'obstacle est difficile à vaincre. Vous comprenez tout de suite que la pression engendrée par les efforts musculaires se transmet non seulement d'arrière en avant contre l'obstacle, mais également d'avant en arrière, sur les uretères, à leur embouchure dans la vessie. Admettons que chez un sujet bien portant il faille, pour accomplir l'acte de la miction, une pression équivalente à une livre par 6 à 7 centimètres carrés (ce chiffre ne devant servir que pour terme de comparaison), si les voies urinaires sont le siège d'une obstruction quelconque, la pression développée pourra bien être doublée, triplée, quintuplée. De plus, les besoins d'uriner, au lieu de survenir par exemple cinq fois dans les vingt-quatre heures et d'être promptement satisfaits, se présenteront dix ou vingt fois, et l'accomplissement de la miction exigera à chaque fois un temps bien plus long qu'à l'état de santé.

Point n'est besoin de vous expliquer plus longuement les conséquences de ce dérangement fonctionnel, ni de vous montrer en détail comment il arrive finalement (car les embouchures des uretères, en vertu de leur mode d'occlusion, cèdent difficilement à une pression qui s'exerce d'avant en arrière) que chaque effort produit une augmentation de pression qui se transmet le long des uretères, de telle sorte que, la dilatation progressant sans cesse de bas en haut, la pression hydraulique finit par atteindre même le rein, en produisant l'atrophie par compression et les phénomènes inflammatoires concomitants. C'est ainsi que les uretères et les bassinets finissent parfois par constituer de véritables réservoirs supplémentaires de la vessie, de façon qu'on les trouve remplis d'urine décomposée et ammoniacale. Longtemps déjà avant que les choses en soient arrivées à ce point, il se développe des troubles inflammatoires, ce qui constitue l'état que nous désignons, comme vous le savez, sous le nom de *pyélite.* On a proposé de donner à cet ensemble d'altérations le nom de *néphrite chirurgicale*, désignation réservée par d'autres à la néphrite aiguë suppurée, qui vient parfois terminer la scène dans les cas d'affection invétérée des reins. Le docteur Dickinson avait raison lorsque, devant la *Medico-Chirurgical Society*, il proposa l'abandon d'une désignation si peu scientifique que celle-là. Quant à moi, je ne l'emploie jamais, et elle me répugne absolument. Certes, cette altération n'a rien de *chirurgical*, si ce n'est que c'est faute d'intervention chirurgicale que les lésions ont pu en arriver là! Si le secours pouvait seulement être donné au moment opportun, qu'il s'agisse d'un cas de rétrécissement ou d'un calcul, jamais un état comme celui que je viens de décrire n'existerait. A ces altérations pathologiques on pourrait donner le nom de *dilatation mécanique* de l'urèthre et du rein, pour faire entendre qu'elles sont produites principalement, quoique pas entièrement peut-être, par les conditions de dynamique physique que je vous ai décrites.

Et maintenant vous me demanderez quels sont, du vivant

du malade, les signes de l'existence de ces altérations. Je vous dirai que je n'en connais pas qui soient pathognomoniques. Déjà, il y a près de trois ans, j'ai dû faire cet aveu, humiliant, suis-je tenté de dire, lorsque, devant la *Royal Medical and Chirurgical Society*, j'ai fortement insisté sur ce point, dans le but exprès d'y appeler l'attention et l'investigation de mes confrères (1).

Depuis longtemps, Messieurs, je cherche en vain les éléments de *diagnostic* à l'aide desquels on puisse reconnaître l'existence de la pyélite avec dilatation des organes affectés. Les *urines* en pareil cas ne sont guère modifiées ; elles sont d'une densité normale, et leur quantité est suffisante ; elles ne sont pas albumineuses, en dehors des cas où il s'y trouve mélangé du pus ou du sang; et ceux-ci, comme vous le

(1) J'ai dit alors à ce sujet : « Il faut avouer que nous n'avons pas encore le moyen de reconnaître pendant la vie du malade l'existence de ces altérations. L'albuminurie peut faire défaut, et l'examen microscopique des urines ne décèle pas l'existence de dépôts caractéristiques d'une affection rénale. L'urine d'un malade calculeux contient souvent du mucus, du pus et du sang; mais il n'est pas toujours possible de déterminer si ces matières proviennent de la vessie (qui est leur source le plus souvent, lorsqu'il s'agit d'un cas de pierre) ou des organes situés plus haut; de plus, les cylindres manquent, ainsi que les autres signes pathognomoniques des altérations du parenchyme rénal. Il est de fait qu'il n'est pas rare de voir exister une pyélite invétérée, et même quelquefois une néphrite chronique, avec absence complète de tout symptôme physique ou rationnel... S'il était possible de reconnaître à temps l'existence de ces complications, on pourrait se demander si en pareil cas il était indiqué d'intervenir au moyen de la lithotritie, ou s'il ne serait pas plus sage de s'abstenir de toute intervention curative ; car il n'est pas douteux que l'existence de ces altérations ne soit presque aussi assurée de donner lieu à un résultat fatal après la taille qu'après la lithotritie. Or, dans les douze cas que nous considérons en ce moment, ces altérations existaient à titre de complication chez au moins cinq malades, et s'il avait été possible de les reconnaître, on aurait pu s'abstenir de toute intervention opératoire, ce qui aurait peut-être permis au malade ainsi traité de vivre un peu plus longtemps, en souffrant beaucoup, il est vrai, pendant le peu de jours qui lui seraient restés. » (*Royal Med. and Chirurg. Transactions*, 1870, vol. LIII, p. 136, 137.)

savez, existent très communément dans les urines chez les calculeux dont les reins sont sains : ils proviennent alors de la vessie, sous l'influence de l'irritation développée par la présence d'un corps étranger. Dans tous les cas où il existe un calcul vésical ayant dépassé un faible volume, vous trouverez dans l'urine du pus et du sang, il en sera de même, à plus forte raison, s'il existe de la cystite quelque peu prononcée ; or, celle-ci ne manque jamais dans les cas de dilatation qui nous occupent. L'*examen microscopique de l'urine* non plus ne fournit de données diagnostiques certaines : l'urine ne contient aucune matière organisée qui puisse se rapporter à la désintégration du parenchyme rénal ; les cylindres manquent également. On ne trouve d'anormal que des globules de pus et des globules rouges du sang ; en un mot, l'examen des urines ne donne aucun renseignement positif. D'autre part, à aucune période de l'affection on ne constate ni hydropisie ni sécheresse habituelle de la peau, et l'état fébrile continu ou rémittent, qu'on rencontre souvent, peut faire défaut. Il n'y a pas non plus d'amaigrissement ; loin de là, certains de ces malades augmentent de poids. Mais, d'autre part, un tel malade, si les altérations sont quelque peu avancées, offre toujours un état général de débilité ; il est faible et se fatigue promptement, — symptômes qui ne peuvent guère servir qu'à prévenir le médecin du peu de résistance physique dont son malade est capable; mais, à part ce renseignement, ces symptômes ne fournissent aucune base certaine de diagnostic.

On a cependant prétendu, non sans une apparence de raison, que, le rein étant considérablement altéré, les urines devaient infailliblement contenir une quantité d'urée au-dessous de la moyenne. Au point de vue pratique, il n'en est point ainsi ; malgré l'existence d'une pyélite très prononcée avec dilatation, l'*élimination de l'urée reste suffisante :* voilà le fait pratique. Ainsi, en supposant chaque rein réduit à la moitié de son volume, ces deux demi-reins pourront très bien suffire à l'accomplissement de leurs fonctions excrétoires tant que les besoins et l'activité de l'économie se trouvent être à un taux peu élevé ; absolument comme on voit deux moitiés de poumons suffire à l'hématose, dans certaines circonstances favorables au maintien de l'existence sous ces conditions. L'insuffisance de l'élimination de l'urée ne se trahira alors que le jour où le fonctionnement de ces deux moitiés de rein se trouvera être entravé, soit par suite de troubles résultant de l'impression extérieure du froid, soit par suite d'un mouvement inflammatoire propagé aux reins consécutivement à quelque traumatisme opératoire portant sur l'urèthre ou la vessie. Enfin, en considérant toujours le côté pratique de la question, supposons que j'examine les urines d'un malade pour faire le dosage de l'urée, et que je trouve un chiffre notablement au-dessous de la quantité normale, n'est-il pas vrai que le malade en question devra se trouver sous le coup d'un empoisonnement urémique plus ou moins prononcé, et ne devra-t-il pas présenter à bref délai les signes cliniques de cet état morbide ? Et l'absence de ces signes n'est-elle pas la preuve que l'urée continue à être éliminée à un degré suffisant? Dès que les principes constituants de l'urine commencent à être retenus dans le sang, à partir de ce moment, les phénomènes d'empoisonnement sont imminents. En pratique, on ne fait pas grand fond sur les seuls résultats de l'analyse chimique des urines. Quand un malade rend en abondance des urines marquant 1018 à 1025 et ne contenant ni cylindres ni albumine, sauf celle qui accompagne le pus et le sang mêlés à l'urine, rien ne nous autorise à supposer qu'il existe une altération invétérée des reins, à moins que d'autres signes ne viennent témoigner de son existence. . . . .

Or, jamais je n'entreprends d'opérer un calculeux sans préalablement recourir à l'examen des urines, et quand je me décide à opérer un malade dont les reins sont manifestement altérés, j'agis en pleine connaissance de cause, et parce qu'il est absolument indispensable de tenter à tout hasard une intervention chirurgicale : j'aurai à revenir tout à l'heure sur ce sujet. Je dirai, en attendant, que personne plus que moi n'est prêt à faire bon accueil à toute nouvelle application de l'analyse chimique des urines pouvant apporter des données diagnostiques; je crains toutefois que, dans l'état actuel de nos connaissances, aucun moyen de ce genre ne puisse éclairer le diagnostic de la « dilatation mécanique » dont nous nous occupons.

On s'est encore demandé s'il ne serait pas possible de reconnaître l'existence de ces altérations à l'aide des données fournies par la palpation ou la percussion. Pour ce qui est de moi, je réponds sans hésitation par la négative. A l'étranger, une voix des plus autorisées s'est déclarée récemment en faveur de la valeur sémiologique réelle de ces signes au point de vue du diagnostic des lésions rénales. Après m'être particulièrement occupé depuis plusieurs années de cette question, je dois exprimer un avis absolument contraire à celui de cet auteur, tout en lui rendant l'hommage qui lui est dû. Depuis longtemps j'ai la conviction que c'est cette lésion des reins plus que toute autre circonstance qui nous empêche de diminuer encore la mortalité des opérations motivées par les calculs vésicaux volumineux. Si, dans un cas donné, je pouvais reconnaître avec certitude qu'un malade portant une pierre volumineuse présente en même temps l'état de dilatation des uretères et des reins, je lui donnerais le conseil de ne se laisser pratiquer aucune opération, et je me contenterais de faire tout ce que je pourrais pour prolonger son existence en palliant dans la mesure du possible ses souffrances. Ce programme peut être réalisé jusqu'à un certain point dans ces conditions ; les résultats en sont souvent meilleurs qu'on ne pourrait l'espérer, comme j'ai pu le voir dans quelques cas remarquables. Mais, d'autre part, ces soins palliatifs restent parfois sans effet, et le malade demande avec persistance qu'on lui supprime à tout prix des souffrances intolérables. Dans ces circonstances, pouvons-nous prendre sur nous de lui refuser le secours chirurgical sans forfaire à l'humanité (1) ?

Mais, pour en finir avec ce point, quelle est la valeur réelle des signes obtenus par la palpation et la percussion ? Tout d'abord, nous avons constaté d'une manière incontestable que la sensibilité à la pression de la région rénale peut parfaitement faire défaut, à moins qu'il n'existe une suppuration aiguë, une néphrite aiguë ou un calcul rénal. Vous avez souvent pu voir avec quel soin j'interroge la sensibilité des régions rénales chez nos malades, et vous savez combien cette exploration est facile avec des sujets maigres ; et, d'autre part, vous savez combien elle offre de difficultés lorsqu'il s'agit d'un malade très gras. Or, il ne faudrait pas vous figurer que la maigreur soit la règle chez les malades dont il est question ; au contraire, je vous garantis que vous aurez plus souvent affaire à des malades d'un certain embonpoint. Ces malades ont généralement été dans l'inaction depuis un ou deux ans, sans prendre d'exercice musculaire, de sorte que le tissu adipeux a pu s'accumuler, et dans cet état de

(1) Le passage précédent, qui fait partie d'une leçon publiée en 1873, n'a pas été modifié dans cette édition ; ces phrases cadrent d'ailleurs parfaitement avec le reste de la leçon et avec les circonstances dans lesquelles elles ont été prononcées. Je crois encore aujourd'hui qu'un malade, chez lequel on a reconnu d'une manière certaine une pyélite chronique avancée avec dilatation, ne saurait être exposé à une intervention opératoire plus dangereuse que la taille latérale. Mais, je n'hésiterais pas à lui accorder les bénéfices d'une taille sus-pubienne.

chose la palpation ne peut plus guère vous apprendre grand'-chose relativement à l'état des uretères. Il y a plus : quand même il s'agirait d'un sujet maigre, offrant les conditions les plus favorables à ce genre d'exploration, les lésions dont nous nous occupons ne sont pas de nature à se révéler à l'observateur par des signes physiques. Supposons que l'uretère ait atteint les dimensions de l'aorte ou qu'il les ait même dépassées : aurons-nous alors affaire à un tube distendu par des gaz et reconnaissable par la sonorité à la percusion ? ou bien y aura-t-il distension par un liquide, avec production de matité sur le parcours de l'organe? Évidemment non ; l'uretère en pareil cas est à l'état de tube affaissé, à parois minces et souples, quoique donnant passage, il est vrai, à du liquide ; mais il vous sera tout aussi difficile de le distinguer par la percussion des organes voisins et de délimiter son contour, qu'il le serait de reconnaître par le même procédé d'exploration le plexus lombaire. Cela est également vrai pour le rein lui-même. Vous pouvez certainement, sans un degré d'habileté extraordinaire, déterminer les dimensions d'un rein augmenté de volume ; mais il est impossible, par les procédés d'exploration physique, de reconnaître et de démontrer l'existence d'une dilatation du bassinet ou d'une atrophie du parenchyme rénal. Sans doute, vous pourrez avoir des présomptions; sans doute, vous pourrez parfois deviner avec sagacité ; mais lorsqu'il s'agit d'un diagnostic dont dépend la vie ou la mort du malade, on ne doit pas se contenter de présomptions, quelque sagaces qu'elles soient. Il y a donc là un champ de recherches qui invite à de nouvelles investigations. Car, je vous l'affirme avec certitude, nous ne possédons pas encore aujourd'hui les moyens de diagnostiquer d'une manière quelque peu certaine la pyélite accompagnée de distension mécanique.

II. Je dois maintenant considérer la question du *pronostic* des altérations rénales dans les cas où il existe un calcul de la vessie, que l'on se propose de traiter par une intervention opératoire. Tout d'abord je vous dirai que lorsque le calcul est de faible volume, — gros comme une petite noix, — la lithotritie *bien faite* offre peu de dangers, quel que soit l'état des reins. Mais malheureusement la pierre a souvent acquis un volume considérable, et le malade est dans une situation précaire, quoi qu'on fasse ; nous devons alors nous demander quel est le traitement qui va lui donner le plus de chances d'amélioration, sinon de guérison.

J'ai opéré au moins trois calculeux qui étaient affectés de maladie de Bright invétérée et manifeste, et chez lesquels les souffrances avaient atteint un degré d'intensité tel que l'opération était ardemment sollicitée. De ces calculs, phosphatiques tous les trois, deux étaient volumineux, le troisième ayant des dimensions moyennes. (Pour moi, un calcul de *volume moyen* est un calcul qui offre environ 2 1/2 centimètres comme moyenne des principaux diamètres.)

De ces trois malades, le premier était un client du docteur Sharpe, de Norwood ; je le soignai en 1865. J'ai réussi, au moyen des précautions les plus minutieuses, à complètement débarrasser la vessie en huit séances, ce qui fut cause d'un très grand soulagement pour le malade. Les urines, quoique assez transparentes, étaient peu denses et albumineuses. Le malade put atteindre le terme de son existence — il vécut encore de neuf à dix mois, je crois — dans des conditions de bien-être relativement très bonnes. Le deuxième cas s'est présenté à moi, ici, à l'hôpital, en 1870. J'eus soin de procéder avec infiniment de circonspection ; les séances, au nombre de cinq, ayant duré six semaines, à cause des frissons intenses, avec état fébrile prolongé, qui en furent plusieurs fois le résultat. Le malade sortit de l'hôpital merveilleusement amélioré et débarrassé de tous les symptômes dépendants de la pierre vésicale. Je le revis trois mois après sa sortie, et l'amélioration se maintenait parfaitement. Depuis lors, je n'ai plus eu de ses nouvelles.

Enfin, le dernier de ces trois cas se présenta vers la même époque, également à l'hôpital. L'affection rénale était ici plus avancée qu'elle ne l'était dans le cas précédent. Ce ne fut qu'après bien des sollicitations de sa part que je consentis à lui pratiquer la lithotritie. Je ne pus résister à ses supplications de faire mon possible pour atténuer ses souffrances ; il savait aussi bien que moi qu'une mort inévitable ne pouvait longtemps se faire attendre. En tenant compte de sa pâleur, de son état de débilitation, de l'accélération constante du pouls, il ne pouvait être question un seul instant de lui pratiquer la taille. J'attendis trois semaines avant de porter la main sur lui, dans l'espoir que son état pourrait s'amender un peu par un traitement préparatoire. Cinq séances de lithotritie suffirent à l'enlèvement de la presque totalité du calcul ; mais la cinquième fut suivie de frissons intenses avec vomissements, et le malade succomba en peu de jours.

La taille aurait-elle été applicable dans n'importe lequel des trois cas que je viens de vous rapporter ? Je n'hésite pas à affimer qu'on ne pouvait, avec la moindre chance de succès, faire subir une opération par l'instrument tranchant à des malades aussi profondément débilités. La lithotritie seulement pouvait offrir quelques chances de guérison, et grâce à elle j'ai pu épargner à deux de ces malades les tortures de l'affection calculeuse et ajourner la terminaison fatale qui était imminente.

Mais, me direz-vous, il s'agissait dans ces cas de la « maladie de Bright » confirmée, et vous me demanderez à bon droit si les mêmes règles de conduite doivent être appliquées dans un cas de calcul accompagné de pyélite avec dilatation mécanique, à supposer que l'existence de cette complication fût reconnue à l'avance. A cela je ne peux faire qu'une réponse : tous les malades de ce genre que j'ai vus et chez lesquels l'autopsie a démontré l'existence des altérations rénales en question, tous ces malades, dis-je, présentaient un défaut manifeste de résistance vitale ; — tous offraient un état général de débilitation qui m'aurait fait reculer jusqu'à la dernière extrémité avant de me résoudre à porter sur eux l'instrument tranchant. Et tout en convenant que je m'abstiendrais volontiers de la lithotritie comme de la taille, ainsi que je vous l'ai déjà dit, dans les cas où il serait permis de reconnaître l'existence de l'altération invétérée du rein, cependant je crois que chez quelques-uns de ces malades j'ai réussi à appliquer avantageusement la lithotritie. Il en a été ainsi pour trois cas compliqués de rétrécissement uréthral étroit et ancien, et accompagnés, j'en suis convaincu, d'un état de dilatation mécanique considérable des voies urinaires postérieure au rétrécissement ; dans ces cas, j'ai dû maintenir à l'urèthre un calibre suffisant à l'aide de sondes à demeure. Mais ces malades étaient dans un état général tellement misérable, que pour rien au monde je n'aurais consenti à les tailler, et je crois que tout praticien aurait partagé mes scrupules.

Mais à ces allégations vous pourrez me répondre à bon droit : Que faites-vous de cette proposition formulée autrefois par certains chirurgiens des plus autorisés, qui ont dit que, dans les cas où il existe une *affection rénale*, il est préférable de recourir à une opération qui supprime le calcul d'*un seul coup*, plutôt que de vouloir atteindre ce résultat à l'aide d'une méthode telle que le broiement, qui nécessite l'introduction répétée du brise-pierre, et qui expose le malade à l'irritation prolongée qu'occasionne la présence des fragments calculeux ? Il y a *aujourd'hui* à répondre à cette objection, que la proposition qui vient d'être énoncée, et qui était vraie incontestablement il y a trente ans, ne l'est plus, maintenant que la valeur relative des méthodes opératoires, taille et lithotritie, a été si profondément modifiée. L'opération de la taille avait déjà acquis le degré de perfection qu'elle présente aujourd'hui avant que la lithotritie fût seulement inventée, et elle donnait déjà des résultats aussi beaux que ceux qu'on en a retirés depuis. Mais, par contre, le perfectionnement de la méthode nouvelle, la lithotritie, s'est fait progressivement dans le cours des dernières cinquante années et jusqu'à ce jour. L'application de cette méthode donne aujourd'hui des résultats meilleurs que ceux d'il y a vingt, ou même dix ans, et c'est pour cela que la proposition ayant trait aux complications rénales, qui était parfaitement fondée alors, perd tous les jours de plus en plus sa raison d'être. *Je suis même d'opinion que la règle inverse doit être adoptée pour les cas où le calcul est facile à broyer*. Pour étayer cette assertion, j'ai fait paraître devant vous six témoins irrécusables, — j'en aurais facilement produit un plus grand nombre, — six malades calculeux qu'il eût été impossible de traiter par la taille : conduire ces malheureux individus, pâles et affaiblis, à l'amphithéâtre pour leur faire subir la taille, c'eût été les mener à l'abattoir, purement et simplement. De ces six patients, cinq ont pu être sauvés. Je crois donc que lorsqu'il s'agit d'un calcul même assez volumineux, pourvu qu'il soit de consistance friable, — et notez que, dans ces cas, le calcul est généralement phosphatique, et par conséquent friable, — et lorsqu'il existe une altération invétérée des reins, avec débilitation générale, je crois, dis-je, que s'il y a une opération qui puisse offrir quelque chance de succès, c'est la lithotritie ; et je pense que, dans un tel cas, la taille expose à une mort certaine. Le choix reste donc fixé entre la lithotritie et un traitement palliatif; si, d'autre part, le calcul n'est pas de nature à être facilement broyé, il faut choisir entre la taille et le traitement palliatif, et peut-être ce dernier doit-il être préféré.

Mais il est impossible de perdre de vue un élément important de cette discussion, et il y aurait affectation de ma part à vouloir le passer sous silence. Quand je pèse devant vous la valeur de la lithotritie, il va sans dire que je n'entends parler que de la lithotritie soigneusement pratiquée par une main habile et expérimentée. En dehors de ces conditions, mieux vaut assurément la taille. Notez qu'il n'est pas possible de comparer entre elles les deux méthodes rivales, comme nous pourrions comparer entre elles certaines autres opérations, — deux procédés d'amputation de jambe par exemple. Et il ne faut pas se dissimuler ce fait, à savoir que deux chirurgiens expérimentés peuvent retirer de la taille des résultats sensiblement les mêmes à la longue, tandis que la lithotritie pourra, entre leurs mains respectives, donner des résultats absolument dissemblables, et constituer en réalité des méthodes opératoires qui n'ont de commun que le nom. C'est ainsi qu'un jeune chirurgien qui commence sa carrière pourra très bien pratiquer admirablement une taille latéralisée des plus réussies, tandis qu'il lui faudra une expérience consommée pour arriver à bien faire la lithotritie. Il est donc impossible de comparer entre elles les deux méthodes, ou de déterminer leur valeur respective, sans tenir compte de cet élément de la question.

A vous qui êtes ici en qualité d'élèves, je vous conseille d'opter plutôt pour la taille que pour la lithotritie dans les cas douteux ou difficiles qui pourront se présenter dans votre clientèle, alors que vous en serez à vos débuts; et cela dans tous les cas, sauf ceux où le calcul sera de très faible volume, jusqu'à ce que vous ayez acquis une certaine habileté dans le maniement du brise-pierre. Ne vous hasardez pas à entreprendre la lithotritie pour les calculs un peu gros, avant d'avoir pu acquérir un certain degré d'expérience en broyant de petites pierres.

Messieurs, de quelque côté que nous envisagions ces questions si importantes, il s'en dégage toujours une considération capitale, un enseignement de premier ordre, que voici : *Efforcez-vous de reconnaître de bonne heure la présence des calculs vésicaux.* Quand la pierre n'est pas reconnue avant d'avoir acquis un volume considérable, c'est qu'il y a eu *faute commise.* Lorsque le calcul est petit, il peut être broyé en une ou deux séances au plus, et presque sans danger. L'indication de la taille est alors supprimée, et l'état des reins ne saurait guère causer d'inquiétude. Jamais jusqu'à présent je n'ai perdu de malade dont le calcul ait pu être reconnu et broyé alors que ses dimensions étaient encore faibles, et je compte bien ne jamais en perdre dans ces conditions.

LEÇON XXIV

Période initiale et traitement préventif des affections calculeuses. — Origine locale et constitutionnelle des calculs. — Calculs d'acide urique. — Hérédité. — Symptômes. — Urines sédimenteuses. — Persistance de ce symptôme. — Graviers. — Rapports avec la goutte. — Prophylaxie. — Usage des alcalins. — Eau de Vichy. — Carbonate de soude. — Diurétiques. — Action du foie sur la production des calculs. — Eaux minérales naturelles : 1° salines : Eau de Püllna, d'Hunyadi-Janos, de Friedrichshall, de Marienbad, de Carlsbad, de Franzensbad ; 2° alcalines : Vichy, Vals, Evian, Contrexéville. — Saison thermale et cure à domicile. — Sels de Carlslad et sulfate de soude. — Mercuriaux.

Messieurs,

Nous avons récemment étudié et discuté à fond les différentes méthodes généralement employées pour le traitement chirurgical des calculs vésicaux. Vous avez eu d'ailleurs fréquemment l'occasion de me les voir appliquer, puisque, rien que dans ces trois dernières semaines, j'ai pratiqué devant vous dans mes salles onze opérations de ce genre, qui toutes ont été couronnées de succès.

Mais, quelque satisfaisant que soit ce résultat, il laisse encore sans réponse, à mon avis, une grave et importante question relative au traitement de l'affection calculeuse, et qui ne le cède en rien comme intérêt à celles que nous avons examinées ensemble jusqu'à présent.

Cette question, à laquelle je me propose d'essayer de répondre aujourd'hui, est la suivante :

Existe-t-il dans le cours de l'affection calculeuse, que celle-ci provienne des reins ou de la vessie, qu'elle soit à l'état de gravelle, de concrétion ou de pierre, une période durant laquelle il serait possible de prévenir la formation d'un dépôt considérable et d'éviter une intervention instrumentale pour débarrasser les voies urinaires de leur contenu pathologique?

Certes, il est permis de qualifier d'admirables les résultats que nous donnent aujourd'hui la lithotritie et la taille, et d'immenses les progrès réalisés actuellement dans l'art chirurgical pour débarrasser la vessie d'un calcul. Et cependant, je ne crois pas me tromper en disant que bien peu d'hommes consentiraient à nous laisser cueillir de pareils lauriers sur leurs propres personnes, s'ils pouvaient faire autrement. Tous aimeraient infiniment mieux qu'on trouvât un moyen de prévenir ou d'arrêter la formation de leur calcul au premier symptôme, que d'être exposés à se la voir extraire, même avec toute l'habileté chirurgicale la plus parfaite.

Mais, je me hâte de répondre à la question posée tout à l'heure en vous donnant l'assurance formelle que nous sommes puissamment armés pour entraver la production des matériaux d'un calcul à presque toutes les périodes de l'affection, et même pour l'empêcher à peu près complètement, si le malade se soumet au traitement approprié.

Toutefois, avant d'aborder dans tous ses détails l'étude du traitement qui peut nous donner de tels résultats, nous avons une question préjudicielle à résoudre, qui est la suivante : « Parmi les différentes variétés de calculs vésicaux, toutes se prêtent-elles également à l'action des moyens préventifs ? »

L'origine de tout calcul, vous le savez, est locale ou constitutionnelle. Par *locale*, j'entends une origine qui trouve ses conditions de production dans une affection du réservoir urinaire, et nullement dans un vice de tout l'organisme; par *constitutionnelle*, je désigne une origine liée à une influence morbide générale, à une aberration du processus nutritif inhérente à l'économie tout entière. La grande majorité des calculs rénaux et vésicaux est d'origine constitutionnelle. Les concrétions d'origine locale, vous le savez, ne peuvent être enrayées dans leur formation que par des moyens mécaniques ; il s'agit constamment ici d'éliminer la matière calculeuse dont les éléments ont pris naissance dans la vessie, et vous avez pour accomplir cette tâche : les lavages simples, les dissolvants, le broiement suivi d'évacuation. Quant à celles d'origine constitutionnelle, — les seules dont je me propose de vous entretenir aujourd'hui, — leurs principes viennent du sang, et l'on ne peut songer un instant aux moyens mécaniques pour les prévenir.

L'observation nous apprend que, sur vingt pierres qui ont cette dernière origine (constitutionnelle), dix-neuf sont formées d'acide urique et une d'oxalate de chaux (1). Quant aux calculs phosphatiques d'origine constitutionnelle, ils sont excessivement rares. Pratiquement, le problème se réduit donc à ces termes :

Quel est le meilleur moyen de prévenir la formation d'un *calcul d'acide urique ?*

Prenons le cas à son début, alors qu'il n'existe encore que des dépôts permanents d'acide urique dans l'urine. Nous pourrions même, en remontant plus haut, trouver dans les conditions d'*hérédité* les premiers germes de l'affection ; vous en avez vu précisément un exemple dans nos salles. Rappelez-vous ce malade, porteur d'un calcul d'acide urique, qui nous disait que « son père avait souffert de la gravelle ou de la pierre pendant les vingt dernières années de sa vie ». Les résultats de mon expérience à ce sujet sont, pour ainsi dire, univoques. Presque constamment, lorsqu'un malade vient me trouver pour une production urique dans la vessie,

(1) Les concrétions mixtes d'oxalate de chaux et d'acide urique égalent en fréquence les calculs purement uriques, de sorte que pratiquement nous pouvons nous borner à la mention de ces derniers.

j'apprends que l'affection calculeuse, ou bien, et plus souvent encore, la diathèse goutteuse a déjà fait son apparition dans la famille. Je regarde conséquemment la lithiase comme héréditaire à un haut degré.

Nous disons du cancer, et spécialement du tubercule, qu'ils se transmettent avec le sang d'une génération à l'autre. Eh bien, je doute fort que l'hérédité de ces deux diathèses soit aussi fatale que la prédisposition aux dépôts d'acide urique, sous une forme ou sous une autre. Je me suis fait une règle d'interroger à ce point de vue tous les malades qui m'arrivent pour cette affection; et, quoique je ne sois pas à même pour le moment de parler chiffres en main, je puis vous dire que, dans la grande majorité des cas, la gravelle ou la goutte (dont je me réserve de vous démontrer l'identité originelle) a exercé ses ravages dans la génération précédente. Le contraire est certainement rare.

L'influence héréditaire ne s'affirme sans doute pas avec une égale énergie dans toutes les familles. A côté de personnes qui, dès leur trentième année, quelquefois plus tôt, voient dans leurs urines des dépôts persistants d'acide urique, vous en trouverez d'autres qui n'en sont affectées qu'à quarante ou même à soixante ans. En général, la précocité du mal donne assez exactement la mesure de l'intensité de l'influence héréditaire et de l'opiniâtreté de l'affection.

Voyons maintenant par quels signes la maladie commence à se révéler.

D'ordinaire, le premier phénomène qui attire l'attention consiste en l'apparition fréquente d'un sédiment rouge-brique que l'urine, en se refroidissant, laisse déposer au fond et sur les parois du vase dans lequel elle a séjourné. D'autres fois aussi, la surface de l'urine se recouvre d'une mince pellicule, qui reflète vaguement les couleurs du prisme. Au moment de son émission, le liquide est parfaitement clair et de coloration normale, et c'est seulement au bout de quelques instants qu'il devient trouble et opaque, ressemblant dans certains cas à un mélange de rhubarbe et de magnésie. En somme, ces transformations ne se produisent que sous l'influence du refroidissement. Aussi, ces phénomènes s'observent-ils plus souvent en hiver qu'en été, lorsqu'il fait plus chaud. Ce n'est là qu'un fait de précipitation de sels qui, solubles à une certaine température, se déposent à mesure que le liquide se refroidit, et peuvent se dissoudre de nouveau si la solution vient à récupérer sa température primitive.

Les malades conçoivent généralement de ces urines sédimenteuses une inquiétude aussi vive que peu fondée : il n'y a en effet que la permanence, la continuité des précipitations briquetées qui soit un signe sérieux de la dyscrasie constitutionnelle connue sous le nom de « diathèse urique ». Je dis à dessein *continuité*, *persistance*, ou tout au moins *répétition fréquente* du phénomène ; car, en dehors de toute prédisposition héréditaire, que nous prenions, vous ou moi, par exemple, soit un peu plus de bière que d'habitude, soit à titre d'extra dans un bon dîner un verre de champagne ou quelques verres de porto, nous pourrons trouver le lendemain matin nos urines fortement chargées. La sécrétion, au lieu de sa limpidité ordinaire, présentera peut-être l'aspect d'une légère purée de pois, et, en inclinant le vase, vous verrez sur ses parois, passez-moi le mot, une véritable échelle de marée, je veux dire un cercle rougeâtre indiquant la hauteur à laquelle est arrivé le liquide ; et tout cela, je le répète, se dissout par la chaleur. Les mêmes phénomènes se produisent d'ailleurs aussi quelquefois à la suite d'un exercice violent et inaccoutumé qui a provoqué une transpiration abondante ; il ne reste alors dans l'économie qu'une quantité de liquide insuffisante pour dissoudre les sels de l'urine, et celle-ci se fonce en couleur en même temps qu'elle se charge d'une proportion inusitée de matériaux solides.

L'opacité de l'urine, quelle qu'en soit d'ailleurs la teinte, — depuis le rose tendre jusqu'au rouge sombre, — n'indique pas autre chose qu'une abondante et rapide production d'urates, soit de soude, soit de potasse ou de chaux, etc., mélangés en proportions diverses. Mais si, sans aucun écart de régime — et l'ingestion d'une très faible quantité d'une boisson alcoolique quelconque est bien le moindre qu'on puisse se permettre — les urines du malade revêtent habituellement les caractères que je viens de vous indiquer ; si elles laissent déposer, entre temps et à courts intervalles, un sédiment d'acide urique caractérisé par une poussière cristalline collectée au fond du vase et semblable à de la poudre de poivre de Cayenne ou à de la brique pilée ; si enfin le phénomène se manifeste à une époque peu avancée de la vie, avant quarante ans, par exemple, le doute n'est plus permis ; il s'agit bien cette fois d'une tendance confirmée, héréditaire ou acquise, à la production d'acide urique. Bien que l'hérédité joue le principal rôle dans la production de cette diathèse, celle-ci néanmoins peut provenir du genre de vie et du régime défectueux de l'individu.

Voici un échantillon d'urine très trouble, comme vous voyez, en raison des divers urates qui s'y trouvent en suspension, et qui va me servir à répéter devant vous une expérience qui vous est sans doute familière : car vous me la voyez souvent pratiquer dans les salles de notre service.

Je chauffe le liquide..... Remarquez comme il se clarifie à mesure que sa température s'élève. Je vais à présent le laisser reposer, et dans quelques instants, pendant le cours même de cette conférence, vous le verrez se troubler de nouveau en se refroidissant. Pareille chose, je le répète, peut se produire avec les urines de l'homme le mieux portant, et ce n'est que la persistance du symptôme sans qu'aucun écart de régime ait eu lieu, qui doit éveiller en vous l'idée d'un état pathologique, et vous faire conclure à la nécessité d'un traitement.

Nous connaisons maintenant l'histoire de la maladie jusqu'à cette phase qui est caractérisée par la production de petits cristaux semblables à de la poudre de poivre de Cayenne. J'en ai ici quelques jolis spécimens qui ont été recueillis chez des malades dont les urines en contenaient habituellement. Ils sont formés en grande partie de rhomboèdres transparents d'acide urique, dont vous avez souvent admiré la beauté sous l'objectif du microscope.

Certains malades peuvent en rendre tous les jours et d'une façon continue, sans aucun malaise et sans aucune souffrance. D'autres en voient apparaître périodiquement de grandes quantités dans leurs urines, mais dans l'intervalle on n'y observe que peu ou point de dépôt. A chaque retour de la manifestation urique, le patient éprouve des douleurs lombaires ou au-dessus de la hanche, avec une gêne s'étendant à l'aine et au testicule; le tout peut être accampagné de malaises et de nausées : on dit alors qu'il a une *attaque de gravelle*. Il se sent soulagé après la crise, qui, semblable à un orage qui éclaircit l'air, l'a débarrassé pour un certain temps d'un excès de matières dans l'appareil urinaire. Quelquefois, les désordres sont infiniment plus graves et il devient évident alors qu'on se trouve en présence d'un gravier effectuant sa migration du rein dans la vessie. J'ai la conviction que beaucoup de malades, qui ont eu des symptômes ordinaires du passage des calculs rénaux, ont été simplement sous l'influence d'un *orage d'acide urique*, si je puis l'appeler ainsi, et que beaucoup de concrétions calcaires ont été éliminées à l'état soluble, et non sous forme de gravelle, quoique l'accès ait été accompagné de douleurs assez violentes pour laisser croire qu'on avait rendu un calcul, ou tout au moins qu'il s'en était formé un.

Ces attaques se reproduisent à intervalles variables ; tout ce qu'on peut dire, c'est que le temps ne fait qu'en augmenter l'intensité et la fréquence, à moins que l'affection ne soit enrayée par un traitement convenable.

A une époque plus éloignée encore du début, le malade rend par l'urèthre de petites concrétions, véritables calculs en miniature, plus connus sous le nom de *graviers*, et qui ne sont autre chose que l'agglomération de ces mêmes cristaux en petites masses arrondies. Ces derniers, à leur tour, finissent par augmenter de volume. Ils peuvent atteindre la grosseur d'un pois ou même d'un haricot; mais, au fond, c'est toujours le même produit, c'est-à-dire de l'acide urique combiné en proportion variable avec les différentes bases que je vous ai déjà citées.

Ces accès sont généralement accompagnés par une douleur exacerbante dans les régions déjà mentionnées, par des vomissements violents, qui durent quelques heures; puis le calme survient presque subitement. En même temps, le patient rend en plus ou moins grande abondance et sans s'en douter des concrétions graveleuses parfois assez volumineuses ou même de petits calculs; il ne s'en aperçoit d'ordinaire qu'en les voyant dans le vase. J'ai rencontré un certain nombre de malades ayant rendu de ces graviers pendant plusieurs années sans en éprouver aucune douleur ni même aucun signe de leur existence. Mais, quand le passage d'un gravier est douloureux et difficile, il est bien rare qu'il ne se manifeste pas quelque modification du côté des urines. Parfois, celles-ci sont simplement rares et plus foncées; d'autres fois, elles sont teintées de sang ou même laissent déposer une matière noirâtre qu'on a comparée au *marc de café*.

Avant d'aller plus loin, permettez-moi de vous exposer les raisons de l'étroite *parenté* qui existe, à mon sens, *entre les manifestations goutteuses et l'apparition de l'acide urique dans la sécrétion rénale.*

Un fait m'a d'abord frappé : l'alternance fréquente des deux maladies d'une génération à l'autre. Ainsi, la goutte sévit-elle dans une génération, la gravelle se montrera souvent dans la génération suivante, pour faire de nouveau place à la goutte dans la troisième. Bien plus, le même individu peut éprouver alternativement des crises de goutte et des attaques de gravelle. J'ai vu, pour mon compte, un malade qui était tourmenté depuis des années par la goutte, et dont les douleurs arthritiques disparurent un jour inopinément pendant plusieurs mois, au bout desquels je trouvai tout formé dans la vessie un calcul d'acide urique.

L'analyse chimique vient à son tour confirmer les données de l'observation. L'identité de composition est complète entre les produits de la gravelle et les dépôts crayeux qui, à une phase avancée de la goutte, ravagent et déforment les articulations des patients : c'est encore et toujours de l'acide urique, habituellement sous forme d'urate de soude. Les deux maladies procèdent donc, à n'en pas douter, d'une commune origine : ce sont deux séries de phénomènes se rattachant à une seule et même cause : la dyscrasie urique.

Quelles sont nos ressources *prophylactiques* contre cette condition mordide? Par quel mode de traitement pouvons-nous arrêter les progrès incessants de la diathèse ? Comment nous opposer, du moins, à la formation d'un calcul dont les dimensions ne nous permettraient plus d'espérer la sortie spontanée ?

D'une manière générale, je suppose — ce qui n'est malheureusement pas toujours vrai — que les malades nous arrivent d'assez bonne heure. Il y a d'abord une première catégorie de patients qu'il faut, avant tout, rassurer : ce sont ceux qui conçoivent des craintes excessives dès les premiers indices de l'affection, et regardent comme une grosse affaire un simple épaississement de leurs urines ou l'apparition fortuite d'un sédiment briqueté. J'ai vu des personnes devenir presque hypochondriaques pour n'avoir pas su que ces dépôts n'ont, au début, que peu d'importance, et cèdent aisément à une médication rationnelle. Il convient d'arracher les malades à cette fâcheuse impression et de leur expliquer la nature de ces concrétions dont l'apparition n'est pas le fait d'une maladie, mais seulement de la production exagérée d'une substance normale. Il s'agit de leur faire comprendre que la forme primitive et naturelle de l'urine est l'état solide plus ou moins cristallisé, et que certains animaux l'excrètent même de cette façon ; tandis que, chez nous, l'urine doit être convertie en solution afin qu'elle puisse s'emmagasiner dans la vessie. Le degré de concentration de cette solution subit d'ailleurs des variations proportionnées aux irrégularités, accidentelles ou habituelles, du régime et de l'existence ; et les sables, les graviers ou les calculs se développent dans cette solution, quand, par suite de certaines conditions morbides, elle reste trop concentrée.

L'urine, dans ces circonstances, offre généralement une réaction très acide, due à la présence d'une très forte proportion d'acide urique. Mais, les malades n'en éprouvent aucune gêne, car d'ordinaire la vessie supporte aussi bien, sinon mieux, une urine franchement acide que si elle était neutre. Néanmoins, c'est sur le degré d'acidité qu'on a pris l'habitude de baser le traitement de l'affection ; et ce principe, presque universellement adopté, n'est pas toujours justifié. C'est ainsi qu'à un malade, ayant les urines acides, on prescrit toujours une médication alcaline prolongée, et que, avec moins de raison encore, si l'urine est neutre ou alcaline, on administre sans relâche les acides minéraux. Cette manière simple — trop simple en vérité — d'envisager la question domine, pour ainsi dire, souvent l'ensemble du traitement. Dans le premier cas, on ordonne largement la potasse (bicarbonate ou citrate), la soude, la lithine, le benzoate d'ammoniaque, les eaux minérales naturelles de Vichy, d'Evian ou de Vals (carbonate de soude), de Contrexéville (sulfate de chaux et un peu de carbonate de soude), ou de quelque autre source alcaline, à laquelle on envoie même le malade faire une cure, là ou ailleurs. La principale des substances alcalines est, comme vous voyez, le carbonate de soude ; mais, que ce soit celle-là ou une autre, du moment qu'on en fait usage, les sédiments de l'urine disparaissent; l'acide urique ne se précipite plus, et, comme corollaire, la sécrétion rénale devient moins irritante, et tous les symptômes s'amendent considérablement ou même se dissipent tout à fait. Il va sans dire que le malade assiste avec satisfaction à cet éclaircissement chaque jour plus prononcé de ses urines, ainsi qu'à la disparition progressive des dépôts qui la troublaient jadis.

Vous me demanderez sans doute ce qu'on peut désirer de plus. Voici ma réponse : vous n'avez fait que rendre l'ennemi invisible, vous ne vous en êtes nullement débarrassés ; vous n'avez en aucune manière enrayé la production excessive de l'acide urique, cause de tout le mal. L'organisme en fabrique tout autant qu'auparavant; seulement, l'acide urique et les urates étant solubles dans les alcalis, vous en dissimulez la présence, rien de plus. Vous savez l'histoire de l'autruche qui, poursuivie par les chasseurs, cache sa tête dans un buisson, et se figure être en sûreté parce qu'elle ne voit plus ses ennemis. Telle est exactement la somme de sécurité que vous donnerez à votre malade, si vous vous reposez uniquement sur l'eau de Vichy et les alcalins. L'acide urique deviendra invisible à vos yeux, mais c'est tout. Certainement, l'état général du patient pourra bénéficier quelque peu de l'usage des alcalins; mais le bénéfice réel sera toujours bien inférieur à l'amélioration apparente, et, dès qu'on cessera le remède, les sédiments se montreront de nouveau. De plus, je pense qu'il y a lieu d'admettre que de grandes quantités d'alcalins pris habituellement exercent une influence nuisible sur les viscères.

Les diurétiques ont été employés d'après le même principe : ils sont passibles des mêmes reproches que les alcalins. Des agents médicamenteux, tels que le nitrate et l'acétate de potasse, produisent une notable augmentation de la partie aqueuse de l'urine relativement à la proportion des éléments solides, et ceux-ci se trouvent conséquemment dissous. J'en dirai autant d'un diurétique éminemment populaire et fort répandu dans le public — je veux parler de l'eau additionnée de *gin* ou de *whisky* — que certains malades absorbent si ponctuellement et si largement dès qu'il leur a été permis d'en user. Dans tous ces cas, on ne réussit qu'à stimuler davantage l'activité rénale, déjà trop grande cependant. Vous n'arrivez pas ainsi à guérir le malade de sa gravelle, trop heureux encore si vous n'aggravez pas son état par de telles médications.

Je vais maintenant essayer de vous donner un aperçu de mes idées et de mes observations personnelles au sujet de la pathogénie de la diathèse urique ; les conclusions que nous en tirerons en vue d'instituer un traitement réellement efficace auront ainsi plus de valeur. Les éventualités professionnelles m'ont déjà mis bien souvent aux prises avec ce problème. Tantôt, je me suis trouvé en présence de calculeux que j'avais déjà opérés une première fois et qui venaient demander mes conseils afin de s'éviter dans l'avenir une seconde opération. Tantôt, il s'est agi d'autres personnes qui, sachant que je m'occupais de la question, venaient me consulter, dès l'apparition des premiers symptômes, avec le ferme espoir de conjurer le résultat final de l'affection, c'est-à-dire la pierre.

J'établis en principe que les manifestations goutteuses, aussi bien que la production excessive d'acide urique dans la sécrétion rénale, sont le résultat d'une assimilation imparfaite imputable au tube digestif lui-même ou aux organes qui lui sont unis par une étroite solidarité fonctionnelle. Le peu de temps dont je dispose m'oblige à la concision; malheureusement aussi le peu d'étendue de nos connaissances sur la matière ne me permettrait peut-être pas d'entrer dans des détails beaucoup plus circonstanciés.

Je sais très bien, Messieurs, qu'en pratique on ne se fait pas scrupule de parler sur un ton connaisseur du foie, de ses fonctions, de ses conditions hygides et morbides, etc.; mais, ce qu'il y a de positif, c'est que sur toutes ces choses nous avons encore beaucoup à apprendre. Il n'y a pas encore bien longtemps, nous raisonnions et nous agissions comme si la structure et la physiologie hépatiques n'avaient plus pour nous de mystères; pourtant, dans ces trente dernières années, Claude Bernard, Pavy et tant d'autres ont remué de nouveau cette partie du champ de la science, et nous ont appris, au flambeau de l'expérimentation, l'insuffisance de nos connaissances à l'endroit des fonctions du foie dans l'état normal et, à plus forte raison, dans l'état pathologique. Si un fait paraissait démontré, surtout depuis les travaux d'Abernethy, c'est assurément l'action spécifique du mercure sur le foie; eh bien, aujourd'hui nous avons des motifs de croire que cette action n'existe pas du tout. On savait bien, il est vrai, que d'autres substances partageaient avec le mercure cette action élective sur la glande hépatique; mais il ne serait jamais venu à l'idée de personne de contester à la fameuse drogue le pouvoir d'augmenter, au gré pour ainsi dire du thérapeutiste, la sécrétion biliaire. Ce n'est pas mon affaire de discuter devant vous ce qu'il peut y avoir de vrai ou de faux dans cet ancien dogme. Cependant il paraît démontré que nous ne devons plus guère y ajouter foi. Notez bien que je n'entends aucunement diminuer la valeur de la thérapeutique dirigée d'ordinaire contre les symptômes d'une lésion bien connue du foie.

Donc, en vous parlant ici de « manque d'activité » ou de *paresse du foie*, je n'entends me servir que de termes provisoires, qui, pour tout le monde ou à peu près, désignent un certain groupe de symptômes tels que l'insuffisance habituelle ou fréquente des sécrétions intestinales, la perte plus ou moins complète de l'appétit, la lenteur et la difficulté des digestions; avec leur cortège habituel de migraines, de nausées, de dépression générale, etc... Certains de ces symptômes peuvent d'ailleurs manquer, si le régime alimentaire du malade est scrupuleusement ordonnancé, ou bien encore si le sujet vit au grand air et se donne beaucoup d'exercice. Dans les cas contraire, l'irrégularité des fonctions gastriques apparaît, et avec elle le cortège de souffrances nombreuses et variées que vous connaîssez.

Tout cela est-il dû réellement à l'inactivité hépatique ? — Je ne saurais l'affirmer d'une façon positive, mais là n'est pas la question ; il suffit pour le moment que nous nous entendions sur l'état pathologique lui-même, et je suis obligé, pour le désigner, de me servir des termes en usage, jusqu'à ce que de plus corrects leur aient été substitués.

Eh bien, Messieurs, au fond de cette tendance de l'organisme à produire de l'acide urique en excès, réside souvent ce que l'on désigne sous le nom de *paresse hépatique*. Le foie, ou quelque autre organe congénère, ne sécrète pas autant qu'il le devrait et faillit à son rôle éliminateur; une tâche supplémentaire ou compensatrice incombe alors aux reins, et de là la présence dans la sécrétion de ces glandes d'une quantité anormale d'urates : les matières solides, ou plutôt quelques-unes des matières solides, qui entrent dans la composition physiologique de l'urine, augmentent sensiblement. La proportion d'urée n'est pas nécessairement accrue, mais celle de l'acide urique l'est constamment, et l'urine en charrie des masses relativement énormes, non seulement à l'état de dissolution, mais aussi sous forme de dépôts cristallins.

L'acide urique est tout à fait insoluble dans l'eau; si une certaine quantité peut être éliminée à l'état de dissolution, ce n'est qu'à la faveur de la température élevée que possède l'urine tant qu'elle est renfermée dans la vessie. Lorsque le liquide, une fois rejeté, aura perdu sa température physiologique, qu'il sera tombé par exemple à 15 ou 20°, l'acide se déposera. Enfin, si la proportion d'acide urique est encore plus considérable, la température organique ne suffira plus à le maintenir dissous, et c'est dans les voies urinaires mêmes que nous le verrons se précipiter. Dès son arrivée dans le rein, l'urine abandonne parfois des graviers; et ces graviers, s'ils ne sont pas expulsés, donneront plus tard naissance à un calcul qui sera d'abord rénal, mais deviendra tôt ou tard, dans la majorité des cas, une véritable pierre vésicale.

Si c'est réellement ainsi que les choses se passent, vous comprenez à présent, Messieurs, pourquoi la formation d'un gravier urique ne peut nullement être considérée comme l'expression d'un état pathologique constant des glandes rénales. Bien au contraire, si les reins font de mauvaise besogne, c'est parce qu'ils sont sains et qu'ils suppléent par leur suractivité à la torpeur et à l'insuffisance fonctionnelle de quelque autre organe. Le vrai remède ne sera donc pas de stimuler par des diurétiques les reins qui déjà ne travaillent que trop, ni de fouetter — passez-moi cette comparaison — le limonier qui tire de toutes ses forces, mais de chercher dans l'attelage le cheval qui ne tire pas assez. Or, le paresseux de l'attelage organique est presque toujours le foie, dans le sens et sous les réserves que je viens de vous exposer.

Donc, dans votre thérapeutique, vous poursuivrez avant tout le but que voici : stimuler les fonctions sécréto-excrémentitielles des premières voies, sans porter atteinte à leur énergie vitale. Nous trouvons assurément dans le mercure un précieux agent pour remplir cette indication. Il est incontestable qu'administrés à propos et à doses modérées, les *mercuriaux* amendent d'une façon très heureuse l'appareil symptomatique que nous avons actuellement en vue. Cependant je ne pense pas que, dans l'espèce, les préparations hydrargyriques soient à la hauteur, comme efficacité et comme innocuité, d'un autre genre de modificateurs, je veux dire de certaines eaux minérales naturelles. Pour provoquer l'activité fonctionnelle du foie dans la maladie qui nous occupe, je compte bien plus sur les bons effets de cette médication hydrominérale que sur l'action du *taraxacum*, de l'*acide nitrique*, du *podophyllin*, des *alcalins* et autres drogues considérées, en pareil cas, comme des « succédanés du mercure » et des « stimulants du foie ».

Les *eaux minérales* auxquelles je fais allusion font partie d'un groupe de sources naturelles qui contiennent toutes du sulfate de soude associé ou non au sulfate de magnésie et à d'autres sels moins importants. Nous allons les étudier ensemble au double point de vue de leur composition et de leurs propriétés thérapeutiques.

Je vous prierai de vouloir bien oublier, pour le moment, vos connaissances posologiques à l'endroit des substances salines que toutes ces eaux tiennent en dissolution : car de petites quantités médicamenteuses, à raison de l'état moléculaire qu'elles revêtent dans les eaux minérales, agissent beaucoup plus puissamment qu'elles ne le feraient dans une solution obtenue par les procédés pharmaceutiques ordinaires. Vous allez me demander, sans doute, la preuve de ce que j'avance; je suis tout prêt à vous la donner, mais non sans vous avoir d'abord bien fait observer qu'il n'y a absolument rien de commun, soit comme quantité, soit comme mode d'administration, entre les petites doses médicamenteuses que représentent les eaux minérales et les doses infinitésimales de l'homœopathie. Or, vous savez qu'en donnant, par exemple, à A 30 grammes de sel d'Epson, et à B 15 grammes, vous purgez A et B. Eh bien, vous pouvez obtenir, chez A comme chez B, un effet identique avec une dose cinq fois plus faible, si cette dose a été préparée au laboratoire de la nature, sous forme d'eau minérale. C'est là un fait aussi curieux que parfaitement acquis et que je vous donne tel qu'il est, sans me permettre aucune hypothèse pour l'expliquer. Comme preuve de la supériorité d'action que possèdent les combinaisons salines fournies par les sources naturelles, je vous citerai l'expérience suivante :

Faites évaporer avec soin, comme je l'ai fait moi-même, et jusqu'à siccité, une certaine quantité d'eau minérale; vous verrez que les sels cristallisés qui formeront le résidu ne diffèrent pas sensiblement, comme énergie d'action, des mêmes sels obtenus par les procédés chimiques ordinaires et qu'on trouve dans toutes les pharmacies. L'évaporation les aura privés d'une partie des propriétés qu'ils possédaient dans l'eau mère. Vous voyez de suite l'importance qu'il y a pour nous à n'employer que les eaux minérales naturelles, puisque les eaux dites artificielles, pour si bien qu'elles soient préparées, ne sont, en définitive, que des produits pharmaceutiques dépourvus des propriétés spéciales aux agents qu'ils sont destinés à remplacer.

Le tableau synoptique ci-après indique par 640 grammes la composition des eaux en question. Je n'y ai mentionné ni le chlorure de sodium, ni quelques autres substances aussi peu importantes. J'ai placé à la suite deux eaux minérales alcalines bien connues.

SOURCES.	Sulfate de soude.	Sulfate de magnésie.	Carbonate de soude.	Autres substances.
Salines :	gr.	gr.	gr.	
Püllna	10,50	8	—	—
Hunyadi-Janos	10	9,88	—	—
Friedrichshall	3,90	3,25	—	Légères
Marienbad (Kreuzbrunnen).	3,20	—	55	traces de fer
Carlsbad (Sprudel)	1,75	—	90	id.
Franzensbad	2	—	40	id.
Alcalines :				
Vichy (Célestins)	0,20	—	2,93	id.
Vals (Madeleine)	—	—	4,35	id.

La plus puissante de toutes ces sources est celle de *Hunyadi-Janos* en Hongrie, qui contient environ 10 grammes de sulfate de soude et 10 grammes de sulfate de magnésie par pinte [640 grammes]. Après elle vient celle de *Püllna* qui lui est presque égale, qui contient environ 10 grammes de sulfate de magnésie par pinte [640 grammes] (1). Ces mêmes

(1) La grande consommation d'eaux minérales naturelles amères et purgatives d'Allemagne, que l'on fait en Angleterre, a déterminé l'apparition dans le commerce de plusieurs espèces nouvelles, que l'on a prétendues plus actives et « plus riches ». On devrait savoir que, s'il existe dans ces eaux une plus forte proportion de sel purgatif, ce résultat n'est obtenu que par une évaporation artificielle de l'eau provenant de la source. On n'y maintient une certaine quantiré de sels qu'en portant l'évaporation à un point déterminé par le poids spécifique de la solution. La partie aqueuse ayant été ainsi artificiellement diminuée, rien ne s'oppose à ce qu'on ajoute au produit une quantité considérable d'eau chaude quand on s'en sert ici, afin de diluer la solution, mais surtout afin d'élever la température du liquide au moins à celle de l'intérieur du corps humain, condition qui semble rendre l'action plus certaine et plus prompte.

La différence dans la composition de ces eaux n'est pas sensible :

quantités de sels achetées dans le commerce détermineraient un effet purgatif suffisant dans la plupart des cas. Mais, il ne faut pas donner au malade une pinte [640 grammes] d'eau minérale purgative ; 150 grammes environ constituent une dose convenable. En général, je n'aime pas beaucoup l'eau de Püllna pour atteindre le but que nous nous proposons ; elle purge trop, donne souvent des coliques et inspire à certains malades un dégoût parfois insurmontable ; l'eau d'Hunyadi-Janos ne présente pas autant ces inconvénients. Pour la plupart des malades, 2 grammes de sulfate de magnésie dans une eau minérale naturelle suffisent comme purgatif moyen. Si nous prescrivons l'eau de Friedrichshall, qui pour une pinte [640 grammes] ne contient pas 4 grammes de sulfate de soude et 3 grammes de sulfate de magnésie, nous pourrons en ordonner seulement une dose de 250 à 280 grammes; pour beaucoup de personnes, 200 à 220 grammes seront bien assez. Je regarde même 225 grammes comme une bonne dose moyenne qu'il ne faudra prendre que coupée et tiédie par son mélange avec un tiers ou une moitié d'eau chaude.

Il n'y a pas grande différence entre l'eau de Friedrichshall et l'eau d'Hunyadi-Janos ; néanmoins, deux tiers de dose de celle-ci équivalant à une dose entière de celle-là, il vaut mieux prescrire la seconde. Si vous prenez un verre de l'une de ces deux eaux tout à fait au commencement de la matinée, c'est-à-dire une heure avant le premier déjeuner, lequel doit être un repas très léger, composé d'une ou deux tasses de l'aliment liquide chaud (thé, café, etc...) dont on a l'habitude, vous aurez probablement peu de temps après une selle abondante et facile, peut-être deux.

Remarquez que vous aurez obtenu ce résultat avec 1gr,75

celles qui contiennent beaucoup plus de sulfate de soude que de sulfate de magnésie sont préférables, à mon avis, relativement à la question qui nous occupe.

de sulfate de soude et 1gr,33 de sulfate de magnésie qui n'auraient produit aucun effet appréciable, si vous les aviez achetés chez un pharmacien. Vous auriez peut-être éprouvé un léger malaise; mais, à coup sûr, pas la moindre exonération intestinale. Je le répète: si vous évaporez au bain-marie une certaine quantité d'eau de Friedrichshall ou d'Hunyadi-Janos, de manière à recueillir tout le résidu de l'eau de cristallisation, c'est-à-dire un sel aussi parfait que celui des pharmacies, et que vous administriez quatre fois plus de résidu que n'en contient la dose efficiente d'eau naturelle, vous n'obtiendrez pas d'effet aussi considérable ni aussi certain qu'avec la faible quantité d'eau naturelle dont je vous parlais à l'instant. Il est donc évident que quelque chose, que je ne prétends pas être à même d'expliquer, distingue l'action des eaux minérales de celle des produits pharmaceutiques. Je vous ferai remarquer aussi que l'action des eaux minérales purgatives sur certains malades est telle que plus longtemps ils en absorbent, et moins il leur en faut pour obtenir le résultat désiré. Si par exemple vous prenez un matin 190 à 200 grammes d'une de ces eaux mélangés avec 120 grammes d'eau chaude ordinaire et qu'il s'ensuive une garde-robe immédiatement après le déjeuner, le lendemain matin il suffira de 150 grammes d'eau purgative, et le surlendemain ou deux jours après 100 à 120 grammes, pour produire le même résultat. Il est même possible qu'au bout d'une dizaine de jours il ne soit pas nécessaire d'aller à 100 grammes.

L'eau qui vient ensuite sur notre tableau est l'eau de *Marienbad*. Celle-ci ne contient pas de sulfate de magnésie; mais elle renferme par pinte (640 grammes) 3gr,20 de sulfate de soude, 55 centigrammes de carbonate sodique et une petite quantité de fer. Elle est en outre suffisamment riche en acide carbonique libre pour constituer une boisson légèrement gazeuse, et, jusqu'à un certain point, agréable. Il n'en faut guère plus d'une demi-pinte (320 grammes) pour procurer, dans la majorité des cas, une selle facile. Exposée à l'air pendant un jour ou deux, elle abandonne un précipité notable d'oxyde de fer; elle est donc un peu ferrugineuse, mais ce n'est là qu'une de ses propriétés secondaires. Cette eau est excellente pour les personnes qui n'ont pas besoin d'un purgatif très énergique ; et l'association du fer et du carbonate de soude qui entrent dans sa composition constitue un précieux avantage. Son seul inconvénient est qu'elle doit être toujours prise fraîche et qu'elle supporte assez mal le voyage : elle perd vite son acide carbonique et elle précipite ses sels de fer, de sorte qu'elle devient ainsi moins agréable au goût et moins légère à l'estomac. On évite en partie ces défectuosités en n'utilisant que les bouteilles dont le contenu ne semble pas altéré et en réglant ses demandes d'expédition proportionnellement à ses besoins. Il en est ainsi d'ailleurs pour beaucoup d'eaux salines purgatives.

Nous arrivons maintenant à l'eau d'une source très célèbre, celle de *Carlsbad*, qui jouit d'une grande réputation en raison de cette qualité ou action que l'on désigne habituellement sous le nom un peu vague d'*altérante;* elle convient admirablement aux malades habitués à absorber beaucoup plus de nourriture que n'en comporte leur nature, ce qui leur amène, comme conséquence fatale, des dépôts extrêmement abondants d'acide urique. Toutefois, les personnes qui font usage de cette eau doivent être tout à fait robustes ; les gens affaiblis et impressionnables sont ordinairement déprimés par Carlsbad et s'en trouvent mal. Il y a dans cette station thermale plusieurs sources, qui, contrairement à ce qu'on croit généralement, sont à peu près identiques dans leur composition chimique et dans la proportion de leurs éléments ; elles contiennent toutes environ 1 gramme 50 de sulfate de soude et 90 centigrammes de carbonate de soude par pinte [640 grammes]. Ces sources ne diffèrent entre elles que par leur température, qui est très haute dans le Sprüdel, la source principale, et dont le degré le plus élevé est supérieur à celui du corps humain. L'eau de Carlsbad passe pour être purgative, mais il faut pour cela en prendre de très grandes quantités. La dose à laquelle nous la prescrivons ici exerce à peine une action très légèrement laxative sur les intestins ; en tous cas, les effets qu'elle produit sur l'économie, dus principalement à la présence du sulfate de soude qu'elle contient, ne sont pas des effets purgatifs.

Quant aux *sels de Carlsbad*, ils sont presque universellement connus et employés comme purgatifs; ils ont d'une part l'inconvénient de coûter un prix exorbitant, mais d'autre part l'avantage de rapporter chaque année un bon revenu aux industriels de Carlsbad. Ces sels ne sont autre chose que du sulfate de soude ou *sel de Glauber* (peut-être avec quelques traces de carbonate) et ne diffèrent en aucune façon, si ce n'est de nom, du purgatif vulgaire, mais très efficace, que l'on fabrique en Angleterre comme dans d'autres pays. Après avoir longuement et largement étudié et apprécié l'usage de l'eau de Carlsbad prise à domicile, j'ai reconnu qu'il était, dans beaucoup de circonstances, aussi et même plus profitable pour le malade que d'aller boire à la source même. Je reviendrai tout à l'heure plus longuement sur ce sujet.

Enfin, pour clore la liste de ces eaux purgatives, je vous nommerai l'eau de *Franzensbad*, qui renferme par pinte : 2 grammes de sulfate de soude, 40 centigrammes de carbonate, plus une petite quantité de fer qu'on ne rencontre pas dans les eaux de Carlsbad.

Un mot à présent sur les caractères distinctifs des *eaux alcalines* les plus employées dans notre pays. La première et la plus connue est celle de *Vichy*, qui contient seulement 20 centigrammes de sulfate de soude, mais plus de 2 gr. 93 de carbonate de soude par pinte d'eau [640 grammes] : une forte solution, comme vous voyez. — En second lieu, vient l'eau de *Vals*, qui émane également de la zone volcanique de la France, et dont certaines sources contiennent jusqu'à 10 grammes de carbonate de soude par pinte, sans autre substance qui vaille la peine d'être notée. Ces deux stations sont très célèbres et très fréquentées par les malades atteints de la goutte et de la gravelle. Leurs eaux sont aussi exportées sur une vaste échelle dans les autres pays. — Une autre source alcaline est celle d'*Evian*, au sud du lac de Genève, que je cite parce qu'elle a une certaine renommée parmi les calculeux. Elle contient du carbonate de soude, mais en assez petite quantité, et elle vient par conséquent, comme degré d'alcalinité, bien après les deux précédentes.

La cure et les eaux de *Contrexéville* sont depuis un certain temps prescrites aux calculeux, surtout par le corps médical de Paris. Sans doute, on voit des malades en obtenir quelque soulagement et quelque amélioration dans leur état. Mais, cette eau, dont l'alcalinité est due à la présence d'un sel de chaux, me semble peu recommandable, de par sa composition, pour le but que nous cherchons à atteindre.

Grâce à l'usage quoditien d'une eau alcaline concentrée, les sédiments uriques disparaissent ou, pour mieux dire, deviennent solubles et partant invisibles. D'autre part, comme cette médication semble avoir une certaine action favorable sur le foie, les malades peuvent en retirer quelque profit. Aussi, se trouvent-ils généralement mieux pendant un certain temps après une cure à Vichy; mais, plus souvent, ce mieux ne continue pas bien longtemps. C'est aujourd'hui chez moi une conviction, basée sur l'expérience, que ces eaux, surtout prises ici, ne font que pallier ou mitiger temporairement l'affection sans la guérir. Au contraire, les eaux purgatives ou non, dont la base est le sulfate de soude, doivent leurs bons effets à l'activité qu'elles impriment aux fonctions digestives, en stimulant la faculté d'excrétion des organes abdominaux; de telle sorte que tous les produits de dénutrition, qui jusque là étaient rejetés de l'économie par les reins à l'état d'acide urique, sont désormais éliminés par d'autres voies et sous d'autres formes.

Voilà pourquoi, quand je crois réellement utile d'envoyer aux eaux un malade présentant des sédiments d'acide urique, je préfère de beaucoup Carlsbad, et je ne conseille jamais Vichy, Vals, Evian ou Contrexéville. Et si le sujet est un homme robuste, ayant des occupations actives, si vous pensez qu'il serait bon de l'éloigner pendant quelque temps de ses travaux et de ses affaires, si enfin il vous demande à aller faire une saison à Carlsbad, envoyez-le sans crainte à cette station thermale; souvent il en retirera grand profit. Mais par contre, comme je vous l'ai déjà dit, je suis convaincu que, dans la plupart des cas, une cure à domicile est plus avantageuse qu'une cure à la source même, pourvu toutefois que l'on puisse réaliser chez soi certaines conditions qui ont une véritable importance. C'est ainsi qu'alors il faut assurer la régularité des repas, veiller avec une scrupuleuse attention au régime alimentaire et choisir une période où le malade, surtout s'il est dans les affaires, ait moins de préoccupations et de surmenage que d'habitude. Celui qui passe trois semaines, quelquefois quatre à Carlsbad, y fait une trop abondante consommation d'eau dans cet espace de temps. La quantité en elle-même n'est peut-être pas excessive, eu égard à ses besoins; mais, selon moi, il est plus efficace et moins débilitant pour un malade de consacrer deux ou trois mois à sa cure chez lui que d'engloutir le même nombre de litres d'eau en trois semaines à la source. C'est la crainte de cet abus qui m'engage à préconiser si chaleureusement la cure à domicile, tout au moins pour le genre de malades dont nous nous occupons en ce moment. Il y a d'autres patients qu'on envoie à Carlsbad, mais je n'ai pas à vous donner mon avis à leur endroit.

Entrons, si vous le voulez bien, dans quelques détails relativement au *mode d'administration* des eaux que je viens de vous signaler et d'étudier sommairement avec vous.

Un malade vient vous consulter au sujet d'une série d'accès très douloureux, qui se sont succédé parfois à des intervalles très éloignés, mais dont le siège a toujours été la ou les régions rénales. A la suite d'une ou deux de ces crises, il a rendu de petits graviers d'acide urique, ayant la forme et le volume d'un pois. Sa santé générale semble d'ailleurs, à part cela, très satisfaisante. Dans d'autres cas cependant, il éprouve des troubles digestifs ; il est ordinairement plus ou moins constipé. Enfin, en ce qui concerne sa manière de vivre, vous constatez probablement que la quantité d'aliments et de boissons alcooliques qu'il consomme est trop considérable. Commencez par lui prescrire trois ou six centigrammes de pilules bleues (*blue pill*) avec 20 ou 25 centigrammes d'extrait composé de coloquinte qu'il s'administrera le soir même. Le lendemain matin, il prendra 200 à 250 gr. d'eau de Friedrichshall ou moitié de cette quantité d'eau d'Hunyadi-Janos, additionnée d'un peu d'eau chaude. Les jours suivants, et jusqu'à la fin de la première semaine, faites-lui avaler chaque matin 180 grammes d'eau de Carlsbad, 60 grammes d'eau d'Hunyadi-Janos et 120 grammes d'eau chaude, le tout mélangé. S'il ne se produit pas au moins une selle facile aussitôt après le déjeuner, augmentez un peu la dose d'eau purgative; diminuez-la dans le cas contraire. Ordinairemment, je prescris alors chaque matin 120, 150, 180 ou 200 grammes d'eau de Carlsbad, selon l'état ou le tempérament du patient. S'il est délicat, nerveux, plutôt vif que réellement fort, si ses occupations nécessitent un travail plutôt intellectuel que physique, la dose la plus faible peut suffire. Si c'est un robuste campagnard, prenant beaucoup d'exercice corporel au grand air, la dose la plus élevée ne sera parfois pour lui qu'une dose très modérée. Pendant deux ou trois semaines environ, l'eau est prise tous les matins, puis tous les deux jours pendant un mois ou davantage suivant les cas. L'eau de Carlsbad constitue donc l'agent principal du traitement; mais, puisqu'elle n'est pas purgative et qu'elle paraît même provoquer la constipation chez certains individus, si, pendant les quelques heures qui suivent son absorption, l'eau semble déterminer par sa présence dans le corps une sensation de gêne et de malaise, il vaut mieux habituellement y ajouter un peu d'eau d'Hunyadi-Janos, en proportion simplement suffisante pour déterminer une selle facile après le déjeuner. Cette proportion est relative et doit être réglée d'après les résultats que l'on a déjà obtenus dans chaque cas particulier. Lorsque l'intestin fonctionne librement sans le secours de l'eau d'Hunyadi-Janos, comme il arrive parfois, on se borne alors à l'eau de Carlsbad; mais, en tous cas, celle-ci doit être prise chaude. A sa sortie de la source, cette eau est d'une température trop élevée pour qu'on la boive immédiatemment sans la laisser refroidir; mais, prise à domicile, il faut la couper avec un peu d'eau chaude ou bien la chauffer directement en trempant le verre pendant quelques minutes dans de l'eau portée à 50 ou 55°.

Depuis vingt-cinq ans environ que je prescris largement et méthodiquement ces eaux minérales, j'en ai modifié tour à tour les doses et le mode d'administration suivant les enseignements de mon expérience. Les règles que je viens de vous exposer brièvement sont celles auxquelles je me suis définitivement arrêté.

Pour beaucoup de malades, la cure à domicile de six semaines sera avantageusement répétée après trois ou quatre mois d'intervalle. Entre temps, je ne connais pas de purgatif ou de correctif des digestions qui vaille un verre ou deux des eaux salines sus-indiquées, pris à l'occasion. Quant à la préparation bien connue sous le nom de *sel de Carlsbad*, elle est souvent employée dans le même but parce qu'on lui suppose les propriétés de l'eau minérale dont elle provient. Mais c'est là une erreur complète. Le produit en question n'est que du sulfate de soude associé à une petite quantité de carbonate, et, bien qu'il soit extrait des eaux de Carlsbad, il ne possède ni plus ni moins d'action que s'il avait une autre provenance. Toutefois, le sulfate de soude, connu encore sous le nom de *sel de Glauber*, est l'un des plus admirables médicaments que nous possédions, et mérite plus de popularité qu'il n'en a. Je l'ordonne journellement, additionné ou non d'un peu de sulfate de magnésie, pour les malades de la consultation externe de cet hôpital, car je le regarde comme le meilleur succédané qui soit à ma disposition pour remplacer les eaux minérales dont je viens de vous parler.

Particulièrement chez les gros mangeurs et chez ceux qui consomment surtout plus de matières grasses qu'ils n'en peuvent assimiler, il y a des cas dans lesquels on emploie parfois avec de bons résultats de très petites doses successives de pilules bleues (*blue pill*). J'ai bien réussi presque toujours avec moins de 1 centigramme de cette substance, associé avec 15 centigrammes d'extrait composé de coloquinte ou 20 à 25 centigrammes de rhubarbe, pris le soir, en se couchant, tous les trois, quatre ou cinq jours, pendant la première partie du traitement. Beaucoup de personnes, chez lesquelles des doses de 12 ou 15 centigrammes de pilules bleues déterminent une certaine gêne pénible, se trouvent très bien de la petite quantité ci-dessus mentionnée. Si l'on pouvait douter de l'effet d'un ou d'un demi-centigramme de *blue pill*, on n'aurait qu'à essayer la dose de 35 centigrammes de rhubarbe composée, avec ou sans l'addition de *blue pill*, et on verrait de suite la différence des résultats produits.

Lorsqu'elles sont prises depuis peu de temps, mais d'une façon régulière, ces petites doses réussissent parfaitement chez les malades qui digèrent mal. Les gros mangeurs, ceux dont la viande constitue la principale nourriture, sont à peu près réfractaires à des quantités aussi minimes. Mais, forcez votre client à régler son alimentation et à n'y faire entrer que des légumes verts, des farineux, du poisson, un peu de gibier et de volaille, pas ou très peu de viande; grâce à ce régime alimentaire, comme je vous le montrerai ultérieurement, vous arriverez d'abord à combattre puissamment ses sédiments d'acide urique, mais en outre vous parviendrez peut-être à l'en débarrasser tout à fait et à le rendre plus fort et mieux portant qu'il n'avait jamais été. C'est alors que nos petites doses de tout à l'heure triompheront et feront merveille.

Je ne saurais vraiment trop insister sur l'excellence de ce traitement méthodique des individus ayant une tendance constitutionnelle à fabriquer de l'acide urique en excès, soit sous forme de calculs, soit sous celle moins fréquente d'accès de goutte, les manifestations de cette dernière pouvant être d'ailleurs fort variées. Dans toute ma carrière professionnelle, je n'ai pas, je crois, obtenu de résultats plus satisfaisants et de succès plus réels que par la thérapeutique que je viens de vous décrire.

Mais je suis obligé de remettre à notre prochaine séance l'importante question du régime alimentaire et de l'hygiène nécessaires aux malades dont nous nous occupons.

LEÇON XXV

Du régime et de l'hygiène des malades qui excrètent de l'acide urique en excès. — Importance et efficacité d'une réglementation de l'hygiène et du régime alimentaire des calculeux. — Suppression inutile des matières azotées. — Suppression nécessaire des graisses et des sucres et alcools. — Boissons à défendre et à prescrire. — Considérations relatives aux habitudes, à l'âge et à la constitution du sujet. — Enumération des aliments prohibés et permis. — Hygiène de la peau et des vêtements. — Conclusions.

Messieurs,

A force de se trouver en contact avec les hommes, on apprend à mieux connaître leurs besoins, principalement quand il s'agit de ceux de nos semblables que l'état défectueux de leur santé engage à venir se confier à nos soins. Une longue pratique professionnelle m'a donc démontré toute l'importance qu'il y a à étudier minutieusement tout ce qui touche à l'hygiène et au régime alimentaire des malades, de quelque affection qu'ils soient atteints. Je dirai même que je considère cette question, plutôt médicale cependant que chirurgicale, comme présentant le plus haut intérêt pour nous autres, chirurgiens, et qu'elle me semble le complément obligé du tact et de l'habileté que nous devons montrer dans nos actes opératoires. Le succès de notre intervention chirurgicale ne sera complet et définitif que si nous avons bien compris et réglementé les besoins et le fonctionnement du tube digestif chez notre opéré, alors qu'il est encore dans son lit ou après qu'il l'aura quitté pour reprendre ses occupations. Ne croyez donc pas, en écoutant ma leçon d'aujourd'hui, que j'abandonne quelque peu le terrain chirurgical, qui est ici mon domaine; bien loin de là, je m'y cantonne exclusivement, comme vous allez pouvoir en juger. C'est d'ailleurs la première fois que je m'étendrai aussi longuement sur tous les détails de l'hygiène des calculeux et que je vous exposerai l'ensemble de mes idées sur ce sujet, auquel je n'accordais précédemment dans mes cours que le tiers d'une leçon tout au plus.

En vous décrivant dans notre dernière réunion la naissance et la formation d'un calcul, je vous ai montré, vous vous en souvenez, le malade excrétant de l'acide urique en excès; et je vous ai dit qu'alors il pouvait ordinairement être soumis avec grand avantage à un traitement par certaines eaux minérales naturelles, contenant des sulfates de soude et de magnésie, qui agissent surtout sur les organes digestifs. Il est par conséquent bien naturel d'admettre que, chez ces malades, une correcte réglementation du régime alimentaire doit marcher de pair avec le traitement médicinal; et je suis absolument convaincu que, dix-neuf fois sur vingt, et peut-être même dans une proportion plus forte encore, l'excès d'acide urique excrété par un individu disparaîtra sous l'influence d'une hygiène bien comprise. En tout cas, on peut empêcher que cet acide urique se transforme en masses calculeuses et éviter ainsi au malade les douleurs et les angoisses qui accompagnent la formation et la présence des calculs dans ses organes. Et ce que je dis en ce moment de l'acide urique s'applique également, selon moi, à l'oxalate de chaux.

Autrefois, on prétendait que la première et la principale mesure à prendre vis-à-vis d'un homme, excrétant de l'acide urique en excès, était de retrancher de sa nourriture habituelle presque tous les aliments azotés, puisque le susdit acide urique renferme une forte proportion d'azote. Mais, cette idée purement théorique n'a pas réalisé les espérances de succès qu'on était en droit d'attendre; c'est du moins ce que la pratique et une longue expérience m'ont depuis longtemps démontré, et d'autres que moi, j'en suis certain, ont dû en arriver aux mêmes conclusions. Depuis bien des années, j'ai suivi à cet égard une méthode tout à fait différente, et les heureux résultats que j'en ai obtenus m'en ont prouvé l'excellence.

D'une manière générale, il est deux catégories d'aliments qu'il faut retrancher du régime des malades qui rendent en excès des acides oxalique et surtout urique : ce sont les *graisses* et les *sucres* de toute nature; la proscription n'est peut être pas cependant aussi complètement rigoureuse pour les matières grasses que pour les matières sucrées. Puis, on doit interdire les *boissons alcooliques*, ou, si l'on en permet l'usage dans quelques cas exceptionnels, ce ne doit être qu'en très minime quantité. Débarrassons-nous d'abord de la question des boissons avant d'aborder celle de la nourriture proprement dite.

Il n'est pas douteux assurément que l'immense majorité de ces malades se trouve beaucoup mieux de l'abstinence des boissons fermentées ou alcooliques, sous quelque forme que ce soit. L'usage habituel en est mauvais en général pour les personnes bien portantes, quoiqu'il puisse exister des exceptions sous ce rapport comme en toute chose, mais il est vraiment pernicieux pour les malades dont les fonctions digestives sont plus ou moins compromises; à plus forte raison, s'ils présentent ces symptômes que je vous ai décrits précédemment comme ceux de la « paresse hépatique », toute boisson alcoolique leur sera toujours, selon moi, absolument funeste. L'habitude de boire chaque jour de l'alcool, même en très minime quantité, entre d'ailleurs pour une large part dans la production de l'affection du foie sus-nommée et d'un nombre incommensurable de ces malaises chroniques, d'intensité variée, mais revenant à chaque instant, qu'on appelle « migraines », « accès bilieux », etc., et qui s'accompagnent de paresse de l'esprit et du corps, comme conséquence obligée de celle de la digestion.

Voyez un homme qui pendant de longues années s'est habitué à prendre de l'alcool, en très petite quantité je le veux bien, mais chaque jour. A un moment donné de son existence, il essaye de s'en abstenir. Vous ne sauriez vous imaginer combien cette privation lui semblera dure; bien qu'il ait fait un repas copieux, succulent et varié comme mets, il se lèvera de table avec un sentiment de mécontement, qui ne pourra être calmé que par une légère dose de la liqueur qui lui manque. Bien entendu, ce n'est là que l'expression d'un besoin tout artificiel, mais il lui est extrêmement difficile et pénible de maîtriser le désir ardent qu'il éprouve de revenir à ses anciennes habitudes ; et c'est parfois pendant des mois entiers que ce désir persistera. Aussi, ne vous étonnez pas d'entendre cet homme vous dire : « J'ai essayé de me priver totalement d'alcool pendant six semaines, pendant deux mois ; au bout de ce temps, il m'a été absolument impossible de continuer... » Il se peut parfaitement bien d'ailleurs que, durant un certain temps, ses digestions aient été moins bonnes, que son bien-être après les repas ait été moins satisfaisant qu'au temps où il prenait sa liqueur favorite. Mais, rassurez-le: cette période de malaise ne sera que passagère et même elle ne se prolongera pas très longtemps. Qu'il persévère dans son abstinence; permettez lui même à la rigueur de s'en départir de loin en loin et dans des circonstances exceptionnelles. Trois, quatre, six mois même s'écouleront peut-être avant que ses fonctions digestives aient repris leur activité normale en l'absence de tout stimulant artificiel ; mais, alors, elles se comporteront mieux qu'auparavant; et alors aussi, le malade recueillera la récompense de sa persévérance, s'il n'est pas retombé dans sa fatale habitude.

Dans les cas où vous admettrez quelque compromission, prescrivez généralement un vin léger naturel, par exemple du vin de la Moselle, si possible ; ou, à défaut de celui-ci, un vin du Rhin un peu doux ; ou bien du vin de Bordeaux de table, de qualité ordinaire (bien plus difficile à se procurer pur qu'autrefois). Mais, à coup sûr, défendez les champagnes et autres vins mousseux, la plupart mal fabriqués, et toujours mauvais s'ils renferment une forte proportion de cette composition sucrée qu'on y ajoute souvent et qui est connue sous le nom de « liqueur ». Les vins plus corsés, comme les Porto et les Xérez, ne conviennent aucunement, non plus que la bière forte, qui sera formellement interdite. Une bière amère très légère ou du bon cidre, ni acide, ni sucré, est préférable, s'il est indiqué de prescrire quelque stimulant alcoolique. Ces deux dernières boissons peuvent être faites en Angleterre, de façon à les rendre aussi bienfaisantes que le vin importé ici d'un pays quelconque. Il est bien regrettable que nous ne produisions pas couramment chez nous un breuvage très léger en alcool, dérivé du malt et du houblon, qui serait moins nuisible et infiniment meilleur marché que tout ce que l'on nous amène de l'étranger. La pomme, et peut-être encore d'autres fruits, traités avec plus d'habileté, offriraient, j'en suis sûr, une variété de boisson fort agréable. Tous les produits analogues devraient être parfaitement secs, c'est-à-dire ne contenir aucune trace de sucre à l'état libre. Enfin, vous autoriserez parfois l'eau, additionnée de quelques gouttes d'alcool pur, à ceux de vos très rares malades, qui ont un réel besoin de ce stimulant.

Mais, c'est en matière d'alimentation solide qu'il n'y a place pour aucun compromis, si l'on veut arrêter dans sa marche progressive le développement d'un calcul, une fois qu'il a commencé. Je n'ai à vous faire qu'une observation préliminaire qu'il vous faut toujours prendre en considération sérieuse, avant d'arrêter définitivement un régime alimentaire pour qui que ce soit. Cette observation, la voici : lorsqu'il se propose de dresser un programme de cette nature, quel que soit l'objet en vue, le praticien doit toujours s'assurer des habitudes de son malade, et spécialement de la somme d'activité physique dont il jouit ordinairement ou que lui imposent ses occupations journalières. Il serait superflu de vous dire que là où il y a effort musculaire rude et prolongé soit dans l'accomplissement d'un travail habituel, soit dans des exercices de sport, il y a plus grand besoin d'hydrocarbures et d'une alimentation plus azotée que pour un homme sédentaire, dont l'existence se passe surtout à son comptoir, dans son bureau, dans les cours de justice, à l'étude, dans la voiture, etc., et qui a peu d'occasions d'exercices corporels. Rendez-vous compte de ses dépenses de chaque jour en matière d'énergie physique, avant de donner à votre client des instructions détaillées quant à l'alimentation qui doit en faire les frais.

L'âge du malade est encore une question d'une importance considérable. Laissez-moi insister sur l'exactitude d'un principe dont la connaissance et l'application devraient être plus familières, à savoir que tous ceux, qui ont atteint un âge auquel diminue la capacité active, devraient parallèlement se modérer dans leur nourriture, s'ils veulent assurer la continuation de leur bonne santé. Il n'y a peut-être pas d'erreur plus répandue dans le monde et plus flagrante que celle qui prend la responsabilité de vouloir constamment « soutenir », comme l'on dit, par une augmentation de nourriture les individus chez lesquels la débilité de l'âge commence à se manifester. On ne devrait cependant pas oublier que tout excès d'alimentation, dépassant la puissance assimilatrice du malade et la quantité nécessaire à son maintien en bonne santé, surtaxe inévitablement ses fonctions d'excrétion et devient le point de départ de malaises, sinon de maladies. En somme, lorsqu'on a dûment constaté des habitudes sédentaires ou généralement inactives, quelle qu'en soit la cause, que ce soit faiblesse, accident ou âge, une nourriture forte et spécialement l'usage des hydrocarbures en grande proportion sont presque invariablement pernicieux. Ceci une fois établi en thèse générale, j'ajouterai que, pour le calculeux en particulier, il est essentiel de restreindre à son minimum l'usage des matières grasses dans l'alimentation. S'il est déjà corpulent, pesant, comme il arrive souvent, de dix à vingt-cinq livres de plus que la moyenne des hommes sains et actifs, une sévère abstinence s'impose ; et la diminution graduelle de son poids, assurée par ce moyen, marquera dans certaines limites étendues, l'amélioration de son état par rapport à sa tendance au calcul. Pour avoir une notion absolument exacte et parfaite de la diminution lente et graduelle de son poids, le malade devrait toujours se faire peser par son médecin ; les chiffres ainsi obtenus, consignés semaine par semaine, fourniraient des points de comparaison précis et permettraient de suivre avec certitude les effets du changement de régime. S'il perd quatre ou cinq livres pendant le premier mois, le malade se sentira, au bout de ce temps, plus vigoureux et plus actif et verra disparaître déjà en partie la torpeur, la lassitude et l'oppression qu'il éprouvait auparavant. La diminution de poids sera moindre dans le second mois, moindre encore dans le troisième, au bout duquel cependant sa surcharge graisseuse se trouvera encore diminuée de quelques livres. Si le sujet n'est pas d'une très forte corpulence, on peut apporter moins de rigueur dans la défense des matières grasses ; en tous cas néanmoins, celles-ci ne devraient jamais être permises qu'en proportion fort modérée.

Quels sont les aliments d'un usage culinaire habituel qui contiennent des éléments nuisibles dans le cas particulier et qui par conséquent doivent être plus ou moins évités? Ce sont : le lait, la crème, le beurre, les fromages, les œufs (particulièrement sous forme d'omelette), les crèmes et les pâtisseries ; la graisse de porc sous toutes ses formes ; la graisse dans les puddings et dans les pâtes ; la viande grasse soit rôtie, soit bouillie, etc.... Le simple poudding au riz ou au sagou, préparé avec du lait, des œufs et du sucre, si excellent pour les enfants et les personnes bien portantes (mets qui est le type de la simplicité et qui constitue, pour ainsi dire, un plat de famille), est tout ce qu'il y a de plus mauvais pour le goutteux qui fabrique de l'acide urique en excès. Néanmoins, on peut confectionner des plats fort agréables du genre des poudings avec tous les farineux que l'on voudra et même les rendre très savoureux, à condition d'y faire entrer les œufs en quantité très modérée et d'y remplacer le lait par des bouillons légers, et le sucre par divers condiments, tels que une pincée de *curry*, ou quelques morceaux de *chutney* (1). En somme, tous les mets, produits naturels ou composés artificiels, qui contiennent du sucre, et particulièrement du sucre de canne, sont à rayer inexorablement des menus de vos calculeux. Je me contente de vous donner en ce moment la règle qui doit vous guider ; j'aurais beaucoup à dire sur ce sujet, mais je ne veux pas m'y étendre plus longuement, car je n'en ai pas le temps et, en outre, ce n'est pas le lieu d'entamer une discussion détaillée à cet égard. Qu'il me suffise d'ajouter que l'abstinence des aliments précités allège considérablement la tâche du foie et, par con-

(1) Ces deux noms de condiments anglais sont impossibles à traduire dans notre langue, parce qu'ils n'ont pas d'équivalents dans l'alimentation usuelle en France. (R. J.)

tre-coup, suivant notre manière de voir, diminue le travail compensateur des reins.

Si nous nous reportons au régime alimentaire, auquel sont soumis à Carlsbad les malades en question, nous voyons que, en raison sans doute des mêmes principes, le sucre et le beurre sont scrupuleusement bannis de toutes les tables pendant la saison; fussiez-vous, vous-mêmes, en traitement dans cette station, vous auriez beau réclamer à votre hôtelier ces deux substances défendues, vous verriez votre demande impitoyablement rejetée. Je puis affirmer, de par mon expérience, que ce régime, beaucoup mieux que l'abstinence de viande, diminue considérablement les dépôts d'acide urique. En interdisant formellement tout ce qui contient du sucre, en ne permettant qu'exceptionnellement les matières grasses; en d'autres termes, si vous autorisez une alimentation modérément azotée et si vous supprimez presque entièrement les hydrocarbures, vous ferez plus et mieux pour votre malade, que si vous lui conseilliez un régime inverse.

Quels sont donc les aliments à ordonner ? Les poissons de toute espèce, sauf ceux qui contiennent beaucoup de graisse, comme les harengs, le maquereau, les anguilles et la partie abdominale du saumon; le gibier sous toutes ses formes et la volaille; la viande de boucherie maigre en quantité modérée ; de plus, les préparations gélatineuses, qui, sous forme de gelées de viande, seront toujours facilement acceptées par les malades ; les autres gelées, agréablement aromatisées ou acidulées, à condition qu'elles ne soient jamais sucrées. J'ai l'habitude de permettre, comme absolument nécessaire à toute cuisine, un peu de beurre en fait de matière grasse, un ou deux œufs (sauf le jaune, qui est une substance huileuse) et une petite quantité de lait. Le pain bien fabriqué, spécialement celui qui contient tous les éléments constitutifs du grain de froment, y compris l'enveloppe extérieure ou *son*; le gruau d'avoine, l'orge perlé, le macaroni, les pâtes italiennes, tout cela peut être aisément rendu acceptable au palais sous des formes nombreuses et variées dans leur simplicité au moyen d'une entente même médiocre de la cuisine et doit occuper une place prépondérante dans le service de la nourriture journalière.

En ce qui touche le pain de tout-venant pour l'usage quotidien régulier, laissez-moi m'arrêter un instant pour vous faire observer que l'on semble perdre entièrement de vue la valeur de la matière inerte en tant que partie essentielle de notre nourriture, et que maintenant l'on s'applique à rechercher des éléments « nutritifs » et « de soutien » qui ne soient pas mélangés avec d'autres. Même les soi-disant *réformateurs du pain* préconisent comme un progrès leurs procédés compliqués qui débarrassent la farine de froment des moindres particules qu'ils considèrent à tort comme inutiles. Or, on ignore généralement que la plupart des cas de constipation habituelle et rebelle, qu'on rencontre si souvent aujourd'hui, ne sont dus qu'au fait suivant : c'est que la civilisation moderne exige qu'on élimine de notre nourriture tout ce qui n'est pas nutritif! Et naturellement, comme conséquence, il ne reste, après la digestion, que très peu de substance inerte capable de fournir une masse fécale propre à être traitée et expulsée par les muscles intestinaux. Les céréales et les légumes verts, lorsqu'on les emploie à peu près à l'état naturel, fournissent pour cette très utile opération une quantité de matière inerte suffisante, qu'une intervention, sans doute bien intentionnée, mais tout à fait erronée, s'empresse de mettre de côté. Il est vraiment surprenant de voir combien cet élément important de notre alimentation est négligé, même dans les traités classiques d'hygiène; peut-être ceux qui les font n'en connaissent-ils et n'en soupçonnent-ils même pas la valeur. Je dois ajouter que le pain de froment tout-venant, qui, pour cette raison, est si appréciable, peut être amélioré à la fois comme goût et comme composition par l'addition de gruau d'avoine écossais, fin et de bonne qualité, dans la proportion d'un quart ou un tiers de la farine de froment employée.

Les haricots secs dans toutes leurs variétés et les lentilles constituent une autre classe de produits végétaux offrant une grande importance au point de vue des éléments nutritifs, sutout azotés, qu'ils renferment. On en confectionne d'excellents plats, souvent préférés aux rôtis de bœuf et de mouton, qu'ils remplacent quelquefois avec avantage : ils peuvent encore entrer dans la composition des soupes, sous forme de purées, faciles à digérer et très nutritives, spécialement pour ceux dont les occupations sont actives et exigent une certaine dépense de force physique. La classe moins nutritive des farineux, tels que le riz, le sagou, le tapioca, l'arrowroot, etc..., a son utilité, quand on traite ces produits de la manière ci-dessus indiquée, c'est-à-dire comme plats savoureux, mais non comme entremets sucrés.

Il faut recommander tout spécialement les légumes verts frais, qui méritent qu'on se donne la peine de les bien choisir et de les bien préparer; ils représentent, en ce cas, un des articles importants de notre liste culinaire. Les légumes frais, tels que les petits pois et les haricots verts, sont précieux pour beaucoup de personnes, bien que quelques-unes ne les digèrent pas facilement, surtout si elles n'accordent pas un temps suffisant à la mastication et à l'insalivation (opérations absolument essentielles, non seulement pour la digestion, mais aussi pour l'entière assimilation de leurs principes nutritifs), quelque tendre que soit le végétal. Certains estomacs s'accommodent bien d'une salade légère; d'autres ne supportent les végétaux que cuits : et, de fait, il est impossible de fixer une règle uniformément applicable à tous les cas. Le céleri et l'aubergine, l'asperge et la tomate, la pomme de terre et l'artichaut, sont autant d'appoints importants de notre liste de comestibles permis, liste dont la pomme de terre a été souvent exclue, bien à tort selon moi, car je ne vois aucune raison de proscrire ces différents légumes.

Parmi les fruits, les pommes seules me semblent devoir être généralement autorisées, et encore à condition qu'elles soient cuites au four ou autrement, mais surtout sans addition de sucre. Quant à la rhubarbe, aux fraises, aux framboises, aux groseilles, aux raisins, aux prunes, aux poires, et à tous les fruits sucrés, indigènes ou étrangers, soit frais, soit conservés, ils doivent être prohibés sans hésitation.

Pour les personnes qui supportent trop péniblement la privation de sucre dans leur régime alimentaire, à l'égal de celle d'un luxe fort apprécié (et il y en a beaucoup dans ce cas), je ne verrais aucune objection à opposer à l'usage d'un produit de découverte récente, la *saccharine*. Cette substance n'exerce sur l'économie aucune action analogue à celle des sucres de canne et de raisin et paraît être tout à fait inoffensive sous tous les rapports.

Le lait, dont j'ai déjà fait mention, se recommande fort peu comme article de consommation habituelle permis aux calculeux, par suite de la forte proportion de matière grasse et de sucre qu'il contient. D'un autre côté, son principe azoté, la caséine, en fait un aliment généralement peu digestible. Cependant, une petite quantité de lait, ajoutée au thé, au café, au cacao, mais non dans la proportion ordinaire du *café au lait*, peut être tolérée sans grand inconvénient. Pris à plus haute dose, il est vraiment nuisible à la classe de malades dont nous nous occupons ; mais, en outre, ces derniers ont souvent beaucoup de peine à le digérer. Soigneusement écrémé, le lait est moins à redouter; et cependant les éléments restants engagent encore à une grande prudence par rapport à la quantité. Dans le même ordre d'idées, il n'y a pas d'objection sérieuse à faire contre l'usage du blanc d'œuf, si précieux en cuisine; par contre, le jaune, en raison de sa notable proportion de substance huileuse, doit être formellement interdit, ou tout au moins il ne sera autorisé, dans certains cas, qu'avec la plus grande circonspection.

Voilà, je pense, un choix assez étendu et dont on ne peut se plaindre en tous cas, pour une classe de malades dont on a à restreindre le régime sous certains rapports. On peut, on doit même apporter quelques modifications quant à la diminution ou à l'augmentation des proportions relatives d'éléments animaux ou végétaux, selon les occupations, les milieux ou la nature propre de chaque individu.

Après cette courte mais suffisante esquisse des principes du régime alimentaire, il me faut vous rappeler qu'il y a d'autres points d'hygiène dont on doit tenir compte, une fois qu'on s'est conformé au premier et au plus important. Par exemple, il est essentiel d'ordonner une certaine dose d'exercice musculaire, dont une partie au moins à prendre chaque jour en plein air. Tout aussi capitale est l'attention à donner au fonctionnement salutaire de la peau, en l'encourageant par la simple habitude d'un bain quotidien pris dans la chambre et suivi d'une friction opérée à la surface du corps par quelque procédé reconnu bon.

Mais les deux résultats peuvent être obtenus jusqu'à un certain point par le même procédé, c'est-à-dire par l'emploi systématique et souverain de la *brosse à friction*. J'ai depuis longtemps recommandé à cet effet une brosse spécialement fabriquée avec des soies douces d'inégale longueur, de façon à ne pas former une surface tout à fait plate, ce qui remplirait imparfaitement le but. Les poils inégaux et doux pénètrent légèrement dans les plis et les sillons de la peau, suivent les contours variés du corps sans irriter, sans écorcher l'épiderme. Une paire de ces brosses, garnie chacune d'une bride en cuir pour la bien tenir en main, fonctionnant méthodiquement pendant cinq ou dix minutes chaque matin, produit un exercice excellent pour ceux qui ont peu d'occasion d'en prendre au dehors, et remplace pour l'homme d'âge fait et pour le vieillard la cérémonie des poids et des haltères des jeunes gens vigoureux.

A cette période de l'existence, la circulation capillaire devient souvent languissante et insuffisante, si on ne la stimule ou si l'on ne la produit pas par des moyens spéciaux. De là vient que les personnes âgées éprouvent si souvent une sécheresse anormale de la peau, de la raideur, des éruptions chroniques, du froid ou de l'insensibilité à la surface. Au moyen de légères applications quotidiennes de la brosse douce, la circulation du sang dans les vaisseaux capillaires se rétablit, et une peau longtemps sèche, rugueuse et dépourvue d'activité, peut redevenir en quelques semaines douce et souple et retrouver son caractère vasculaire, comme celle d'une personne d'âge moyen en bon état de santé. Mieux encore, cette peau remplit ses fonctions et prend sa part du travail général d'élimination comme les autres organes du corps.

Il ne faut pas oublier qu'avec le régime que je viens d'indiquer un supplément de vêtements est généralement nécessaire. Il est hors de doute que la nécessité de vêtements plus chauds se fait sentir, alors qu'on consomme une nourriture moins riche que par le passé en matières grasses. D'un autre côté, on constate un phénomène agréable et caractéristique ; c'est que la chaleur oppressive et la soif accablante dont on se plaint en été sont inconnues des malades soumis au régime composé en majeure partie de matières céréales et végétales, de poisson et de quelques fruits, quand on en permet l'usage. Si je suis entré dans tous ces détails relativement à la réglementation du régime alimentaire et à l'hygiène du malade, ce n'est qu'en raison de leur extrême importance, je dirai même de leur nécessité.

Tel est l'exposé sommaire du programme qui embrasse l'alimentation, le régime et l'usage d'eaux minérales naturelles, que j'ai suivi depuis de longues années avec d'excellents résultats, et que je vous engage à suivre également pour combattre l'affection calculeuse à ses premiers degrés, et pour empêcher la formation de la pierre dans la vessie dans cette majorité considérable de cas, occasionnés par une production anormale d'acide urique. J'ajouterai seulement que je le conseille invariablement sous une forme plus ou moins modifiée, le côté alimentation invariable cependant, pour tous les malades que j'ai opérés une première fois d'un calcul acide, dans l'espoir de prévenir une récidive. Rien n'est plus probable que la réapparition ultérieure de produits analogues chez un homme robuste, d'âge moyen, qui a une première fois fabriqué un calcul. Aussi, vous devez prudemment l'en avertir, mais, en ajoutant avec confiance que, s'il veut suivre vos instructions d'une façon absolue et pas à demi, vous êtes presque autorisés à lui garantir pour l'avenir l'immunité contre la pierre et ses douloureuses conséquences.

LEÇON XXVI

Historique et usage des dissolvants appliqués au traitement des calculs vésicaux. — Importance de l'étude des dissolvants. — Historique de la question. — Dans les temps anciens. — La médecine des Arabes, recette d'un ancien médicament. — Boerhaave, Basilius, Crollius, Sennart, Rivière. — Joanna Stephens et ses formules achetées par le Parlement anglais. — En France : Desault, Darcet, Morand, Fourcroy, Vauquelin, Ch. Petit. — Époque actuelle : 1° remèdes empiriques ; 2° recherches scientifiques. — En quoi se résume le traitement par les dissolvants. — Nature et composition des calculs. — Doutes sur la guérison absolue par la méthode des dissolvants. — Horace Walpole et les malades de Mme Stephens. — Quelle est la valeur du traitement en question ? — Des injections intravésicales. — Conclusions.

Messieurs,

Une des questions qui, sans contredit, aient excité le plus l'intérêt à différentes époques de notre histoire, est celle de savoir si l'on peut faire dissoudre les calculs vésicaux par des agents médicamenteux, sans employer aucun procédé opératoire pour les extraire de la vessie. Pendant combien de centaines d'années ce problème ne s'est-il pas présenté et représenté ! A un certain moment, il arrive que l'attention du public se trouve attirée sur ce sujet par un accident quelconque ; on discute, on fait des expériences, on essaie quelque spécifique soi-disant nouveau, qui n'est le plus souvent qu'un des fameux remèdes de l'ancien temps, administré sous une forme quelque peu rajeunie ; puis, après quelques tentatives avortées ou plus ou moins heureuses, on retombe dans l'indifférence habituelle. Et pourtant, il semble y avoir une sorte de progrès dans la somme de ces efforts réitérés. Toutefois, c'est à peine si l'on trouve cette question discutée dans les traités classiques de chirurgie, bien qu'elle soit, pour nous tous, extrêmement intéressante : pour mon compte personnel, j'avoue qu'elle m'a toujours beaucoup séduit. Il y aurait là un si grand triomphe pour notre art, si nous parvenions à dissoudre un calcul sans endommager les organes délicats où il prend naissance et élit domicile! Voilà pourquoi non seulement j'ai fait allusion à ce sujet dans mes divers ouvrages, mais je l'ai même discuté tout au long, il y a plusieurs années déjà, dans l'un d'entre eux.

Aussi, ai-je l'intention de vous dire ce qui a été fait, et à quels résultats, bien médiocres en vérité, on paraît pouvoir arriver au moyen des agents usités jusqu'ici; en un mot, je compte esquisser devant vous l'historique des dissolvants du calcul vésical, depuis les temps les plus reculés jusqu'à l'époque actuelle.

I. — Vous savez que l'existence des calculs était connue, et que l'on pratiquait avec le bistouri une opération pour les extraire de la vessie, au moins chez les enfants, plusieurs siècle avant l'ère chrétienne. Avec le temps, on essaya de les faire dissoudre, plus particulièrement chez les adultes. — Il semble que ni Hippocrate ni Galien n'aient cru la chose possible. C'est dans Pline que nous trouvons une des plus anciennes allusions à cette pratique; il dit que « les cendres des coquilles d'escargots brûlés sont bonnes pour chasser la pierre ». Arétée (IIe siècle) recommande, dans le même but, « la chaux vive dans de l'eau miellée ». Des auteurs moins anciens, cités par Paul d'Égine (VIIe siècle), parlent avec confiance de l'efficacité du sang de bouc ; mais déjà ils font observer que certains dissolvants favorisent l'accroissement du calcul, quand ils sont administrés mal à propos.

Arrivons à l'époque où la médecine brillait d'un vif éclat en Arabie. Là nous trouvons de nombreux remèdes et des combinaisons compliquées que l'on donnait d'une façon systématique. Le célèbre Avicenne (vers le xe siècle) énumère un grand nombre de substances réputées alors efficaces. Avec d'autres médecins de son temps, il employait parfois un carbonate de potasse impur. Mais, pour vous offrir un exemple des sortes de prescriptions ayant cours à cette époque, voici l'une d'entre elles, transcrite *in extenso* d'Avicenne, par curiosité. Elle vous donnera une bonne idée du mélange très complexe qui constituait un ancien médicament : « Prenez parties égales de sel de nitre, de cendres de scorpions, de cendres de racines de chou vert, de cendres d'un lièvre, de cendres de coquilles d'œufs éclos, de pierres trouvées dans des éponges, de sang de bouc desséché et pulvérisé, de pierres judaïques (1) ; ajoutez-y mêmes quantités de persil, carottes sauvages, semences de guimauve et gomme arabique. — Faites-en un électuaire avec du miel (2). »

Entre cette époque et le xve siècle, nous voyons qu'il n'a été fait aucun pas vers la solution du problème C'est alors que, sur l'autorité de Boerhaave (3), Basilius recommanda, à l'intérieur, l'emploi d'un sel alcalin retiré des petites branches provenant de la taille des vignes au printemps. Crollius, dans son *Basilica chymica* (Francfort, 1608), conseille au malade un sel qui existe dans les cendres (carbonate de potasse) dans une infusion de persil, ainsi que certaines solutions dont la chaux était le principe actif. En 1650, Daniel Sennart indique l'usage interne des mêmes remèdes et leur injection dans la vessie au moyen d'une sonde. Presque à la même époque, Rivière, médecin à la cour de France, conseille, comme beaucoup d'autres l'avaient déjà fait, les cendres de coquilles d'œufs calcinées.

(1) On donne ce nom à des pointes fossiles d'oursins qu'on trouve en Palestine. (Jourdan, *Pharmacopée universelle*, Paris 1840, t. I, p. 403.)

(2) Avicenna, lib. III, fen. XVIII, tract. I, cap. XIX.

(3) Boerhaave, *Elementa chimiæ*, 1732, vol. II, p. 73.

La dose était de 4 grammes en poudre (poudre composée principalement de chaux), à prendre en dissolution dans du vin blanc ou dans un liquide quelconque, deux fois par jour. Il dit que ce remède « chasse parfaitement le calcul logé dans les conduits urinaires (1) ». Je vous citerai encore un grand nombre d'autorités qui reproduisent toutes ces recettes, avec peu ou point de variantes.

Nous arrivons maintenant, suivant l'ordre chronologique, à la fameuse Mme Joanna Stephens. Elle avait acquis une telle réputation dans la première moitié du siècle dernier, que le Parlement anglais, en 1739, après une enquête régulière, lui acheta, au prix de 125,000 francs, son secret pour la dissolution de la pierre. Cette circonstance favorisa, depuis cette époque jusqu'à nos jours, la production de nombreux et remarquables travaux, et elle stimula vivement les recherches sur ce sujet. Le document obtenu à ce prix commence ainsi : « Mes médicaments sont une poudre, une décoction et des pilules. — La poudre se compose de coquilles d'œufs et escargots, calcinés l'un et l'autre. — La décoction s'obtient en faisant bouillir dans l'eau certaines herbes, avec une boule composée de savon, de cresson de pourceau calciné à blanc et de miel. — Les pilules sont composées d'escargots calcinés, de graines de carotte sauvage et de bardane, de samares de frêne et baies d'églantier sauvage, le tout calciné à blanc, de savon et de miel (2). » La dose était d'environ 4 grammes de poudre, trois fois par jour, dans du cidre ou quelque autre liquide, avec 125 grammes de la décoction. Si l'estomac ne supportait pas la décoction, on substituait les pilules à celle-ci. Peu à peu on trouva ces composés nauséabonds, et d'autres agents vinrent les détrôner. Le docteur

(1) « Potenter expellit calculum in urinæ meatibus hærentem. » (Riverius, *Praxis medica.*, 1657, p. 381.)

(2) *Gentleman's Magazine*, juin 1739, vol. IX, p. 298.

Whytt, professeur de médecine à l'Université d'Édimbourg en 1761, mit à la mode le savon et l'eau de chaux. Il donnait 30 grammes de « savon d'Alicante » et un litre et demi d'eau de chaux par jour. Il eut, dans sa pratique, un ou deux cas très remarquables, par l'emploi de ces moyens.

Entre les mains de Blackrie (1766), de Chittick (qui se faisait envoyer chez lui, chaque jour, par ses malades, des vases fermés à clef, remplis de bouillon de veau, afin d'y ajouter le dissolvant lui-même, et de garder ainsi son secret), et de plusieurs autres, l'emploi des solutions mixtes de potasse et de chaux devint général ; il y eut, par là même, une reconnaissance publique bien manifeste de leur efficacité à adoucir les souffrances des malades. Des savons, à divers degrés d'alcalinité, fournirent la potasse dans certains cas : dans d'autres, on administra du carbonate de chaux, toujours sous une forme très diluée.

De bonne heure, en France, les alcalins trouvèrent de chauds défenseurs, tels que Darcet (1726) (1) et Pierre Desault (1736). Morand, le célèbre chirurgien de Paris qui vint à Londres étudier le procédé de taille de Cheselden, pour en faire un rapport à l'Académie de médecine, observa aussi avec grand soin quarante malades traités par la méthode de Mme Stephens. Il ne put certifier un seul cas de guérison par les dissolvants, mais il dit que quarante malades « se trouvaient eux-mêmes guéris ». Beaucoup plus tard la question des dissolvants fut reprise par Fourcroy et Vauquelin, et plus récemment par Ch. Petit (1834). Le premier et le dernier nommés employaient l'eau de Vichy. — En Italie, Girardi (1764) conseillait l'usage des dissolvants; mais il exaltait surtout, en ce cas, la vertu d'une décoction d'*uva ursi*.

(1) *Annales de Chimie*. Paris.

En même temps on a largement puisé dans le règne végétal pour arriver au même but. Il vous suffira d'avoir la liste de quelques-unes des principales plantes ainsi employées pendant les deux ou trois derniers siècles ; je ne vous citerai que celles qui ont joui d'une grande réputation : les tubercules du perce-pierres (*Saxifraga*) (nom qu'a fait donner à la plante sa vertu supposée), bouillis dans une décoction de chiendent, à la dose de 4 grammes de tubercules ; — la teinture de persil de bouc (*Pimpinella saxifraga*) ; — la teinture des semences du gromil, ou herbe aux perles (*Lithospermum majus*) ;— la décoction de genêt ; — la teinture de semences du dictame blanc (*Fraxinella*) ; — la teinture du raifort cultivé, ou radis noir (*Raphanus sativus*) ; — la teinture de semences de l'ortie commune. La guimauve et la mauve des marais, le chiendent, le persil, la carotte sauvage, entraient aussi comme ingrédients dans les décoctions composées que l'on employait.

II. — Abordons maintenant la pratique actuelle. Je suppose que vous me disiez : Quelles sont, à l'heure présente, les ressources d'un malade qui veut essayer de faire dissoudre son calcul dans sa vessie ? Je diviserai ces agents en deux classes : d'abord les remèdes empiriques, qui ont une certaine réputation ; en second lieu, ceux qui résultent des plus récentes recherches faites sur ce sujet par de savants observateurs.

1° *Remèdes empiriques.* — Dans presque tous les États de l'Europe, fait curieux à étudier, il y a des gens qui se font un revenu en fabriquant et en vendant des remèdes pour dissoudre la pierre. Les formules employées constituent en général un patrimoine de famille, d'où résulte pour ses membres une sorte de réputation. Chaque génération conserve avec soin le secret dans toute sa pureté, aussi bien que les traditions laissées par les ancêtres. Il en est de même pour les rebouteurs, dont la renommée, vous le savez, s'associe à certains noms et à certaines localités. Toutes ces solutions médicamenteuses (car le plus souvent elles affectent cette forme) se vendent dans les campagnes sous le nom « d'eau constitutionnelle », ou quelque autre analogue. En outre, on en garantit l'efficacité dans toute espèce de maladie des voies urinaires.

J'ai été mis à même, par des circonstances particulières, d'observer et d'étudier ces agents un certain nombre de fois. Je les ai rencontrés en Angleterre et en France, dans des localités diverses. Je me rappelle fort bien une vieille Française et son fils, voyageant à pied du midi de la France jusqu'à Bruxelles, il y a une dizaine d'années: ils transportaient un panier fort lourd chargé de bouteilles remplies d'un remède de famille, et destinées à un royal malade (1). Je puis ajouter que leur attention fut largement récompensée. A cette époque, de toutes les parties de l'Europe, afflua en Belgique, sans sollicitation aucune, toute espèce d'offres de ce genre, en nature comme dans le cas présent, ou sous forme d'insinuations quelconques. Tel est toujours le cas en pareilles circonstances.

Je puis vous avouer que j'ai reçu dernièrement, sur ce sujet, de nombreuses communications de correspondants connus et inconnus; chacune d'elles me vantait l'efficacité des remèdes de son inventeur. J'en choisis deux que je vais vous citer ; elles diffèrent entièrement l'une de l'autre, et chacune possède un intérêt particulier. — La première vient d'un Français, qui donne son nom, et offre un remède infaillible, dont il ne révèle pas la composition, mais qu'il consentirait à faire connaître moyennant la modeste somme

(1) Le feu roi de Belgique, Léopold Ier, dont les cruelles souffrances, dues à un calcul, excitaient à cette époque une vive sympathie en Europe.

d'un million de francs. Et je n'hésite pas à proclamer que son secret serait digne de ce prix, s'il accomplissait les étonnants résultats qu'il attribue à son pouvoir. — L'autre est envoyée par un laboureur anglais du Bedfordshire ; il veut m'apprendre avec quoi a été guéri, il y a quelque temps, un de ses amis dans son voisinage. Il me donne la formule purement et simplement : c'est un bel exemple d'une bonne recette de la campagne pour faire dissoudre la pierre. J'en ai vu beaucoup de semblables, et il y a là pour nous un certain intérêt, comme vous le verrez tout à l'heure. Je n'ai pu m'empêcher d'adresser mes remerciements à ce brave homme, et j'ai éprouvé quelque peine à m'expliquer pourquoi son remède peut être utile dans certains cas, nuisible dans d'autres. Voici sa note en propres termes : « Prenez 9 litres de cendres de bois, et versez dessus 4 demi litres d'eau bouillante. Laissez infuser vingt-quatre heures, et filtrez. En prendre un verre le matin, à jeun ». Il y a là une forte dose de carbonate de potasse ; c'est le sel alcalin que nous connaissons bien, et qui reparaît toujours. J'ai eu la curiosité d'en rechercher la quantité. Une couche de cendres de bois de pin, ainsi traitée, donne une solution de 3 grammes de carbonate pour 30 grammes d'eau, de façon que la quantité prise chaque fois est d'au moins 5 1/2 grammes à 8 grammes. Les autres ingrédients solubles sont des sulfate et silicate de potasse et du chlorure de potassium.

Quant à ces composés prétentieux que l'on vend en Angleterre comme dissolvants, j'en ai soumis les principaux à une *analyse chimique* sérieuse, et c'est ce dont je vais vous donner les résultats. Non pas que j'eusse le moindre doute sur leurs caractères généraux et leur composition, ni sur la similitude presque complète de leur nature ; mais je désirais en avoir une connaissance exacte fondée sur l'analyse. Après examen d'un de ces remèdes bien connus et réputés en Angleterre, j'ai reconnu que nous avions affaire à une simple solution de bicarbonate de potasse dans l'eau : vous en avez ici deux bouteilles devant vous, et vous pouvez en faire vous-mêmes l'analyse, si vous le désirez. Vous voyez que ce sont deux bouteilles de litre ordinaire : chaque bouteille contient 30 grammes de bicarbonate de potasse, et environ 7 1/2 grammes de chlorure de sodium avec quelques sulfates ; la présence de ces derniers paraît être due à l'eau de source au moyen de laquelle la dissolution a été faite. Il est indiqué d'absorber chaque jour la moitié d'une bouteille, ce qui équivaut à 15 ou 16 grammes.

Le prix de cette *eau constitutionnelle* est de 4 fr. 35 la bouteille !

Arrêtons-nous ici, messieurs, pour jeter un rapide coup d'œil sur cette longue et curieuse histoire des efforts pénibles, lents et quelque peu maladroits de l'homme pour se débarrasser de la pierre, cet ennemi redoutable, avec le secours des agents médicamenteux. Remarquez que ceux-ci se sont toujours trouvés être alcalins : tout d'abord, et au-dessus de tout, c'est la base terreuse, la chaux. En effet, elle est l'agent actif des coquilles d'escargots calcinés de Pline et des coquilles d'œufs d'Avicenne ; du reste, elle reparaît purement et simplement dans la dispendieuse recette de Mme Stephens, en 1739. Mais, du temps d'Avicenne, on lui adjoignait la potasse, base essentielle du règne végétal, comme vous le voyez d'après la quantité de plantes calcinées qui entrent dans sa formule. Mme Stephens ajoute aussi la potasse et la soude au moyen de son savon, de ses plantes et de ses graines calcinées. Plus tard devinrent à la mode le savon et l'eau de chaux, combinaison des trois agents alcalins que je viens d'indiquer. A l'heure qu'il est, on vend par bouteilles, fort cher, un remède bien connu, et l'on indique d'en prendre chaque jour une petite quantité pendant trois mois (c'est là la dose et le temps minimum) ; ce remède est, comme vous venez de le voir, une simple dissolution de bicarbonate de potasse dans l'eau, et, actuellement, son prix est inférieur à celui de la bouteille et du bouchon qui le renferment. Le remède secret de notre laboureur se présente sous une forme presque aussi bonne : il a exactement le même pouvoir dissolvant, et il a l'avantage d'être fort bon marché.

Il est un autre remède populaire, l'eau de Vichy, largement employée par ceux qui souffrent du côté des voies urinaires; elle a joui, dans son temps, d'une grande faveur comme dissolvant de la pierre, par ce fait qu'elle n'est en somme qu'une dissolution assez forte de carbonate de soude, la base du règne minéral, comme la potasse est celle du règne végétal.

Ici nous sommes à même de formuler la conclusion suivante, la seule possible d'ailleurs, c'est que tous les remèdes empiriques et soi-disant secrets, employés depuis un temps immémorial jusqu'à aujourd'hui, sont des solutions de chaux. de soude ou de potasse, soit seules, soit combinées. Toutes les plantes, après combustion, ne fournissent qu'un seul et même agent actif, la potasse; toutes les coquilles d'œufs et les cendres d'animaux marins ou terrestres ne produisent qu'une seule et même substance active, la chaux.

2° *Remèdes scientifiques.* — Les divers dissolvants conseillés jusqu'ici par la Faculté sont: la potasse hydratée, ou en dissolution; le bicarbonate, le citrate, l'acétate et le tartrate de potasse. Puis viennent la soude et la lithine sous diverses formes; mais elles sont moins généralement employées.

Cependant, avant d'en arriver à étudier, à un point de vue scientifique et non pas empiriquement, si tous ces corps sont utilisables comme dissolvants, nous devons passer brièvement en revue les substances sur lesquelles ils doivent agir, et qu'ils sont destinés à dissoudre : j'entends les calculs rénaux et vésicaux. Tout d'abord, le premier fait qui doive vous frapper, est qu'il y en a de diverses sortes, et que certains ont des caractères diamétralement opposés à ceux de certains autres. Ici se pose naturellement cette question : Est-il possible qu'un seul remède, l'agent alcalin, puisse dissoudre des calculs dont la composition est si variable ?

Je vous rappellerai, en termes généraux, ce que je vous ai dit dans ce sens dans une récente leçon sur la manière de classer les différentes variétés de calculs des voies urinaires. Les trois cinquièmes des calculs que l'on rencontre chez les adultes de tout âge sont formés d'acide urique ou d'urates; deux cinquièmes, à peu de chose près, sont des phosphates, dont plusieurs sont *mixtes*, c'est-à-dire contiennent au moins deux substances différentes ; trois ou quatre cas sur cent sont formés d'oxalate de chaux. La cystine est si rare, qu'elle ne saurait entrer en ligne de compte. Ainsi, trois cinquièmes des calculs, au moins, prennent naissance dans une urine trop fortement acide, et c'est de cette acidité excessive qu'ils résultent. Les deux autres cinquièmes sont les produits d'une urine alcaline d'ordinaire, ammoniacale le plus souvent, et c'est dans ce milieu qu'ils rencontrent les conditions favorables à leur formation. Les urates, les oxalates et quelques rares phosphates se forment dans le rein, sous l'influence de divers états constitutionnels ; mais la plus grande partie des matériaux phosphatiques, dans les calculs mixtes ou formés de phosphates purs, ne se trouvent que dans la vessie, où ils sont les produits d'une affection locale, et non pas d'une maladie générale. Pour l'acide urique, vous savez expérimentalement qu'il est soluble dans les dissolutions alcalines ; mais, sous ce rapport, il en est de plus énergiques les unes que les autres ; les sels qui en résultent ont aussi une solubilité variable. Ainsi, l'urate de chaux est un sel assez soluble. L'urate de soude l'est moins, et voilà pourquoi il entre dans la composition de certains calculs. L'urate de potasse est le plus soluble de tous. Quoique la lithine jouisse d'une efficacité à peu près égale, la potasse est l'agent le plus actif que l'on puisse employer contre un calcul d'acide urique, parmi les substances bonnes à pendre pendant longtemps à l'intérieur avec une impunité relative. C'est là un fait qui l'indique comme l'agent le plus applicable, suivant certaines circonstances que je vais indiquer, et voilà pourquoi, depuis de longues années, il a été considéré comme tel.

III. — Il y a vingt ans que j'ai appelé l'attention sur la prédominance d'action de la potasse, quand j'ai dit que « les citrates et les carbonates de potasse ont plus d'action, et une action plus sûre que l'eau de Vichy » pour le traitement de la « gravelle urique », et qu'on doit les administrer sous une forme très diluée, « l'eau ordinaire étant elle-même un des meilleurs dissolvants » (1). Je puis ajouter que je n'ai jamais prescrit l'eau de Vichy dans les affections des voies urinaires, à cause de son infériorité marquée en face des dissolutions de potasse. Je crois qu'on peut dire hardiment que le citrate de potasse est le composé qui offre les plus grandes chances de succès, et cela par un accord unanime de tous ceux qui l'ont étudié. Si, néanmoins, il exerce une action trop diurétique, comme cela se présente parfois, le meilleur à employer après lui est le bicarbonate, ou la liqueur de potasse.

Mais, me direz-vous, le citrate de potasse a-t-il été suffisamment étudié par un observateur compétent relativement à son action sur la pierre dans la vessie ? Je suis heureux de pouvoir répondre à cette question par l'affirmative. Un médecin bien connu et accompli, Sir William Roberts, de

(1) *The Lancet*, 1854, vol. I, p. 439.

Manchester, autrefois élève distingué de cette école, a fait des expériences suivies et sérieuses sur des calculs dans la vessie, et en dehors de cette cavité ; il est arrivé sur ce sujet à des résultats précis, dont je vous donnerai ici une courte analyse.

Sir William Roberts assure que le meilleur dissolvant est le carbonate de potasse, meilleur que la soude, beaucoup meilleur que la lithine. La solution ne doit pas être concentrée ; sans quoi il se forme un biurate alcalin qui recouvre le calcul et en arrête la dissolution. — Les meilleurs sels à administrer par la bouche sont le citrate et l'acétate, parce que, comme vous le savez, ils passent dans l'urine sous forme de carbonates. La dose sera, pour un adulte, de 2 1/2 à 3 grammes par 100 ou 120 grammes d'eau toutes les trois heures, c'est-à-dire environ 25 grammes de sel par jour. L'urine qu'on a rendue ainsi alcaline peut se trouver troublée par des phosphates amorphes ; mais cet état ne s'oppose pas à la dissolution de la pierre, pourvu que l'urine ne soit pas en même temps ammoniacale ; s'il en était ainsi, toute espèce de dissolution cesserait immédiatement, fait important à se fixer dans l'esprit. Aussi est-il superflu d'essayer de dissoudre un calcul d'acide urique, si l'urine n'est pas normalement acide. Si l'urine est alcaline au début, elle est sûrement ammoniacale, et alors aucun dissolvant n'aura d'action, parce que le calcul est revêtu d'une couche de phosphates mixtes. Le docteur Roberts pose en principe qu'il est sans utilité de chercher à dissoudre un calcul volumineux, à quelque variété qu'il appartienne, ou une pierre d'oxalate de chaux, et qu'il n'y a rien à faire contre un calcul phosphatique, excepté avec des injections intra-vésicales. Enfin, selon lui, les injections alcalines sont sans action contre les calculs d'acide urique. — En résumé, voici quelles sont les conditions essentielles du succès : certitude que le calcul est formé d'acide urique et qu'il est de petite taille ; que l'urine est acide ; enfin, et surtout, que jamais elle n'est ammoniacale. Lorsqu'on se trouve dans ces conditions extrêmement favorables, le meilleur dissolvant connu, la potasse, donne une véritable chance de beaucoup diminuer le volume de la pierre au bout de quelques semaines, en sorte que le noyau puisse arriver à franchir le canal de l'urèthre. Toutefois sir William Roberts n'a pu encore jusqu'ici observer un succès aussi absolu (1).

IV. — Telles sont les données les plus complètes auxquelles est arrivée la science moderne sur le fait de la dissolution. Mais alors, dites-vous, n'y a-t-il aucun résultat quelconque fourni par les méthodes empiriques que vous avez signalées ? Est-ce sans but que, depuis deux cents ans, les malheureux calculeux ont englouti toutes les mixtures dégoûtantes décrites depuis Pline jusqu'à Joanna Stephens, et depuis celle-ci (en passant par Chittick et ses vases fermés à clef) jusqu'aux charlatans à remèdes secrets de l'époque actuelle ? Je désire beaucoup répondre nettement à cette question, et je le ferai autant qu'il est en mon pouvoir.

Je répliquerai d'abord, Messieurs, qu'il n'est point du tout évident qu'on ait fait dissoudre en entier une pierre dans la vessie au moyen d'un agent alcalin. Je n'ai pu découvrir une seule observation authentique de calcul reconnu après le cathétérisme par un chirurgien compétent, et dont on ait constaté la disparition après un traitement par les dissolvants, soit au moyen d'un second cathétérisme, soit à la faveur d'une autopsie. En dehors de ces conditions d'évidence, aucune observation n'a de valeur. Que les solutions alcalines soient un palliatif en certains cas et permettent à certains malades, en petit nombre, de continuer à vivre

(1) William Roberts, *Practical Treatise on Urinary and Renal Diseases*, 4e édit., 1885.

d'une façon à peu près supportable, sans être forcés de recourir à l'opération, c'est ce dont je n'ai jamais douté. D'un autre côté, il peut arriver que le soulagement produit par elles ne soit que temporaire. J'ai vu quelques exemples remarquables de leur influence sur des personnes âgées et infirmes, que l'on ne pouvait soumettre à une opération chirurgicale et dont les calculs n'étaient pas dans les limites de la lithotritie. Ces personnes ont pu passer le reste de leur existence sans trop de souffrances ou même sans souffrir aucunement, pourvu qu'elles aient été à même de garder le repos. D'un autre côté, il peut arriver que le soulagement produit par les alcalins ne soit que temporaire; dans certains cas même, comme je l'ai vu plus d'une fois, l'agent alcalin produit une aggravation considérable dans les symptômes. C'est ce que l'on a pu voir souvent autrefois, à l'époque où florissaient le savon et l'eau de chaux. Toutefois, la question qui se pose devant nous n'est pas celle du degré de l'influence palliative, mais bien celle de la dissolution complète de la pierre. Les observations de Morand, auxquelles j'ai déjà fait allusion, et où vingt-deux malades furent sondés avant d'être soumis au traitement, n'ont pas fourni un seul exemple avéré de guérison. Parmi les prétendus triomphes du traitement par la chaux et la potasse, on trouva, à l'autopsie chez plusieurs des sujets, de nombreux et volumineux calculs (1). Enfin, ce que l'on peut ajouter encore, c'est que les quatre individus dont la guérison a été certifiée par des commissaires gouvernementaux nommés afin d'examiner les remèdes de Mme Stephens, sont morts chacun avec sa pierre dans la vessie, où l'autopsie l'a parfaitement retrouvée (2).

(1) Le docteur J. Parson rapporte douze autopsies des malades de Mme Stephens, chez lesquels on observa le même résultat. (*A description*, etc. London, 1742.)

(2) Alston's *Lectures in the Materia medica*, vol. I, p. 268. London, 1773. — Ils s'appelaient Gardiner, Appleton, Norris et Brighty.

L'observation d'Horace Walpole, au siècle dernier, est bien connue ; il la recueillit lui-même pour la *Royal Society*. Il avait presque soixante-dix ans quand il se mit à prendre de 15 à 30 grammes de savon d'Alicante et 1 litre 1/2 d'eau de chaux par jour, pendant plusieurs mois de suite ; puis il continua ainsi, avec de courts intervalles, jusqu'à sa mort, qui arriva lorsqu'il avait soixante-dix-huit ans. Il éprouva une grande amélioration au bout d'une année de ce traitement, et, en fin de compte, il se crut guéri. A sa mort, on trouva dans sa vessie trois petits calculs. Il est naturel qu'à cette époque ce cas ait attiré sur lui un intérêt immense : c'est en effet l'un des plus heureux que l'on ait rapportés jusqu'ici.

Mais, par malheur, ce qu'il y a de vraiment curieux dans toute cette affaire, c'est que la grande majorité des malades qui ont pris alors ces médicaments, et de ceux qui les prennent encore aujourd'hui, sont exempts de la pierre de la façon la plus absolue. Ils éprouvent quelques troubles qu'ils se plaisent à appeler des signes de calculs, ils usent des alcalins à hautes doses (c'est-à-dire une des meilleures substances connues pour combattre l'irritation des voies urinaires), et ils se trouvent soulagés. Alors ils répandent dans leur voisinage, et souvent ils affirment, par la voie de la presse, qu'ils ont été guéris de la « pierre, cette dangereuse affection ». Telles sont les guérisons sur lesquelles compte le vendeur de remèdes secrets. Car enfin qu'arrive-t-il au petit nombre de ses malades qui, en réalité, ont la pierre? Deux alternatives sont possibles : ou bien, comme l'a montré Sir William Roberts, le calcul, quand il est formé d'acide urique, se revêt de biurate qui adhère ou s'en va en écailles ; ou bien l'urine devient ammoniacale, en sorte que, dans aucun cas, il ne se fait de dissolution. Cependant, on voit sortir de grandes quantités d'un sédiment blanc formé de phosphates terreux et de débris de biurate analogues à des coquilles d'œufs, sans parler du précipité phosphatique blanchâtre. C'est là ce que le pauvre malade prend pour les débris de sa pierre ; voilà pour lui la preuve de l'efficacité du pouvoir dissolvant. Le fait existe dans la grande majorité des cas, et on le considère presque toujours comme un signe infaillible de la valeur du médicament. En attendant, le calcul s'enveloppe, et assez vite, de nouvelles couches de dépôt, et il augmente inévitablement de volume. Tel est souvent le résultat forcé des médicaments qu'on administre d'une façon empirique, c'est-à-dire sans tenir compte de la nature du calcul ni de l'état de l'urine, et sans que le traitement s'appuie et se règle sur les principes que j'ai indiqués plus haut. Mais, direz-vous, c'est là une simple idée préconçue, qui, sans doute, il est vrai, paraît fort plausible ; toutefois, comment pouvez-vous savoir qu'il en est ainsi ? Je vais vous en donner un exemple frappant ; mais je suis prêt, au besoin, à vous en fournir beaucoup d'autres. Il y a quelques années, un individu du Yorkshire vint me trouver. Il me conta qu'ayant depuis longtemps déjà des signes de calcul, il s'était laissé conseiller de prendre un dissolvant bien connu. Il le prit donc, et vous serez d'accord avec moi, j'espère, pour dire qu'il poussa l'expérience assez loin : car il absorba pour une valeur de 625 francs de l'eau que vous voyez sur cette table. Il éprouva d'abord une certaine amélioration ; mais il avait, par nécessité, une vie très active, et ne pouvait pas s'accorder le repos et tous les adjuvants luxueux que se donnait Horace Walpole ; aussi, finalement, la maladie s'aggrava. Alors il s'adressa à moi, et je lui broyai un gros calcul mixte dont la plus grande partie était phosphatiqne. S'il était venu plus tôt, la pierre aurait été moins volumineuse. Tout se passa bien, et aujourd'hui le malade est en état de dire son histoire, et de la redire, si besoin il y a. Depuis celui-ci, j'ai eu l'occasion de voir beaucoup d'autres méfaits causés par les remèdes secrets ; l'un des derniers, observé par moi il y a peu de mois, est la mort d'un malade, qui portait dans sa vessie un énorme calcul phosphatique ; les dimensions exagérées de la pierre étaient incontestablement dues aux alcalins dont le patient abusait depuis longtemps. J'avais vu ce malade deux ans auparavant et je lui avais découvert un petit calcul d'acide urique ; je lui proposai de le lui broyer, lui promettant que l'opération, facile et sans aucun danger, ne durerait pas plus de trois minutes. Il refusa, préférant recourir à quelques fameux « dissolvants » et, en deux ans, il était arrivé à remplir sa cavité vésicale d'un énorme bloc phosphatique, qui lui coûta la vie.

Je ne veux point affirmer pour cela qu'on n'ait jamais dissous de calcul, ni qu'il soit impossible de dissoudre un petit calcul d'acide urique par l'usage des agents alcalins à l'intérieur. Au contraire, j'irai plus loin, et je dirai que j'espère qu'étant donnés du temps et des soins suffisants, on doit pouvoir y arriver. Et encore je ferai plus : le premier cas semblable qui entrera ici à l'hôpital, si le malade y consent, je serai heureux de le soumettre à ce mode de traitement, et de faire ainsi devant vous une expérience complète. Mais ce que je puis vous affirmer avec certitude, c'est que, à l'époque actuelle, il n'est pas sûr qu'il y ait encore une seule guérison authentique sur mille cas de pierre traités par les dissolvants. Un malade qui prend avec résolution ces agents médicamenteux contre un calcul dont les caractères n'auraient pas été déterminés avec soin, ne saurait espérer qu'une chance meilleure que la suivante : il y a mille à parier contre un qu'on échouera, et il est probable, au contraire, que la pierre augmentera de volume. Si le calcul est volumineux, la dissolution est impossible.

V. — Quelle est maintenant, Messieurs, la *valeur du trai-*

tement en question ? J'affirme hautement qu'il en a une, non pas peut-être contre le calcul logé dans la vessie, mais contre la période initiale de cette affection, je veux dire contre le calcul rénal. C'est là l'époque à laquelle on doit attaquer la pierre au moyen des dissolvants. On peut faire beaucoup dans les cas où il y a de petits calculs d'acide urique qui se frayent un chemin d'une façon périodique ou accidentelle : en premier lieu, et chose principale, à mon avis, on emploie le traitement préventif, basé sur les principes que je vous ai exposés dans une leçon sur ce sujet ; si ce traitement, employé seul, ne suffit pas, on aura recours à la médication alcaline. Avec cette association d'actions, il deviendra rare qu'on ait à redouter la naissance d'une pierre dans la vessie. Je prévois avec confiance l'époque où l'on n'aura plus que très rarement, dans ce cas, de graves opérations à pratiquer. Seuls, les calculs d'acide urique, vous le savez, sont modifiés par notre médication, et par bonheur ils forment la très grande majorité des calculs rénaux.

Je dois dire ici quelques mots de certains agents à employer d'une façon locale dans la vessie, pour la dissolution des calculs phosphatiques, qui ne disparaîtraient point, mais plutôt augmenteraient de volume par les remèdes internes que je viens d'indiquer. C'est là, on peut le dire, un sujet de pratique journalière. Vous savez qu'il y a beaucoup de malades, et en particulier ceux qui ne peuvent vider leur vessie sans cathétérisme, qui ont une grande tendance à la formation des pierres phosphatiques composées, et cela dans un temps fort court. Dans ce cas, des solutions diverses injectées dans la vessie sont d'un grand secours. On peut apprendre aux malades à faire leurs injections eux-mêmes. Une ou deux fois par jour, après avoir laissé écouler la totalité de l'urine au travers de la sonde, le patient applique, à l'extrémité de celle-ci, une poire d'une capacité de 120 grammes, munie d'un robinet, et contenant une solution d'acétate de plomb (15 à 20 milligrammes pour 30 grammes d'eau distillée additionnée de quelques gouttes d'acide acétique). Il chasse la moitié du contenu dans sa vessie, et le laisse ressortir au dehors par la sonde : il peut arriver que cela entraîne au dehors quelques petits débris. Puis, remettant en contact la sonde et le robinet, il injecte la seconde moitié du liquide, qu'il laisse séjourner quelque temps. Cette manière de faire exerce une action favorable contre la formation de calculs phosphatiques, ou, en tous cas, contre l'agrégation de ces éléments dans la vessie. Je n'ai pas l'intention de décrire maintenant tout au long les procédés par lesquels ces substances sont dissoutes mécaniquement ou enlevées par des lavages, lorsque les simples moyens indiqués ci-dessus sont restés infructueux. On trouvera, sur ce sujet, des détails plus complets à la place qui leur convient.

Je ne dois pas omettre l'emploi local de l'électricité, tenté à la fois dans les cas de calculs d'acide urique et de phosphates. Prévost et Dumas (1823) ont essayé la dissolution directe de la pierre dans la vessie, au moyen du courant galvanique, idée qui, depuis, a été plus complètement développée, en Angleterre, par le docteur Bence Jones (1852). Mais, le volume des instruments, nécessaires pour porter les pôles au contact de la pierre et les y maintenir pendant le temps que réclame la dissolution de celle-ci, est de beaucoup supérieur aux dimensions de ceux qu'on emploie pour broyer les calculs par la méthode moderne de la lithotritie. Nous devons donc jusqu'ici les regarder comme inapplicables.

VI. — Ici se présente la *conclusion* finale inévitable, inévitable parce qu'elle est vraie. Je vous ai montré qu'on n'a aucune chance de dissolution, sauf si la pierre est fort petite, et encore seulement si les circonstances sont favorables ; enfin, pour accomplir cette tâche, il faut y consacrer une période de temps très considérable.

Avec une pierre semblable, Messieurs, une ou deux, rarement trois séances sont nécessaires au moyen de la lithotritie. Ainsi limitée, aucune opération du cadre chirurgical n'est très certainement plus sûre, plus rapide et plus heureuse. Je répéterai que, dans tout le cours de ma pratique, je n'ai pas une fois perdu un malade dans un cas semblable. Et pourtant il faut écouter la voix du malade, qui choisit le traitement à lui faire suivre. Il réclame le droit de choisir, quoiqu'il ne manifeste pas toujours une grande sagesse en agissant de la sorte. A nous appartient le devoir de lui bien montrer les mérites respectifs des deux méthodes. C'est ce que j'ai essayé de faire avec impartialité devant vous.

LEÇON XXVII

CYSTITE ET PROSTATITE. — Etude étiologique et symptomatique des formes suraiguë, aiguë, subaiguë et chronique de la cystite. — Traitement : cathétérisme ; lavages vésicaux ; instillations ; injections médicamenteuses (astringentes, calmantes, antiseptiques...) ; tisanes ; alcalins ; acides.— Cystite bactérienne. — Prostatite aiguë et chronique. — Traitement.

MESSIEURS,

Celui qui s'adonne à l'exercice de la médecine générale peut fort bien, durant tout le cours d'une longue pratique, n'observer que peu ou point de ces affections qui viennent d'occuper nos dernières conférences. Il est des médecins qui de leur vie ne rencontrent pas un seul cas de pierre vésicale ; et parmi ceux qui en découvrent, tous ne se chargent pas eux-mêmes de les traiter.

Le sujet qui se présente à nous aujourd'hui nous offre des conditions tout à fait inverses. Inspirant au chirurgien beaucoup moins de ce qu'on est convenu d'appeler de « l'intérêt », la cystite s'impose pour d'autres motifs à l'attention de l'étudiant. L'inflammation de la vessie est en effet la plus fréquente de toutes les maladies de cet organe ; elle vous attend sûrement dans les éventualités de la pratique, et la mission de la traiter vous incombera même assez souvent. Toute lésion, tout motif de souffrance de l'appareil urinaire est une cause suffisante de cystite. Qu'un homme soit atteint d'un rétrécissement uréthral, qu'il ait une maladie des reins ou de la prostate, tôt ou tard la cystite finit par entrer en scène, à un degré quelconque ; et bien des fois vous serez consultés pour les symptômes plus ou moins graves et douloureux de cette affection.

Au point de vue clinique, nous pouvons considérer la cystite sous quatre formes différentes :

1° la *cystite suraiguë,* consécutive aux opérations et aux lésions traumatiques du réservoir urinaire ;

2° la *cystite ordinaire, aiguë ou subaiguë,* qui s'accompagne toujours de phénomènes fébriles plus ou moins marqués ;

3° le *passage à l'état chronique* d'une cystite subaiguë à marche lente, laquelle devient peu à peu une véritable cystite chronique ;

4° la *cystite chronique* avec ses abondantes et caractéristiques sécrétions muco-purulentes : on lui donne souvent, mais à tort, le nom de « catarrhe ».

I. — La cystite, dans sa forme *suraiguë,* est toujours une affection grave. Une de ses principales causes est la fragmentation brusque d'un calcul volumineux et dur soit par le lithotriteur, soit par la rupture spontanée de la pierre qui s'observe parfois ; la cystite éclate presque à coup sûr, si l'on ne se hâte pas de débarrasser la vessie des fragments acérés et par conséquent offensifs ainsi produits. Des traumatismes sérieux infligés à la vessie, soit par une dilatation exagérée du col pendant la taille périnéale pour extraire un calcul de dimensions exceptionnelles, soit par des sondages intempestifs, soit par des injections forcées et irritantes, constituent d'autres causes assez fréquentes d'inflammation suraiguë de la muqueuse vésicale. Cette cystite débute d'ordinaire par un grand frisson, suivi bientôt de mictions extrêmement fréquentes et douloureuses. L'urine, tout d'abord sanguinolente, ne tarde pas à se charger de mucus, puis à se transformer en une masse épaisse et glaireuse, d'une teinte brunâtre, qui adhère au vase. Le pouls du malade s'accélère, sa température s'élève, sa langue se sèche, sa soif devient ardente, sa faiblesse s'accentue de plus en plus; enfin tout fait prévoir une issue fatale à brève échéance, si l'intervention n'est pas prompte et efficace. Si le malade succombe, on trouve à l'autopsie la muqueuse vésicale présentant une teinte rouge foncé dans toute son étendue ou à peu près; et, de plus, apparaissent par places des ulcérations gangréneuses au fond desquelles se montre la tunique musculaire dénudée.

II.— Une forme moins grave de cystite *aiguë ou subaiguë* est celle que l'on est en droit d'appeler la forme ordinaire, car elle est extrêmement commune. L'inflammation peut envahir toute la surface de la muqueuse et quelquefois même tout ou partie des tuniques sous-jacentes; cependant, à un degré moindre, elle peut aussi rester localisée principalement à cette région difficile à délimiter exactement, mais que l'on est convenu de désigner sous le nom de « col de la vessie ». Il est plus que probable que, dans beaucoup de cas légers et de courte durée, le processus inflammatoire, malgré son caractère aigu, siège surtout dans la muqueuse de l'urèthre prostatique et dans celle qui entoure le méat interne à l'intérieur de la cavité vésicale. Mais, anatomiquement parlant, il n'est pas facile de tracer une ligne de démarcation précise entre la prostate et la vessie et de dire où l'une cesse et où l'autre commence; aussi, l'expression « inflammation du col de la vessie » est souvent en somme parfaitement légitime.

Un des cas de ce genre qui se présente le plus fréquemment est celui qui survient dans le cours d'une blennorragie, ordinairement vers la troisième semaine, surtout sous l'influence du froid, de l'humidité ou parfois d'un excès de boisson. La durée de cette complication est généralement courte, si le malade peut garder le repos absolu; néanmoins, les symptômes locaux sont, dans certaines circonstances, assez sérieux, en raison des phénomènes douloureux et quelquefois aussi fébriles qui peuvent survenir. Si même le patient est incapable, pour une raison ou pour une autre, de rester au repos, l'inflammation persiste longtemps et tend à devenir chronique.

Bien diverses sont les causes de la cystite moyennement aiguë ou subaiguë : cette forme, disons-le de suite, mérite une sérieuse considération, car c'est une de celles qui passent le plus facilement à l'état chronique et qui restent chroniques en dépit de tout traitement, étant subordonnées la plupart du temps à une cause organique et par conséquent persistante. Quelques-unes de ces causes sont bien connues, mais il y en a qui demeurent longtemps douteuses, font hésiter le diagnostic et induisent en erreur la praticien, même le plus expérimenté. En pareil cas, vous reconnaîtrez assez facilement l'existence d'un rétrécissement de l'urèthre, d'une hypertrophie prostatique, d'un calcul vésical ; quelquefois, il s'agit d'un cancer ou d'une autre tumeur de la vessie ou, plus rarement encore, de la tuberculose de cet organe. D'autres fois, c'est la présence continue du pus descendant en quantité considérable du rein, du bassinet et de l'uretère. L'inflammation chronique du réservoir urinaire est aussi causée par son atonie, succédant à sa surdistension et à l'amincissement de ses parois, ou bien à sa paralysie par le fait d'une maladie ou d'un traumatisme des centres nerveux, cerveau ou moelle épinière. Une autre cause, rare il est vrai, mais à laquelle il faut songer dans un cas difficile, est la présence d'une fistule faisant communiquer la vessie avec l'intestin, comme cela s'observe dans certaines affections organiques de ce dernier. Enfin, chez la femme, les déplacements de l'utérus et ses altérations pathologiques engendrent indirectement une cystite dans bien des circonstances.

Les instruments doivent aussi être parfois incriminés dans la production d'une cystite aiguë ou subaiguë, et cela de différentes façons. Ainsi, une petite poussée d'inflammation vésicale peut succéder à la simple introduction d'un instrument soit rigide, soit flexible, par le fait d'une simple irritation mécanique. Mais un mode d'action nuisible des instruments, plus fréquent selon moi, quoique moins connu, est la contagion de la vessie par une sonde malpropre ; sous cette influence, l'urine devient septique et l'inflammation de la muqueuse s'ensuit naturellement.

Tous les instruments creux ou présentant des interstices, tels que les sondes et les lithotriteurs, sont exposés à transporter très facilement des éléments contagieux. Par exemple, une goutte de pus est restée dans une fente et y a séché ; en passant dans les voies urinaires d'un autre malade, elle se reliquéfie sous l'influence de l'humidité naturelle de ces organes, les contagionne et détermine souvent en quelques heures une inflammation d'intensité variable dans l'urèthre et la vessie. Ce peut être là une cause d'accidents inflammatoires sérieux ; je dirai même que c'en est une cause fréquente. Une fois avertis de ce fait, vous l'éviterez, j'en suis sûr, avec le plus grand soin et vous vous mettrez en garde contre ses déplorables conséquences. Après vous être servis d'une sonde flexible, vous la plongerez toujours aussitôt dans un vase contenant de l'eau phéniquée au 40e ou au 50e ; vous l'y laisserez quelques minutes et vous la nettoierez même à l'intérieur en y faisant passer un courant de cette solution antiseptique à l'aide d'une seringue ou d'une poire en caoutchouc. Les sondes d'argent et les lithotriteurs seront trempés et lavés soigneusement dans la même solution bouillante. Enfin, toute huile ou substance grasse quelconque dont vous vous servirez pour enduire vos instruments devra toujours contenir au moins un vingtième d'acide phénique ; à cette dose, le mélange n'est aucunement irritant.

Je crois en outre que la cystite est quelquefois produite par l'introduction intempestive d'instruments dans l'urèthre et la vessie. Dans le cours d'une blennorragie ou quand, après la disparition de la période initiale et aiguë de cette affection, l'urèthre reste encore sensible et délicat, un malade vient parfois trouver son médecin, en lui disant qu' « il doit avoir un rétrécissement, parce que son jet d'urine est mince et sort difficilement ». Quoiqu'il ne soit nullement évident qu'il existe une stricture de par les symptômes énoncés, l'homme de l'art cède, peut-être un peu à la légère, aux obsessions de son client, et lui introduit une sonde dans le canal jusque dans la vessie. Si l'instrument n'est pas absolument souple, s'il n'est pas conduit par hasard avec toute la douceur voulue, une poussée de cystite éclate souvent alors, à la suite de cette intervention instrumentale malencontreuse. J'ai été fréquemment témoin de faits de ce genre, aussi je ne saurais trop vous recommander d'éviter à votre client cette complication fâcheuse et à vous-mêmes, praticiens, le remords de cette maladresse.

Vous entendrez quelquefois accuser la goutte et le rhumatisme de causer une cystite. Que ces diathèses soient capables d'aggraver une inflammation préexistante de la vessie, je n'en doute aucunement. Mais, il est moins permis d'affirmer que leur seule influence, en dehors de toute lésion locale antérieure, suffise pour produire de toutes pièces une cystite. Ne perdez pas de vue, je vous prie, que cette dernière relève presque toujours d'une cause locale saisissable, et que ce que l'on a coutume d'appeler le forme *idiopathique* est d'une extrême rareté. Si vous vous contentez de ce diagnostic, craignez toujours de n'avoir pas su découvrir la cause réelle de l'affection, parfois faute de recherches suffisantes. Peut-être cependant, dans quelque cas particulièrement difficile, serez-vous conduits à vous rabattre sur cette théorie pathogénique de la diathèse goutteuse ; méfiez-vous en ! Méfiez-vous de la goutte, et surtout de la *goutte rentrée*, vrai refuge, dans les circonstances embarrassantes, pour les praticiens d'une faible capacité diagnostique. Je suis loin cependant de prétendre qu'elle n'existe pas et que vous seriez toujours dans l'erreur en soupçonnant son influence; mais celle-ci a été fort exagérée. S'il est vrai qu'un certain nombre de phlegmasies uréthro-cystiques doivent être considérées comme l'expression locale d'un état morbide général, je crois que ce n'est que dans des cas extrêmement rares. La cystite d'ailleurs, ne l'oubliez pas, est parfois causée par certains poisons irritants, parmi lesquels je dois citer en première ligne les cantharides; j'ai vu des symptômes très violents d'inflammation vésicale persister pendant dix, vingt heures et plus, à la suite d'un simple vésicatoire (1).

En ce qui concerne le *traitement* des formes graves de la cystite aiguë, je vous dirai d'abord que, la cause la plus habituelle de l'inflammation étant la présence d'un corps étranger dans la cavité vésicale, le premier devoir qui s'impose au chirurgien est l'ablation de ce dernier, s'il n'a pas encore été enlevé. Un fragment de pierre, dur et rugueux, oublié après une séance de lithotritie, doit être immédiatement broyé et évacué, malgré ou plutôt à cause de l'inflammation. Celle-ci en effet ne cessera pas tant que le corps étranger, quel qu'il soit, n'aura pas été extrait; au contraire, elle s'accentuera, pour ainsi dire, d'heure en heure, et les souffrances du malade augmenteront, au fur et à mesure que la muqueuse en contact avec le corps offensif s'ulcérera davantage.

(1) Il ne sera peut-être pas inutile de faire remarquer que le cantharidisme vésical n'arrive jamais, selon moi, lorsque la surface cutanée sur laquelle on applique le vésicatoire jouit de toute son intégrité; en d'autres termes, qu'une effraction épidermique préalable est la condition indispensable du développement de la cystite cantharidienne. Le cas auquel il est fait allusion dans le texte, le seul, du reste, que j'aie pu observer, fut occasionné par l'application d'un vésicatoire sur l'articulation du genou dont l'enveloppe tégumentaire venait d'être profondément modifiée par des badigeonnages avec la teinture d'iode.

Quand la cystite est due aux violences survenues au cours d'une taille périnéale, il n'y a pas autre chose à faire qu'à établir, au moyen d'un tube ordinairement, un drainage suffisant pour permettre le libre et constant écoulement de toute l'urine: dans quelques circonstances exceptionnelles, il sera nécessaire de recourir au drainage, plus sûr et par conséquent préférable, par la région sus-pubienne.

Les *symptômes* de la cystite ordinaire, aiguë ou subaiguë, sont les suivants: envies d'uriner extrêmement fréquentes et impérieuses, en ce sens qu'elles doivent être satisfaites aussitôt qu'elles se font sentir; douleur à la fin de la miction, avec sensation de besoin d'uriner encore, alors que la vessie vient d'être vidée; douleurs sourdes dans le bas-ventre, au-dessus du pubis; et, de temps en temps, écoulement de quelques gouttes de sang au moment de l'effort fait pour expulser les dernières gouttes d'urine, celle-ci d'ailleurs étant toujours trouble et d'odeur nauséabonde. A ces désordres locaux, s'ajoute généralement un certain état fébrile, d'ordinaire peu accusé.

Quant au *traitement* de cette variété de cystite, il consiste tout d'abord à maintenir la réaction de l'urine neutre ou faiblement acide par l'administration de substances alcalines à doses petites et répétées, suffisantes pour déterminer l'effet cherché. J'ai essayé les alcalins sous toutes leurs formes, mais c'est encore à la *liqueur de potasse* que j'ai donné la préférence: je la prescris largement mélangée dans de la tisane d'orge ou de chiendent. Des bains de siège chauds, à la température de 42 à 44°, d'une durée d'un quart d'heure, et répétés deux ou trois fois par jour, soulagent énormément le malade. J'ajoute à cela quelques laxatifs doux, des cataplasmes émollients sur le bas-ventre, une nourriture légère, et le repos absolu dans la position horizontale, autant que possible. Il y a encore l'usage des tisanes, des infusions et décoctions d'uva ursi, de buchu, de pareira brava, etc..., sur lequel je reviendrai plus loin.

III et IV. — J'ai hâte d'arriver à la *cystite chronique*, car c'est cette forme de la maladie qui réclame surtout un jugement exercé et des soins assidus, et qui ouvre un plus vaste champ à l'intervention de l'art : elle mérite donc, à tous égards, de fixer particulièrement notre attention.

La cystite chronique revêt elle-même deux formes distinctes : la forme *simple*, et la forme que l'on désigne généralement sous le nom de *catarrhale*.

Dans la cystite chronique simple, on n'observe guère qu'une suractivité sécrétoire de la muqueuse vésicale, dont le produit se mêle à l'urine en quantité exagérée. Vous connaissez tous l'hypersécrétion de mucus qu'engendre, dans le coryza vulgaire, l'inflammation de la muqueuse du nez et des sinus frontaux ; un phénomène tout à fait de même ordre se produit dans la muqueuse vésicale phlogosée, et l'urine se charge de mucus. En outre, la membrane, rendue également plus sensible par le processus inflammatoire, ne se laisse plus distendre par l'accumulation de l'urine ; elle force au contraire l'organe à se débarrasser aussitôt que possible de son contenu, et, de là, la fréquence des mictions. A côté de ce symptôme dominant, nous voyons ici encore l'impériosité des besoins d'uriner, la douleur sourde et constante dans la région vésicale, l'apparition d'une petite quantité de sang à la fin de la miction. — Le traitement de cette forme de cystite chronique ressemble beaucoup sous certains rapports à celui de la cystite aiguë. Mais, ici nous nous trouvons en présence d'un état morbide contre lequel le traitement local jouit d'une puissante efficacité, surtout sous forme d'injections pratiquées avec une solution faible de nitrate d'argent. La solution ne doit pas dépasser la dose de 3 centigrammes de ce sel pour 120 grammes d'eau chaude pour commencer, et il faut faire au moins une injection par jour; pour éviter toute cause d'irritation locale, il est expressément recommandé de n'employer à cet usage que des instruments simples et de petit calibre, maniés avec la plus extrême douceur. Je vous décrirai dans un instant dans tous ses détails la meilleure manière de pratiquer ces injections soit dans la vessie seule, soit dans l'urèthre prostatique en même temps que dans la vessie.

A côté de cette forme, nous en rencontrons une autre dans laquelle le mucus présente des caractères particuliers, qui ont valu à l'affection le nom de *catarrhe de la vessie;* — encore une de ces appellations malheureuses qui conduisent fatalement à des erreurs pratiques. Ici le mucus est très gluant, et, lorsqu'on veut transvaser l'urine du malade, on voit d'abord s'écouler l'urine proprement dite, puis suivre un magma glaireux et collant qui finit par s'ébranler en masse. Cette matière acquiert sa consistance par le repos: le patient peut en évacuer une pinte (500 grammes) et plus par jour, et cela pendant des semaines et des mois, si un traitement efficace n'est pas institué. L'urine est en même temps nauséabonde, ammoniacale, ordinairement chargée de bactéries et contenant en grande abondance des cristaux de phosphate triple. C'est à cette affection que fut tout d'abord appliquée la dénomination de « catarrhe de la vessie », quoique, principalement à l'étranger, on ait étendu cette désignation à presque tous les dépôts muco-purulents qu'on rencontre dans l'urine. On est arrivé peu à peu à considérer le catarrhe comme une maladie particulière, éveillant toujours dans l'esprit des malades l'idée d'une extrême gravité et d'une ténacité qui résiste à tout traitement; de telle sorte que dire à quelqu'un qu'il a un catarrhe de la vessie, c'est l'alarmer au dernier point. Et il en est ainsi parce que, je vous le répète, le catarrhe est généralement regardé comme une affection essentielle et chronique, et non comme le symptôme d'une lésion facilement curable la plupart du temps. Ce fameux catarrhe n'est pas plus à lui tout seul une maladie que ne l'est une hydropisie, par exemple. Autrefois, vous le savez, nous parlions de l'hydropisie comme d'une maladie formidable; c'est encore, du reste, l'opinion du vulgaire. Mais, aujourd'hui, j'aime à croire que le premier élève intelligent venu ne l'accepte qu'à titre de symptôme dont il cherche incontinent la cause, soit dans une lésion cardiaque, soit dans une affection rénale, soit dans une altération hépatique, etc. Eh bien, telle est aussi la nature du catarrhe vésical. Cherchez la cause : neuf fois sur dix vous en trouverez une bien évidente, et, le plus souvent, justiciable de vos moyens d'action.

Ne venez donc pas, à la manière de ceux qui se payent de mots, me demander quel est le traitement qui convient au catarrhe; mais, portant plus loin vos regards, efforcez-vous d'arriver à la notion précise des conditions qui lui ont donné naissance.

Or, de toutes ces conditions, la plus commune, et souvent aussi la plus méconnue, c'est l'impuissance de la vessie à se vider entièrement de son contenu, soit à raison de l'atonie de ses parois, soit par le fait d'une obstruction prostatique. Néanmoins, la sécrétion muco-purulente caractéristique, appelée *catarrhale*, ne se montre pas toujours en pareille circonstance ; et je ne puis vous dire, quant à présent, comment il se fait que dans certains cas l'urine contienne seulement quelques flocons de mucus, tandis que dans d'autres, analogues sous tous les rapports, elle renferme une forte proportion de matière visqueuse.

Eu égard au *traitement*, la première chose à faire, c'est de vider soigneusement la vessie, une, deux ou trois fois par jour, à l'aide de la sonde, toujours avec la plus extrême douceur et en suivant les errements que je vous ai exposés dans les leçons X et XI. C'est là une précaution indispensable, car l'urine en décomposition est une cause active et incessante d'irritation pour la muqueuse. L'urée, produit normal de sécrétion, n'est pas encore altérée quand l'urine débouche des uretères; mais, bientôt après, elle se décompose en carbonate d'ammoniaque, substance âcre et irritante s'il en fut, dont la présence dans la vessie augmente encore l'inflammation préexistante de la muqueuse. Expliquez à votre malade que sa vessie, n'ayant pas été complètement vidée depuis des mois peut-être, se trouve en quelque sorte dans les mêmes conditions de malpropreté qu'un vase ordinaire qu'on ne nettoierait jamais — comparaison suffisamment exacte pour frapper utilement l'esprit de votre client, et qui sera, du reste, mieux appréciée encore lorsque, après quelques jours de traitement, la mauvaise odeur aura presque complètement disparu et que la proportion de mucus dans l'urine aura probablement diminué d'une manière sensible.

Admettons cependant que cette déplétion méthodique et journalière de l'organe ne produise par les résultats avantageux que vous en attendiez, ou bien ne procure qu'une amélioration insignifiante. Que ferez-vous?

Messieurs, il est un fait qui n'a peut-être jamais été observé ou publié, mais dont il est très important que vous soyez informés; ce fait le voici: *Il existe des vessies que l'on ne peut vider complètement au moyen de la sonde.* Je m'explique. Quand la prostate présente une configuration irrégulière et qu'elle envoie des prolongements dans la vessie, les reliefs formés par ces différents mamelons circonscrivent des sinus, des excavations qui soustrayent à l'action évacuatrice de la sonde, 4 grammes, 8 grammes d'urine et même davantage. Ce n'est pas tout: les parois vésicales elles-mêmes sont souvent creusées de nombreuses petites ampoules ou cellules qui produisent le même résultat. Lorsqu'un obstacle siège depuis un certain temps déjà au col de la vessie, les efforts quotidiens d'expulsion, fussent-ils même peu considérables, amènent toujours, en fin de compte, l'hypertrophie des faisceaux musculaires qui entrent dans la composition des parois vésicales. Vous savez, d'autre part, que toute pression exercée sur un liquide se transmet intégralement dans

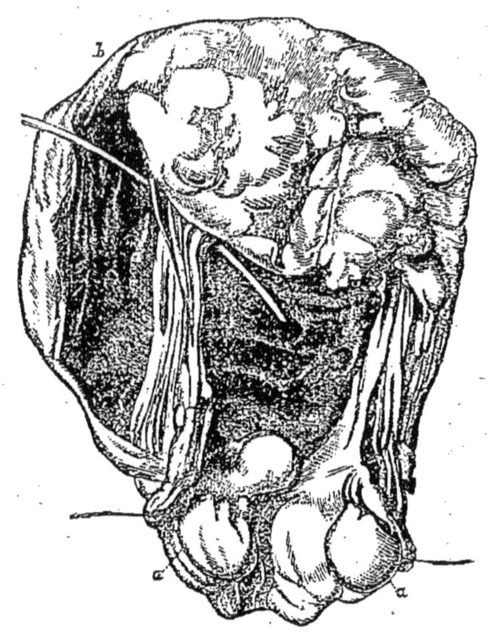

Fig. 96. — Section de la vessie et de la prostate.

On voit, à gauche du dessin *(b)*, une vaste poche produite par une rétention d'urine longtemps négligée. Une bougie traverse la petite ouverture qui met en communication cette poche avec la cavité vésicale proprement dite. *a*, *a*, prostate hypertrophiée et ouverte.

toutes les directions. Qu'arrivera-t-il donc à un moment donné ? — Il arrivera que les puissances expultrices comprimant le liquide avec plus d'énergie qu'à l'état normal, la muqueuse reçoit le contre-coup de cette compression refoulée, herniée en quelque sorte, entre les bandelettes musculaires, et donnera ainsi naissance aux vacuoles, aux saccules dont je viens de parler.

Il n'est pas très rare de voir se déposer dans ces cellules des précipités calcaires qui plus tard produiront des calculs enkystés ; mais ce qui adviendra immanquablement, c'est que l'urine trouvera dans ces diverticules autant de petits réceptacles au fond desquels, faute d'un renouvellement suffisant, elle se décomposera, et partant deviendra irritante. Il peut même arriver que ces diverticules atteignent de grandes dimensions, comme le représente la figure 96.

Il est évident qu'en pareil cas le simple *cathétérisme* ne peut suffire à l'évacuation totale du réservoir, et qu'il reste toujours, dans les poches ou dans les cellules, assez de liquide altéré pour entretenir l'état phlegmasique de la muqueuse.

Voici alors ce que vous devez faire : deux ou trois fois par jour au moins avant de retirer votre sonde, lavez l'intérieur de la vessie avec un peu d'eau chaude, contenant une certaine quantité d'acide borique ou un peu d'acide phénique. Mais je suis très minutieux, je l'avoue, sur la manière de procéder. C'est qu'en effet les lavages de la vessie, suivant la façon dont ils sont exécutés, peuvent constituer un excellent mode de traitement ou un moyen infaillible d'irriter sérieusement l'organe. Le procédé usuel, celui du moins que j'ai toujours vu employer jusqu'à ces dernières années, consistait à adapter un cathéter, le plus souvent d'argent, — et vous connaissez ma manière de voir sur les inconvénients des sondes métalliques, — à une grosse seringue de cuivre, puis à pousser avec force 200 à 250 grammes d'eau dans la vessie. Un aussi mauvais et aussi dangereux procédé est celui de la sonde dite *à double courant*, instrument détestable qu'on ne devrait plus jamais trouver entre les mains d'un praticien sérieux.

Je désire que vous ayez une horreur salutaire de cette façon d'agir, que rien ne justifie et qui est fort susceptible, selon moi, d'apporter le trouble et la douleur dans une vessie saine, à plus forte raison dans un organe rendu plus irritable par la maladie. Le réservoir de l'urine est un viscère délicat, habitué à une distension graduelle par le fait de la filtration lente et continue de la sécrétion rénale. Que nos actes s'inspirent donc des procédés de la nature! Jamais, au grand jamais, n'injectez à la fois plus de 60 grammes de liquide et encore vaut-il mieux ne pas même atteindre cette dose.

Voici comment je vous conseille d'opérer. Vous introduisez d'abord dans la vessie une sonde flexible. Vous prenez ensuite une poire de caoutchouc d'une capacité de 120 grammes, et munie d'une canule et d'un robinet; la canule doit être suffisamment longue et effilée pour pouvoir s'adapter à tout cathéter dont le calibre oscille entre le n° 5 et le n° 10 [n°s 10 à 18 de la filière française]. Vous remplissez la poire avec de l'eau chaude à 42° centigrades; vous en adaptez sans secousse la canule au pavillon de la sonde; enfin, vous injectez lentement le quart environ du contenu. Le premier quart ressortira bien certainement épais et sale; mais le second, injecté avec les mêmes précautions, ressortira moins chargé; le troisième reviendra plus clair encore, et le quatrième enfin sera vraisemblablement rejeté presque limpide. Ces quatre lavages séparés, de 30 grammes chacun, auront été certainement plus efficaces que deux de chacun 120 grammes, et vous aurez satisfait à mon invariable recommandation : réduire au minimum la somme d'irritation instrumentale. Aussi, sur dix malades, neuf regarderont-ils votre opération comme un adoucissement à leurs souffrances.

Il y a d'autres manières d'effectuer ces lavages ; celle que je viens de vous indiquer est une des plus simples. L'essentiel, c'est que vous ne dérogiez jamais au *principe* qui doit présider à toutes les manœuvres de ce genre.

Je faisais allusion tout à l'heure à certains cas d'origine blennorragique, dans lesquels l'inflammation occupe l'urèthre prostatique aussi bien que la région vésicale avoisinante et que l'on appelle improprement des cystites du col. Dans ces conditions, il est indiqué de déposer un liquide modificateur dans les six ou sept derniers centimètres de l'urèthre. On peut certainement atteindre ce but en retirant la sonde molle qui a servi au lavage vésical; quand, au retour, le bec de cet instrument passe dans l'urèthre postérieur, il suffit de continuer à pousser du liquide par la sonde. Mais, un procédé plus parfait est celui des *instillations*, qu'on pratique en se servant d'une solution plus forte, mais en moindre quantité. La petite seringue à instillations contient 4 à 8 grammes de liquide; avec cet instrument, on injecte des solutions, dont le titre ne dépasse pas en général 12 à 30 centigrammes de nitrate d'argent pour 30 grammes d'eau. Ces mêmes solutions sont employées avec avantage de la même façon dans la prostatite chronique, mais à la dose de 1 gr. 20 pour 30 grammes d'eau [solution au 25° ou à 4 0/0 de la pharmacopée française] (fig. 97).

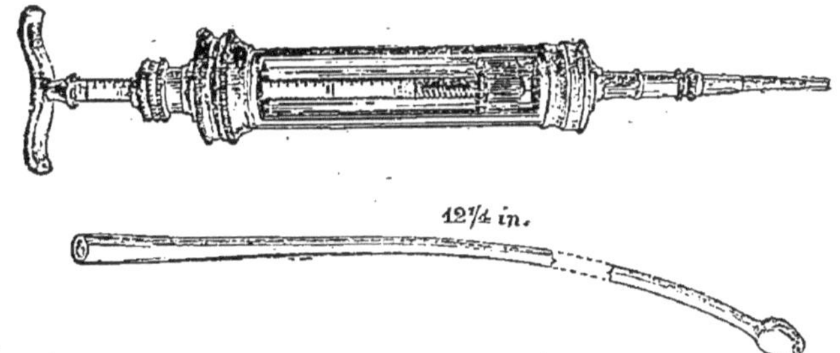

Fig. 97. — Seringue à instillations; le piston se meut par un mouvement de vis. Les sondes en gomme à olive terminale qui s'y adaptent varient de calibre suivant l'âge des malades et le but qu'on se propose.

On a aussi employé, pour introduire des solutions dans la vessie, un procédé qui consiste à pulvériser pour ainsi dire le liquide, en le forçant à s'échapper à travers un grand nombre de très fins pertuis. Ce procédé n'est aucunement supérieur aux précédents; il semble même plus irritant. En outre, il faut bien dire que le liquide pulvérisé se condense en gouttes dès son arrivée dans la vessie, et qu'il ne reste à l'état de fine rosée que pendant une seconde à peine et même moins. C'est seulement pour vous la déconseiller que je vous ai cité cette méthode, si toutefois elle mérite ce nom.

Si les simples lavages vésicaux restent sans effet, vous pourrez essayer, souvent avec avantage, les *injections médicamenteuses*.

Le meilleur, peut-être, des astringents doux, lorsque l'urine est alcaline et laisse déposer des phosphates, c'est l'acétate de plomb, à la dose quotidienne de 5 centigrammes, pas plus, pour 120 grammes d'eau tiède.

Vient ensuite l'acide nitrique dilué, à la dose de 7 à 14 centigrammes pour 30 grammes d'eau. Pour la même quantité de véhicule, on peut employer aussi soit l'acide phosphorique dilué (20 à 30 centigrammes), soit l'acide acétique (60 à 70 centigrammes), ce dernier associé ou non avec l'acétate de plomb et additionné, si vous voulez, de 5 centigrammes d'acétate de morphine. Une solution d'acide tannique (5 centigrammes pour 30 grammes d'eau), jouit de propriétés astringentes très utilisables dans certains cas de dépôts muqueux abondants.

Mais une des solutions les plus efficaces est certainement celle de nitrate d'argent, à la dose de 3 centigrammes pour 120 grammes [solution à $\frac{1}{400}$] au début, en augmentant progressivement, s'il est nécessaire, jusqu'à la dose de 3 centigrammes pour 30 grammes d'eau [solution à $\frac{1}{100}$]. C'est là incontestablement le meilleur modificateur de la muqueuse à employer contre la cystite chronique, et en particulier contre celle qui succède parfois à la lithotritie. Après celle-ci, vient la solution d'acétate de plomb, formulée comme suit :

Acétate de plomb	2	grammes 70
Acide acétique liquide	24	—
Acide phénique	2	—
Eau distillée	120	—

Mais ce mélange ne doit pas être employé pur ; on en ajoute seulement 4 grammes à 120 grammes d'eau pour injections vésicales une ou deux fois par jour.

Lorsque l'urine est fermentée et irritante, une ou deux gouttes d'acide phénique médicinal ajoutées à 120 grammes d'eau produisent souvent d'excellents résultats, et cette quantité est très suffisante. On a pensé que 4 grammes de solution saturée d'acide borique causeraient peut-être moins d'irritation que la solution phéniquée, mais cette dernière, dans les proportions sus-indiquées, est absolument inoffensive.

Enfin, une injection adoucissante que je vous recommande d'une manière toute particulière, c'est la solution glycérinée de biborate de soude. Vous pourrez l'employer lorsque l'indication des astringents ne sera pas encore très évidente, ou bien l'associer aux astringents. Les heureux effets de la glycérine boratée dans les affections de la bouche m'ont conduit à l'essayer contre l'inflammation de la vessie, et l'expérience a répondu à mon attente. Voici ma formule :

Biborate de soude....................	30 grammes
Glycérine anglaise.................... }	*àâ*
Eau distillée.......................... }	60 grammes

15 grammes ou une cuillerée à soupe de cette solution dans 120 grammes d'eau chaude, pour injections intravésicales. On peut formuler une solution du même genre en ajoutant 8 ou 12 grammes de boro-glycéride à 120 grammes d'eau.

Je vous donne toujours les proportions pour 120 grammes de liquide, parce que la poire de caoutchouc de cette contenance, dont je vous ai déjà donné la description, est l'instrument le plus commode et le plus portatif.

Plus récemment, on a beaucoup vanté, pour neutraliser

l'action nocive de l'urine altérée et chargée de mucus, une injection composée de 5 à 10 centigrammes de quinine tenus en dissolution dans 30 grammes d'eau à la faveur d'une ou deux gouttes d'acide acétique. Je l'ai souvent employée moi-même, et peut-être en ai-je retiré quelque avantage.

Lorsque la cystite s'accompagne de vives douleurs, il vous sera licite de recourir, si cela vous plaît, aux *injections narcotiques ;* mais n'en attendez pas grand effet. Ne vous inquiétez pas de la dose, car la muqueuse vésicale, bien différente en cela de sa voisine la muqueuse rectale, paraît dépourvue du pouvoir absorbant (1). Celle-ci (la muqueuse rectale) sera votre véritable lieu d'action, si le malade est tourmenté par des spasmes et des douleurs violentes : un suppositoire au beurre de cacao, contenant de 2 à 5 centigrammes de morphine, est souvent d'un grand secours. Cinq centigrammes, ou même moins, d'extrait de belladone dans un suppositoire calment également parfois la fréquence et la douleur des mictions chez un malade jeune ou d'âge moyen. Mais, quand la prostate est hypertrophiée et qu'en même temps, comme il arrive fréquemment, la vessie a perdu une grande partie

(1) Quelqu'un a jugé à propos, dans un journal de médecine, d'élever des doutes sur l'exactitude de mes assertions relatives à l'effet des injections narcotiques dans la vessie et même d'avertir mes lecteurs qu'ils feraient sagement de ne pas toujours me croire sur parole. Sans cette mise en suspicion, il eût été, je crois, superflu de dire que l'assertion incriminée repose précisément sur des observations et des expériences nombreuses. D'ailleurs, ne déplaçons pas la question : mon seul but, en niant le pouvoir absorbant de la vessie, était de révoquer en doute l'utilité des injections narcotiques, et, par suite, de ne les point recommander. J'ai répondu tout simplement à mon critique en injectant 4 drachmes (16 grammes) de « Liq. opii sed. » dans la vessie d'un malade atteint de cystite. Cette expérience a été répétée quatre fois dans mes salles de « University College Hospital », en présence des étudiants, qui ont pu se convaincre par eux-mêmes de l'absence de tout symptôme annonçant le passage de l'opium dans l'économie. Et cependant une dose de 20 minimes (1 gramme), administrée *par la bouche*, provoquait tous les symptômes du narcotisme à un degré très prononcé.

de sa tonicité, la belladone est contre-indiquée, car elle paralyse le peu de contractilité qui reste à l'organe et aggrave ainsi l'état du patient.

Les *révulsifs* n'auront qu'une importance bien secondaire dans votre médication. Le plus sûr, et probablement aussi le plus inoffensif des contre-irritants que vous puissiez mettre en usage, c'est un cataplasme de farine de graine de lin bien chaud, largement saupoudré de farine de moutarde et appliqué au-dessus des pubis. Je passe à dessein sous silence l'huile de croton, le nitrate d'argent, etc. Les fomentations sèches : sachets de son ou de sable, flanelles chaudes, etc., calment toujours un peu le symptôme douleur. Il en est de même des bains de siège ou de bidet chauds.

Viennent ensuite une foule d'*infusions* et de *décoctions* réputées salutaires dans la cystite. Je vous en citerai quelques-unes dans l'ordre que je regarde approximativement comme celui de leur valeur. Ce sont les tisanes : de *Buchu*, de *Triticum repens*, d'*Alchemilla arvensis*, de *Pareira brava* et de *Busserole*. Ici nos cuillerées traditionnelles deviennent tout à fait insuffisantes pour indiquer les doses. Des première, quatrième et cinquième, donnez par jour un quart de litre ; — des deuxième et troisième, administrez un demi-litre. Vous ferez bouillir, ou simplement infuser, suivant le cas.

Le rhizome du *Triticum repens* ou *chiendent vulgaire*, a été introduit par moi depuis quelques années dans le traitement de la cystite. C'est un remède réellement utile dans beaucoup de cas et qui continue à jouir de la confiance des praticiens. On en fait bouillir 30 ou 60 grammes dans un litre d'eau jusqu'à réduction à un demi-litre ; on filtre, et l'on administre au malade en quatre doses dans les vingt-quatre heures. Remède populaire des anciennes flores médicinales, le chiendent formait la base du traitement de la « strangurie », expression qui, dans les siècles passés, alors que l'art du diagnostic était encore dans son enfance, servait à désigner toute difficulté de la miction, quelle qu'en fût la cause.

Le *Parsley-piert* ou *Alchemilla arvensis* (dérivé de « percer la pierre », et non pas synonyme de « *parsley* » ou *persil*, qui est une ombellifère), constitue, suivant mon expérience, un admirable remède dans les cas obscurs. Je l'emploie en infusion, à la dose de 30 grammes pour 500 grammes d'eau.

Le *Buchu*, le *Pareira brava* et l'*Uva ursi* sont, comme vous le savez, des plantes officinales dans la pharmacopée anglaise. La première paraît agir à cause de l'huile volatile qu'elle contient et qui la rend souvent désagréable pour les estomacs délicats ; il ne faudrait pas dans ce cas en continuer l'emploi. Du reste, il ne faut pas en faire un usage prolongé. On peut prendre les deux autres plantes pendant plusieurs semaines, mais elles ne sont pas considérées comme ayant des effets très efficaces.

A côté de ces tisanes, il convient de réserver une place pour les *résines* qui ont une certaine influence sur la muqueuse de la vessie, telles que le copahu, l'huile de bois de santal, la térébenthine de Venise, etc. Il ne faut pas les prescrire aux mêmes doses que pour la blennorragie : 25 centigrammes de copahu ou d'huile de cubèbe, délayés dans un mucilage et administrés trois ou quatre fois par jour, suffisent parfaitement et rendent parfois d'incontestables services.

Un mot sur les *alcalins*.

En thèse générale, les alcalins, neutralisant l'excès d'acide que peut contenir l'urine, sont des adjuvants précieux dans le traitement de la cystite. J'emploie la liqueur de potasse aussi volontiers que les bicarbonate, citrate et tartrate de même base, qui me semblent avoir une action diurétique plus prononcée, et auxquels je reproche d'activer la sécrétion de l'urine, alors que c'est précisément le contraire que l'on désire, en vue de diminuer la fréquence des mictions.

L'ancien usage d'associer la jusquiame à la liqueur de potasse, bien qu'on ait affirmé l'incompatibilité de ces deux substances, me paraît devoir être maintenu dans la pratique. Que la belladone et la jusquiame perdent de leur activité spécifique par le fait de leur mélange avec la potasse, je le veux bien : chimiquement, c'est peut-être vrai ; mais ce dont je suis également convaincu, c'est que cette association des narcotiques et des alcalins calme la douleur et modère la fréquence des mictions. Voilà pourquoi je suis revenu depuis quelque temps à l'ancienne formule.

Voyons maintenant les *acides*.

Pénétrez-vous bien d'abord de cette vérité, que les acides ne sont en aucune façon les correctifs de l'alcalinité de l'urine. Gardez-vous de cette croyance vulgaire qu'il soit possible de communiquer à l'urine une réaction acide en administrant par les voies digestives des acides minéraux. Au moyen des alcalins, vous rendrez l'urine neutre ou alcaline tant qu'il vous plaira ; mais la réciproque, c'est-à-dire l'acidification des urines par les acides est une illusion thérapeutique, soyez-en sûrs. J'entends dire constamment : « L'urine du malade est très alcaline, ne ferions-nous pas bien de recourir aux acides ? » — A quoi je réponds : « Si vous y tenez tant, donnez-en 30 grammes par jour, mais vous ne changerez certainement pas la réaction de l'urine ». J'ai moi-même essayé ces doses, bien diluées, naturellement, sans obtenir le moindre effet. En quoi les acides sont utiles, c'est par leur action tonique et vaso-motrice, mais n'attendez pas d'eux qu'ils agissent directement sur l'urine.

Je dois faire cependant quelque réserve en faveur des *acides benzoïque* et *citrique;* mais encore, pour obtenir de ces substances un résultat sensible, faut-il les donner à de telles doses qu'on peut, en vérité, se demander si le remède n'est pas pire que le mal. L'acide benzoïque, grâce à ses propriétés quelque peu balsamiques, se trouve indiqué dans certains cas de cystite chronique; comme il est insoluble dans l'eau, c'est sous forme pilulaire qu'il convient de l'administrer : 15 à 20 centigrammes d'acide, cimentés par une goutte de glycérine, constituent une bonne préparation pour une pilule. Mais il faudra en donner jusqu'à douze par jour, en tout cas pas moins de six, pour avoir le droit de compter sur un résultat, ce qui représente une dose quotidienne minima de 120 centigrammes de substance active.

Le jus de citron exerce, lui aussi, une action acidifiante sur l'urine, et, si l'estomac s'en accommode, on peut le prescrire en grande quantité.

En résumé, le fait important à retenir, celui qui domine l'histoire clinique des altérations chimiques, est le suivant :

L'excès d'acidité est la manifestation d'un trouble constitutionnel, l'expression d'une erreur de tout l'organisme, le produit d'un abus de sécrétion qui vicie la réaction de l'urine à partir du moment où celle-ci est formée dans le rein. Le traitement à lui opposer doit donc être général, et viser plutôt les fonctions assimilatrices que l'organe éliminateur. Un traitement simplement par les alcalins ne fera que neutraliser et masquer l'acide, mais ne l'empêchera pas de se former. Réformez en conséquence les habitudes du malade, surveillez son régime; veillez surtout à l'accomplissement régulier des fonctions hépatique et intestinale. — Au contraire, l'alcalinité habituelle de l'urine constitue, dix-neuf fois sur vingt, un accident purement local, une altération secondaire de provenance vésicale. Pour vous en convaincre, tâchez de recueillir un spécimen d'urine qui vienne directement des reins, je veux dire qui n'ait pas été viciée par son séjour dans la vessie, vous verrez qu'il est suffisamment acide. Voilà pourquoi l'alcalinité de l'urine indique, non une médication interne, mais un traitement local par le cathéter et les injections. Il est vrai que vous rencontrerez parfois, comme conséquence d'une dyscrasie constitutionnelle, des urines neutres ou alcalines d'apparence laiteuse, troublées par des dépôts de phosphate amorphe, mais ces cas sont très rares en comparaison de ceux dont je viens de vous parler.

Il n'est pas rare de trouver l'urine, au sortir de la vessie, plus ou moins chargée de bactéries : quelques auteurs en ont conclu que la présence de ces organismes inférieurs était une cause fréquente de cystite et que cette dernière, par conséquent, pouvait disparaître sous l'influence d'injections désinfectantes et microbicides. Ordinairement, le seul traitement antiseptique ne suffit pas pour guérir la cystite, et, dans certains cas, après l'avoir employé pendant quelque temps, on est bien obligé d'en arriver aux injections de nitrate d'argent. Dans toute urine en décomposition, on rencontre des bactéries, surtout le *bacterium ureæ*, et c'est par l'action de ces microbes que l'urée se transforme en ammoniaque. Mais il est parfois difficile d'expliquer comment ces bactéries ont pénétré dans l'économie : j'en ai trouvé dans l'urine fraîchement rendue d'un homme, dans la vessie duquel on n'avait jamais introduit de sonde. Néanmoins, on a généralement de la tendance à admettre que le cathétérisme est leur porte d'entrée habituelle dans la cavité vésicale. Quoiqu'il en soit, j'estime qu'il est toujours prudent, par mesure de précaution, d'ajouter une petite quantité d'acide phénique à tous les liquides destinés à être injectés dans la vessie.

Avant d'en finir avec cette question de la cystite, laissez-moi vous dire que parfois, exceptionnellement devrais-je dire, on peut rencontrer un cas dans lequel, malgré la gravité des symptômes, la cause réelle de la cystite échappe, quelle que soit l'attention apportée à sa recherche. Il n'y a pas de calcul ; la vessie se vide seule convenablement ou à peu près ; des lavages intra-vésicaux ont été correctement pratiqués ; le malade a pris sans aucun succès tous les médicaments les plus renommés en pareil cas, et, malgré tout, non seulement il éprouve une malaise très marqué, mais il souffre beaucoup et il a perdu le sommeil. Cet état met absolument la vie en danger ; et d'ailleurs, la mort serait reçue par le patient comme une véritable délivrance.

C'est dans ces conditions que se pose la question de l'incision de l'urèthre et du drainage de la vessie par une boutonnière périnéale pendant dix ou quinze jours. Vous devez, en pareille circonstance, vous assurer que les reins ne sont nullement en cause et qu'ils ne participent en aucune façon à la production des symptômes observés. Vous avez également à rechercher s'il n'existe pas quelque tumeur cancéreuse, à moins que, en cas de néoplasme, vous ne cherchiez qu'à atténuer les souffrances de la dernière période. Nous avons discuté dans la leçon XII l'indication de cette opération périnéale, aussi bien que de celle qui se pratique par l'hypogastre, dans ces cas exceptionnels.

Je terminerai cette leçon par quelques courtes considérations sur la *prostatite aiguë* et sur la *prostatite chronique*.

La *prostatite aiguë* présente différents degrés de gravité ; en général, elle ne s'offre à l'observation du praticien que lorsqu'elle a produit une rétention d'urine en obstruant le col de la vessie. Je vous ai exposé avec assez de détails, dans la leçon XIII, quelle devait être votre conduite en pareil cas. L'organe est souvent le siège d'un gonflement considérable et d'une sensibilité extrême. Le processus inflammatoire peut aller jusqu'à la suppuration de la glande elle-même ou des tissus ambiants. Ces sortes d'abcès finissent par s'ouvrir, soit dans l'urèthre, — ce qui est le cas le plus fréquent, — soit dans le rectum. L'introduction d'une sonde molle, maniée avec toute la douceur voulue, deviendra alors presque toujours indispensable. Le traitement consistera en : repos absolu au lit, bains de siège chauds fréquemment répétés, fomentations chaudes, petites doses d'antimoine si la situation est grave, purgatifs, nourriture légère, comme il convient à un malade quelque peu fébricitant.

Une maladie moins connue et surtout plus rarement diagnostiquée, c'est l'*inflammation chronique de la portion prostatique de l'urèthre,* s'étendant plus ou moins au tissu propre de la glande. L'affection est cependant fréquente et, par suite, importante à connaître. Elle résulte le plus souvent, mais non toujours, d'une blennorragie opiniâtre, et je vous l'ai déjà citée comme une lésion dont les symptômes peuvent le plus aisément être confondus avec ceux d'un calcul d'un caractère bénin. Ainsi, un homme de vingt à trente ans vient vous dire qu'il a vu apparaître chez lui et d'une façon graduelle les symptômes suivants : mictions fréquentes *suivies* de douleur à l'extrémité du pénis; de temps en temps un peu de sang vient rougir les dernières gouttes d'urine; la sécrétion elle-même se trouble et renferme un dépôt muco-purulent; un sentiment de chaleur et de pesanteur s'accuse vers le périnée et le rectum; peut-être y a-t-il aussi un peu d'écoulement par l'urèthre; enfin, tous ces malaises s'aggravent par l'exercice et la fatigue.

Convenez que cette esquisse est bien faite pour donner le change sur la présence d'un calcul. Comment parviendrez-vous à dissiper l'équivoque ? — Par les anamnestiques et par la sonde.

Les anamnestiques vous apprendront que le patient n'a rien éprouvé qui ressemble aux douleurs que provoque la descente d'un calcul rénal ou l'expulsion d'un gravier, mais qu'il souffre, depuis plusieurs mois peut-être, d'une gonorrhée rebelle à tous les moyens de traitement.

La sonde, dont l'introduction devient alors une nécessité de circonstance, ne vous fait rien trouver dans la vessie; elle vous révèle seulement une sensibilité insolite de la portion prostatique de l'urèthre, et le résultat le plus clair de votre exploration est souvent d'aggraver la position du malade pendant un jour ou deux. Aussi, règle générale, évitez le passage d'instruments dans la vessie à moins que vous n'ayez lieu de soupçonner l'existence très probable d'un calcul.

Quel *traitement* mettrez-vous en œuvre?

D'abord et avant tout, vous vous abstiendrez de toute intervention instrumentale; car, dans la majorité des cas, l'instrument ne peut causer que du mal. Faites ici ce que vous feriez pour une inflammation chronique de l'œil ou de l'oreille. Au moyen du liniment épispastique de la pharmacopée et d'un pinceau, établissez tous les quatre ou cinq jours un vésicatoire volant de chaque côté du raphé périnéal, — avec beaucoup de précaution, bien entendu, afin de ne pas torturer le malade, ni l'empêcher de se lever, — et continuez ainsi pendant quatre à six semaines. J'ai obtenu les meilleurs effets de cette méthode combinée avec un régime approprié et une médication tonique. Le patient se trouve bientôt heureux d'échanger ses sourdes et continuelles souffrances au périnée contre les cuissons passagères des vésicatoires, et il constate avec joie combien les premières cèdent graduellement aux secondes.

Dans une autre catégorie de cas, l'urèthre prostatique seul est le siège de l'inflammation, et non la glande elle-même; par suite, il existe un écoulement chronique et persistant du canal. Il peut être alors très avantageux de déposer dans la région prostatique de l'urèthre quelques gouttes d'une solution de nitrate d'argent, ne dépassant pas comme dose

5 à 25 centigrammes de sel pour 30 grammes d'eau. Cette petite opération, qui doit être faite avec toute la douceur et tout le soin dont vous serez capables, s'effectue au moyen d'instruments spécialement adaptés à cet usage. L'un est la seringue à instillations dont je vous ai déjà entretenus; l'autre est une sorte de sonde, dont le bec est perforé et au pavillon de laquelle se fixe une petite poire en caoutchouc de la contenance de 8 grammes environ. Dans certains cas exceptionnels de spermatorrhée, une solution à 1/30 est employée avec avantage, surtout à l'aide de l'instrument que je viens de vous citer en dernier lieu (fig. 98.)

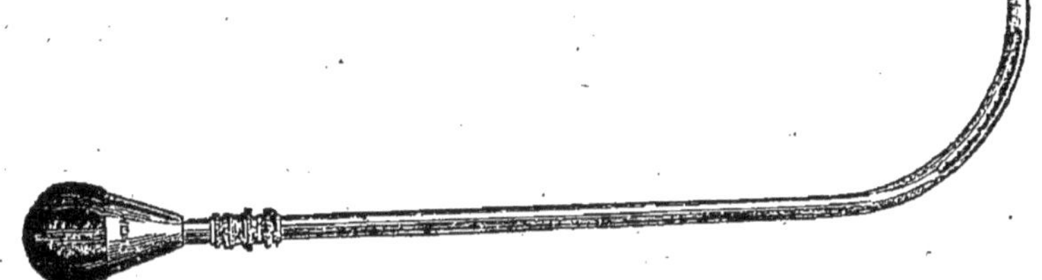

Fig. 98. — Instrument pour pratiquer des injections dans l'urèthre prostatique.

Dans notre prochaine réunion, nous continuerons l'étude des maladies de la vessie.

LEÇON XXVIII

Paralysie et atonie de la vessie. — Observation et discussion d'un cas-type d'atonie vésicale. — Troubles vésicaux dans le *tabes dorsalis*. — Traitement. — Incontinence d'urine chez les enfants et les jeunes gens. — Syndrôme clinique. — Traitement moral, médicamenteux et hygiénique.

Messieurs,

Vous avez vu entrer dernièrement dans notre service deux malades qui se disaient atteints de *paralysie de la vessie*. Telle est, du moins, la mention que portait leur billet d'hôpital.

L'un d'eux était un homme de peine déjà avancé en âge et ne présentant, d'ailleurs, aucune apparence maladive. Voici ce qu'à force de questions nous pûmes apprendre de lui : Il avait près de soixante ans. Depuis quatre ou cinq ans il urinait avec beaucoup trop de fréquence, ce qui le dérangeait fort, surtout la nuit, bien que depuis un certain temps l'urine s'échappât à son insu pendant son sommeil, ou à l'occasion d'un effort durant le travail de la journée ; le jet tombait presque perpendiculaire et sans force. Enfin, depuis quelques mois, l'urine était devenue trouble en même temps qu'elle avait contracté une odeur désagréable. Le patient n'éprouvait, du reste, aucune « douleur spéciale » ; mais il avait beaucoup perdu de son ancienne vigueur : il était même devenu très faible dans ces derniers temps. Néanmoins ses autres fonctions s'accomplissaient normalement, et ce n'est que depuis trois semaines qu'il avait interrompu son travail journalier.

Je priai cet homme de se déshabiller. Pendant qu'il déférait à mon invitation, nous fûmes frappés de l'odeur urineuse qui s'exhalait de toute sa personne. Quelques chiffons souillés d'urine et assujettis tant bien que mal autour de la verge tenaient lieu, chez ce pauvre diable, de l'urinal de caoutchouc dont il ne pouvait se payer le luxe.

Il n'y a que deux conditions qui puissent produire un état de choses aussi déplorable: ou bien la vessie est incapable de retenir son contenu, ou bien au contraire elle est inhabile à s'en débarrasser. Dans le premier cas, l'organe, ne fonctionnant plus comme réservoir, permet à l'urine de s'écouler au fur et à mesure de son arrivée par les uretères; dans le second, la poche, démesurément distendue, déborde et laisse échapper son trop-plein suivant le mécanisme que je vous ai décrit.

Un simple coup d'œil suffisait, pour ainsi dire, dans l'espèce, à trancher la question. Je vous fis remarquer l'évidente saillie qui proéminait au-dessus de la symphyse pubienne. Quand le malade fut couché sur le dos, nous pûmes constater la matité de toute la surface saillante, et tout autour la sonorité tympanique de l'intestin: ce qui diminua nos doutes s'il nous en restait encore, sur l'existence d'une collection liquide. Néanmoins, nous n'étions pas encore en possession de toutes les données nécessaires. Ce relief de l'hypogastre pouvait tenir, en effet, à une tumeur solide développée sur les parois de la vessie, dont elle aurait occupé la place, voire même dépassé les limites et, par suite, aboli les fonctions. Au palper, l'intumescence semblait bien évidemment recéler un contenu liquide; mais ceci même n'est pas une preuve péremptoire! on a vu la main la plus exercée « perdre parfois sa finesse de toucher » ou se laisser leurrer par des sensations trompeuses. Pour conclure, je sondai le patient devant vous avec un cathéter en gomme de bonne courbure, qui livra passage à près de 1,200 grammes d'urine altérée. L'examen de la prostate ne me révéla pas d'hypertrophie bien manifeste.

Avons nous eu affaire à une *paralysie de la vessie?* Assurément non, Messieurs. Nous savons par les antécédents du malade qu'il n'a jamais éprouvé d'attaque, et je vous prie bien de comprendre que, sans lésion des centres nerveux, il n'y a pas de paralysie vésicale possible. Veuillez vous reporter à ce que je vous ai dit sur ce sujet dans la neuvième leçon. Le mot *paralysie* est appliqué tous les jours, et bien à tort, à des cas semblables à celui qui nous occupe en ce moment. Et cette incorrection de langage, non seulement ne donne pas la formule exacte de l'état pathologique réel, — ce que devraient toujours faire, dans la limite du possible, les termes nosographiques, — mais elle égare encore le jugement du praticien en consacrant une hérésie pathogénique.

A quelle lésion se rattachent donc les troubles fonctionnels présentés par notre malade ? — Probablement à une *atonie de la vessie*. Précisons davantage. La vessie faillit à son rôle d'agent expulseur dans deux conditions: premièrement, quand un développement prostatique — qui n'est pas toujours et nécessairement très considérable — oppose dans la région du col une insurmontable barrière à l'appareil musculaire normal ou hypertrophié de la vessie; secondement, quand la tunique musculaire, affaiblie ou atrophiée, a perdu tout ou partie de sa puissance contractile, et que l'organe, réduit à l'état d'une poche mince et flasque, est impuissant à réagir sur son contenu.

Ces deux conditions, obstacle mécanique et insuffisance fonctionnelle, s'associent parfois dans la genèse de la rétention, et s'il est vrai que l'hypertrophie vésicale soit une conséquence fréquente des rétrécissements uréthraux, nous voyons aussi la dilatation passive et l'amincissement des parois résulter d'une dysurie prostatique. Mais l'atonie peut encore se produire en l'absence de toute lésion de la prostate; généralement alors elle est due à ce que le malade s'est trouvé, pour une raison ou pour une autre, dans la nécessité de retenir trop longtemps ses urines. Malheureusement, il ne faut qu'une fois pour vaincre la force du ressort vésical, et le collapsus consécutif devient promptement irrémédiable, si le médecin n'en saisit pas à temps le véritable caractère.

Le malade, interrogé de nouveau, ne nous donna à ce point de vue que des renseignements négatifs: il n'avait jamais eu l'habitude de se retenir. De plus, son affection ne s'était pas déclarée soudainement; bien au contraire, le processus symptomatique avait évolué d'une façon lente et graduelle, et, circonstance plus significative encore, juste à cette époque de la vie où la prostate commence à s'hypertrophier lorsqu'elle doit le faire. Cependant, par le toucher rectal, nous ne découvrions pas d'hypertrophie appréciable. Nous nous trouvions ainsi conduit au diagnostic suivant: hypertrophie de la prostate échappant à l'exploration rectale, et consistant en une petite excroissance du lobe médian suffisante pour obturer le col de la vessie. En outre, les dimensions de la vessie, révélées par la percussion, non moins que la quantité d'urine qui venait de s'écouler, nous permettaient d'ajouter: parois vésicales minces, privées de contractilité, c'est-à-dire frappées d'atonie.

Je ne crois pas qu'il soit possible de se soustraire à ces conclusions, et je vous prie non seulement de ne jamais vous servir vous-mêmes, en pareil cas, du mot *paralysie*, mais encore de protester, le cas échéant, contre l'emploi abusif que d'autres pourraient faire d'un terme si foncièrement impropre. La véritable paralysie de la vessie accompagne les lésions du rachis, et ne forme qu'un coin du tableau dans l'expression symptomatique des maladies des centres nerveux. On la trouve constamment associée à une démarche mal assurée, à des troubles de la prononciation, aux indices les plus légers comme aux signes les plus frappants d'une altération nerveuse centrale, et je l'ai vue souvent persister alors que tous les autres symptômes avaient déjà, non pas complètement, mais presque complètement disparu. Je dois vous avertir que la paralysie de la vessie, lorsqu'elle est sous la dépendance d'une affection des centres nerveux, pourra nécessiter et nécessitera même fréquemment de votre part les investigations les plus minutieuses portant sur toute l'histoire du malade et réclamant par conséquent toute l'intelligence et toute l'attention dont vous êtes capables. Pour être bien certains qu'il s'agit d'un trouble de l'innervation de la vessie, il vous faudra soigneusement rechercher et mettre en lumière les plus petits signes et symptômes locaux qui accompagnent d'ordinaire cette affection et qui indiquent qu'il existe des lésions chroniques en un point quelconque du système nerveux.

Ainsi, un homme d'un certain âge, d'une cinquantaine d'années par exemple, n'étant pas encore arrivé par conséquent à l'époque où commence l'hypertrophie prostatique, se voit obligé depuis quelque temps de faire des efforts de plus en plus marqués pour vider sa vessie, ce qui ne lui arrivait pas auparavant. Son jet est devenu mince et sans force de propulsion ; les envies d'uriner reviennent plus fréquemment, ou bien c'est le contraire, et alors parfois le malade ne sent même pas le besoin de soulager sa vessie ; aucune douleur d'ailleurs la plupart du temps ; l'urine semble normale et l'analyse chimique n'y révèle rien de particulier. En outre, le jet d'urine ne cesse pas franchement ; après un temps d'arrêt et quelques efforts d'expulsion, le liquide recommence à couler, et la miction se prolonge ainsi considérablement, avant que le malade ne sente qu'il a fini ; cette sensation n'est même quelquefois pas perçue. La sensibilité locale est en effet notablement diminuée et, contrairement à ce qui existe dans le cas de rétrécissement, notre homme n'a pas conscience du passage de l'urine dans son canal. L'exploration de l'urèthre est absolument négative et l'on ne parvient à découvrir aucune altération de la vessie, de la prostate et du rectum. Il n'y a pas ici de surdistension vésicale, et cependant la sonde retire de la vessie 60 ou 100 grammes d'urine qui y étaient restés, malgré les efforts prolongés faits par le malade pour vider complètement son réservoir urinaire.

Tel est souvent le prodrome d'une maladie extrêmement grave, c'est-à-dire de l'affection médullaire appelée *tabes dorsalis*. On sait aujourd'hui en effet que celle-ci débute parfois par des troubles vésicaux, lesquels naguère encore n'étaient signalés qu'à une période tout à fait avancée du tabes, alors que la démarche et la vue étaient prises depuis longtemps. Examinez toujours alors l'état du réflexe rotulien ; son abolition vous indiquera presque toujours qu'il s'agit d'un de ces cas auxquels je viens de faire allusion.

Dans ces circonstances, comme dans toutes celles où la vessie semble incapable de se vider entièrement, on doit toujours s'assurer de la chose au moyen de la sonde, et, si le mal est grave, comme dans le cas ci-dessus, il est essentiel de procéder ainsi que nous l'avons fait pour notre malade, c'est-à-dire d'évacuer complètement le réservoir urinaire au moyen du cathétérisme, répété trois ou quatre fois par jour et pratiqué avec la sonde de gomme. De la sorte, non seulement on prévient la rétention et la décomposition consécutive de l'urine, mais encore on place la tunique musculaire de la vessie dans la seule condition qui lui permette de recouvrer sa contractilité perdue ; car celle-ci ne reviendrait pas tant que l'accumulation de l'urine entretiendrait la distension de l'organe.

Dans les cas d'atonie pure et simple ou de paralysie légère, mais sans complication d'hypertrophie prostatique, on retire parfois quelque avantage du galvanisme, des douches et injections froides et des toniques. Toutefois, sans vouloir contester l'utilité réelle de ces agents, j'estime qu'il faut beaucoup rabattre de la valeur que paraissaient leur attribuer certains praticiens. J'ai vu, quant à moi, l'inertie du réservoir céder rapidement à l'emploi quotidien de la faradisation, appliquée de la façon suivante. L'un des pôles, portant la poignée ordinaire garnie d'une éponge humide, était appliqué sur les vertèbres lombaires ; d'autre part, on introduisait dans la vessie une sonde de gomme élastique renfermant un fil conducteur, terminé lui-même à son extrémité libre par un bouton métallique et relié au delà du talon de la sonde avec le deuxième pôle de l'appareil. Le courant doit être faible, et il faut en surveiller les effets de manière à ne produire qu'une sensation légère. Cette condition remplie, vous promenez doucement la bougie contre les parois vésicales, et, pour finir, vous la laissez séjourner un instant sur le col, ce qui occasionne toujours un peu de douleur. Il est bien entendu que l'organe aura été préalablement évacué. Chaque séance ne doit pas durer, en tout, plus de huit à dix minutes. Dans tous les cas, vous devez chercher à éviter de produire la plus légère irritation.

Un état pathologique bien différent de l'atonie, c'est l'*impuissance de la vessie à retenir son contenu*, soit par le fait de quelque maladie grave, soit à la suite d'un traumatisme local. Dans cette déplorable situation, l'urine s'échappe par l'urèthre au fur et à mesure qu'elle descend des uretères. C'est l'incontinence absolue dans toute la rigueur du mot. Il n'y a guère de secours, en pareil cas, que dans les appareils de prothèse ; il faut remplacer le réservoir interne, qui faillit à son rôle, par un réservoir extérieur, de préférence en caoutchouc, et susceptible d'être vidé à la volonté du patient. Fort heureusement, de pareils cas sont très rares.

A côté de cette incurable *incontinence*, il en est une autre, partielle, celle-ci, ou plutôt intermittente, et qui n'est pas seulement très commune, mais est encore — ce qui vaut mieux — justiciable de la thérapeutique.

Une mère inquiète vous amènera son garçon ou sa fille, et vous dira que chaque nuit, ou à peu près, l'enfant mouille son lit. L'âge du jeune malade pourra varier beaucoup ; mais, dans la *majorité* des cas, vous le trouverez au-dessous de la puberté. Vous en voyez souvent des exemples dans notre salle de consultation. Les enfants dont le cerveau, très excitable, travaille sans relâche, présentent, comme vous le savez, durant leur sommeil, des mouvements musculaires plus agités que ceux qu'on observe chez l'adulte ou chez les jeunes sujets d'un tempérament plus calme. Toutes les aberrations de l'activité nerveuse, jusques et y compris le somnambulisme, peuvent se produire pendant le sommeil d'un enfant dont la complexion chétive est l'esclave d'une vivacité d'esprit qui ne connaît ni trêve, ni repos. L'incontinence nocturne apparaît souvent dans ces conditions. Elle ne s'y trouve pas liée, bien entendu, d'une façon exclusive; plus d'une fois elle afflige des enfants lourds et stupides, doués d'une intelligence au-dessous de la moyenne; et il faut convenir encore que l'on trouve des cas qui n'appartiennent à aucune de ces deux catégories. Il y a des enfants, tout à la fois intelligents et bien portants, qui n'ont pas d'autre affection connue que leur incontinence. D'autres fois, c'est à l'occasion d'un trouble passager des fonctions urinaires ou du système nerveux que s'est déclarée pour la première fois l'affection, et celle-ci se continue ensuite par la force seule de l'habitude, après la disparition des causes qui l'ont provoquée. Je suis porté à admettre que telle était la seule étiologie de cette désagréable infirmité chez la plupart des enfants que j'ai observés.

Il n'est pas de médicaments ni de pratiques diverses auxquels on n'ait soumis ces malheureux enfants, jusques et y compris l'administration périodique des étrivières, que vous saurez bannir, j'aime à croire, de votre arsenal thérapeutique. Soyez convaincus que les punitions et les mauvais traitements n'ont jamais prévalu contre cette infirmité de l'enfance. La vieille recommandation de « ne point épargner le bâton », — quel que soit son effet moral, que je n'ai point à discuter — n'est pas faite pour nous, qui pratiquons l'art de guérir. Les personnes chargées du soin de l'enfant finissent souvent par perdre patience devant la reproduction continuelle de l'accident qu'elles attribuent au mauvais vouloir ou à la paresse. J'ai vu de véritables cruautés infligées par les parents eux-mêmes à ces pauvres petits délinquants. Gardez-vous bien d'encourager jamais des procédés aussi aveugles qu'odieux.

Il est préférable d'avoir recours à un *traitement* basé sur des principes rationnels et qui d'ailleurs est souvent couronné d'un plein succès.

Chez les malades de la première catégorie (les enfants nerveux et délicats), vous cultiverez surtout le côté matériel de la vie, éloignant de votre mieux les causes de surexcitation cérébrale, tonifiant la constitution par les ressources combinées de l'hygiène et de la matière médicale : alimentation substantielle, air des champs, bains de mer, ferrugineux, huile de foie de morue. — Quant aux enfants de notre deuxième catégorie (ceux dont l'intelligence est tardive et paresseuse), sachez qu'il faut surtout développer leur esprit, et faites-le comprendre aux parents. Tâchez vous-même de stimuler, autant que possible, la volonté de ces petits êtres, de manière à vous en faire une alliée pour combattre la maladie. Ces pauvres enfants sont souvent maltraités, ce qui ne fait certainement qu'aggraver leur état, alors qu'il faudrait plutôt leur faire sentir combien l'habitude est dégradante, afin de stimuler contre elle toute leur énergie.

Les remèdes qui agissent le mieux contre l'incontinence sont ceux qui exercent une action spéciale sur les organes urinaires ; ils s'appliquent également à nos deux catégories de petits malades. En tête de ces agents, je vous citerai la *belladone*, qui paraît jouir d'une double action paralysante sur l'appareil moteur et sensitif de la vessie. Vous savez, par exemple, que chez les personnes d'un certain âge, dont le réservoir urinaire ne possède qu'un faible pouvoir expulseur, une simple dose de belladone produit parfois une rétention complète, et sans que le sujet s'en trouve gêné, du moins pour un certain temps. Vous administrerez donc à vos jeunes malades le *teinture de belladone* pendant l'après-midi et à l'heure du coucher, en commençant par de faibles doses, que vous augmenterez progressivement, et considérablement s'il le faut, de manière à obtenir du médicament un effet physiologique manifeste. Ainsi, un enfant de sept ans commencera par 40 centigrammes, en augmentant de 5 centigrammes environ tous les trois jours. Pour un enfant de douze ans, on pourra débuter par 80 centigrammes ou même 1 gramme, en forçant progressivement la dose. Celle-ci, après la puberté, doit être plus considérable ; aussi, tout en surveillant les effets, il est permis d'aller jusqu'à 1 gr. 1/2 ou 2 grammes trois fois par jour. Si vous rendez ainsi, pour quelque temps, au réservoir la faculté de conserver l'urine pendant toute la nuit, une nouvelle habitude s'établira à la place de l'ancienne, et survivra probablement à la cessation du remède, qui devra, d'ailleurs, être lente et graduelle comme l'augmentation.

Telle est l'excellence de cette méthode, qu'elle a presque fait abandonner les vésicatoires sur le sacrum et autres révulsifs du même genre.

On peut encore essayer la *noix vomique.* L'association de la strychnine avec la belladone, dans la proportion de un milligramme 1/4 à un milligramme 1/2 de la première de ces substances, m'a réussi alors que la belladone, prise seule, avait échoué. Pour d'autres, la combinaison de ces deux substances avec des vins ferrugineux ou de la teinture de fer, d'après l'état du petit malade, est souvent suivie de très bons effets. En tous cas, il convient de surveiller attentivement le régime et d'empêcher la constipation à l'aide d'une alimentation simple, légère et de digestion facile, pendant toute la durée du traitement médicinal.

Enfin, dans les cas rebelles qui ont résisté à toutes les médications, notamment dans ceux qui ont persisté jusqu'à la puberté ou jusqu'aux approches de cet âge, j'ai souvent réussi à enrayer l'infirmité en instillant dans la portion prostatique de l'urèthre une faible solution caustique de nitrate d'argent (50 centigrammes pour 30 grammes d'eau). On recommence, s'il le faut, avec une solution plus forte. Ce procédé est applicable aux deux sexes.

J'ai encore obtenu de bons résultats, chez les jeunes garçons, de l'introduction fréquemment renouvelée d'une bougie de gomme que je laissais séjourner deux ou trois minutes dans l'urèthre tous les deux ou trois jours. Enfin, un prépuce trop long et trop étroit est une dernière cause de troubles fonctionnels qu'il est avantageux de supprimer par la circoncision.

Chez tous les adolescents affectés d'incontinence nocturne, tenez grand compte des dérangements qui peuvent survenir dans tout le tube digestif, depuis l'estomac jusqu'à l'extrémité inférieure de l'intestin. Recherchez-en avec soin toutes les causes. Ces dérangements proviennent le plus souvent de la négligence ou de l'ignorance des parents et des nourrices relativement au choix des aliments. L'irritation intestinale est en effet souvent la cause de l'incontinence pendant le sommeil et elle est fréquemment produite par la présence de vers intestinaux.

Vous recommanderez, il va sans dire, une grande sobriété de boissons, et notamment de tout liquide stimulant, tel que l'alcool et le thé, auxquels vous substituerez le chocolat au lait ou à l'eau, qui a beaucoup moins de propriétés diurétiques. Il importe d'ailleurs que vos jeunes malades absorbent très peu de liquide dans le dernier tiers de la journée. Enfin, vous prescrirez de faire uriner l'enfant chaque soir le plus tard possible, au moment, par exemple, où vont se coucher les personnes chargées de sa garde ou de sa direction.

Le traitement de l'incontinence nécessite en somme, comme vous le voyez, de la part du médecin des investigations minutieuses et une sérieuse attention relativement aux habitudes de l'enfant et de son entourage. Cette infirmité deviendrait particulièrement gênante, si elle persistait encore à cette époque de la vie où les jeunes gens quittent le foyer paternel pour leur éducation ou leurs affaires.

Dans ma prochaine leçon, je reviendrai aux affections vésicales de l'adulte ; elle sera consacrée à l'étude d'une question qui présente, selon moi, une réelle importance et un intérêt tout à fait nouveau pour le chirurgien : je veux parler de la recherche de certains symptômes vésicaux difficiles à apprécier cliniquement. Cette étude nous conduira ensuite naturellement à celle des tumeurs de la vessie.

LEÇON XXIX

Exploration digitale de la vessie par une incision de l'urèthre périnéal. — Application nouvelle d'une ancienne opération. — Ses indications; son utilité. — Examen d'un cas de diagnostic difficile. — Réponse à diverses objections. — Manuel opératoire. — De l'exploration digitale dans les cas de tumeur vésicale. — Observations.

Messieurs,

Je vais aujourd'hui attirer toute votre attention sur une question qui présente, selon moi, un vif intérêt : il s'agit de l'opération que j'ai pratiquée ces années dernières dans certains cas d'affections vésicales dont le diagnostic exact semblait impossible sans cette intervention. Au début, cette manière de faire, en raison de sa nouveauté, parut quelque peu téméraire et souleva différentes objections. Je ne proposais cependant en somme qu'une sorte de taille périnéale, et bien petite encore; l'incision en effet ne devant permettre que l'introduction de l'index explorateur dans l'urèthre membraneux d'abord, et dans la vessie ensuite, à seule fin de constater l'état de cette dernière. De plus, cette opération en elle-même n'était pas nouvelle : je ne dirai pas qu'elle est « vieille comme le monde » ; mais, en tous cas, elle est bien connue depuis des siècles, en France et ailleurs, sous le nom de « boutonnière », et elle était fréquemment exécutée autrefois dans les cas de rétention d'urine (1). Mais, l'application

(1) Quelques auteurs ont pris dans ces derniers temps la singulière habitude de parler de cette incision périnéale sur la ligne médiane sous le nom d'*opération de Cock*. Rien n'est plus faux que d'attribuer l'invention ou même la première application de ce procédé à mon vieil ami

de cette opération au seul diagnostic des affections vésicales est absolument neuve, et le but que j'ai cherché à atteindre en l'employant ainsi n'avait jamais été visé par personne, que je sache. C'est de là que vient le petit malentendu auquel je faisais allusion tout à l'heure et qui n'existe plus d'ailleurs aujourd'hui, puisque l'indication et l'utilité de ce procédé sont maintenant presque généralement admises.

Toutefois, dès le début de cette leçon, je tiens à bien spécifier que la méthode en question est loin d'être utilisable dans toutes les affections urinaires. J'ajouterai même que, suivant moi, on doit y recourir seulement quand, après une enquête prolongée et minutieuse, on n'est pas parvenu par les moyens ordinaires au diagnostic exact de ces affections. Vous tous qui êtes ici, y compris ceux d'entre vous qui ont déjà une expérience plus ou moins longue de la chirurgie, vous conviendrez, j'en suis certain, que de temps en temps il se rencontre dans la pratique des maladies des voies urinaires un cas présentant des symptômes particulièrement graves et rebelles, que vous n'arrivez pas à diagnostiquer d'une manière satisfaisante et par conséquent à réprimer par votre thérapeutique, quel qu'ait été le soin apporté par vous à l'examen du malade dans ses moindres détails. Dans la grande majorité des cas cependant, nos moyens d'investigation ordinaires nous permettent au moins d'établir dans laquelle des trois grandes régions de l'appareil urinaire se trouve le siège *principal* du mal, c'est-à-dire dans la région vésicale, dans la région pré-vésicale ou dans la région rétro-vésicale. Remarquez que je dis « principal » parce que souvent

Edouard Cock, de Guy's Hospital, que j'ai bien connu quand j'étais étudiant, et qui vit encore aujourd'hui, quoique n'exerçant plus la chirurgie depuis longtemps déjà ; il serait, j'en suis sûr, le premier à en désavouer la paternité. C'est depuis des siècles que cette opération est pratiquée en France, et le nom de « boutonnière » qui lui a été donné par nos voisins d'outre-Manche existe depuis deux cents ans au moins.

des altérations organiques exercent leur influence ou s'étendent au delà des limites d'une seule région. Je crois inutile de vous expliquer longuement que la région vésicale comprend toutes les affections de la vessie, la région rétro-vésicale celles des uretères et des reins, et enfin la région pré-vésicale celles de la prostate et de l'urèthre.

Cette division me semble naturelle et, au point de vue pratique, il est bon de toujours localiser le siège du mal, dès le début de notre examen.

Il est évident que la région pré-vésicale, celle de l'urèthre et de la prostate, nous permet par sa situation de procéder aisément à son exploration physique, et que les affections qu'on y rencontre ne présentent pas ordinairement de difficultés de diagnostic exceptionnelles. Au contraire, dans les régions vésicale et rétro-vésicale, nous ne sommes pas toujours aptes à affirmer ou à nier l'existence d'une complication venant se surajouter à une affection pré-existante.

Prenons, si vous le voulez bien, un exemple. Vous êtes consultés pour un cas d'affections urinaires dont le diagnostic, en raison des difficultés qu'il présente, n'a pu être encore établi. Il s'agit d'un malade adulte, quels qu'en soient l'âge exact et le sexe, qui se plaint des symptômes suivants :

Fréquence inusitée des besoins d'uriner, aussi bien la nuit que le jour ; miction presque toujours douloureuse, avec sensation pénible ou seulement gêne, plus ou moins constante, dans les lombes ou le bassin ; hématuries fréquentes, plus considérables certains jours que d'autres ; urine chargée non seulement de sang, mais aussi de pus et de mucus. Tous ces signes et symptômes existent depuis un temps assez long, variant d'intensité d'une semaine à l'autre, mais ayant notablement augmenté depuis quelques mois. Il est bien entendu d'ailleurs que le cas particulier n'est la conséquence ni d'une cystite aiguë, ni d'une contagion locale blennorragique ou autre, ni d'un traumatisme instrumental.

Le meilleur moyen d'arriver à un diagnostic exact, en pareil cas, est de se poser à soi-même les questions suivantes, dans l'ordre suivant lequel elles doivent être résolues :

1° Le calibre de l'urèthre est-il normal ? On s'en rend compte facilement par le passage d'une bougie.

2° Le malade vide-t-il complètement sa vessie par ses seuls efforts naturels ? Il est aisé de le constater en introduisant une sonde dans la vessie immédiatement après une miction spontanée.

3° Existe-t-il quelque augmentation de volume de la prostate ou de la vessie? Il suffit, à cet égard, de pratiquer le toucher rectal, en ayant soin de noter si le doigt a la sensation d'une surface lisse et arrondie, comme dans l'hypertrophie sénile, ou au contraire dure, irrégulière et bosselée, comme dans la dégénérescence cancéreuse.

4° La sonde révèle-t-elle dans la vessie la présence d'un corps étranger ou l'existence de quelque autre condition anormale ?

5° Constate-t-on quelque signe d'affection rénale, se traduisant par une albuminurie constitutionnelle, par de la desquamation épithéliale sous forme de moules de tubes urinifères, etc..., ou y a-t-il lieu de soupçonner un calcul dans le rein ou l'uretère, un abcès, une tumeur?

La réponse d'un examen minutieux à toutes ces questions peut être favorable au malade, en ce sens qu'on n'arrive à découvrir aucune affection organique et que les termes du problème à résoudre se bornent toujours au seul groupe de signes et de symptômes sus-énoncés, lesquels ne suffisent pas par eux-mêmes pour établir avec précision la nature et le siège du mal.

N'oubliez pas, en outre, qu'un examen attentif de l'urine

est capable de vous révéler parfois deux particularités qui revêtent une importance considérable. La première, qui n'a pas encore été mentionnée jusqu'à présent, est la présence dans l'urine de petits fragments organisés : le microscope montre que ces derniers possèdent une structure ressemblant à celle des papillomes, appelés autrefois *excroissances villeuses*, qui émergent de la surface interne de la paroi vésicale. — La seconde particularité, moins importante que la présence des débris, est la suivante : le jet d'urine, après avoir présenté pendant la plus grande partie d'une miction, sa teinte claire habituelle, devient vers la fin plus ou moins rouge vermeil. Quand ce fait vous est signalé par un malade, je vous engage à faire en sorte de toujours le constater par vous-même, et cela à plus d'une reprise. Ce saignement, lorsqu'il se produit dans ces conditions, est toujours d'origine vésicale ou prostatique ; et, si le sang est non seulement vermeil, mais abondant, soyez certains qu'il s'agit presque à coup sûr d'une tumeur quelconque. Des hématuries de ce genre ont une signification capitale, quand elles se trouvent associées à l'ensemble symptomatique que je vous ai décrit tout à l'heure.

Les conditions que je viens de vous esquisser ne se rencontrent pas souvent, il est vrai, dans la pratique. Dans la grande majorité des cas, l'examen du malade ne nécessitera pas une attention et des recherches exceptionnelles pour élucider clairement la nature de l'affection qui produit les symptômes en question. L'intervention nouvelle et bien réglée que je préconise n'est indiquée que dans les circonstances rares auxquelles je faisais allusion plus haut et dans lesquelles le diagnostic est toujours aussi difficile qu'important, c'est-à-dire quand il s'agit d'hématuries ne provenant certainement pas du rein ; jusqu'à présent, en pareil cas, on se contentait d'une médication réputée astringente et on laissait ainsi la maladie arriver progressivement jusqu'à ses dernières périodes sans songer à intervenir chirurgicalement. Mais, il est de toute nécessité, ne l'oubliez pas, que l'opération, qui doit vous conduire en même temps au diagnostic et au traitement efficace, ne soit pas différée jusqu'à une époque où elle pourrait mettre en danger la vie du patient. Et veuillez bien considérer, d'autre part, que, si l'hématurie est due à une tumeur ou à une excroissance quelconque, l'issue sera certainement fatale, au cas où une ablation radicale ne serait pas effectuée.

La méthode que je propose a pour but essentiel et capital d'explorer dans toute son étendue la surface interne de la vessie avec le doigt. Celui-ci peut alors constater facilement l'existence d'une tumeur, quel qu'en soit le volume, ou même de simples irrégularités ou rugosités de la muqueuse vésicale; il peut également reconnaître la présence d'un calcul logé dans une cellule ou une dépression de la paroi, et qui a échappé aux recherches de la sonde exploratrice introduite comme d'ordinaire par l'urèthre. La possibilité de procéder aisément, efficacement et sans danger à une telle exploration ne vous semble-t-elle pas réaliser un progrès immense sur les moyens habituellement employés dans les cas d'affections urinaires les plus difficiles et même jusqu'alors incurables qui se présentent à nous?

Mais, vous êtes certainement en droit de me demander: Est-il possible de pratiquer cette exploration dans les conditions indiquées, c'est-à-dire avec facilité, efficacité et innocuité? A cette question, je réponds sans hésiter par une affirmation absolue.

Je vous avoue franchement que, il y a quelques années seulement, je n'aurais pas osé vous répondre aussi catégoriquement. Aujourd'hui, après avoir eu l'occasion durant ces années dernières d'expérimenter fréquemment ce procédé, je suis convaincu qu'il nous est possible, dans la plupart des cas, d'explorer sans difficulté la surface entière de la muqueuse vésicale avec le bout du doigt.

Certes, avant la découverte de l'anesthésie, le procédé en question n'eût pas été applicable. Mais une anesthésie légère ou moyenne est insuffisante ; il faut qu'elle soit poussée assez loin pour assurer le relâchement complet des muscles abdominaux et empêcher leur tension de gêner en quoi que ce soit l'opérateur. Cette condition une fois remplie, il faut en outre que l'extrémité de l'index soit conduite au col de la vessie et franchisse le méat interne. Et, à ce propos, je vous rappellerai que, quand la vessie est vide, c'est-à-dire quand elle ne contient ni urine ni calcul, sa cavité ressemble à un petit ballon flasque, quelquefois même à un simple cul-de-sac ; chacune de ses régions est alors située à une très courte distance du doigt explorateur placé comme je viens de vous le dire. Enfin, l'index gauche du chirurgien étant maintenu dans cette position, si en même temps sa main droite déprime fortement la région sus-pubienne, j'affirme qu'il est extrêmement facile d'amener successivement chaque portion de la paroi vésicale au contact intime du bout de cet index gauche. Ce contact lui permet de suite d'apprécier convenablement l'état de la face interne de cette paroi et d'y constater chacune des diverses particularités dont on cherche à se rendre compte.

Avant de vous décrire le manuel opératoire très simple de l'exploration digitale de la vessie, je veux répondre à l'avance à une objection qui peut fort bien être venue à l'esprit de quelques-uns d'entre vous. Comment se fait-il, me direz-vous, que votre doigt pénètre si facilement dans le col vésical, alors qu'il ne peut pas toujours l'atteindre quand le périnée est largement incisé, dans la taille latérale par exemple ? Il est de fait qu'un index long et flexible est considéré comme un attribut important pour le chirurgien qui enlève un calcul par la taille ; j'ajouterai que, même quand il le possède, il n'est pas toujours capable d'atteindre le point en question dans certains cas exceptionnels.

Voici ma réponse : il y a en vérité bien peu de vessies dont le col ne puisse être traversé, même si la prostate est grosse, par un doigt de longueur ordinaire, à condition que ce doigt soit introduit directement au centre du périnée, d'où part la route la plus courte pour atteindre le col vésical. De plus, je vous répète qu'à diverses reprises j'ai pu constater le fait suivant, à savoir que si la main droite du chirurgien ou celle d'un aide déprime fortement la région sus-pubienne, l'index gauche arrive toujours à rencontrer cette main, pourvu qu'on l'enfonce aussi profondément que possible par le périnée, quelle que soit l'épaisseur de ce dernier. La chose n'est cependant pas praticable quand la prostate forme une saillie exceptionnellement volumineuse au col et dans la cavité de la vessie. Mais, en pareil cas, est-il bien nécessaire d'effectuer l'exploration digitale du réservoir urinaire?

L'hypertrophie prostatique n'est pas une affection de diagnostic difficile, et elle est aisément reconnue la plupart du temps par nos moyens ordinaires d'exploration, sans qu'il soit besoin de recourir à une incision périnéale.

Voyons maintenant comment il convient de procéder pour introduire l'index gauche dans le col de la vessie. La première chose à faire est d'inciser l'urèthre dans sa portion membraneuse ; par le périnée, le chemin est court et ne présente pas de difficultés ; en outre, l'ouverture doit simplement permettre l'introduction du doigt indicateur. Une incision médiane et verticale, sur la ligne du raphé, atteindra certainement mieux ce but que toute autre. De cette façon, la saillie formée par les autres doigts de la main gauche repliés peut se loger et s'enfoncer profondément dans le sillon inter-fessier, pendant que l'index pénètre aussi loin que possible. Toute incision pratiquée soit à droite, soit à gauche de la ligne médiane doit forcément se diriger obliquement vers le centre ; par conséquent, le chemin serait ainsi plus long, puisque le point de départ, situé à la peau, est plus éloigné du col vésical que ne l'est le raphé périnéal. Par suite, je préfère et j'emploie toujours une incision verticale, partant du centre du périnée et se dirigeant directement vers l'urèthre, immédiatement en arrière du bulbe. Permettez-moi de vous répéter que cette opération est pratiquée depuis des siècles, en tant que manuel opératoire du moins ; jusqu'à présent, on ne l'employait que dans les cas de rétrécissements, d'abcès, de rétention, etc., mais jamais dans le but tout différent que j'ai indiqué et dont nous nous occupons en ce moment.

Le malade est donc placé et assujetti dans la position ordinaire de la taille latérale. Un conducteur assez court, mais de bonne courbure, et portant une rainure médiane suffisamment profonde, est introduit dans la vessie et confié aux mains d'un aide sur lequel on puisse compter. L'opérateur enfonce alors la pointe d'un bistouri long et droit à 18 millimètres environ au-dessus de l'anus et incise la peau de bas en haut ; il peut, s'il le préfère, conduire son incision en sens contraire, c'est-à-dire de haut en bas, à condition de la terminer au point indiqué et de ne pas lui laisser dépasser, dans l'un ou l'autre cas, une longueur de 2 centimètres et demi à 3 centimètres. Ayant ensuite introduit son index gauche dans le rectum, il fait pénétrer le bistouri, le tranchant tourné en haut, dans l'angle inférieur de la plaie, et il l'enfonce horizontalement, c'est-à-dire à peu près parallèlement au bord supérieur du rectum. Pendant ce temps, l'index gauche, laissé dans le rectum, sert de guide et permet d'apprécier la distance qui doit exister entre la lame et l'intestin : ce doigt reste en place jusqu'à ce que la pointe du bistouri ait atteint la cannelure du conducteur dans la portion membraneuse de l'urèthre. Il faut ensuite inciser les tissus en suivant la dite cannelure dans une étendue de 12 millimètres environ. En retirant le bistouri, on peut prolonger quelque peu cette incision par en haut, mais en ayant bien soin de ne pas toucher au bulbe.

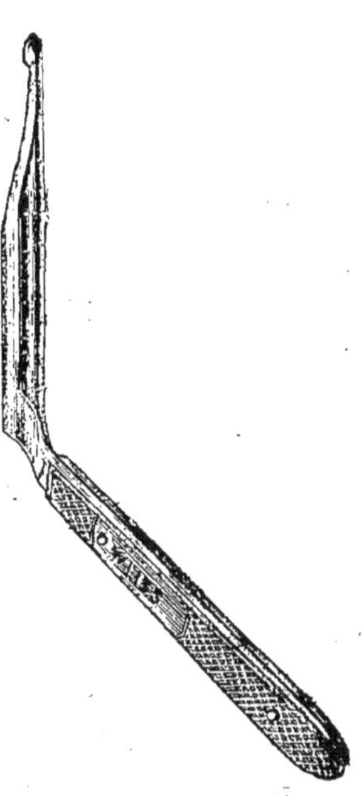

Fig 99. — Gorgeret conducteur pointu.

Ceci fait, l'index gauche est retiré du rectum, nettoyé et lavé et introduit dans la plaie, et son ongle insinué dans la rainure, pendant que le dilatateur pointu ou petit gorgeret (fig. 99), ainsi guidé, est poussé jusque dans le col de la vessie (1). L'index gauche est glissé le long de ce gorgeret, en dilatant progressivement l'urèthre, et, au fur et à mesure que le doigt pénètre dans le col de la vessie, on retire le conducteur cannelé. La plupart du temps, quand les incisions ont été faites exactement comme

(1) On m'a reproché de n'avoir pas attiré toute l'attention nécessaire sur ce point et l'on m'a accusé d'oubli, en disant que je n'avais pas suffisamment insisté sur la désinfection de l'index gauche après son retrait du rectum. Cette désinfection n'est aucunement nécessaire, et c'est à dessein que j'avais omis ce détail superflu. Il n'y a rien dans le rectum qui soit le moins du monde nuisible pour la plaie. J'ai bien souvent constaté et fait constater par mes élèves l'immunité de la plaie qui résulte de la taille latérale ; et cependant cette plaie est située également dans le voisinage immédiat du rectum, lequel est même quelquefois ouvert pendant l'opération ; elle est en outre souillée chaque jour au début par des matières fécales. Et cependant jamais je n'ai vu quelque inconvénient en résulter pour la plaie périnéale ; or, je crois que peu de chirurgiens ont vu autant de taillés que j'ai eu l'occasion d'en observer.

je vous l'ai indiqué, la dernière phalange de l'index se trouve libre dans la cavité vésicale, tandis que la première remplit ou à peu près la plaie périnéale. L'hémorragie est ordinairement insignifiante.

Maintenant toujours le doigt dans la position indiquée, le chirurgien qui jusqu'alors avait été assis se lève à ce moment ; il place sa main droite sur l'abdomen du malade, immédiatement au-dessus de la symphyse du pubis, et appuie fortement, de façon à l'enfoncer dans la cavité pelvienne et à sentir ainsi l'extrémité de son index gauche qui est dans la vessie. En combinant les mouvements de ses deux mains, il arrive facilement, comme je vous l'ai dit, à examiner toute la paroi supérieure du réservoir urinaire et à en explorer ensuite les parois latérales, le bas-fond et le trigone; pour ce dernier, il est parfois nécessaire de placer en même temps l'index droit dans le rectum. Enfin, dans certains cas, il est plus avantageux de rester assis pendant qu'on explore; on charge alors un aide de déprimer avec ses deux mains la région sus-pubienne.

Je vous ferai remarquer que cette opération n'est en somme qu'une uréthrotomie externe limitée et sur conducteur ; ce n'est pas une cystotomie puisque l'on n'incise pas le col vésical; et elle ne peut être comparée à une taille médiane ou autre, car l'incision des tissus est infiniment moins étendue. Ici, je n'ouvre qu'une petite portion de l'urèthre dans la région située en avant de la prostate et du col, ces deux organes restant d'ailleurs parfaitement intacts. Enfin, par cette opération, on arrive à explorer la vessie de l'homme à peu près de la même façon que celle de la femme, moins simplement toutefois; car, chez la femme, il n'est besoin, vous le savez, d'aucune incision, puisque la dilatation de l'urèthre permet au doigt de pénétrer dans le réservoir urinaire et de l'examiner complètement.

C'est en novembre 1880 que j'ai pratiqué pour la première fois cette incision exploratrice ; il s'agissait d'un cas pour lequel nos moyens ordinaires ne m'avaient pas permis d'établir un diagnostic satisfaisant. Ne vous méprenez pas cependant sur le sens de mes paroles : pendant plus de vingt-cinq ans, j'ai fait ces mêmes incisions un certain nombre de fois, mais c'était soit pour sectionner un rétrécissement, soit pour combattre une rétention d'urine, soit pour tout autre objet. A la date sus-indiquée, j'ai effectué pour la première fois l'uréthrotomie périnéale dans le seul but d'explorer une vessie parce que j'en ignorais l'état et le contenu. Évitant d'inciser la prostate comme on le fait dans la taille médiane, je n'ouvris l'urèthre que pour introduire mon doigt dans la cavité vésicale et, sans m'y attendre, je trouvai une tumeur polypoïde ; de suite, j'eus la conviction que je pouvais immédiatement l'enlever avec une paire de pinces, et c'est ce que je fis. Nous reviendrons plus loin sur ce sujet en étudiant les tumeurs vésicales. Depuis lors, et toujours dans le même but, j'ai pratiqué plus de quatre-vingts fois l'exploration digitale, presque constamment dans des cas de diagnostic extrêmement difficile. Jamais un de mes malades n'a succombé à la suite de cette opération. Plus de trente fois, j'ai trouvé une tumeur de la vessie ; quatre fois un calcul enchatonné, de diverses formes, et enfin les autres fois les lésions habituelles de la cystite chronique avec épaississement des parois et rétention d'urine. Dans plusieurs cas, j'ai suspendu les fonctions uréthro-vésicales pendant dix ou quinze jours, en drainant la vessie par le périnée au moyen d'un tube ; les résultats de mon intervention ont été excellents et ont persisté plus ou moins longtemps. Je vous en ai parlé du reste dans une précédente leçon.

Mais revenons à notre opération. Supposons que le doigt

de l'opérateur, en traversant le col ou en pénétrant dans la cavité de la vessie, y constate la présence d'une tumeur molle et saillante ou d'une excroissance mamelonnée s'implantant en un point quelconque de la paroi. Grâce à la pression sus-pubienne qui amène cette paroi au contact de l'index explorateur, celui-ci parvient facilement à reconnaître la nature et le volume du pédicule, ainsi que ses autres caractères physiques, perceptibles au toucher. Ces caractères doivent être déterminés avec le plus grand soin, car c'est souvent de leur connaissance et de leur appréciation exactes que dépend la décision du chirurgien.

En premier lieu, il faut voir si la tumeur ou excroissance est susceptible d'être enlevée en entier. Ensuite, si l'ablation totale et complète est reconnue impossible, il s'agit de rechercher si des masses plus ou moins considérables faisant saillie dans la cavité vésicale peuvent être détachées, la base échappant à l'action instrumentale. De plus, il importe d'établir si une tentative d'ablation, totale ou partielle, ne deviendrait pas une opération inutile et dangereuse, comme, par exemple, quand les tissus morbides sont trop durs pour être entamés par un autre instrument que le bistouri ; en ce cas, il vaudrait mieux, dans l'intérêt du malade, renoncer à toute intervention consécutive. Enfin, le chirurgien devra examiner et décider s'il ne serait pas préférable de tourner la difficulté en recourant à l'opération sus-pubienne.

Admettons qu'à la suite d'un examen sérieux et attentif l'opérateur ait reconnu avec le doigt qu'il est possible d'enlever la tumeur par l'ouverture qui vient d'être pratiquée. Aussitôt, il introduit par la plaie, jusqu'à ce que les branches s'ouvrent librement dans la vessie, une paire de pinces droites, à mors dentelés et rugueux, qui mâchent, au lieu de les couper, les parties saillantes de la tumeur. Ce genre de pince est représenté dans la fig. 100. Les extrémités des mors se rencontrent par un bord mesurant environ 2 centimètres et demi de long sur 1 millimètre et demi de large, de façon à diviser les tissus morbides en diminuant autant que possible les chances d'hémorragie. Avec cet instrument, la plus grande partie de presque toutes les tumeurs peut être enlevée. Mais, pour une petite excroissance implantée près du col vésical, cet instrument, excellent pour les autres régions de la vessie, sera ici tout à fait insuffisant, en ce sens qu'il n'arrivera à rien saisir. Dans ce cas, c'est à un autre modèle de pince, inventé par moi à cet effet qu'il faudra recourir (n° 2, fig. 101). Vous comprenez parfaitement, j'en suis sûr, rien qu'en voyant la forme de cet instrument, qu'avec lui l'ablation des tumeurs situées près du col est chose facile. Aussi, devez-vous avoir à votre disposition ces deux modèles tout au moins, quand vous faites une exploration de la vessie. Trois fois, j'ai eu affaire, chez l'homme, à de volumineuses tumeurs implantées sur la paroi gauche, non loin du col ; il m'a fallu les enlever avec une pince courbe (n° 3, fig. 102), l'autre modèle étant à peu près inutile dans ce cas. Peut-être y a-t-il des circonstances dans lesquelles un écraseur rend plus de services pour l'ablation d'une tumeur que tout autre instrument ; mais j'ai tout lieu de croire que ces cas se rencontrent bien rarement. Pour adapter la ficelle ou le fil métallique, il faut plus de place que celle donnée par les incisions de l'exploration digitale. Or, ces dernières m'ont toujours suffi pour l'ablation complète de tumeurs même très volumineuses au moyen de la pince, et j'estime qu'il est préférable de réduire les incisions au minimum nécessaire. Pendant les manœuvres, on emploie d'ordinaire alternativement la pince et le doigt, celui-ci contrôlant ce que fait celle-là. Quelquefois, mais rarement, il m'est arrivé d'agrandir la plaie pour intro-

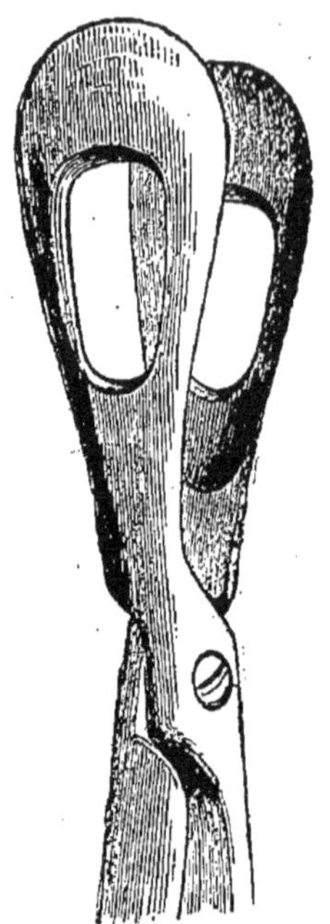

Fig. 100. — Pince pour l'ablation des tumeurs vésicales (n° 1).

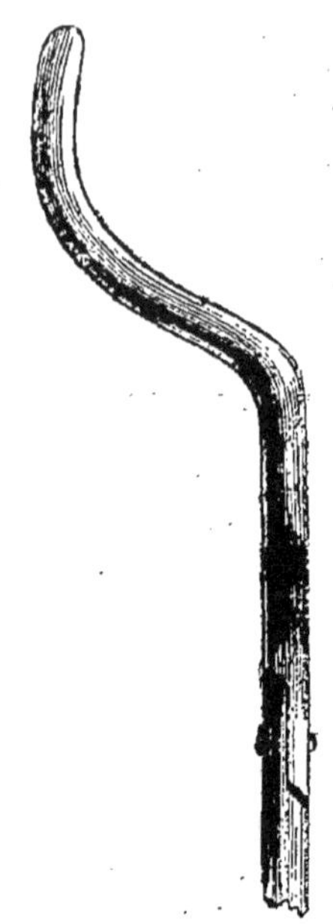

Fig. 101. — Pince (n° 2) pour les tumeurs situées près du col.

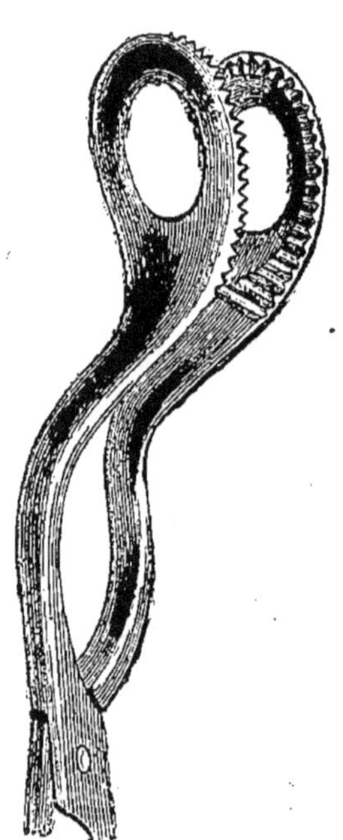

Fig. 102. Pince courbe (n° 3) pour tumeurs situées sur les parois latérales de la vessie.

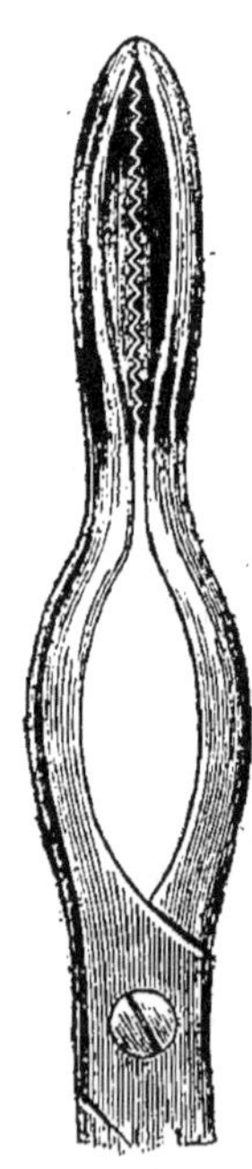

Fig. 103. — La même pince courbe (n° 3), vue de face pour montrer l'écartement des branches près de l'articulation, lequel empêche de pincer la région du col quand l'instrument est fermé.

duire simultanément le doigt et la pince à la fois. L'usage de l'écraseur réclame toujours en même temps celui du doigt, et pour leur action combinée il faut nécessairement plus de place et naturellement aussi des incisions plus étendues, ce que je réprouve. En pareil cas, je préférerais incontestablement recourir à l'opération sus-pubienne. Chez la femme, l'introduction simultanée du doigt est plus facile parce qu'alors on peut obtenir plus d'espace sans incision.

Après avoir enlevé la plus grande partie de la tumeur, il faut pratiquer un lavage de la vessie avec un courant d'eau fraîche, au moyen d'une seringue et d'un tube traversant la plaie; après quoi, celui-ci est remplacé par une sonde en caoutchouc vulcanisé, qu'on enfonce de 12 à 15 millimètres dans la cavité vésicale et qu'on fixe à demeure dans cette position à l'aide d'une solide *bobine* reliée à un bandage de corps. L'autre extrémité de la sonde sort de 12 à 15 centimètres et est placée dans un urinal destiné à recueillir toute l'urine et les débris qui sortent de la vessie. L'écoulement sanguin dure ordinairement quelques heures et se prolonge rarement au delà; quelquefois, la douleur est assez intense et on la calme, s'il est nécessaire, par une injection de morphine. Le tube doit rester en place de deux à cinq jours; on l'enlève au bout de ce temps, et alors la plaie se ferme rapidement et l'urine reprend son cours naturel par l'urèthre.

Je vais maintenant vous relater une courte série d'observations cliniques, dans lesquelles j'ai pratiqué l'exploration digitale pour des cas de diagnostic très difficile. Ce n'est qu'un résumé succinct des résultats immédiats et éloignés de chacun de ces cas.

Observation A. — Dans l'automne de 1880, un homme, âgé de 29 ans, que j'avais débarrassé d'un calcul au printemps précédent, vint me consulter à nouveau pour certains symptômes vésicaux très sérieux qu'il n'arrivait pas à faire disparaître. En explorant sa vessie avec un lithotriteur, je crus saisir quelque chose qu'il m'était impossible de mobiliser, et ce fait me fit de suite penser a un calcul enchatonné. Voyant que j'étais incapable de préciser exactement la cause des symptômes éprouvés par le malade, je résolus de pratiquer chez lui une incision analogue à celle de la taille médiane, mais beaucoup moins étendue, dans le but de résoudre la question. Je priai le professeur Seegen (de Vienne) et le docteur Paggi (de Florence), qui se trouvaient à Londres à ce moment, de vouloir bien assister à l'opération. Une fois mon doigt introduit dans la vessie, je fis déprimer fortement la région sus-pubienne par un aide et je sentis distinctement une tumeur arrondie, implantée par un étroit pédicule sur le plafond vésical ; elle avait à peu près le volume d'une châtaigne et était recouverte d'une couche phosphatique. Avec une tenette, qui sert à la taille chez les enfants, je pus la saisir, la tordre et l'extraire tout entière sans grande difficulté. Pendant les jours suivants, je surveillai mon opéré avec une certaine anxiété, mais il n'y eut qu'un saignement insignifiant, pas de douleur, pas de fièvre ; et la guérison complète fut des plus promptes. J'attendis deux ans avant de présenter ce malade à une séance de la *Royal Medical and Chirurgical Society*, afin de montrer qu'il n'y avait pas de soupçons de récidive et l'état général et local de mon ancien opéré était excellent. Depuis lors, il est resté de même (1888).

Observation B. — Homme de 48 ans, souffrant beaucoup d'hématuries, qui se répétaient fréquemment depuis plusieurs années. Exploration périnéale le 27 juin 1881, qui ne fait rien découvrir dans la vessie ; on laisse le tube à drainage pendant une semaine ; à la suite de cette intervention, le malade est très amélioré, mais non guéri. — En 1887, il continuait à se trouver beaucoup mieux que pendant les années qui ont précédé l'opération.

Observation C. — Homme de 68 ans, auquel je broie un calcul le 18 mars 1881. Il n'urine que par l'intermédiaire de la sonde. Pendant l'automne, son urine commence à devenir très sanguinolente, quoique l'introduction de la sonde s'effectue sans difficulté. Au commencement de 1882, je le débarrasse de quelques concrétions phosphatiques, mais les hématuries continuent comme auparavant. Vu la gravité du cas, j'appelle en consultation Sir W. Jenner, et l'exploration est décidée et pratiquée le 10 février 1882. Je ne trouve rien si ce n'est une large lamelle de matière phosphatique adhérente à la vessie, que j'enlève avec l'ongle. Le tube reste en place pendant huit jours. Depuis lors, l'hématurie n'a jamais reparu et l'opéré ne s'est plus plaint d'aucun symptôme douloureux ou autre. — En 1888, il jouissait d'une excellente santé, aussi bien locale que générale et il m'a fait appeler pour me le dire. Il a actuellement 74 ans, mène une existence très active et jamais je ne l'ai vu aussi bien portant.

Observations D et E. — Ce sont celles de deux malades, âgés l'un de 60 ans, l'autre de 83 ans. J'ai raconté l'histoire du premier dans la leçon XII (voy. p. 185). Tous deux souffraient d'une cystite intense due à une rétention de cause prostatique, et tous deux ont été considérablement améliorés par l'opération.

Observation F. — Il s'agit d'une dame à laquelle j'ai enlevé une tumeur papillomateuse. (Voy. Observ. II, p. 574.)

Observation G. — Homme de 72 ans, se sondant en moyenne seize à dix-huit fois par jour pour une rétention d'origine prostatique; souffrances extrêmes. Je le vois avec Sir W. Jenner. L'opération est pratiquée le 21 juin 1882. Je trouve un petit calcul enchâtonné que j'enlève. La cessation des douleurs fut immédiate et complète. Néanmoins, le malade mourut d'épuisement au bout de quelques jours. On avait certainement trop attendu avant de se décider à l'opération. Le patient avait refusé toute intervention jusqu'à ce que ses souffrances soient devenues intolérables et l'aient complètement anéanti.

Observations H et I. — Ces deux observations se rapportent à des tumeurs de la vessie qui, dans les deux cas, ont été enlevées.

Observation K. — Homme de 24 ans, vu pour la première fois en avril 1882 : il se plaint depuis deux ans de mictions particulièrement douloureuses, fréquentes et sanglantes. Au début d'une miction l'urine est souvent normale comme coloration, et le sang n'apparaît que vers la fin. Ce malade a été sondé et traité sans aucun résultat satisfaisant. Après avoir tenté moi-même diverses médications, je lui propose l'exploration digitale, qu'il accepte et que je lui pratique, suivant mon procédé habituel, le 15 décembre 1882. Pas de tumeur; mais la muqueuse vésicale tout entière est très épaissie et rugueuse. Le tube est laissé cinq jours dans la plaie. L'urine continue à être sanglante comme auparavant et ne redevient claire et normale que par l'usage de la sonde à demeure. Le malade ne semble avoir retiré aucun bénéfice de l'opération. Il s'agissait probablement ici d'une tuberculose vésicale; or, quand cette affection peut être diagnostiquée ou même fortement soupçonnée, il vaut mieux s'abstenir de toute intervention.

Observation L. — Tumeur vésicale reconnue par le doigt et enlevée avec plein succès.

Observation M. — Homme âgé de 52 ans, du Cap de Bonne-Espérance; mictions douloureuses depuis un an environ et fréquence extrême. Malgré un examen attentif, il m'est impossible de découvrir la cause de ces symptômes. L'urine contient du pus, mais pas de sang : la santé générale est restée bonne. De nombreux traitements tentés à l'étranger n'ont donné aucun résultat : il en est de même des médications qu'il a suivies depuis qu'il est ici. — L'incision habituelle, pratiquée le 22 janvier 1883, me permet d'explorer toute la surface interne de la vessie : je ne trouve absolument rien. Le drain est laissé à demeure pendant huit jours, durant lesquels l'opéré ne ressent plus aucune douleur et peut dormir comme il ne l'a pas fait depuis de longs mois; les autres symptômes diminuent progressivement. — A partir du 5 février, toute l'urine passe par l'urèthre; plus de douleur; le malade garde son urine beaucoup plus longtemps qu'avant l'opération; il se trouve énormément soulagé et finalement il retourne dans son pays complètement guéri.

Observation N. — Tumeur de la vessie ; ablation ; guérison.

Observation O. — Le cas suivant est très remarquable, en ce sens qu'il s'agissait d'une rareté anatomo-pathologique et que le malade a grandement bénéficié de l'opération. Voici le fait : Un homme, âgé de 45 ans, soigné par le docteur J. Mitchell, de Bernard Castle (Durham) vient me consulter en avril 1884, pour une affection des voies urinaires, caractérisée surtout par l'obligation impérieuse d'uriner toutes les demi-heures, aussi bien la nuit que le jour. N'arrivant pas à découvrir, malgré un long examen, la vraie cause de cette fréquence des mictions, je propose l'exploration digitale et je la pratique le 14 avril 1884. Je ne constate rien dans la vessie ni autour d'elle, si ce n'est que la lèvre inférieure du col est constituée par une sorte de cordon raide et dur, tendu transversalement et dans la composition duquel le tissu prostatique n'entre en rien, ainsi que le doigt s'en rend compte très distinctement; c'est en somme une véritable « barre » membraneuse du col vésical. Je la sectionne franchement d'un coup de bistouri. — L'opéré nous quitta au bout de trois semaines gardant ses urines une heure et demie à trois heures sans en être incommodé, et cette notable amélioration persista. Il en était ainsi encore un an et demi après mon intervention et, à cette époque, mon opéré me disait que « il était impossible de s'imaginer combien le soulagement éprouvé par lui était considérable ».

Observation P. — Une dame de 44 ans m'est amenée en janvier 1884, par le docteur Smith (de Dumfries). Depuis deux ans, les mictions sont douloureuses et fréquentes et, en outre, l'urine est devenue sanglante dans ces derniers temps. On soupçonne l'existence d'une tumeur parce qu'on sent par le toucher vaginal un noyau induré dans le plancher vésical. — Le 26 janvier, en présence du docteur Smith, la malade étant anesthésiée, je dilate l'urèthre et j'explore la vessie avec le doigt. Je trouve, faisant saillie sur la paroi inférieure de la vessie, une proéminence assez volumineuse et dure. En prolongeant mon examen et en essayant de voir s'il ne serait pas possible d'enlever cette tumeur en entier et d'un seul coup, j'acquiers bientôt la certitude qu'il s'agit d'un calcul enkysté. J'incise alors largement la grosseur, avec quelque difficulté en raison de son siège, et j'extrais un calcul dur tout entier présentant à peu près le volume d'une noix. L'opérée guérit vite et elle retourna chez elle absolument bien portante.

Je pourrais ajouter aux précédentes beaucoup d'autres observations aussi intéressantes ; mais, j'ai tenu à vous soumettre seulement quelques exemples caractéristiques des résultats que l'on peut obtenir par l'exploration digitale de la vessie dans les cas qui nécessitent cette opération.

LEÇON XXX

Tumeurs de la vessie. — Définition. — Degré de fréquence. — Historique. — Variétés anatomiques. — Signes et symptômes. — Examen clinique : cathétérisme explorateur ; toucher rectal. — Diagnostic. — Traitement palliatif : astringents ; nitrate d'argent ; opiacés. — Traitement curatif : exploration digitale ; ablation par l'urèthre incisé et dilaté ; ablation par l'hypogastre. — Conclusions. — Observations.

Messieurs,

Je vais vous entretenir aujourd'hui d'une catégorie d'affections qui, jusqu'à une époque toute récente, n'occupait pas dans les traités de pathologie la place si importante qu'elle mérite.

Il s'agit des tumeurs et autres productions développées primitivement dans les parois de la vessie urinaire. D'après cette définition, vous voyez que je ne crois pas devoir me conformer à l'habitude erronée des anciens auteurs et comprendre parmi les tumeurs de la vessie toutes les excroissances qui viennent faire saillie dans la cavité vésicale, notamment celles qui proviennent d'une hypertrophie sénile de la prostate, la structure de ces dernières étant identique ou à peu près à celle de l'organe qui leur donne naissance.

On a coutume de considérer les véritables tumeurs de la vessie comme des raretés ; et cette opinion est exacte sans doute d'une manière générale. On les rencontre cependant plus souvent qu'on ne le croyait autrefois et que ne sembleraient l'indiquer les pièces pathologiques de nos musées. Et j'ai quelque raison d'admettre que, chaque année, on enregistre sous l'étiquette nosologique « Hématurie » un grand nombre de décès, dont la cause réelle est souvent une tumeur vasculaire de la vessie, laquelle, quoique méconnue, a été la source de l'hémorragie fatale.

Comme le mot « hydropisie », ainsi que j'ai eu précédemment l'occasion de vous le faire remarquer, comme le terme « vessie irritable », la dénomination « hématurie » sert à désigner uniquement un symptôme, et non une maladie. Quand vous dites qu'un malade est « atteint d'hématurie », votre phrase n'indique qu'une chose : c'est que son urine contient du sang, sans préciser aucunement le lieu de production de l'hémorragie; le terme en question n'a pas d'autre signification. Si vous savez que le sang vient du rein ou de la vessie, par suite de la présence d'un calcul ou d'une tumeur, il faut le dire. Car l'hémorragie peut se produire dans toute l'étendue des voies urinaires, depuis le rein jusqu'au méat externe. Il n'y a donc pas de mot plus vague que celui d' « hématurie » pour désigner une maladie.

Je viens de faire allusion à la rareté des tumeurs vésicales parmi les pièces anatomo-pathologiques de nos musées. Encore plus rares sont les observations relatives aux opérations destinées à en pratiquer l'ablation chez l'homme. La vessie de la femme étant plus accessible, l'existence de tumeurs dans cet organe a été un peu plus souvent reconnue par les chirurgiens et leur ablation quelquefois effectuée; mais les documents concernant le sexe féminin à cet égard sont cependant encore très rares.

Crosse (de Norwich) est un des premiers chirurgiens qui aient enlevé une tumeur de la vessie. En 1834, en pratiquant la taille latérale chez un petit garçon, il ne parvint à extraire qu'une partie du néoplasme ; l'opéré succomba. Billroth, en 1874, ouvrit la vessie par l'hypogastre chez deux malades pour faire l'ablation d'une masse volumineuse et solide, trop grosse pour passer par le périnée ; un de ses deux malades survécut. Humphrey (de Cambridge) exécuta en 1877 la taille latérale chez un jeune homme pour le débarrasser d'une tumeur volumineuse; la guérison fut complète. C'est en 1880 que j'opérai pour la première fois au moyen d'une incision périnéale médiane ne comprenant que l'urèthre membraneux; je retirai ainsi une simple production polypoïde et mon opéré jouit à l'heure actuelle d'une santé parfaite et mène une existence très active. Depuis lors, je suis intervenu de la même façon dans un grand nombre de cas, et je vous donnerai les résultats tout à l'heure.

Qu'elles se développent dans la vessie ou dans toute autre région du corps, les tumeurs sont toujours classifiées d'après leurs caractères histologiques et d'après leur tendance à envahir les tissus voisins et à se reproduire elles-mêmes ailleurs.

Jusqu'à une date récente, on admettait que presque toutes les tumeurs vésicales appartenaient à cette variété dont le « cancer » est le type et qui récidive plus ou moins rapidement, comme vous savez, après qu'on en a fait l'ablation. A côté de cette variété, on n'en connaissait qu'une autre qu'on appelait « villeuse »; et encore certains auteurs fusionnaient-ils, sans raison valable d'ailleurs, ces deux types sous le nom de « cancer villeux ». On n'ignorait pas que ces tumeurs, essentiellement saignantes, déterminaient tôt ou tard la mort du malade par le seul fait de la saignée continuelle et irrémédiable qu'elles produisaient.

Ce sont les néoplasmes, appelés « tumeurs villeuses », qui se rencontrent le plus souvent dans la vessie : ce sont eux que vous retrouverez dans la plupart de mes observations personnelles rapportées plus loin. Seulement ils y figurent sous le nom de « papillômes ».

Je ne ferai que vous mentionner la forme la moins complexe des productions qui prennent naissance dans la muqueuse vésicale : c'est le simple *polype muqueux*, qui est l'analogue de celui des fosses nasales. Cette variété est très rare et ne s'observe que chez les jeunes enfants. Je n'ai donc pas besoin d'y insister davantage ici (fig. 104).

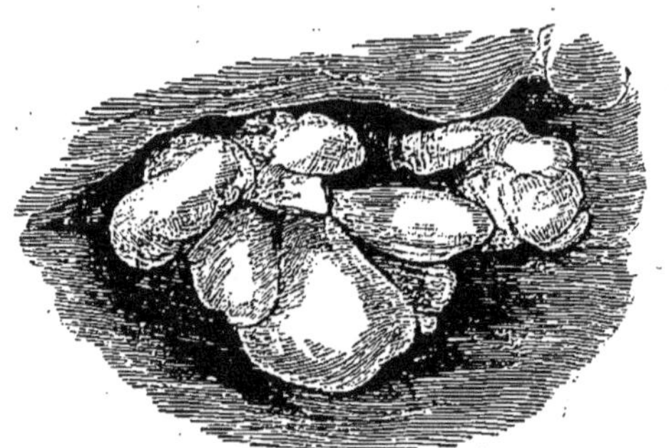

Fig. 104. — Simple tumeur polypoïde.

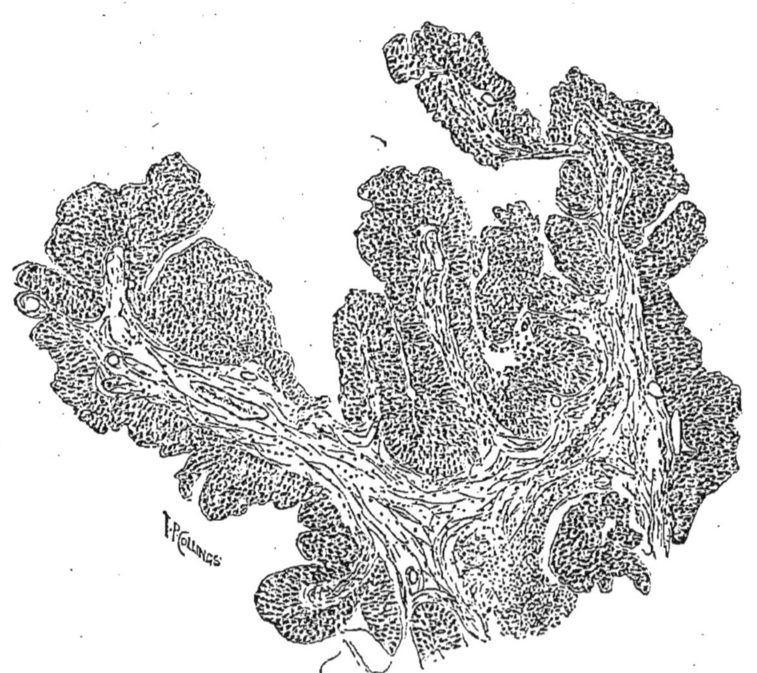

Fig. 105. — Structure histologique d'un papillôme (vue d'ensemble).

Esquissons maintenant une étude sommaire du *papillôme*. On lui donne ce nom parce que son caractère distinctif est de se présenter toujours sous forme de petites éminences ou papilles, pointues ou arrondies, possédant la structure normale de la muqueuse d'où elles émergent; chacune d'elles est pourvue d'un riche réseau de vaisseaux sanguins et tapissée superficiellement par un épithélium sphéroïdal ou plus communément cylindrique (fig. 105 et 106).

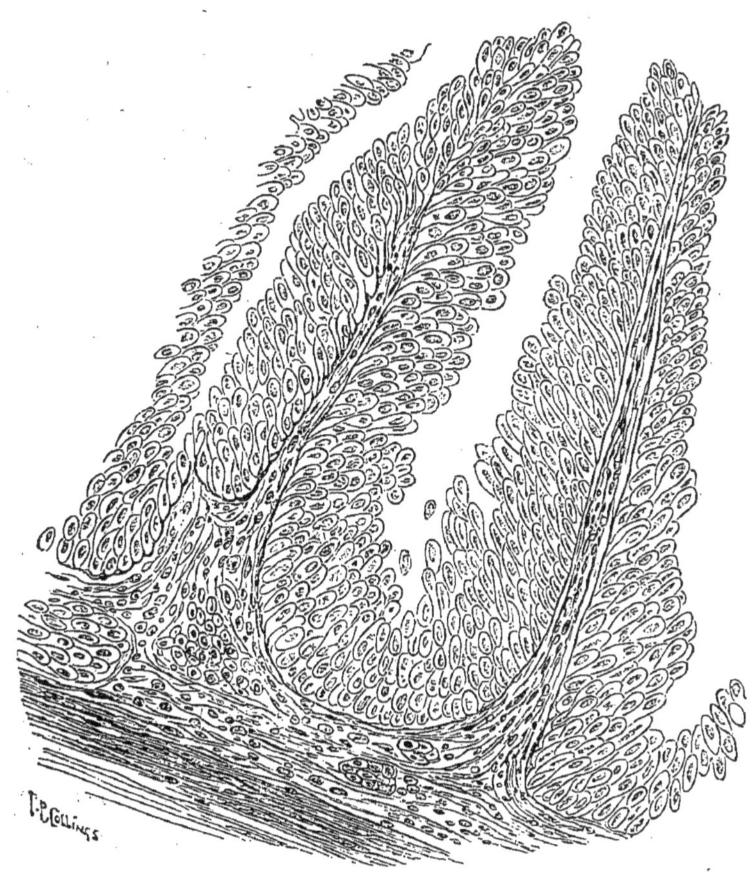

Fig. 106. — Structure d'un papillôme frangé à filaments minces.
(Ce dessin a été exécuté d'après une pièce de la collection de Sir Henry Thompson).

Lorsque les papilles sont longues, étroites et filamenteuses, elles flottent dans l'urine comme des plantes aquatiques à feuilles minces; elles semblent d'ailleurs émerger par petits groupes d'un tronc commun à base bien limitée : on leur donne alors le nom de *papillôme frangé*. Si la vessie qui renferme une production de ce genre est examinée à l'air, et non sous l'eau, les franges, au lieu de s'étaler, se rassemblent en une petite masse rouge, arrondie et molle, qui rappelle beaucoup l'aspect d'une framboise : cette ressemblance est même tout à fait caractéristique (fig. 107 et 108). On peut

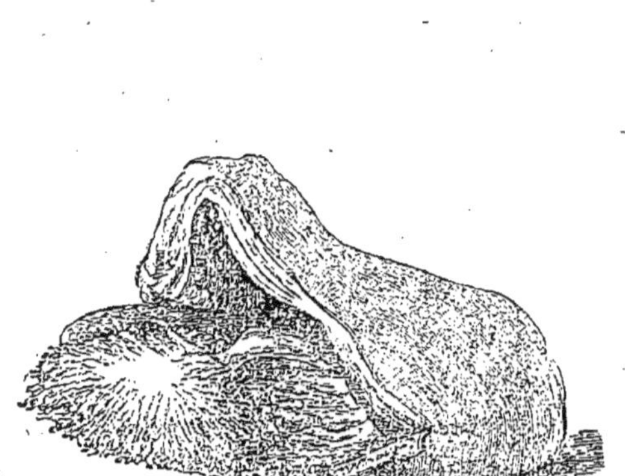

Fig. 107. — Vessie ouverte pour montrer le papillôme frangé qu'elle renferme.

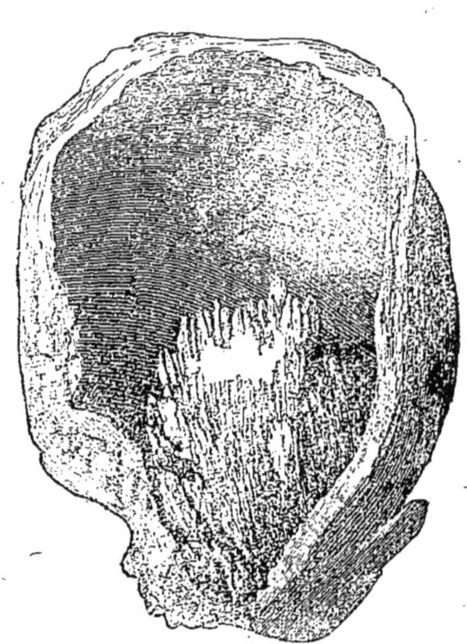

Fig. 108. — Autre exemple de papillôme frangé.

rencontrer une seule, deux, trois ou plusieurs de ces petites masses dans une même vessie. Tout au moins pour cimenter ces filaments à leur base, il entre toujours une quantité plus ou moins considérable de tissu fibreux interposé dans la structure de ces productions frangées ; on y trouve aussi la plupart du temps des fibres musculaires lisses. Parfois, quand la tumeur s'accroît, elle devient plus consistante et constitue alors une sorte de tubérosité polypoïde, beaucoup plus ferme que les polypes du nez auxquels je faisais allusion plus haut. Tantôt le papillôme ne tient à la muqueuse vésicale que par un seul pédicule étroit et mince ; tantôt il paraît sessile, sa base d'implantation étant large et étalée. Dans quelques cas, le pédicule se divise en deux, trois ou plusieurs branches, supportant chacune une masse plus ou moins arrondie, ce qui donne au néoplasme l'apparence d'un chou-fleur; j'en ai vu un de ce genre qui remplissait presque la cavité vésicale. Quelques spécimens de ces diverses variétés, recueillis dans les autopsies, figurent dans nos musées.

Quand une plus forte proportion de tissu fibreux entre dans la constitution d'une de ces tumeurs, celle-ci acquiert une consistance plus ferme et présente une base plus large que les précédentes. C'est ce que j'ai appelé le *fibro-papillôme.*

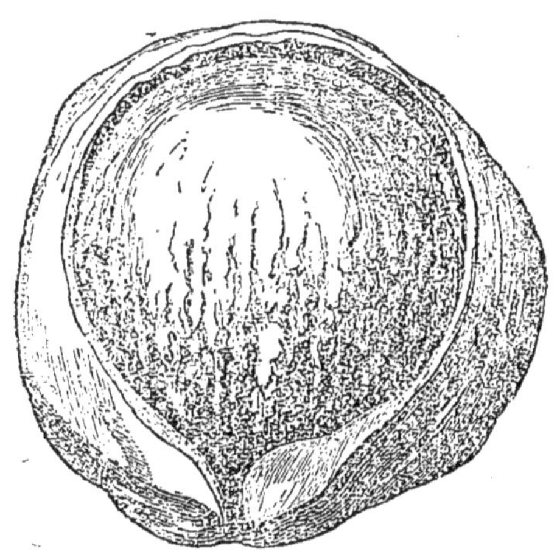

Fig. 109. — Fibro-papillôme, extraordinairement volumineux, remplissant presque la cavité vésicale.

Ainsi compris, le fibro-papillôme se rapproche par une gradation insensible du papillôme frangé, quoique leur nature soit essentiellement distincte; ce dernier, en effet, garde pendant de longues années sa structure simple, ne faisant que s'accroître en volume, sans pour cela augmenter de consistance avec le temps. Un fibro-papillôme nettement caractérisé est en quelque sorte une tumeur solide, et, comme tel, il forme parfois une masse très volumineuse, présentant seulement quelques papilles frangées à sa surface (fig. 109).

Permettez-moi de vous faire remarquer que ces papilles frangées peuvent se rencontrer à la surface de n'importe quelle tumeur vésicale, même sur quelques variétés de nature maligne ; elles viennent apparemment s'y surajouter accidentellement, les caractères essentiels du néoplasme n'en étant d'ailleurs aucunement modifiés. Ce fait est important au point de vue du diagnostic et il montre combien on doit être réservé relativement aux résultats probables d'une opération. En effet, par cela seul que vous avez découvert une de ces franges dans l'urine, il est complètement impossible d'affirmer d'une manière absolue que la tumeur, qui existe dans la vessie, est tout entière papillomateuse et qu'il ne s'y trouve pas mélangés des éléments de mauvaise nature. Cependant, je me hâte de vous le dire, il est heureusement très rare que dans une même vessie une tumeur bénigne soit accompagnée d'une autre de forme maligne.

Il arrive aussi parfois qu'on ait affaire à un néoplasme présentant les caractères habituels suivants : base large, forme arrondie, consistance ferme, volume moyen, quoiqu'on en ait rencontré plusieurs de dimensions considérables ; comme élément constitutif dominant, c'est la fibre musculaire organique, celle qui entre dans la texture de la tunique contractile de la vessie. C'est là ce qu'on a appelé un *myôme*. Une tumeur de cette espèce peut renfermer dans sa structure des faisceaux de tissu conjonctif en plus ou moins grande abondance, de même qu'elle peut être revêtue à sa surface de franges papillomateuses; mais sa structure histologique la classe parmi les tumeurs musculaires.

En examinant au microscope les divers types de néoplasmes que je viens de vous énumérer, il n'est pas très rare d'y constater la présence d'autres éléments, par exemple, de nombreuses petites cellules, munies d'un noyau, parsemées ou groupées au milieu des éléments constitutifs du stroma fibreux qui forme les portions plus denses de la tumeur ; d'autres fois, ce sont des cellules de forme irrégulière, ne semblant appartenir à aucun type normal. Une telle structure doit toujours laisser craindre que le néoplasme n'ait pas des allures aussi bénignes qu'un simple papillôme et qu'il ne récidive après son ablation. Je me contente pour l'instant de vous signaler cette variété *fibro-cellulaire*, que j'ai dénommée *type intermédiaire* ou *de transition*, pour arriver au dernier groupe de cette classification.

Cette catégorie de tumeurs vésicales se distingue : 1° par sa structure, dans laquelle entrent largement des cellules épithéliales, de formes variées et plus ou moins modifiées ; 2° par sa tendance à envahir et à infiltrer graduellement et rapidement tous les tissus voisins. Parmi ces néoplasmes, l'un de ceux qui affectent le plus souvent le réservoir urinaire est l'*épithélioma*, et sa marche ne semble pas être plus accélérée dans la vessie que dans tout autre organe. Le *squirrhe* est quelque peu plus rare ; un doigt introduit dans le rectum en reconnaît aisément les contours irréguliers et la dureté caractéristique. Les néoplasmes à développement plus rapide et plus étendu, que l'on groupait autrefois sous la dénomination d'*encéphaloïdes* et que l'on désigne aujourd'hui sous celle de *sarcômes* à cellules arrondies et à cellules fusiformes, sont certainement exceptionnels chez l'adulte ; on les rencontre parfois dans la vessie et la prostate des enfants, et c'est d'ailleurs à peu près la seule forme de tumeur maligne à laquelle ceux-ci soient exposés.

Enfin, on cite dans la science peut-être trois ou quatre exemples de kystes dermoïdes de la vessie. J'en ai observé un en consultation avec mon ami M. Bryant, de Guy's Hospital, qui l'enleva avec plein succès.

Passons aux *symptômes* des tumeurs vésicales ; au début, ils ne présentent rien de très caractéristique ; il n'y a tout d'abord ordinairement qu'un peu de fréquence des mictions, qui la plupart du temps ne permet pas d'en soupçonner la cause véritable. Mais, quand il s'agit d'un papillôme (et c'est, vous le savez, la variété de néoplasme qu'on rencontre le plus souvent dans la vessie), il apparaît de bonne heure un signe important, qui le caractérise du reste durant toute son évolution. Ce signe, qui ne s'observe dans les autres variétés de tumeurs vésicales qu'à une période plus ou moins avancée de la maladie, c'est l'hématurie. C'est parfois après un exercice quelconque que le sang se montre dans l'urine, de sorte que l'on songe souvent alors à la présence possible d'un calcul. Mais, il existe deux signes diagnostiques qui différencient ces deux affections et que je vous engage à noter. Premièrement, l'hémorragie causée par un papillôme est en général beaucoup plus abondante que celle due à une pierre ; secondement, elle ne s'accompagne habituellement d'aucun symptôme de douleur ni même d'irritation du côté de la vessie, tout au moins pendant les premières périodes.

Peu à peu, les crises hématuriques, qui au début ne revenaient qu'à de longs intervalles, se rapprochent de plus en plus; la douleur n'est pas encore très accentuée, à moins qu'il ne survienne de la rétention d'urine due à des caillots. Ces symptômes permettent de soupçonner fortement l'existence d'un papillôme; on les attribuait volontiers, jusqu'à une époque récente, à une *congestion rénale;* mais c'est là une cause relativement rare d'hématuries semblables, quand il n'existe pas d'autres signes que ceux dont nous venons de parler. Quoi qu'il en soit, c'est seulement à la suite d'une enquête sévère que vous arriverez à un diagnostic certain. Vous chercherez tout d'abord à savoir du malade s'il a remarqué que parfois, au commencement de la miction, le jet d'urine semble absolument normal comme coloration, tandis que, vers la fin, il se teinte ou se mélange de sang rouge. S'il en est ainsi, le lieu d'origine de l'hémorragie est presque sûrement la vessie, peut-être la prostate, mais certainement pas le rein ; et la cause est très probablement une tumeur. Quand le sang vient du rein, il est presque toujours intimement mélangé à l'urine et, à moins que son extravasation soit tout à fait récente, il présente une coloration brunâtre et non vermeille. Parfois, mais rarement, ce sang apparaît franchement rouge au commencement de la miction, et ensuite l'urine coule claire et limpide ; toutefois, le contraire est une règle à peu près invariable. « C'est de la limonade quand je commence, et du porto quand je finis ! » me disait, il y a fort longtemps, un homme d'Etat très connu ; et, quelque temps après, il mourait d'un cancer de la vessie. Depuis lors, j'ai vérifié ce fait bien des fois et je lui attribue aujourd'hui une haute valeur comme signe pathognomonique d'hémorragie vésicale.

Il est, en outre, toujours nécessaire de rechercher attentivement dans l'urine les débris de tumeur, qui peuvent être expulsés avec elle pendant la miction, et de les examiner au microscope ; si l'on en trouve, on ne tardera pas sans doute à leur reconnaître la structure caractéristique du papillôme. Pour faciliter cette recherche, il est bon de pratiquer quelques lavages de la vessie à l'eau pure, surtout immédiatement après avoir exploré cet organe avec la sonde métallique. (Voy. pour la structure fig. 105 et 106.) Si vous rencontrez dans le liquide quelques débris, un simple coup d'œil vous suffira pour affirmer sans hésitation qu'il existe une excroissance papillomateuse dans les voies urinaires et que son siège est plus que probablement la vessie.

« Mais, me direz-vous, pourquoi ne pas résoudre ce problème diagnostique comme vous le faites par un calcul, c'est-à-dire par l'exploration de la vessie à l'aide de la sonde métallique ? » Pour cette raison bien simple que la question ne peut être élucidée de cette façon. La sonde, en effet, n'arrive pas à sentir le contact des tissus mous et flottants qui constituent la plupart des tumeurs vésicales, alors même que celles-ci émergent d'une base plus ou moins épaisse; en outre, le toucher rectal ne nous fournit aucun renseignement, à moins que la vessie ne soit tout à fait remplie par la production morbide, auquel cas cet organe semble arrondi et souple, comme s'il était distendu par du liquide.

Cependant, si la tumeur est un cancer ayant envahi le réservoir urinaire dans une certaine étendue, le doigt introduit dans le rectum constate assez facilement la présence d'une masse bien limitée, à contours irréguliers et durs et de consistance solide : par conséquent, l'index explorateur perçoit une sensation bien différente de celle que donne la prostate nettement arrondie et souple, quand elle est atteinte d'hypertrophie sénile. En pareil cas, il n'y a plus guère de doute à garder : les parois vésicales sont infiltrées par des éléments morbides dont l'ablation est au-dessus des ressources de l'art. Si pourtant vous avez quelque doute, introduisez dans la vessie une sonde métallique à petite courbure, et avec le doigt rectal rendez-vous compte de l'épaisseur des tissus compris entre celui-ci et l'instrument intra-vésical. Tout en conservant la sonde dans la vessie et votre index dans le rectum, vous pourrez ensuite, surtout si le malade est maigre, obtenir quelques renseignements du même genre par le palper hypogastrique, en déprimant fortement la paroi abdominale en arrière de la symphyse pubienne. Enfin, en imprimant à la sonde quelques mouvements de droite à gauche et réciproquement, vous arriverez parfois à constater la présence d'une masse squirrheuse indurée sur une des parois latérales, le bec de l'instrument tournant moins facilement de l'un ou de l'autre côté.

Ce n'est pas de cette façon, je le répète, que vous découvrirez jamais un papillôme ; celui-ci échappera toujours à la sonde exploratrice, si habilement et si attentivement qu'elle soit maniée dans la cavité vésicale. Et il en est de même des tumeurs épithéliales : malgré leur base ordinairement large, malgré les bourgeons de leur surface qui forment des saillies plus ou moins allongées dans la vessie, leur consistance est trop molle pour être facilement perçue. Ce dont vous devez vous assurer, c'est de savoir si la souplesse des parois vésicales se trouve quelque peu diminuée. En même temps, vous rechercherez par côtés dans l'intestin, dans les aines et les régions iliaques la présence de ganglions indurés, qu'on ne sent d'ailleurs qu'à une période avancée du cancer. Enfin, il vous faudra voir si quelque tumeur de même nature n'existe pas dans une autre région quelconque du corps. C'est ainsi que, tout dernièrement, j'ai été amené à diagnostiquer un cancer de la vessie chez un vieillard, qui présentait sur le crâne une manifestation secondaire de cette diathèse. N'oubliez pas surtout de vous informer d'un signe qui possède une grande valeur au point de vue de la malignité de l'affection ; je veux parler de l'amaigrissement considérable et souvent rapide du malade. Si celui-ci n'a pas maigri, il vous est permis, dans un cas douteux, de conserver quelque espoir ; si au contraire la perte de poids est manifeste, soyez sûrs que le pronostic est grave.

Les examens micrographiques, en cas de cancers, fournissent moins de certitude que lorsqu'il s'agit de papillômes. On a beaucoup insisté autrefois sur la nécessité de rechercher ce que l'on appelle les « cellules cancéreuses ». Selon moi, les signes physiques que je viens de vous décrire ont seuls quelque valeur et sont presque toujours suffisants pour le diagnostic. Tôt ou tard, il se produit des douleurs intenses, des hémorragies, de la rétention, qui indiquent les progrès de la maladie; et il importe de ne jamais négliger l'importance de ces symptômes pour ainsi dire grossiers que la simple vue et le toucher vous permettent de constater chez votre malade. Examinez aussi son urine de temps en temps : vous y découvrirez sans doute de petites masses plus ou moins volumineuses de tissu mou et à peu près demi-transparent, rendues avec l'urine pendant la miction. Au microscope, vous reconnaîtrez que ce tissu est constitué par des cellules de récente et rapide formation : celles-ci ont toujours de grandes dimensions et elles possèdent parfois deux ou trois noyaux. Leur constatation ne fera que confirmer les soupçons que vous ont donnés les symptômes pré-existants, relativement à la présence d'une production morbide dans la vessie.

Les dégénérescences malignes de la prostate ont à peu près la même histoire que celles de la vessie; c'est donc le moment, il me semble, d'en indiquer en quelques mots les traits principaux. Souvent, la prostate est envahie par le néoplasme vésical, sauf par le papillôme cependant. Elle est rarement atteinte de carcinome, et je me refuse à considérer comme tel ces diverses formes d'hypertrophie sénile, qui rappellent par leur saillie les tumeurs polypoïdes (p. 139). Le squirrhe primitif ne se rencontre qu'exceptionnellement dans la prostate; la forme encéphaloïde semble moins rare, particulièrement chez les enfants ; toutefois, il est impossible de préciser la nature exacte des tumeurs décrites autrefois sous ce nom et d'affirmer que cette appellation n'est pas erronée. Il est regrettable de constater que certaines pièces anatomo-pathologiques de nos musées, qui ne sont que des spécimens d'hypertrophie sénile, portent encore l'étiquette : « Squirrhe » ; c'est là un vieux mot, absolument hors d'usage aujourd'hui, qui indiquait simplement la consistance dure d'une tumeur et qui n'avait d'ailleurs aucune autre signification nosologique.

Nous allons aborder maintenant l'étude d'une question de la plus haute importance, celle du *traitement des tumeurs vésicales*. Elle comporte deux points de vue différents :

1° Le traitement *palliatif* de certains symptômes prédominants, qui peuvent être ramenés à trois principaux, à savoir : l'hémorragie, la douleur et la fréquence des mictions, la rétention d'urine ;

2° Le traitement *radical*, c'est-à-dire l'extirpation chirurgicale de la tumeur.

La première et capitale indication du traitement palliatif consiste d'ordinaire à arrêter et à supprimer l'hémorragie. Dans ce but, on a l'habitude de recourir tout d'abord aux astringents pris à l'intérieur, c'est-à-dire par la bouche, tels que l'acide gallique, l'acide tannique, l'acétate de plomb, que je ne saurais vraiment vous recommander. Je ne suis guère plus partisan d'autres astringents que j'ai essayés également en pareille circonstance ; je vais vous citer ceux qui m'ont donné les résultats les moins déplorables. Ce sont : l'alun simple, l'alunate de fer et l'infusion de matico. Pour ce qui est des sels d'alun, vous en prescrirez sans crainte de 50 à 75 centigrammes trois fois par jour, avec 75 centigrammes, 1 gramme ou 1 gr. 50 d'acide sulfurique, le tout dans un sirop de goût agréable ; ce qu'il y a de certain, c'est que ces préparations sont parfaitement supportées par l'estomac et et qu'on n'en saurait dire autant de l'acide gallique ou de l'acétate de plomb. Quant à l'infusion de matico, on en doit prendre au moins 60 grammes toutes les trois ou quatre heures, si l'hémorragie est considérable. Les préparations d'ergot de seigle, la teinture d'hamamelis, le styptique de Ruspini et d'autres astringents ont été préconisés comme ayant obtenu certains succès en pareil cas. M'en rapportant à mon expérience personnelle, je vous dirai sans détour qu'aucune médication interne n'est capable d'arrêter une hémorragie provenant d'une tumeur vésicale. Les crises hématuriques cessent toujours spontanément tôt ou tard, et le médecin naïf attribue en cette circonstance des vertus hémostatiques puissantes aux astringents qu'il a employés : de là vient la réputation dont a bénéficié cette médication.

Pour le traitement local d'une hémorragie vésicale chronique et persistante, rien ne vaut, à mon avis, les injections intra-vésicales de nitrate d'argent, dans la proportion de 6 centigrammes de ce sel pour 120 grammes d'eau distillée pour commencer. Je n'ai pas besoin d'ajouter que ces injections doivent être poussées lentement et avec précaution dans la vessie et que toute manœuvre brusque augmenterait facilement l'hémorragie. Une injection par jour suffit ; il faut la pratiquer de la façon que je vous ai indiquée (page 504), en laissant dans la vessie à peu près 30 grammes de liquide chaque fois. Le titre de la solution peut être augmenté graduellement jusqu'à 6 centigrammes pour 30 grammes d'eau, à condition qu'à cette dose l'injection ne cause pas de douleurs vives. Cette solution de nitrate d'argent au 500e détermine presque toujours une sensibilité plus ou moins vive ; néanmoins, j'estime qu'on ne doit pas craindre d'y arriver, si l'hémorragie n'est pas encore arrêtée. Quand le sang vient en très grande abondance, il faut de toute nécessité prescrire le repos absolu au lit et des applications froides, et s'abstenir de toute manœuvre instrumentale dans la vessie, à moins qu'une rétention complète ne rende les cathétérismes indispensables. Si l'on est obligé d'employer la sonde pour évacuer l'urine ou des caillots, on peut en profiter pour pousser très doucement dans la vessie une injection d'eau glacée ou, mieux encore, d'infusion de matico glacée. Dans certains cas où tout avait échoué, je me suis parfaitement trouvé aussi d'une solution de teinture de perchlorure de fer, injectée froide : les proportions sont de 2 à 8 grammes, et même davantage, de teinture pour 120 grammes d'eau.

Pour diminuer la douleur et la fréquence des mictions, n'épargnez pas les opiacés, en essayant tour à tour de toutes les formules en usage jusqu'à ce que vous ayez trouvé celle qui convient le mieux au cas particulier et qui trouble le moins les fonctions digestives. Administrez ces opiacés comme vous le voudrez, soit par la bouche, soit en injections sous-cutanées, soit en suppositoires ; pourvu que vous agissiez efficacement, voilà l'important. Lorsqu'il est bien reconnu que la tumeur est inopérable, il s'agit, non pas de sauver la vie du patient, mais d'atténuer une des plus cruelles misères dont l'homme puisse être atteint, c'est-à-dire une douleur prolongée, continuelle et atroce, et cela chez un malade dont l'arrêt de mort est certain et dont l'existence est devenue un véritable martyre. Puisque vous vous faites un point d'honneur de ne pas abréger ses jours, prenez au moins la responsabilité de les lui rendre supportables. Aussi parfois, je l'avoue, à la vue d'une pauvre créature humaine épuisée par la souffrance et appelant la mort à grands cris, j'ai trouvé que la morale, malgré ses bonnes intentions, était bien parcimonieuse en nous permettant d'accorder seulement à ce malheureux, le faible soulagement que donnent en vingt-quatre heures une ou deux doses de 1 gramme à 1 gr. 50 de liqueur d'opium ou de solution de morphine!

Quant à la rétention d'urine, elle sera combattue par l'usage soit passager, soit continuel de la sonde, selon les nécessités du cas et selon que le soulagement du malade l'exigera.

Me voici arrivé à l'étude des opérations chirurgicales appliquées à l'extirpation, — à la cure, devrais-je dire, — des tumeurs de la vessie. C'est un sujet que j'aborde aujourd'hui avec des idées tout à fait différentes de celles que, vous et moi, nous aurions osé manifester à cet égard, il y a seulement sept ou huit ans. Jusqu'à cette époque en effet, la science renfermait bien peu de cas dans lesquels le chirurgien était allé, à travers une incision des parties molles, chercher et reconnaître une tumeur dans une vessie d'homme ou de femme et l'enlever ensuite avec plein succès. De telles observations étaient si clair-semées et si exceptionnelles qu'on ne peut vraiment pas dire qu'il existât alors un traitement chirurgical des tumeurs vésicales; on ne connaissait aucune méthode, aucun procédé qui permissent d'en effectuer le diagnostic d'abord, l'ablation curatrice ensuite.

Mais, durant ces huit dernières années, je me suis efforcé de trouver les moyens de mettre en évidence la présence d'une tumeur dans la vessie et j'ai constaté que ces néoplasmes étaient beaucoup plus fréquents qu'on ne le pensait autrefois. Comme conséquence de ces faits, j'ai été amené pendant cette période à opérer quarante et un malades porteurs de tumeurs vésicales ; je vous donnerai brièvement les résultats de ces opérations et ce sera là, je pense, une contribution utile à l'étude d'un sujet trop peu connu jusqu'à présent. Je ne crois pas avoir besoin d'insister sur l'importance que présente la découverte de ce genre d'affection, et surtout sa découverte hâtive, puisqu'une mort certaine attend le malheureux qui en est atteint, si l'ablation n'a pas lieu.

Je commencerai par vous résumer en quelques mots l'histoire de mon premier opéré ; elle date déjà du mois de novembre 1880. C'était un homme de 29 ans, chez lequel, au printemps précédent, j'avais broyé et évacué en une seule séance un petit calcul, composé d'oxalate et de phosphate.

Pendant les mois qui suivirent cette première opération, ces symptômes, loin de disparaître, allèrent en augmentant de telle sorte que, au mois de novembre, je le soumis à une nouvelle séance de lithotritie. J'avais déjà broyé quelques concrétions phosphatiques, quand soudain je sentis entre les mors de mon instrument une masse qu'il m'était impossible d'écraser, ni même de mobiliser : je crus qu'il s'agissait d'un calcul partiellement enchatonné. Conséquemment, je proposai au malade de lui pratiquer une incision médiane du périnée, de façon à ouvrir l'urèthre profond et à aller ainsi me rendre compte exactement du contenu de sa vessie. J'insinuai donc mon index dans le col vésical; et, ayant prié mon ami M. Buckston Browne, qui m'aidait dans cette opération, de déprimer fortement la région sus-pubienne, je ne tardai pas à sentir distinctement une tumeur, de forme polypoïde, émergeant du bas-fond; elle semblait présenter approximativement le volume d'une grosse noisette et était revêtue d'une couche de matière calculeuse. Introduisant alors une petite tenette employée pour la taille, je tordis la masse avec grande précaution, je la détachai de son point d'implantation sur la paroi et je pus l'extraire tout entière sans difficulté.

Le revêtement phosphatique de la tumeur, ainsi que la mobilité relative de celle-ci, m'avaient induit en erreur quand j'avais saisi l'objet en question, entre les mors de mon lithotriteur et m'avaient laissé croire à l'existence d'un calcul plus ou moins fixé à la vessie. Les suites de cette opération furent des plus heureuses : le malade guérit très vite et il est en excellente santé au moment où je vous parle ; je l'ai fait venir dans cet amphithéâtre pour vous le présenter aujourd'hui.

C'est en réalité ce cas qui m'a fait adopter l'opération méthodique que j'applique maintenant aux affections vésicales de diagnostic difficile ; et c'est sur cet homme que j'ai pratiqué ma première *exploration digitale de la vessie.*

Supposons donc que vous vous trouviez en présence d'un malade chez lequel vous soupçonnez fortement l'existence d'une tumeur vésicale, dont la nature cancéreuse toutefois ne vous est pas démontrée ; car, si par hasard elle l'était, il vaudrait mieux vous abstenir, toute tentative d'ablation complète devant échouer et même être nuisible. Qu'allez-vous faire pour arriver à la certitude absolue ?

Deux alternatives sont possibles. Ou bien, ce qui est le cas le plus fréquent, l'urine du malade contient des débris de papillôme, que le microscope a pu constater. Ici, il n'y a pas de doute : il existe une tumeur ; et la seule question à résoudre est de savoir comment vous allez vous comporter à son égard.

Ou bien, malgré les recherches les plus minutieuses, vous n'avez pas découvert dans l'urine la moindre trace de fragments papillomateux, la moindre cellule douteuse ; votre diagnostic s'appuie uniquement sur l'historique et les symptômes de la maladie, en particulier sur la nature et la durée des hématuries.

Dans ce dernier cas, l'exploration doit presque toujours être pratiquée. Elle permet tout d'abord au chirurgien de constater la présence ou l'absence de la tumeur et ensuite, si celle-ci existe, de reconnaître s'il s'agit d'une simple excroissance polypoïde, facile à enlever avec des pinces, ou d'une masse qui, en raison de son volume, nécessitera une ablation par la voie sus-pubienne. Ou bien l'examen digital démontre que les parois vésicales sont infiltrées par les éléments morbides, lesquels ne sont pas développés en masses saillantes susceptibles d'exérèse, et qu'il ne faut point par conséquent pousser plus loin l'intervention chirurgicale. Chez la femme, soit dit en passant, on ne doit pas hésiter à pratiquer l'exploration digitale toutes les fois qu'on la croit nécessaire, puisqu'il suffit de dilater simplement l'urèthre. Une fois ces renseignements obtenus, le chirurgien peut, s'il le juge à propos, opérer immédiatement et sans plus tarder par la voie hypogastrique. La petite incision qui vient d'être faite à l'urèthre ne s'oppose nullement à la distension du rectum suivant le mode habituel et n'empêche en aucune façon la vessie de garder le liquide qu'on y injecte dans le premier temps de la cystotomie sus-pubienne.

La plupart du temps, cette incision périnéale, en tant qu'opération exploratrice du moins, n'est pas indispensable dans les cas où l'examen microscopique des débris trouvés dans l'urine a établi avec certitude la présence d'une tumeur. Cependant, quand celle-ci est un simple petit polype à pédicule mince, cette même incision suffit parfaitement à l'ablation, qui ne présente alors aucune difficulté. C'est de cette manière que j'ai obtenu mes plus beaux succès et la plupart de mes malades, opérés par le périnée, ont été définitivement guéris. Il est vrai que l'opération par l'hypogastre m'eût probablement donné d'aussi excellents résultats ; d'autant qu'elle permet en outre, surtout quand le malade n'est pas gros, d'extirper plus complètement et plus aisément que par l'incision périnéale toutes les autres petites excroissances, qui peuvent se rencontrer dans la vessie. Quand j'ai commencé à opérer des tumeurs vésicales, la cystotomie sus-pubienne ne remplissait pas toutes les conditions de simplicité, d'efficacité et d'innocuité qu'elle possède aujourd'hui. La pratique plus étendue de cette méthode, non seulement de la part des autres chirurgiens, mais de la mienne propre, m'a démontré qu'elle était supérieure à la voie périnéale, lorsque les tumeurs sont multiples et volumineuses. Néanmoins, je ne puis vous conseiller d'y avoir recours quand vous ne faites que soupçonner, même fortement, l'existence d'un néoplasme ; tant que vous n'avez pas la preuve absolue fournie par la présence de fragments rendus dans l'urine, l'exploration périnéale est la seule opération autorisée, à moins que vous ne préfériez attendre qu'un débris révélateur vienne enfin lever tous les doutes.

En ce qui concerne l'ablation par le périnée, aussi bien chez l'homme que chez la femme, je n'ai rien à ajouter aux détails sur lesquels je me suis suffisamment étendu en vous parlant de l'opération exploratrice dans ma dernière leçon, consacrée à la méthode d'ablation de tous les corps étrangers et d'extirpation de tous les produits morbides découverts de cette façon.

Si l'on choisit la voie sus-pubienne, l'opération ne diffère en rien de celle qui a pour but l'extraction d'un calcul; elle est donc pratiquée exactement de la façon précédemment indiquée, tout au moins jusqu'au moment où l'on est arrivé à l'ouverture de la vessie. A partir de ce temps de l'opération, quelques détails complémentaires sont nécessaires.

Supposez que je vienne d'inciser la poche urinaire et que mon index droit ait pénétré dans le petit orifice d'où s'écoule à flots le liquide intra-vésical. Ma main gauche tient encore le manche du crochet qui a fixé la paroi pendant l'incision et qui maintenant peut être enlevé. Pendant ce temps, mon doigt reconnaît soigneusement la forme, les dimensions, la consistance de la tumeur, et en particulier son mode d'implantation par une base étroite ou large ; puis, il vérifie l'état de toute la surface de la muqueuse, ordinairement lisse et polie, dans le but de constater si par hasard il n'existerait pas d'autres excroissances. Après avoir ainsi déterminé l'espace nécessaire à l'ablation, l'orifice vésical, jusque-là très petit, peut être agrandi à l'aide du doigt ou du bistouri, de manière à avoir toute la place pour manœuvrer à l'aise et même pour voir l'intérieur de la cavité, si l'on veut. Il est bon alors de passer un long fil de grosse soie dans chaque lèvre de la plaie vésicale : on confie chacun de ces deux fils à un aide qui les tend suffisamment pour déplisser les parois et pour maintenir l'orifice à la même place. On arriverait à peu près au même résultat avec deux écarteurs courbes.

A ce moment, l'opérateur introduit l'une des pinces précédemment décrites ; il essaye d'abord d'un modèle à mors mousses et n'emploie les mors coupants que si la consistance des tissus à enlever l'exige. En manœuvrant avec un peu d'habileté et d'attention, on ne tarde pas à détacher et à extraire toutes les portions saillantes. Si l'on rencontre une base épaisse et indurée, on ne doit pas essayer de la détacher des tissus sous-jacents, puisqu'elle fait corps avec les tuniques vésicales : toute tentative de ce genre pourrait devenir fatale. Quand la tumeur possède un pédicule plus ou moins mince, il faut le sectionner en rasant de près la paroi. Enfin, lorsqu'il ne reste plus rien à enlever, on laisse écouler le liquide du ballon rectal. Pendant les manœuvres d'ablation, l'hémorragie est parfois assez abondante ; pour l'arrêter, il suffit de faire cesser la compression exercée sur les veines par la distension rectale.

Il est inutile de suturer la plaie vésicale : les fibres musculaires en se contractant ne tardent pas à rétrécir l'ouverture qui d'ailleurs continue parfois à donner issue à quelques petits débris de la tumeur, restés dans la vessie au moment de l'ablation ou qui se sphacèlent et s'éliminent lentement les jours suivants. On agit à l'égard de la plaie exactement comme après la taille hypogastrique, je ne reviendrai pas sur les détails que je vous ai donnés à ce sujet dans la leçon XXII.

Je vais maintenant vous donner brièvement un aperçu d'ensemble des résultats de ma pratique personnelle relativement à l'ablation des tumeurs vésicales jusqu'à l'heure actuelle.

J'ai opéré 41 malades, 34 hommes et 7 femmes. De ce nombre total, retranchons, si vous le voulez bien, les 12 derniers, puisque chez eux la date de l'ablation est trop récente pour fournir des résultats concluants. Parmi les autres, cinq au moins ont été guéris d'une façon radicale et définitive, sans soupçon de récidive ; sauf un qui a été tué dans un accident, tous sont aussi bien portants qu'ils l'ont jamais été et n'ont plus éprouvé aucun symptôme du côté des voies urinaires. Celui qui est mort d'accident, environ deux ans après son opération, ne présentait aucune réapparition de ses anciens symptômes; son autopsie fut pratiquée par le médecin qui me l'avait adressé et qui s'intéressait beaucoup au résultat. Ce confrère a bien voulu m'envoyer la vessie de cet homme pour me prouver qu'elle ne contenait aucune trace de récidive ; et, en effet, il fallait une recherche bien attentive pour arriver à découvrir une très légère cicatrice indiquant le siège de l'opération. La tumeur et la vessie sont à University College Hospital (1).

Un grand nombre de mes opérés ont été débarrassés de tout symptôme inquiétant pendant des périodes variant entre deux et quatre ans ; et, à ce moment, des signes de récidive ont nécessité une seconde intervention. Deux malades, dont l'un était un médecin qui se rendait parfaitement compte de sa terrible affection, ont été opérés trois fois, les deux dernières sur le désir du patient, en raison du soulagement et du répit déterminés par la première ablation.

Quatre malades ont succombé quelques jours après l'opération; deux sont morts d'épuisement et deux de cystite et péritonite. Comme tous les quatre se trouvent parmi mes premiers opérés, peut-être convient-il d'attribuer leur mort, d'une part à la trop grande insistance que j'ai mise à vouloir enlever la totalité de leur tumeur, d'autre part à l'imperfection de mes instruments du début, qui ont été corrigés par la suite. Deux autres ont été emportés par la septi-

(1) Sir H. Thompson, *Leçons sur les tumeurs de la vessie*, etc. (trad. par le docteur R. Jamin), p. 110, obs. XX, Paris, J.-B. Baillière et fils.

cémie vers le douzième jour après l'opération ; l'un avait subi l'incision périnéale et l'autre la cystotomie sus-pubienne pour l'ablation d'une volumineuse tumeur. Quelques-uns continuent à vivre malgré des signes de récidive ; mais, en somme, la grande majorité a obtenu un soulagement énorme, une diminution notable des symptômes menaçants et une survie plus ou moins considérable suivant les cas.

N'oubliez pas, je vous prie, que tout malade, atteint d'hématuries causées par une tumeur vésicale, est condamné à mort à plus ou moins bref délai, si l'on n'intervient pas chirurgicalement. Chaque guérison complète obtenue, c'est une vie que nous avons absolument sauvée par notre art ; il en est de même de toute prolongation de vie, quelle qu'en soit la durée. Aussi, malgré les quelques défectuosités qu'ils présentent sous le rapport de l'ablation radicale, ces résultats constituent un succès considérable et évident au point de vue de la conservation de la vie humaine, surtout si l'on songe à la quantité de malades aussi gravement atteints.

Dans tel ou tel cas particulier, le résultat de l'opération ne peut jamais être prévu et doit toujours présenter plus ou moins d'incertitude et de chance. Jusqu'au moment où le bistouri vient révéler les caractères physiques de la tumeur, personne ne saurait dire si l'ablation complète sera possible et par conséquent s'il y a lieu d'espérer une guérison plus ou moins définitive.

En opérant, vous avez tout au moins une chance de guérison, si minime qu'elle soit; en n'opérant pas, vous êtes certains du résultat fatal. Donc, il faut opérer, si toutefois l'état du malade n'est pas manifestement défavorable, tout en sachant bien que le résultat peut ne pas être parfait.

Je donne ci-dessous le résumé de quelques-unes de mes observations personnelles, accompagnées chacune du dessin de la tumeur rencontrée dans chaque cas ; ces dessins ont été toujours faits par moi immédiatement après l'opération et représentent les dimensions proportionnelles du néoplasme et ses connexions avec la vessie aussi exactement que l'exploration digitale, pratiquée avec le plus grand soin avant l'ablation, m'a permis de m'en rendre compte.

Observation I. — J'ai déjà donné page 545 un résumé de ma première opération pratiquée sur un homme de 29 ans au mois de novembre 1880. Le diagramme de la tumeur est représenté dans la figure 110.

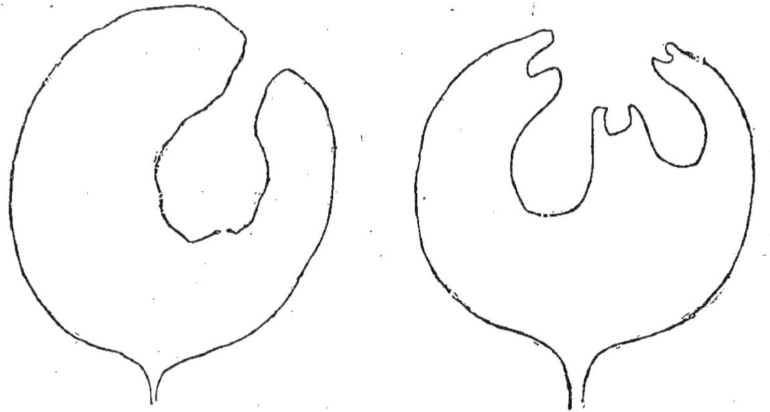

Fig. 110. — Diagramme de tumeur vésicale : forme et siège (Observation I).

Fig. 111. — Diagramme de tumeur vésicale : forme et siège (Observation II).

Observation II. — Au printemps de l'année 1882, j'avais débarrassé une dame de 30 ans d'une grosse tumeur villeuse, après dilatation uréthrale suffisante pour introduire mon doigt et la pince. Elle souffrait beaucoup depuis cinq à six ans. Le néoplasme était implanté par un assez large pédicule à la paroi postérieure de la vessie, au-dessus du trigone et se divisait en trois masses distinctes. L'ablation au moyen de la pince fut aussi complète que possible et l'opérée guérit bien (voy. fig. 111). La tumeur a été déposée dans le musée de ce Collège.

Un an après, j'enlevai de nouveau à cette dame une petite excroissance située près du col de la vessie et qui m'avait probablement échappé dans ma première opération.

Enfin, au printemps de l'année 1886, cette personne revint me consulter avec une énorme tumeur remplissant presque complètement la cavité vésicale ; il fut décidé que l'ablation se ferait cette fois par l'hypogastre. Mais, au moment où tout était prêt pour cette opération et où on allait commencer à l'endormir, la malade refusa de se soumettre à la cystotomie sus-pubienne et me supplia d'essayer encore de l'opérer par la voie uréthrale comme précédemment. J'y consentis à regret et j'enlevai quelques gros fragments de néoplasme; l'hémorragie fut des plus abondantes et même impossible à arrêter, de telle sorte que l'opérée succomba le troisième jour. Elle avait survécu quatre ans à la première intervention.

Observation III. — Un médecin, âgé de 52 ans, présentait depuis cinq ans environ des hématuries, qui cessaient pendant de longues périodes, principalement sous l'influence d'injections de perchlorure de fer. Cependant, en novembre 1882, elles persistaient d'une façon plus ou moins continue depuis le mois de juillet, sans s'arrêter complètement; les mictions étaient devenues fréquentes et douloureuses, et le malade avait perdu ses forces.

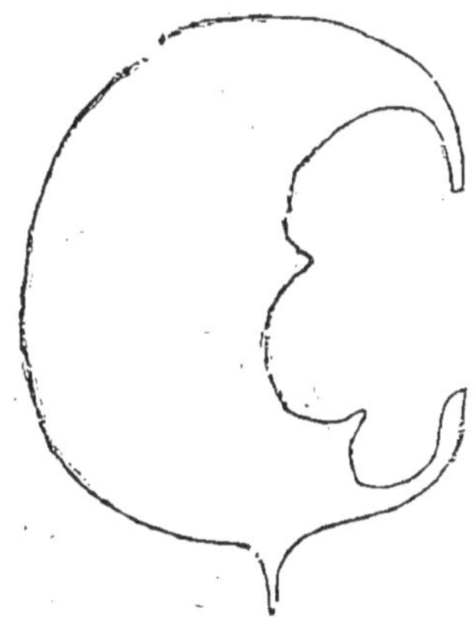

Fig. 112. — Diagramme de tumeur vésicale : forme et siège (Observation III).

Le 20 novembre, je l'opérai par l'incision périnéale, en présence du Dr Georges Johnson et de M. Erichsen : je trouvai une volumineuse tumeur polypoïde, implantée sur la paroi latérale gauche de la vessie (fig. 112), que j'enlevai à l'aide d'une pince courbée latéralement. Hémorragie assez abondante durant trente-six heures; pas de douleur. La guérison fut rapide et l'opéré quittait Londres au bout d'un mois, parfaitement bien portant : son urine était normale et il pouvait la garder cinq heures.

Le 23 janvier 1883, il constate quelques traces de sang dans son urine, après une promenade de sept milles, qu'il reconnaissait lui-même avoir été beaucoup trop longue pour lui.

Au mois de juin, à la suite de la réapparition des anciens symptômes, je l'opère de nouveau et de la même façon que la première fois, c'est-à-dire par l'urèthre, en présence du Dr Georges Johnson; j'extirpe une excroissance implantée au même endroit que la première tumeur. Guérison rapide et grand soulagement.

En février 1884, la récidive étant manifeste, le malade vient me demander encore de le réopérer, ce que je fais en présence du Dr Georges Johnson et d'autres assistants. Nous fûmes grandement surpris alors de la quantité considérable de tissu morbide qu'il nous fallut enlever, étant donné qu'il ne s'était écoulé que huit mois depuis la précédente ablation. Cette fois encore la vessie fut débarrassée de toute excroissance suspecte.

Enfin, dans le courant de l'été, les hématuries reparurent et devinrent bientôt inquiétantes par leur abondance ; les souffrances étaient presque intolérables, et la morphine était largement administrée. Le malade revint courageusement me prier de le soulager en rouvrant son ancienne cicatrice. J'y consentis et j'enlevai encore une grande quantité de tissus morbides mous. Malgré le bien-être qui s'ensuivit et dont l'opéré exprimait toute sa satisfaction, il succomba d'épuisement au bout de dix jours.

L'autopsie montra que les parois inférieure et latérale gauche de la vessie étaient infiltrées par les éléments du pédicule. L'uretère gauche était très dilaté ; le bassinet et le rein de ce côté ne formaient qu'une vaste poche contenant environ 350 grammes d'urine épaisse ; la substance propre du rein avait à peu près complètement disparu ; l'uretère et le rein droits n'étaient pas augmentés de volume, mais ce dernier avait subi la dégénérescence amylacée. En somme, ce malade avait survécu un peu moins de deux ans à sa première opération.

Observation IV.— J. H. B., âgé de 40 ans, me consulte pour la première fois le 7 juin 1883 : il a commencé à voir du sang dans son urine il y a environ trois ans. Depuis quelque temps, les hématuries sont devenues beaucoup plus rapprochées et plus abondantes. Pas de fréquence exagérée des mictions ; peu de douleur. Ce malade est très affaibli et extrêmement pâle. Pas de débris de tumeur dans le liquide qui ressort après un lavage de la vessie.

Exploration digitale le 7 juillet, en présence du professeur Holmer (de Copenhague). Je trouve une grosse tumeur polypoïde, aussi large à sa base qu'au milieu (fig. 113), et je l'enlève tout entière en deux applications de pince droite à mors mousses. L'opéré guérit vite et retourne, au bout de trois semaines, à Rochester, où il était l'aide d'un médecin. — Quelque temps après, se sentant lui-même de plus en plus robuste, et toute hématurie semblant avoir définitivement cessé, il vint s'établir comme dentiste à Sheerness et pendant trois ans environ je n'entendis plus parler de lui. Au bout de ce temps, il m'écrivit, me disant que, durant deux années consécutives, il avait été tout à fait bien portant ; puis qu'un peu de sang avait reparu dans l'urine ; et qu'enfin, depuis six mois, il allait bien.

Mais, en juin 1887, quatre ans par conséquent après son opération, il vint me voir dans un état de santé déplorable, son ancienne tumeur ayant certainement récidivé et ayant fait des progrès rapides dans ces derniers temps. Je lui conseillai alors de se soumettre à l'incision hypogastrique, mais il demanda à réfléchir.

En octobre 1887, il me revint : je l'engageai à prendre une chambre particulière à University College Hospital, où mon ami M. Christophe Heath l'opérerait. Ce qui fut fait. J'assistai à l'opération : M. Heath enleva par la voie sus-pubienne une volumineuse masse de la même nature que la première fois. Tout allait bien et semblait promettre un excellent résultat, quand, quelques jours après, l'opéré succomba presque subitement.

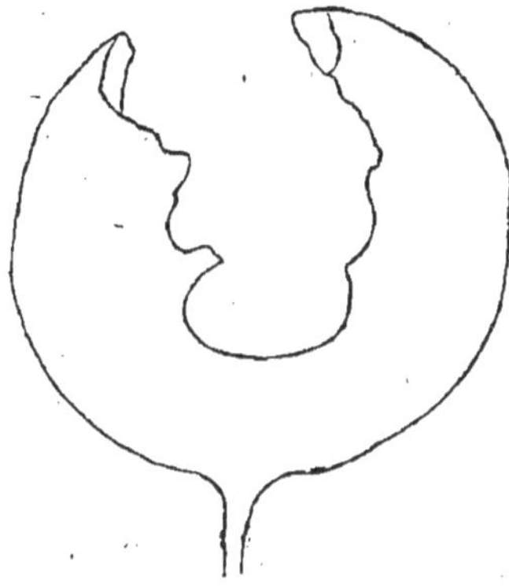

Fig. 113. — Diagramme de tumeur (Observation IV.)

L'autopsie montra une dilatation considérable des uretères et des bassinets, et une disparition presque complète de la substance rénale. Les deux fois, la tumeur était un fibro-papillôme. Ce malade avait eu une survie de quatre années après la première opération.

Observation V. — T. S., âgé de 42 ans, 13 mai 1881. Crises hématuriques depuis six ans environ, séparées par de longs intervalles pendant lesquels on ne voit pas de sang dans l'urine. Depuis quelque temps, les mictions sont devenues un peu fréquentes et un peu douloureuses.

Le 30 octobre 1883, je revois ce malade. Les hématuries ont augmenté graduellement et la fréquence des mictions s'est également accrue ; l'urine contient de petites concrétions phosphatiques. Le liquide d'un lavage vésical me ramène une grande quantité de cellules épithéliales pavimenteuses. La sonde exploratrice en métal me donne une vague sensation de frôlement; elle ne manœuvre pas aussi à l'aise que dans une vessie normale, mais, en aucun point il n'est possible de rencontrer une résistance sérieuse.

Exploration digitale le 16 novembre 1883, en présence de M. Jones (de Sydney) et du Dr Steven (de Harrow). Je trouve une grosse tumeur en forme de chou-fleur, à large base (fig. 114). Je l'enlève sans difficulté mais je laisse, au point d'implantation, un peu de tissu assez dur et légèrement saillant, dont je n'ose pousser plus loin l'ablation. Cette tumeur était de nature papillomateuse à sa périphérie; mais, à mesure qu'on se rapprochait de la vessie, on trouvait son tissu « plus dense et renfermant beaucoup de tissu conjonctif, des fibres musculaires et quelques cellules suspectes ». (Dr Gibbes.)

Le 5 décembre, la plaie est cicatrisée. — Le 15, le malade, qui a déjà fait plusieurs promenades sans voir reparaître du sang dans l'urine ni aucun autre symptôme, retourne dans le Cheshire, où il habite.

Le 23 janvier 1885, il revient me voir : il remplit activement ses fonctions de régisseur de propriétés rurales. Une seule fois, son urine a contenu un peu de sang. Il a engraissé et se trouve beaucoup plus robuste.

Dans l'automne de 1886, il se marie et jouit d'une excellente santé. Cependant, quelque temps après, ses anciens symptômes se manifestent de nouveau, mais beaucoup moins accentués.

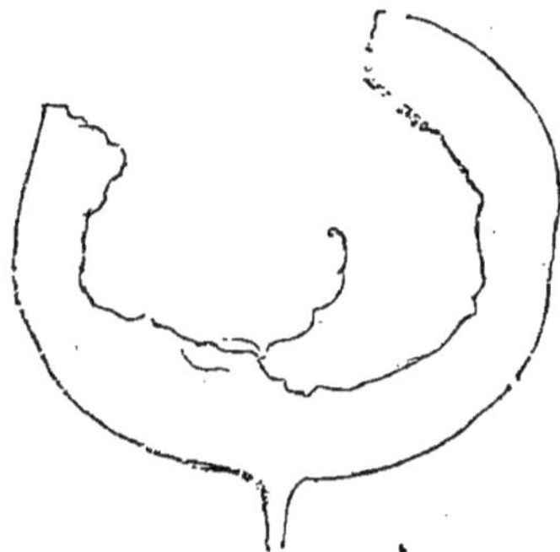

Fig. 114. — Diagramme de tumeur. (Observation V).

Le 25 juin 1887, il vient me voir avec sa femme. Sa santé générale est bonne et il a encore engraissé ; néanmoins, il sent ses forces diminuer ; le saignement vésical est considérable. On discute la question d'une nouvelle intervention, mais on ne prend aucune décision à cet égard, pour l'instant du moins. Si une opération avait lieu, ce serait la cystotomie sus-pubienne. — J'ai reçu avis de la mort de ce malade au mois de septembre suivant, environ quatre ans, par conséquent, après l'ablation de sa tumeur.

Observation VI. — R. S. R., âgé de 63 ans : vu pour la première fois le 27 mai 1884. Ses hématuries ont commencé il y a un peu plus d'un an ; elles reviennent par crises de plus en plus rapprochées. Pas de fréquence des mictions ; très peu de douleur. Le commencement du jet est clair et pâle, la fin est souvent teintée en rouge vif. En lavant la vessie avec un petit aspirateur, on recueille un fragment de papillôme. Ce malade m'est adressé par M. J. L. Crisp (de South Shields).

Opération périnéale le 30 mai 1884, en présence des Drs Pinter, Charamis et Shippen. J'enlève une tumeur semi-pédiculisée, siégeant sur le côté droit de la vessie, à l'aide d'une pince coupant latéralement, en raison de la dureté assez notable du tissu morbide (fig. 115). Cette tumeur est constituée par les éléments normaux de la vessie, avec structure papillomateuse à la périphérie. La convalescence fut entravée par le développement d'une orchite grave, qui se termina par un abcès du testicule. L'opéré retourna chez lui, au bout de sept semaines, tout à fait bien portant; et, un an après, il m'écrivait pour m'exprimer toute sa joie de n'avoir vu reparaître aucun symptôme vésical.

Au mois de juillet 1886, je reçus une lettre de M. Crisp m'apprenant que mon opéré avait été tué dans un accident. Mon confrère avait fait l'autopsie, examiné la vessie avec le plus grand soin, et n'avait pas trouvé « la plus petite trace de récidive de la tumeur, la cicatrice opératoire étant seule visible ». M. Crisp fut assez aimable pour m'envoyer la vessie quelque temps après, et en effet il était difficile de retrouver le siège de l'opération pratiquée plus de deux ans auparavant. Cette vessie et la tumeur que j'avais enlevée ont été déposées par moi au musée d'University College sous les n°s 1474 N et 1471 NN.

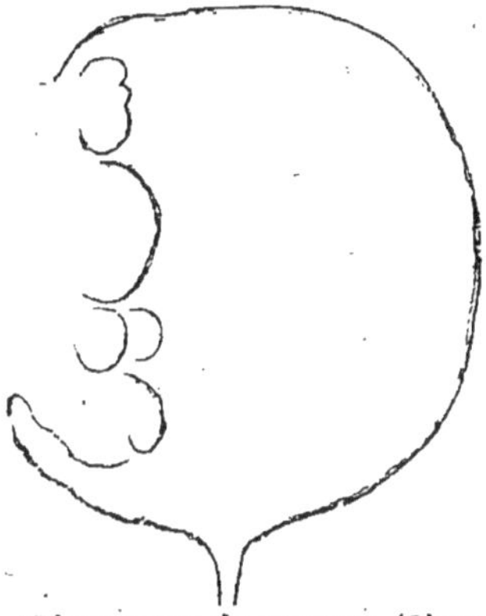

Fig. 115. — Diagramme de rumeur. (Observation VI.)

Observation VII. — H. J. B., âgé de 54 ans : vu pour la première fois le 6 décembre 1886 avec le Dr Boyd (de Wandsworth). Les hématuries ont débuté il y a huit ans; mais, c'est depuis peu seulement qu'elles reviennent souvent, toujours après un exercice quelconque. Un lavage vésical est suivi d'un abondant écoulement de sang rouge vermeil; et, dans l'œil de la sonde, je trouve un petit fragment mou et à demi gélatineux, qui, porté sous le microscope, est reconnu être une frange de papillôme. Par le toucher rectal, on sent la vessie quelque peu distendue, bien qu'elle soit vide d'urine.

Je pratique la cystotomie sus-pubienne le 8 décembre 1886, en présence de M. H. Morris (de Middlesex) et du Dr Stein (de New-York). Je trouve une grosse tumeur pédiculée ressemblant beaucoup à celle de l'observation V, et je l'enlève en rasant de très près sa surface d'implantation sur la paroi vésicale.

Le 27 décembre, la plaie était à peu près cicatrisée et n'avait pas donné issue depuis quatre jours à une seule goutte d'urine. Une semaine plus tard, l'opéré s'en retournait en bonne santé, n'urinant que toutes les six heures et pouvant faire à pied des promenades de plus de deux milles. Cette tumeur était un papillôme simple, qui a été déposé au musée d'University College.

Un an après, j'ai su que mon opéré avait repris depuis longtemps ses occupations habituelles et qu'il ne présentait aucun symptôme de récidive.

LEÇON XXXI

Hématurie et calcul rénal. — Définition. — 1° Hématurie rénale : causes; caractères. — 2° Hématurie vésicale : causes; caractères. — 3° Hématurie prostatique. — 4° Hématurie d'origine uréthrale. — 5° Causes générales. — Traitement : Repos; astringents; opiacés; réfrigérants; cathétérisme. — Calcul rénal. — Observation. — Symptômes : hématurie ; douleurs rénales. — Traitement : diurétiques; révulsifs, régime ; eaux minérales. — Des attaques. — Opiacés; émollients. — Examens des urines. — Néphrotomie, néphrolithotomie, néphrectomie. — Conclusions.

Messieurs,

Nous compléterons aujourd'hui le programme, que nous nous sommes imposé au début de ce cours, par quelques considérations sur un phénomène d'une occurrence fréquente en pathologie urinaire et que l'on désigne sous le nom d'*hématurie*.

Commençons par définir le mot. Que faut-il entendre par « hématurie » ? — L'hématurie consiste dans l'émission d'une urine contenant du sang en mélange.

Par cette définition, nous éliminons de notre sujet :

1° Les écoulements sanguins qui ont lieu par le pénis en dehors du moment de la miction;

2° Toutes les hémorragies contemporaines de la miction, mais qui proviennent, soit d'une chaude-pisse cordée, soit d'une opération, soit de toute autre lésion traumatique, infligée au canal de l'urèthre. Dans ces conditions, en effet, ou bien le sang côtoie le jet de l'urine sans se mélanger avec lui autrement que sur la ligne de contact, ou bien il le suit ou le précède, mais ne l'accompagne pas, à proprement parler.

L'hématurie n'est qu'un symptôme, de la présence duquel il faut s'informer chaque fois qu'on se trouve en face d'une affection des voies urinaires. C'est l'objet d'une des questions, la cinquième des six, qui constituent notre interrogatoire diagnostique. Voici un verre qui contient de l'urine bien évidemment mélangée de sang. D'où ce sang provient-il ? — Ce n'est pas une petite affaire, Messieurs, que d'en préciser immédiatement la source dans cet appareil long et compliqué qui des corpuscules de Malpighi s'étend jusqu'au méat externe. Plus d'une fois la difficulté est extrême. Eh bien, c'est en pareil cas que vous verrez souvent, en médecine, un symptôme d'origine obscure recevoir un nom spécial et finir à la longue par être considéré, mais indument, comme une véritable entité nosologique. Je vous disais l'autre jour que vous pourriez vous entendre demander : « Que faut-il faire pour l'hydropisie ? » Attendez-vous à l'endroit de l'hématurie à des questions du même genre.

L'étude particulière de l'hématurie, outre les nouveaux éléments qu'elle va nous fournir pour l'enquête clinique que nous nous efforçons d'instruire, nous ramènera aussi plus d'une fois sur un terrain que nous connaissons déjà pour l'avoir exploré ensemble. Dans votre intérêt, Messieurs, je n'en suis pas fâché. Ces considérations rétrospectives seront, pour nos conclusions précédentes, l'équivalent de la « preuve » pour un calcul arithmétique ; ce sera, jusqu'à un certain point, la synthèse après l'analyse.

Donc, en face d'un échantillon d'urine sanglante, évaluez — approximativement, bien entendu — la proportion de sang que peut renfermer le liquide, et prenez bonne note de son degré de coloration. Puis, comme si vous les comptiez sur vos doigts, passez simultanément en revue les sources les plus ordinaires de l'extravasation sanguine, c'est-à-dire : les reins, la vessie, la prostate, l'urèthre.

1. Les Reins. — L'hémorragie rénale peut résulter de causes diverses. Nous l'observons, par exemple :

Dans le cours d'une affection plus ou moins passagère, telle que l'*inflammation ;*

Dans des lésions plus ou moins chroniques et persistantes, telles que les *dégénérescences* structurales de la glande (mal de Bright, tuberculose...) ;

Dans les cas de *calculs rénaux*, comme conséquence de l'irritation mécanique qu'entretient leur présence, et dans les cas d'*abcès* du rein ;

Enfin, à la suite de violents *efforts*, ou de *coups* reçus dans la région dorso-lombaire.

Les accidents hématuriques dus à l'inflammation s'accompagnent d'un appareil fébrile, qui en révèle la véritable nature.

Quant aux lésions organiques à évolution lente, vous les trouverez toujours liées à un état général plus ou moins cachectique, et de plus l'urine présentera probablement d'autres altérations qu'un simple mélange de sang.

Lorsque la quantité de sang est très faible, ce qui arrive naturellement quelquefois, examinez avec soin les caractères propres de l'urine ; voyez si elle n'a rien perdu de son poids spécifique, si elle n'est pas plus pâle qu'à l'état normal, ou si elle ne contient pas telle proportion d'albumine dont le sang ou le pus ne puisse rendre compte. Peut-être le microscope vous révélera-t-il quelques moules des canalicules rénaux ; recherchez enfin s'il n'existe nulle part un certain degré d'anasarque. Dans les deux formes précédentes (inflammation et dégénérescence organique), le sang communique à l'urine une teinte *couleur de fumée*. Aussi, lorsqu'à cette teinte se joint une certaine douleur locale, celle-ci fût-elle sourde et légère, on peut presque affirmer que l'hémorragie procède des reins, et non d'ailleurs.

Dans les tumeurs malignes des reins, l'hématurie peut acquérir soudainement de fortes proportions. L'évolution rapide des néoplasmes, et par suite l'accroissement de volume de la glande, sont les signes les plus caractéristiques de ce genre de lésions.

Si l'hématurie reconnaît pour cause un traumatisme ou une irritation mécanique du parenchyme rénal, vous trouverez dans les anamnestiques : des chutes sur le dos, des coups, des efforts, etc., ou bien vous constaterez les signes d'un calcul du rein, affection dont nous nous occuperons tout à l'heure avec quelques détails.

2. La Vessie. — Laissant de côté les uretères, vous vous rappellerez ensuite que la vessie est la deuxième source des hémorragies de l'appareil urinaire. Une cystite violente, une pierre, une tumeur, en sont les causes les plus fréquentes.

La cystite se révèle suffisamment par le muco-pus que renferme l'urine, ainsi que par les autres symptômes que vous connaissez déjà.

La pierre dans la vessie, indépendamment des signes rationnels permettant d'en soupçonner l'existence, ne saurait se dérober aux investigations de la sonde. Ici le sang est ordinairement vermeil, et sa quantité toujours proportionnelle à la somme de mouvements que s'est permis le malade.

Quant aux tumeurs vésicales, leur diagnostic par l'hématurie n'est pas à beaucoup près aussi facile. Cependant, en thèse générale, l'hémorragie qui provient d'une tumeur est plus copieuse que celle que provoque une pierre, et se trouve mêlée à une moins grande quantité de muco-pus. Si la tumeur est maligne, vous pourrez parfois la sentir par le toucher rectal combiné avec le palper hypogastrique, sans compter les souffrances souvent fort aiguës qu'elle provoquera. Une production papillomateuse, la plus commune des tumeurs vésicales, communiquera à l'urine pendant plusieurs jours consécutifs une teinte rouge pâle. — Dans les deux cas le sang est encore vermeil, à moins que, par un long séjour dans la vessie, il ne soit devenu sanieux et brunâtre comme du marc de café. Il arrive aussi quelquefois que l'urine coule claire et limpide pendant la première moitié ou les deux premiers tiers de la miction et qu'elle n'apparaît teintée de sang qu'à la fin où elle devient de plus en plus rouge foncée. Ce symptôme possède une valeur considérable; il signifie d'une manière incontestable que l'hémorragie est d'origine vésicale. Si, en même temps que les douleurs et la fréquence des mictions ne sont pas très accentuées, le sang reparaît seulement par crises à intervalles séparés, la présence d'un papillôme est bien probable.

3. La Prostate. — Les hémorragies d'origine prostatique peuvent donner lieu aux mêmes phénomènes, lorsque l'hypertrophie de la glande amène la rétention du sang extravasé. Mais ici l'âge du patient, le développement progressif des troubles fonctionnels, les difficultés du cathétérisme, et, finalement, l'exploration directe de la prostate par le rectum serviront à lever tous les doutes.

Dans la prostatite chronique, il n'est pas rare de voir à la fin de la miction les dernières gouttes d'urine légèrement teintées de sang; mais cette affection ne s'observe d'ordinaire que chez les sujets jeunes.

4. L'Urèthre. — Quand l'hémorragie est liée à un rétrécissement uréthral, nous avons pour dissiper nos incertitudes, outre l'historique de la maladie, l'intervention d'une cause provocatrice manifeste, c'est-à-dire, dans la presque universalité des cas, une offense instrumentale. Des hématuries vésicales peuvent d'ailleurs succéder aussi à l'emploi des instruments.

5. Enfin, nous devons également ne pas perdre de vue que les urines peuvent devenir sanglantes sous l'influence de

certains diurétiques violents, du purpura, des fièvres graves ou de l'hémophilie ; par suite de la présence d'un parasite, bien connu dans les pays chauds et parfois rapporté dans nos contrées, la *Bilharzia Hæmatobia;* et enfin comme hémorragie supplémentaire des règles.

Passons maintenant au *traitement* de l'hématurie.

Toute hémorragie urinaire dont le point de départ est en amont de la vessie, je veux dire dont la source réside dans le rein ou le bassinet, indique avant tout le repos et la position horizontale. Que l'épanchement sanguin provienne d'une dégénérescence organique, ou de l'irritation toute mécanique engendrée par un calcul, le repos est le premier et le plus indispensable des remèdes. Le patient sera, de plus, maintenu aussi tranquille et aussi calme que possible.

Plus qu'aucune autre peut-être, l'hématurie d'origine rénale se montre justiciable des styptiques ou des astringents internes. Pour ne parler que des plus usuels, parmi ces agents, je vous citerai : l'alun, les acides tannique et gallique, les sels de plomb, la térébentine. Je place sur le même rang, au point de vue de l'efficacité, l'infusion de matico administrée à la dose de 60 ou 90 grammes toutes les trois heures. Le perchlorure de fer et l'acide sulfurique peuvent aussi rendre des services ; et, à côté de ces derniers, je ne dois pas oublier de citer les préparations d'ergot de seigle et la teinture d'hamamelis.

Mais c'est surtout dans les hémorragies graves qui proviennent de la vessie, ou plus souvent encore de la prostate hypertrophiée, qu'il est essentiel d'instituer une thérapeutique active et judicieuse. Appelés auprès du malade, vous trouverez souvent la vessie distendue par de volumineux caillots, ou bien le patient évacuera par des mictions anormalement fréquentes plus de sang que d'urine. Dans la majorité des cas, vous pourrez vous convaincre qu'une blessure instrumentale a été la cause de ce redoutable accident, lequel d'ailleurs peut aussi être simplement dû à la seule présence d'une tumeur vésicale. Recommandez alors à votre malade le décubitus dorsal, et défendez-lui expressément de se redresser ou de se livrer au moindre effort pour uriner. A cette fin, donnez-lui de l'*opium* largement; vous réprimerez ainsi le douloureux ténesme qui sollicite d'une façon incessante les contractions de la poche urinaire. On a aussi l'habitude de recourir, en pareil cas, aux réfrigérants, d'appliquer des sachets remplis de glace sur les régions hypogastrique et périnéale ou, ce qui est plus pratique, d'introduire de petits morceaux de glace dans le rectum. Je n'ai qu'une bien médiocre confiance dans l'efficacité de ces applications de glace à l'extérieur contre les hématuries d'origine vésicale. Ce qu'il y a de certain, c'est que la réfrigération la plus intense de la peau ne se propage en aucune façon à la cavité de la vessie, dont la température ne baisse pas d'un degré, ainsi qu'il est facile de s'en convaincre en y introduisant un thermomètre, pendant que le ventre est couvert de sachets de glace. A la rigueur, si l'on tient absolument à employer ces derniers, il vaudrait beaucoup mieux les appliquer sur la colonne vertébrale, où leur action hémostatique, quoique indirecte, serait certainement beaucoup plus énergique.

Quant à la sonde, laissez-la de côté, si vous pouvez vous en passer. Il y a des personnes qui se font un épouvantail de l'existence d'un volumineux caillot dans la vessie, et je sais des chirurgiens qui n'ont pas reculé devant une cystotomie sus-pubienne dans le seul but d'évacuer un coagulum sanguin! Vous aurez bien soin, Messieurs, de laisser ce caillot tranquille : l'action continue de l'urine le liquéfiera et l'expulsera peu à peu. Si vous vous hâtez d'intervenir, il est bien possible que vous parveniez à déblayer le réservoir, mais vous réussirez non moins sûrement à provoquer une nouvelle hémorragie. Rien ne favorise, au contraire, l'oblitération des vaisseaux comme l'abstention de toute intervention mécanique ou instrumentale. Pendant toute la durée de l'élimination du caillot, vous soutiendrez les forces du malade par de bons consommés et par une alimentation substantielle et réparatrice, mais de digestion facile.

Mais voici un cas bien différent : l'hémorragie peut survenir chez un homme dont la vessie a perdu depuis longtemps tout pouvoir expulseur, et qui n'urine plus qu'au moyen de la sonde. Ici vous vous trouverez parfois dans la nécessité d'extraire le coagulum qui remplit l'organe, sans quoi l'urine ne pourrait se faire jour. Vous introduisez votre cathéter, rien ne vient ; le bec de l'instrument s'enfonce dans le caillot, et vous n'obtenez pas une seule goutte de liquide. Dans ces conditions, vous pourrez vous tirer d'embarras en adaptant à une grosse sonde d'argent une seringue à hydrocèle ou une pompe stomacale. Dans deux ou trois circonstances, je n'ai eu qu'à m'applaudir de l'emploi de l'aspirateur dont nous nous servons dans nos séances de lithotritie. Enfin, dans quelques cas tout à fait rares, où ces divers moyens avaient échoué, le chirurgien n'est arrivé à sauver son malade qu'en pratiquant lui-même la succion sur le pavillon d'une grosse sonde métallique; une fois quelques parcelles du caillot ainsi enlevées, l'aspirateur complétait alors l'extraction.

En général, défiez-vous ici des injections astringentes dans la vessie; l'irritation qu'elles occasionnent fait presque toujours plus de mal que de bien. A quelques rares exceptions près, les injections styptiques, pour peu qu'elles soient énergiques, provoquent un spasme douloureux de la vessie, condition bien plus favorable à la reproduction qu'à l'arrêt de l'hémorragie.

Passons à un autre sujet. Remarquez, je vous prie, la

teinte noirâtre et quelque peu extraordinaire de l'urine renfermée dans ce verre.

Nous allons discuter ensemble le cas du malade qui l'a fournie et qui est un homme d'âge moyen. Pour obtenir cet échantillon, je n'ai pas manqué de dire au patient de recevoir d'abord dans un verre à part les 30 premiers grammes d'urine, afin de bien laver son canal; le restant de la miction a été recueilli dans le verre que voici. Vous connaissez déjà ce petit stratagème, indispensable si l'on veut éviter toute cause d'erreur. Or, le correct spécimen que j'ai l'honneur de vous présenter n'a ni la transparence ni la coloration claire de l'urine normale. La teinte n'en est pas précisément rouge, mais plutôt d'un brun trouble, grisâtre, tirant sur l'orangé, nuance que l'on désigne généralement et à bon droit par l'expression de « couleur de fumée ». Pour un œil tant soit peu exercé, cette coloration dénote la présence du sang. « D'où vient alors, me direz-vous, que le liquide ne soit pas rouge? » — Parce qu'après un certain temps de contact avec la sécrétion urinaire, le sang perd sa couleur vermeille et tourne au brun; aussi, suivant qu'il existe en plus ou moins forte proportion dans l'urine, il en assombrit plus ou moins l'aspect jusqu'à la faire ressembler à du *porter* de Londres. Si nous plaçons une goutte de notre échantillon sur le porte-objet du microscope, nous y découvrirons en grand nombre des globules sanguins.

Nous avons donc à la base de notre diagnostic ce principe fécond, à savoir : que le sang issu d'un département reculé de l'appareil urinaire, à moins d'être très abondant, communique presque toujours à l'urine une teinte brune; tandis qu'une urine colorée en rouge indique presque toujours que la source de l'hémorragie est plus rapprochée et siège probablement au col ou aux environs du col, — les hématuries vésicales de cette région étant de beaucoup les plus fréquentes.

Dans le cas présent, l'exploration physique et les renseignements que le malade nous fournit sur les sensations personnelles vont nous permettre d'éliminer immédiatement un certain nombre d'hypothèses relativement au point de départ de l'hémorragie.

Notre sujet a quarante-cinq ans. — Lorsqu'une suffisante quantité d'urine s'est accumulée dans sa vessie, son jet est irréprochable ; toutefois, ce n'est pas ce qui arrive le plus souvent chez lui, attendu qu'il urine à peu près toutes les deux heures pendant le jour et un peu moins pendant la nuit ; mais jamais d'effort anormal pour l'accomplissement de la fonction. — Le malade accuse de la douleur sur le trajet du canal pendant et après la miction, à un faible degré cependant. — L'exercice lui fait éprouver un surcroît de malaise dans les lombes, surtout à gauche, et au périnée, et augmente ensuite notablement la proportion du sang dans l'urine. J'ajouterai que la maigreur du patient facilite singulièrement l'exploration manuelle de ses organes. — Les symptômes dont il souffre varient beaucoup d'intensité ; ainsi, de temps à autre, il éprouve de véritables crises qui éclatent sans prodromes et se terminent presque subitement ; ces crises ne durent que quelques jours, pendant lesquels toutes ses souffrances, et particulièrement la douleur rénale du côté gauche, subissent une exaspération notable. Le maximum des douleurs suraiguës et paroxystiques ne dépasse pas généralement six heures environ ; après quoi l'urine reste rare pendant un jour ou deux. La première attaque qui, au dire du malade, remonte à sept ans, fut accompagnée de vomissements fort pénibles ; ce dernier symptôme se montre encore dans certaines crises ; d'autres fois, le patient n'éprouve que quelques nausées. — Il n'a jamais été atteint de gravelle. Il digère mal et a beaucoup perdu de son ancienne vigueur.

Une bougie de bonne grosseur traverse l'urèthre sans difficulté ; conséquemment pas de coarctation du canal. Quant à l'hypertrophie de la prostate, elle n'apparaît jamais à cet âge. Le cathétérisme révèle bien une sensibilité insolite dans la profondeur de l'urèthre, mais l'exploration simultanée par le rectum ne fait rien constater d'anormal. — La palpation de la partie inférieure de l'abdomen ne donne que des résultats négatifs. — Mais si, plaçant une main au-dessous des dernières côtes gauches, nous pressons assez fortement de l'autre sur la région rénale correspondante, le malade fléchit manifestement sous la douleur : c'est là, dit-il, qu'il souffre par intervalles, c'est là aussi que se concentre plus particulièrement le malaise qui succède toujours chez lui à l'exercice et au mouvement. — Rien à noter du côté droit.

L'examen de l'urine donne les résultats suivants : pesanteur spécifique, 1,018 ; réaction acide par le repos, précipité peu abondant, coloré en brun. Le microscope y révèle des globules hématiques, quelques globules de pus, ainsi que des cellules épithéliales ; absence de cristaux ainsi que de moules de tubuli. Les réactifs accusent une faible quantité d'albumine, dont la présence trouve d'ailleurs une explication suffisante dans les matières organiques mêlées à l'urine.

Quel est donc, dans ce cas, le siège de la lésion ? — La vessie, direz-vous peut-être, puisqu'elle est sensible à la sonde et qu'elle se contracte avec une fréquence anormale.

Rappelez-vous, Messieurs, que tout cela ne suffit pas à prouver une altération primitive du réservoir urinaire; pareils symptômes accompagnent constamment, et en dépit de l'intégrité la plus complète de la vessie, toutes les lésions qui siègent primitivement dans le rein ou à la partie supérieure des uretères. Les affections du rein, étant beaucoup plus fréquentes que celles des uretères, revêtent conséquemment un plus haut degré de probabilité. Or, l'historique de la maladie, la sensibilité locale si évidente, les crises subites et répétées accompagnées de vomissements, l'atteinte portée à la santé générale, l'absence des différentes formes de cystite, tout indique le rein gauche comme le siège du mal.

D'autre part, nous ne trouvons dans l'urine ni albumine ni cylindres rénaux (il est vrai que l'absence de ces éléments ne prouve pas grand'chose, tandis que leur présence aurait une extrême valeur), ce qui nous autorise à penser que nous n'avons pas affaire à une dégénérescence structurale de la glande.

Je conclus donc que notre malade est atteint d'un calcul siégeant dans le rein gauche, et cela quoique ses urines n'aient jamais charrié de calculs ni de gravelle, et qu'il soit encore impossible d'y découvrir le plus léger dépôt cristallin, — ces derniers symptômes n'étant pas des éléments indispensables du diagnostic. J'ajoute que le calcul rénal est la cause très probable du sang et du pus observés dans l'urine.

Avant de formuler le traitement applicable au cas que nous venons d'examiner ensemble et qui constitue un bel exemple de calcul rénal, permettez-moi de vous faire une recommandation de la plus haute importance. Gardez-vous bien de conclure trop hâtivement que tous les malades, dont l'histoire ressemble de très près à celle de cet homme, sont porteurs d'un calcul du rein. Me basant sur ce que m'a appris l'expérience, je crois pouvoir vous dire que bien souvent votre diagnostic serait inexact en pareil cas.

Fréquemment, vous serez appelés à donner vos soins à des malades vous racontant qu'ils ont eu des crises de douleurs lombaires extrêmement aiguës, accompagnées de vomissements, suivies de l'émission d'une urine fortement colorée, de teinte orange-foncée la plupart du temps, chargée d'urates et parfois mélangée d'un peu de sang; ces crises ont pu revenir à plusieurs reprises, après quelques semaines, un mois, deux mois d'intervalle pendant un an ou deux et même davantage; n'allez pas affirmer, pour cela, que ce sont là des calculeux. La différence essentielle qui existe entre ceux-ci et notre homme de tout à l'heure, c'est que chez lui, d'une part la sensibilité de la région rénale est persistante et fixe, et d'autre part l'hématurie ne se produit jamais qu'après le mouvement. Si elles ne possèdent pas ces deux caractères distinctifs, les crises en question ne sont que de simples décharges périodiques d'acide urique, se trouvant en excès dans l'économie; c'est, si vous le préférez, une variété d'accès de goutte. Chez ces individus, soyez sûrs que le foie fonctionne mal, qu'ils se nourrissent trop et trop bien, que leur alimentation journalière est beaucoup trop substantielle pour leur genre de vie et leurs dépenses. Aussi, vous verrez presque à coup sûr leurs crises diminuer graduellement et disparaître même tout à fait, si vous les soumettez à un régime alimentaire convenable et si vous rétablissez le parfait fonctionnement de leur appareil digestif. C'est en somme ce que je vous ai dit tout au long dans mes leçons XXIV et XXV, mais j'ai cru devoir vous le rappeler ici. Je tiens en effet à ce que vous soyez absolument convaincus que la très grande majorité des crises douloureuses, auxquelles vous entendrez donner le nom de *coliques néphrétiques* ou de *néphralgies*, rentrent dans la catégorie ci-dessus et ne sont nullement de nature calculeuse. Cependant, si l'on n'y porte remède, il va sans dire que ces éliminations périodiques d'acide urique sous forme de simples cristaux, qui soulagent momentanément l'organisme, pourront à la longue donner naissance à une pierre. Sans doute, on a vu des calculs uriques, gros comme des pois, être expulsés à la première attaque et même sans aucun retentissement rénal. Mais, tout d'abord ces cas sont extrêmement rares ; de plus, ils diffèrent considérablement de ceux dont nous nous occupons ; et enfin le traitement a beaucoup moins d'action sur eux.

Pour revenir au malade qui a été l'occasion de cette leçon, je vous dirai qu'il n'est pas toujours facile de déterminer la nature de la concrétion : ce cas vous en donne la preuve. Au contraire, lorsque le sujet a déjà rendu de la matière calculeuse, ou lorsque ses urines abandonnent constamment un dépôt cristallin, la conclusion n'est pas malaisée à déduire. Je dirai cependant que les plus fortes présomptions militent ici en faveur d'un calcul urique, à raison de la fréquence bien connue des productions de ce genre : ces derniers, en effet, sont aux calculs d'oxalate de chaux dans la proportion de *quinze à un*, environ.

Traitement. — Pendant un certain temps, usage des préparations diurétiques déjà nommées : diurétiques alcalins et diurétiques végétaux sous forme d'infusions.

Régulariser les fonctions digestives et cutanées, car la suractivité morbide des reins est probablement compensatrice d'une autre fonction qui ne s'accomplit pas bien.

Révulsifs à la région lombaire.

Usage modéré des aliments riches en azote et des corps gras ; mêler au régime une forte proportion de végétaux et de poisson ; beaucoup de réserve dans l'ingestion des alcooliques ; souvent même proscription absolue de toute boisson fermentée.

De tous les agents médicamenteux, les plus salutaires peut-être sont les *eaux minérales*, notamment celles qui doivent leurs principales propriétés au sulfate de soude. Nous avons aussi deux remèdes bien connus, très populaires, chacun dans son milieu, et pour lesquels, je dois l'avouer, je n'ai qu'une bien médiocre estime. Ici, en ville, chacun conseille à tout propos l'eau de Vichy à son voisin, — conseil gratuit, c'est vrai, mais qui, le plus souvent, ne vaut pas plus qu'il ne coûte. Dans la campagne, où les donneurs d'avis font généralement partie du beau sexe, vous verrez surtout prescrire un mélange de gin et d'eau. Le premier de ces remèdes n'est, comme vous savez, qu'une forte solution naturelle de carbonate sodique; je ne l'accuserai pas précisément d'être nuisible, mais je le tiens pour bien inférieur à la potasse. — Quant à la seconde panacée, simple produit artificiel, elle vaut à peu près pour les reins ce que vaut l'éperon à un cheval harassé de fatigue : la bête fera encore un suprême effort, mais ne pourra fournir une longue course. (Voy. leçons XXIV et XXV.)

Pendant les attaques si cruellement douloureuses qui annoncent la migration d'un calcul rénal, les bains de siège chauds, prolongés et fréquemment répétés, sont du plus grand secours. Conseillez-les aussi chauds que le malade les pourra supporter. Dans l'intervalle, ou à la place des bains, vous pourrez faire appliquer un cataplasme bien chaud de farine de lin, largement saupoudré de moutarde; c'est en tout temps pour cette région un précieux rubéfiant. D'ailleurs, parfois les souffrances sont tellement atroces que le moindre mouvement les exagère et par conséquent devient impossible; alors, le malade ne peut même pas prendre son bain de siège et il faut essayer de remplacer ce dernier par des fomentations et d'autres applications locales de chaleur. Une injection sous-cutanée de morphine constitue encore le mode de soulagement le meilleur; aussi, ne doit-on pas tarder à y recourir. Enfin, on administrera au malade d'abondantes boissons délayantes, telles que la tisane d'orge, de lin, la liqueur de potasse, etc.

Quand la crise aiguë est passée, il n'est pas rare de voir la douleur persister à l'état chronique, avec une intensité plus ou moins marquée; généralement elle a perdu son caractère d'acuité pour devenir sourde et fatigante; en outre, elle subit des exacerbations sous l'influence des mouvements et surtout de la locomotion.

Peu à peu le malade arrive ainsi à être totalement incapable de se livrer à aucune occupation, même pour subvenir à ses besoins : il se voit obligé de renoncer à tout travail, soit de corps, soit d'esprit. Et naguère encore, il faut bien l'avouer, la science demeurait impuissante pour ces malheureux auxquels il ne restait plus qu'à s'armer de toute la patience dont ils étaient capables.

Heureusement, depuis quelques années, de grands progrès ont été réalisés dans cette branche de la chirurgie : aujourd'hui, on explore le rein et le bassinet, on les incise et on en retire le ou les calculs. Et de plus, cette simple incision du rein pour extraire une petite pierre est devenue une opération presque sans danger; on a même publié des cas où l'on avait ouvert cet organe, sans rencontrer de calcul, et où néanmoins une amélioration notable s'en était suivie.

C'est à l'aide des opérations de *néphrotomie*, de *néphrolithotomie* et de *néphrectomie* qu'on procède actuellement à l'ablation des calculs, aussi bien que des tumeurs du rein. Je vais vous résumer brièvement ce que mon expérience personnelle m'a appris relativement à cette importante question.

Quels que soient l'âge et le sexe du malade, quand on a des raisons sérieuses de croire qu'il existe depuis un certain temps dans son rein un calcul qui est la cause de souffrances vives et persistantes, il faut procéder à l'exploration de l'organe, en pratiquant du côté malade une opération analogue à la colotomie lombaire. On incise d'abord les téguments dans l'espace situé entre la dernière côte et la crête iliaque ; et cette incision, commencée à 18 millimètres environ du bord inférieur de la côte, est dirigée obliquement en bas et en avant dans une étendue de 10 à 12 centimètres.

Les muscles grand dorsal et oblique externe sont ensuite sectionnés de la même façon, puis le muscle oblique interne et le fascia transversalis. Le bord antérieur du carré lombaire apparaît alors ; on le divise en partie et on l'attire en arrière de façon à apercevoir l'aponévrose lombaire. Celle-ci, incisée à son tour, laisse voir la graisse jaune dans laquelle est enfoui le rein et qui est parfois épaissie et plus ou moins modifiée par le processus inflammatoire. A l'aide du doigt ou d'une pince, on déchire cette graisse de manière à mettre à nu le tissu rénal tout d'abord dans une très petite étendue seulement. Par la palpation, le doigt arrive souvent à sentir un corps dur ; sinon, pour le découvrir, on ponctionne dans différentes directions avec une longue aiguille. Cette recherche, souvent très laborieuse, exige beaucoup de soin et d'attention; mais, une fois le calcul trouvé et sans bouger l'aiguille, on pratique le long de celle-ci une petite incision du parenchyme rénal, qui saigne ordinairement assez abondamment ; toutefois, cette hémorragie ne tarde pas à s'arrêter. La petite plaie du rein doit être quelque peu dilatée au moyen d'une pince à pansements ou mieux du doigt de façon à permettre à l'opérateur d'extraire le calcul avec une curette ou tout autre petit instrument de ce genre. On lie ou on tord tous les vaisseaux qui donnent ; on installe et l'on fixe dans la plaie un tube à drainage de calibre suffisant ; et l'on termine par les sutures. Le même manuel opératoire sert à la fois à la néphrotomie et à la néphrolithotomie.

Lorsque le calcul est très volumineux ou ramifié, ou bien quand le rein est le siège d'une tumeur de dimensions considérables, il devient nécessaire d'enlever l'organe tout entier et de faire alors la néphrectomie, auquel cas les incisions sus-indiquées doivent être agrandies. Après être arrivé sur le rein, on fait ordinairement une seconde incision, dirigée verticalement en bas depuis l'extrémité postérieure de la plaie : on a ainsi plus de place pour procéder aux ligatures finales. Pour que l'opération soit complète, il faut aussi enlever la capsule, si la chose est possible, et, à cet égard, les doigts constituent vraiment le meilleur et le plus sûr instrument; mais quand l'affection organique ou l'inflammation ont été longtemps prolongées, il vaut mieux ne pas chercher à enlever la capsule et se contenter de détacher soigneusement et d'enlever par le grattage tout son contenu. Les vaisseaux et l'uretère sont liés séparément avant la section du pédicule; le tube à draînage est installé comme précédemment.

L'ablation du rein peut être également pratiquée par la voie abdominale, c'est-à-dire par la laparotomie, opération qui demande à être conduite avec la plus extrême prudence, afin d'éviter toute hémorragie intra-péritonéale ou toute autre cause d'irritation de la membrane séreuse. Dans la plupart des cas cependant, le chirurgien préférera, je pense, la voie lombaire, à moins toutefois que, pour quelque raison particulière, elle soit impraticable; elle dispense, en effet, de l'ouverture toujours dangereuse de la cavité péritonéale et elle permet de conduire directement au dehors la suppuration consécutive en établissant le drainage simple et facile de la plaie.

Dans ces opérations, comme dans toute autre, il ne vous suffira pas, pour obtenir le succès, d'apporter au malade et de consacrer à la réussite de votre intervention toute votre habileté chirurgicale et toute l'attention méticuleuse et toujours en éveil dont vous êtes capables; il vous faudra, avant tout, ne pas ménager vos peines ni l'exercice de votre jugement pour arriver à établir tout d'abord un diagnostic précis. Dès que vous vous trouverez pour la première fois en présence du malade, refusez-vous à vous-mêmes cette bien mince satisfaction de vous payer de mots et de vagues conjectures. A la rigueur, il vous sera licite, dans les cas obscurs, de porter un jugement hypothétique et provisoire, — chose que l'esprit fait toujours, même à notre insu ; — mais gardez-vous de conclure, gardez-vous surtout d'agir sans être cautionnés par des faits.

J'ai réservé pour la fin celui de tous mes conseils que je regarde comme le plus important.

Au début de ce cours, vous vous le rappelez, je vous disais, avec toute l'énergie d'une conviction profonde, que l'objectif constant de nos efforts devait être l'art du diagnostic exact, et, si nous pouvions, l'art du diagnostic rapide. Je terminerai en vous exprimant la même conviction, non que je n'apprécie à sa valeur le but suprême de notre art, le traitement : bien au contraire, je voudrais par-dessus tout que nous fussions à même, vous et moi, de rendre de réels services à ceux de nos semblables qui nous confient le soin de leurs maladies. N'épargnez donc aucune peine, je vous en conjure, pour arriver à une connaissance complète de l'affection elle-même, car c'est le seul moyen d'instituer une thérapeutique rationnelle et efficace.

En terminant, qu'il me soit permis de vous remercier de toute l'attention et de l'assiduité avec lesquelles vous avez bien voulu me suivre pendant ces conférences. Soyez-en convaincus, Messieurs, de pareils témoignages de sympathie m'ont fait trouver dans nos réunions un des plus agréables délassements qu'il m'ait été donné de goûter, au milieu des anxiétés, des labeurs et des fatigues de ma profession.

[La leçon suivante (si toutefois je puis l'appeler ainsi) n'a pas été prononcée dans mon cours : elle est la reproduction d'une notice, que je fais réimprimer chaque année et que je distribue à mes élèves, pour qu'elle leur serve de guide dans leurs analyses d'urine.]

LEÇON XXXII

EXAMEN DE L'URINE DANS UN BUT CLINIQUE

Urine normale. — Nous allons d'abord indiquer les principaux caractères de l'urine normale, comme point de repère pour apprécier les différences qui peuvent se présenter dans les divers cas soumis à notre examen.

L'urine normale fraîchement rendue est transparente ; elle possède une couleur ambrée, qui peut être faible et pâle ou vive et foncée, présentant une teinte d'un rouge orangé, suivant le degré de concentration des matières colorantes. Lorsqu'elle vient d'être rendue et qu'elle est encore chaude, elle possède une odeur caractéristique. Au bout de quelques heures, on aperçoit dans le liquide un très léger brouillard occupant environ le quart ou le tiers inférieur du vase qui le contient. La pesanteur spécifique, à 15 degrés centigrades, varie entre 1,010 et 1,030, la densité moyenne étant de 1,015 à 1,020.

La réaction est légèrement acide et reste telle jusqu'à ce que la décomposition des matériaux organiques contenus dans le liquide commence à se produire. Chauffée jusqu'au point d'ébullition, elle conserve sa transparence. Les acides minéraux n'y produisent aucun précipité.

La quantité rendue varie suivant les divers individus, et chez le même individu suivant les différentes époques, en rapport avec la saison, le genre de vie, l'exercice, etc., etc. — La quantité moyenne est de 780 à 880 grammes en été et de 840 à 1120 grammes en hiver ; mais des différences considérables dans ces chiffres sont compatibles avec un état de santé absolument parfait. Dans les deux cas, la proportion de matériaux solides varie entre 45 et 60 grammes.

Règles pour l'examen de l'urine. I. — L'urine que l'on veut examiner ne doit pas être en quantité moindre de 60 à 80 grammes, et dans la majorité des cas ce doit être une partie de celle qui a été rendue en se levant *(urina sanguinis)*. Il est bon de conserver aussi un échantillon de l'urine de la nuit *(urina chyli)*.

Mais, pour qu'une analyse donne des résultats tout à fait concluants et ne soit pas entachée d'erreur, il est absolument nécessaire que le malade ait eu soin d'uriner en deux fois. Tout d'abord, il laisse sortir de sa vessie une trentaine de grammes de liquide, quantité suffisante pour nettoyer le canal et le débarrasser des sécrétions qui auraient pu s'y accumuler. Puis, il expulse tout le reste de son urine, laquelle, traversant un urèthre convenablement lavé, représente alors le produit exact de la filtration rénale, plus quelques matériaux surajoutés dont il s'est chargé dans la vessie. C'est cette seconde portion de la miction qui doit être soumise à l'analyse. Si l'on ne prend par la précaution que je viens de vous indiquer, du pus sécrété dans l'urèthre se trouve parfois mélangé à l'échantillon d'urine qu'on vous apporte ; et, par suite, les réactifs chimiques laissent croire à tort à l'existence d'une albuminurie. De même, au microscope, on trouve des globules de pus qu'on peut supposer provenir des organes urinaires profonds.

II. — Supposons que l'urine vous soit apportée, comme d'habitude, dans une bouteille; videz tout le contenu de celle-ci dans un verre cônique un peu élevé. De cette façon, après quelques instants de repos, vous recueillerez plus facilement une partie du dépôt à l'aide d'une pipette de verre.

Mais, avant de verser le liquide, il est bon de noter les particularités suivantes, dont il est facile de se rendre compte par un simple examen à l'œil nu :

1° La *couleur* du liquide, qui peut être de teinte paille, jaune, orangée, terre de Sienne brûlée, rouge, cramoisie, noir de fumée, brunâtre ou rouge-noirâtre ;

2° Son degré de *transparence;*

3° Les caractères du *dépôt;* s'il est léger, floconneux et peu abondant ; gluant, visqueux et adhérent ; épais, lourd et abondant; foncé ou peu coloré en blanc, rose ou pourpre.

Ce simple examen, conduit suivant les règles que je vais vous tracer, vous permettra souvent de déterminer rapidement la nature du dépôt.

III. — Après avoir laissé reposer l'urine vingt à trente minutes dans le verre conique, on transporte à l'aide d'une pipette quelques parcelles du dépôt sur une plaque de verre pour l'examen microscopique; puis, on les recouvre immédiatement avec une fine lamelle de verre et on les place sous un bon objectif de 6 à 12 millimètres. D'une manière générale, je préfère ce dernier : je m'en suis servi pour dessiner moi-même les figures ci-dessous. (Voy. fig. 116 et suiv.)

IV. — On procède ensuite à l'examen de l'urine de la façon suivante :

Il faut la décanter dans un verre hydrométrique ordinaire, en observant son *odeur*, qui peut être fraîche et normale, ou ammoniacale, sentant le poisson et fétide.

Ensuite il faut déterminer la *réaction* au papier de tournesol, qui rougira si l'urine est acide, l'intensité de la coloration correspondant à la quantité d'acide libre que l'urine contient. Si le papier de tournesol rougi est rendu à sa couleur bleue primitive, ou si le papier de safran prend une couleur brune, c'est que l'urine est alcaline. Mais l'urine, qui est acide au moment où elle est rendue, peut devenir alcaline, lorsqu'on la conserve, par suite de décomposition ; il est très rare que l'acidité augmente pendant les heures qui suivent l'émission. Quant à l'alcalinité de l'urine au moment de la miction, elle tient à deux causes. Ou bien, ce qui est le cas le plus fréquent, l'urine est acide quand elle descend du rein; arrivée dans la vessie, elle se décompose, surtout en présence de bactéries, l'urée se sépare et il se forme de l'ammoniaque; on trouve alors dans le dépôt des cristaux de phosphate, particulièrement de la forme triple. Ou bien l'urine est déjà alcaline au sortir du rein; dans ce cas, elle n'a pas d'odeur ammoniacale, le dépôt est la plupart du temps blanchâtre et consiste en phosphates amorphes terreux. Souvent, l'urine rendue, après une ingestion abondante de thé ou de café, est neutre ou légèrement alcaline et est troublée par des phosphates.

Ensuite, il faut déterminer sa *densité* en se souvenant de l'influence de la température, si l'on désire des résultats très précis. Par exemple, il y a une différence de 6 pour 1000 dans la densité de la même urine aux deux températures de 40 et 70 Fahr. [[4 et 21 degrés centigrades], ces deux températures pouvant représenter celles de l'hiver et de l'été. La température de 60 Fahr. [15 degrés centigrades] est toujours celle que l'on sous-entend dans tous les examens d'urine.

La densité de l'urine saine varie habituellement entre 1,010 et 1,030. Si elle est moindre que 1,010, c'est que la proportion de liquide est plus considérable relativement à celle des matériaux solides : ce fait se rencontre fréquemment à l'état de santé.

On doit ensuite procéder à l'examen de l'urine pour voir si elle contient de l'*albumine* en solution; on peut découvrir la présence de cette substance en ajoutant à l'urine de l'acide nitrique ou en la portant à la température de 160 à 170 Fahr.

[70 à 78 centigrades] au moins. — Dans les deux cas, l'albumine se dépose sous forme de précipité insoluble. La meilleure méthode de faire cet examen, c'est d'abord de chauffer une petite quantité de l'urine à examiner dans un tube à expérience, sur la flamme d'une lampe, jusqu'au point d'ébullition : s'il se forme un dépôt floconneux, c'est de l'albumine coagulée ou un excès de phosphate terreux. On distingue ces deux substances en ajoutant un peu d'acide nitrique qui dissout immédiatement les phosphates, mais n'a aucun effet sur l'albumine. Il faut se souvenir que lorsque l'albumine n'existe qu'en très petite quantité, un excès d'acide nitrique dissout le précipité.

Lorsque l'urine est alcaline, l'albumine ne se précipite pas par la chaleur ; dans ce cas, il faut ajouter une goutte d'acide acétique, plutôt que d'acide nitrique, c'est-à-dire une quantité suffisante pour donner au mélange un léger degré d'acidité. On n'insiste pas assez dans les indications que l'on a données pour l'examen de l'urine sur le fait que l'existence de l'acide nitrique à la proportion de 1 à 2 pour 100 dans une urine contenant de l'albumine, empêche la coagulation de cette substance par la chaleur. C'est pourquoi je vous conseille d'effectuer l'acidification en question avec l'acide acétique dont la présence n'entrave pas la coagulation révélatrice. Dans tous les cas, lorsque l'on soupçonne la présence de l'albumine, il faut appliquer à la fois la chaleur et l'acide nitrique : un de ces deux agents employé isolément est insuffisant pour déterminer avec certitude son existence. La quantité d'albumine peut être déterminée approximativement en observant la proportion du dépôt relativement à la quantité de liquide qui surnage, après avoir laissé reposer pendant quelque temps le tube à expérience et son contenu. Ce temps doit être toujours le même : quinze minutes environ, afin de donner plus de ressemblance dans les résultats.

Si le poids spécifique de l'urine est de 1,030 ou plus, il est permis de soupçonner la présence du sucre ou d'un excès d'urée. Ou bien, enfin, l'urine présentant ce caractère peut provenir d'un échantillon dans lequel les liquides existent en petite proportion relativement aux solides.

L'urine des diabétiques a généralement une densité de 1,030 et au-dessus. L'expérience de Moore est une des plus simples pour déterminer la présence du sucre, mais elle n'est pas infaillible et ne révèle pas les très petites quantités. Faites bouillir l'urine dans un tube à expérience avec environ la moitié de son poids de liqueur potassique très pure pendant deux minutes; s'il existe du sucre, la liqueur acquiert bientôt une couleur brune d'une plus ou moins grande intensité. L'expérience de Trommer consiste à verser dans un tube à expérience deux tiers d'urine et un tiers d'une solution de sulfate de cuivre (60 centigrammes pour 30 grammes d'eau distillée). Il faut ajouter une quantité suffisante de liqueur potassique pour produire un précipité d'oxyde de cuivre et le redissoudre. Le liquide bleu-verdâtre est chauffé jusqu'à ébullition: s'il existe du sucre dans la solution, il se forme un précipité rouge de protoxyde de cuivre. Enfin, un réactif plus sûr que celui de Trommer est la solution cuprique titrée de Fehling, dont le sulfate se réduit en protoxyde orange foncé en présence du sucre. La manière la plus commode d'employer ce réactif en pratique est de s'en servir sous forme de tablettes, facilement transportables; pour préparer extemporanément la solution, il suffit de dissoudre une de ces tablettes dans 4 grammes d'eau dans un tube à expérience. On y ajoute un peu de l'urine à analyser, on porte à ébullition et on constate l'existence du sucre par le précipité orange foncé sus-indiqué.

Le Dr Georges Johnson a récemment montré que l'acide picrique constituait un réactif du sucre fidèle et efficace, pour l'analyse aussi bien qualitative que quantitative (1). Pour cette dernière, la liqueur de Fehling est aussi employée très souvent et avec avantage (2). On ne se sert plus guère aujourd'hui du procédé de la fermentation.

On détermine de la façon suivante la présence de l'urée. Il faut ajouter à une petite quantité d'urine dans un tube à expérience la moitié environ de son poids d'acide nitrique, puis placer le tube dans de l'eau froide ; des cristaux prismatiques de nitrate d'urée apparaissent bientôt dans le liquide, si l'urée s'y trouve en excès. Les acides ne donnent lieu à aucun précipité semblable lorsque l'urine est normale. Mais, ce procédé n'a que peu de valeur au point de vue clinique; et il est préférable d'employer ceux de Liebig ou de Russell et West pour doser la quantité d'urée habituellement excrétée. Le dernier surtout est d'un emploi plus facile. En moyenne, un homme en bonne santé élimine de 18 à 30 grammes d'urée par jour.

Si l'urine est fortement colorée, sa teinte anormale est due à la présence soit du sang, si elle est rouge ou brune, soit de la bile, si elle est orangée ou terre de Sienne claire.

Le mélange de sang avec l'urine donne à celle-ci une coloration qui varie entre celle du porto et celle du rouge le plus pâle et qui disparaît, si l'on porte le liquide jusqu'à l'ébullition dans un tube à expérience. En même temps, le dit liquide devient opaque et précipite un coagulum très foncé, proportionné à la quantité de substances albumineuses existantes. Au microscope, on reconnaît aussi toujours les globules sanguins.

Si la coloration anormale n'est pas due au sang, il faut mouiller la surface d'un plat blanc avec une petite quantité de l'urine à examiner, puis laisser tomber quelques gouttes

(1) G. Johnson, *Albumen and Sugar Testing*. London, 1884.
(2) *The Lancet*, 1884, vol. I, p. 376.

d'acide nitrique sur ce plat. S'il y a de la bile, on observe immédiatement autour de l'acide un jeu de couleurs vives et brillantes (vert, violet, rouge), dont la durée est passagère. Quand la bile n'existe qu'en très petite quantité, l'apparence que je viens de signaler n'est pas très nette, à moins que l'urine ne soit concentrée par évaporation.

Avant de terminer ce chapitre de l'examen des urines, permettez-moi de vous faire connaître un procédé particulier pour déterminer exactement les véritables caractères de l'urine, procédé qui dans les cas obscurs est, selon moi, d'une extrême valeur et que, le premier, j'ai recommandé dans mes leçons.

Vous savez combien il importe, si l'on veut obtenir un échantillon d'urine pure, d'éviter qu'il ne soit mélangé avec les sécrétions diverses provenant du canal. Notre procédé de la miction dans deux verres nous permet d'atteindre ce résultat. Or, il est quelquefois tout aussi indispensable qu'aucun produit exclusivement vésical ne vienne adultérer notre spécimen. Je vous défie, par exemple, d'arriver dans certains cas à un diagnostic positif, j'entends à une démonstration péremptoire et formelle — et, autant que possible, ne vous contentez pas de moins — si vous ne suivez pas la méthode que je vais vous enseigner. Donc, quand je veux obtenir un échantillon rigoureusement pur de la sécrétion rénale, voici comment je procède :

Le malade étant debout, je lui introduis dans la vessie une sonde de gomme de grosseur moyenne et très flexible, je vide complètement la poche urinaire, je la lave très soigneusement à l'aide de petites injections successives d'eau chaude, et c'est seulement après ces lavages que je recueille dans une éprouvette l'urine qui s'écoule goutte à goutte et doit servir à l'examen. La vessie, pour un court espace de temps, ne fonctionne plus comme un réservoir ; elle ne se distend pas, mais se contracte sur le cathéter, et l'urine s'échappe au fur et à mesure qu'elle descend des uretères : vous avez en quelque sorte prolongé ceux-ci jusqu'à votre verre, et vous obtenez un liquide exempt de tout mélange vésical : pus, sang, débris épithéliaux, etc. Voyez de combien de chances d'erreur vous serez désormais affranchis si, dans un pareil produit, vous voulez doser l'albumine ou constater une réaction chimique ! Personnellement, j'ai dû à ce procédé de pouvoir à l'occasion formuler un diagnostic précis qui, autrement, m'eût été impossible (1).

V. — Examen des dépôts à l'œil nu.

Si un dépôt épais, blanc, jaunâtre ou rose disparaît par la chaleur, c'est presque sûrement de l'urate de soude. Parfois ce dépôt a une couleur rouge foncée ou brune. Dans ces cas, l'urine est presque toujours acide. Le dépôt d'urate de soude disparaît complètement en chauffant l'urine qui le contient.

S'il existe un dépôt épais et blanc qui ne disparaisse pas par la chaleur, il est presque sûrement dû à la présence de triples phosphates : il se dissout par l'acide acétique ou nitrique, tandis que l'ammoniaque ou la potasse n'ont aucune action sur lui. L'urine est alors presque toujours neutre ou alcaline.

Un dépôt rouge ou orangé, visiblement grenu, sablonneux ou cristallin, est formé d'acide urique. Les oxalates ne con-

(1) Quelquefois, mais très rarement, le seul contact de la sonde contre la muqueuse vésicale altérée suffit pour provoquer un léger suintement sanguin. Dans ces conditions, la cause de la petite hémorragie tombe sous les yeux du praticien et ne saurait raisonnablement l'induire en erreur. Cependant, il faut être prévenu qu'une *très petite quantité* de sang dans l'urine donne par les réactifs un *abondant* dépôt albumineux. Du reste, le mérite du procédé en question n'est pas de rendre manifeste la présence de l'albumine dans les cas douteux, mais de montrer au contraire que l'albumine peut exister en abondance dans l'urine des mictions, et faire complètement défaut si le liquide est, pour ainsi dire, directement puisé dans les reins : distinction d'une importance capitale.

stituent pas de dépôt visible, quoique, lorsqu'ils sont volumineux et nombreux, on verra souvent à l'œil nu d'innombrables petits points brillants flottant dans l'échantillon qui les contiendra. Ils diffèrent des triples phosphates, petits cristaux avec lesquels on pourrait les confondre, en étant insolubles dans l'acide acétique, quoique dissous par l'acide nitrique et par l'acide chlorhydrique.

Si le dépôt est léger ou floconneux, et n'est pas modifié par l'acide nitrique, il consiste principalement en mucus et en épithélium.

S'il existe au fond du vase un dépôt pâle, opaque et homogène, facilement miscible à l'urine, et si l'urine est acide ou neutre, elle contient presque sûrement du pus. S'il en est ainsi, on peut découvrir l'albumine contenue dans le dépôt en le chauffant et en y ajoutant de l'acide nitrique. On en trouve aussi quelque peu dans le liquide qui surnage. Enfin, en agitant une quantité égale de solution de potasse et de dépôt, il en résulte, lorsqu'il est formé par du pus, une masse gélatineuse et résistante ; si c'est simplement du mucus, la matière ainsi formée sera moins dense. Enfin, quand le dépôt est plus ou moins transparent, gélatineux, visqueux ou glaireux et adhérent, contenant de petites bulles d'air, et ne se mêle pas à l'urine, il est probablement muqueux ou mucopurulent, dans le cas où l'urine est alcaline ; si elle est acide, le dépôt est certainement dû à la présence de mucus. Dans l'urine alcaline, le pus forme un dépôt opaque et glaireux. Un dépôt glaireux peut être rendu opaque par la présence de phosphates ; s'il en est ainsi, une ou deux gouttes d'acide nitrique dissoudront ces phosphates et rendront un certain degré de transparence au dépôt. Le microscope jugera plus facilement la question, surtout lorsque le dépôt est peu abondant.

Un liquide purulent contient de l'albumine. Un liquide muqueux n'en contient pas.

L'acide acétique n'a pas d'effets apparents sur un mélange de pus et d'urine; si on l'ajoute à de l'urine contenant du mucus, on voit flotter dans le liquide une membrane plissée présentant un aspect caractéristique.

VI. — En examinant le dépôt au microscope, on lève tous les doutes sur la nature de ses éléments.

L'apparence habituelle qu'ils présentent sous un objectif de 6 millimètres est la suivante :

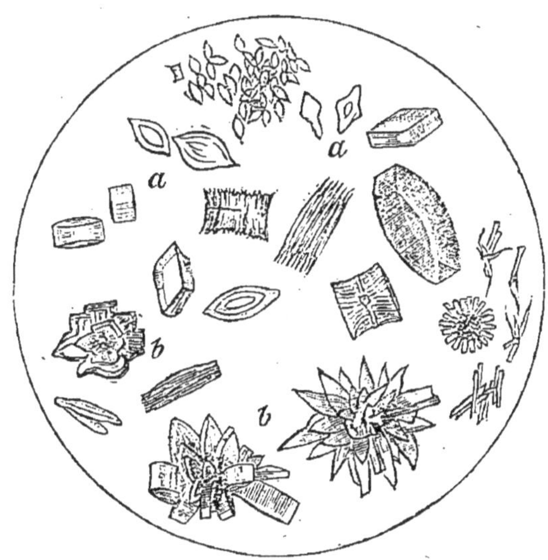

Fig. 116. — Acide urique.

Acide urique (fig. 116). — La forme principale de cette substance est la forme rhomboïdale, dont on observe plusieurs modifications (*a*, *a*); les plus fréquentes sont celles qui présentent des angles tronqués ou obtus. En effet, on trouve cette substance sous forme de cristaux losangiques ou de prismes rhomboïdaux très variables d'épaisseur et de volume. Leur couleur est habituellement celle de l'ambre, pâle comme celle du sucre d'orge, mais la teinte peut varier entre le jaune paille et le rouge orangé. Quelquefois elle se présente aussi sous forme de masses informes constituées par une agglomération de cristaux prismatiques ou losangiques (*b*, *b*). Ce sont ces masses qui forment le sable rouge, poivre de Cayenne, que l'on aperçoit à l'œil nu dans le dépôt.

Urate de soude. — Il apparaît habituellement comme un dépôt amorphe et sombre, formé, comme on le voit sous un fort grossissement, de particules ténues plus ou moins agglomérées en filaments ou en masses (fig, 117, *a*). C'est peut-être le dépôt que l'on remarque le plus fréquemment dans l'urine. Parfois il prend la forme de petits globes opaques de couleur rouge ou jaune rougeâtre, avec ou sans spicules proéminents; ces derniers semblent formés d'acide urique (*b*). Ce n'est pas là une combinaison en proportions définies d'un acide et d'une base; il y a très probablement prédominance de cette dernière. — L'urate d'ammoniaque est rare; quand on le rencontre, il se présente d'ordinaire sous forme de petites masses globuleuses irrégulières.

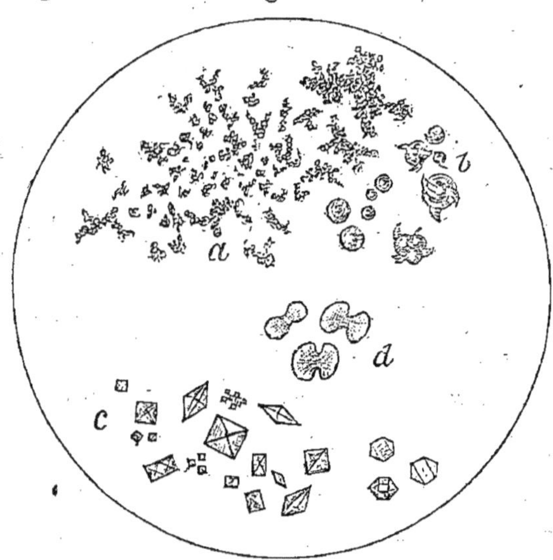

Fig. 117. — Urate de soude. — Oxalates.

Oxalates. — Communs sous forme d'octaèdres bien définis, sans couleur et transparents, on en trouve de toute dimension; quelques-uns sont fort ténus (fig. 117, *c*). Très rarement ils se présentent sous forme de dodécaèdres. Ce dépôt est parfois accompagné et parfois remplacé par de petits corps cristallins possédant la forme d'ombelles (*d*).

Cette forme est relativement rare, comparée à celle d'octaèdres. Les cristaux qui la présentent sont probablement formés d'oxalurate de chaux, sel très voisin de l'oxalate.

Cystine. — Elle est constituée par des cristaux qu'on rencontre rarement dans l'urine et qui affectent une forme hexagonale plus ou [moins régulière ; leur coloration est légèrement fauve ou jaunâtre.

Phosphate d'ammoniaque et de magnésie, ou triple phosphate neutre. — Cette substance se présente en prismes incolores, transparents, à trois côtés et habituellement volumineux, faciles à reconnaître (fig. 118, *b*). Le sommet de ces cristaux offre de grandes variétés dans l'arrangement et le nombre de ses facettes. Parfois il a une forme étoilée par l'agglomération de plusieurs petits prismes, ou la forme de rosettes, lorsque ces cristaux sont en forme d'aiguilles et très nombreux. Très rarement il affecte la disposition bipennée.

La forme basique du triple phosphate se présente en cristaux foliacés ou étoilés, et se trouve dans l'urine ancienne ou fortement alcaline, mais jamais dans l'urine acide. Cette forme semble se développer dans l'urine après son excrétion, très fréquemment aux dépens des phosphates neutres, qui subissent une transformation graduelle. D'abord les cristaux prismatiques se fendent à leurs extrémités ; puis, on aperçoit, divergeant de près du centre vers les extrémités, de légers indices de la disposition foliacée ; peu à peu il se développe quatre branches ayant quelque peu la forme d'une croix, tandis que la disposition angulaire du cristal primitif disparaît. Plus tard se développent fréquemment deux nouvelles branches, et c'est ainsi que se produit la forme à six rayons de ce cristal ; dans la figure 118 sont représentées en *a, a, a, a* les différentes phrases du développement de ces cristaux phosphatiques, que j'ai pu suivre moi-même dans l'espace de trois jours.

Le PHOSPHATE DE CHAUX se montre quelquefois sous forme d'une pellicule à la surface de l'urine alcaline, et en général sous celle de petits grains ; souvent il se trouve en même temps que les cristaux de triple phosphate, adhérent à eux ou libre, sous le champ du microscope (fig. 118).

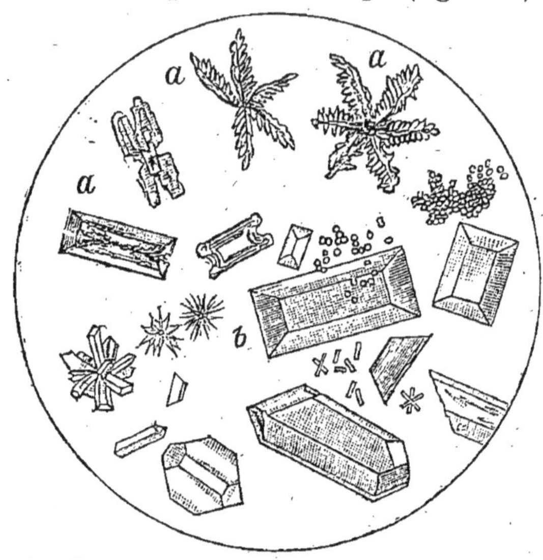

Fig. 118. — Phosphate ammoniaco-magnésien neutre.

CORPUSCULES SANGUINS. — Ils se présentent sous l'apparence de petits disques circulaires et aplatis, avec une teinte jaunâtre ; ils sont unis, demi-transparents et non granuleux ; légèrement concaves sur chacune de leurs faces (fig. 119, *c*); gonflés par endosmose et presque sphériques dans l'urine possédant une densité peu considérable ; quelquefois plissés, présentant des bords inégaux ou déchirés (*d*). Leur diamètre, à l'état normal et aplati, est de 6 millièmes de millimètre environ, mais moins considérable lorsqu'ils sont devenus sphériques dans l'urine. Il n'y a pas de noyaux dans les globules rouges. Les globules blancs sont plus volumineux, variant entre 8 et 12 millièmes de millimètre de diamètre ; soumis à l'action de l'acide acétique, ils présentent un noyau en trois portions.

CORPUSCULES DU PUS (fig. 119, *a*, *a*). — Variables de dimension ; généralement plus volumineux que les corpuscules sanguins, leur volume varie entre 8 et 12 millièmes de millimètre. Ils sont blancs, plutôt opaques, présentent extérieurement un aspect granuleux, et contiennent deux ou trois noyaux, quelquefois quatre, qu'on n'aperçoit souvent que faiblement, mais rendus manifestes par l'addition d'acide acétique (*b*).

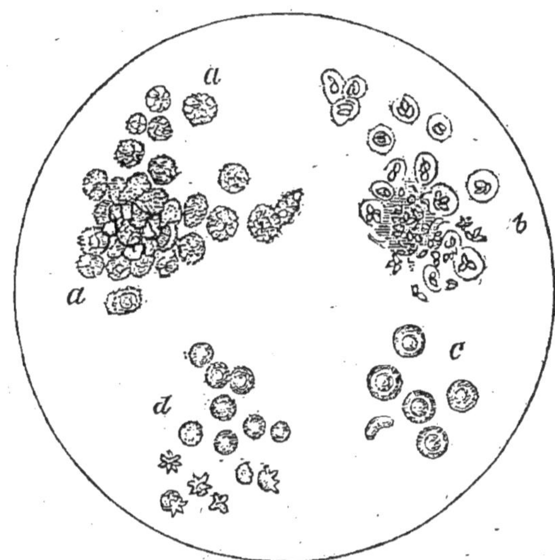

Fig. 119. — Globules rouges et blancs.

Le MUCUS ne contient pas de corpuscules caractéristiques, et les corps qu'on y découvre sont probablement des corpuscules provenant du pus, avec lequel il est si fréquemment uni.

L'ÉPITHÉLIUM se rencontre souvent en quantité considérable dans l'urine et sous des formes variées. Les cellules sont tantôt aplaties, principalement chez la femme, tantôt sphériques, arrondies, ovalaires ou bien présentent des prolongements, comme on l'observe fréquemment dans l'urine de l'homme (fig. 120, *a*).

Celles qui viennent de la vessie et des uretères sont plutôt prismatiques, ou allongées (*b*), ou ovales. De petites cellules arrondies, fusiformes ou à prolongements, en ont parfois imposé à des micrographes inexpérimentés, qui se sont hâtés de conclure à tort de leur constatation à l'existence d'un cancer, ainsi que je l'ai dit plus haut (voy. p. 561). — Dans la figure 120, sont représentées en *c* des cellules altérées, d'origine rénale principalement.

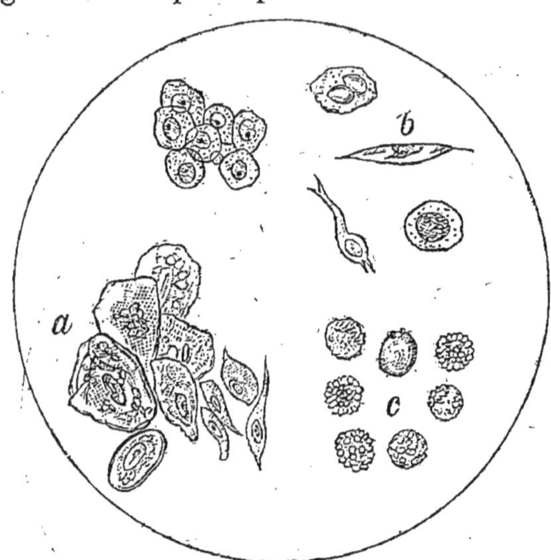

Fig. 120. — Cellules épithéliales.

Cylindres provenant des conduits urinifères du rein (fig. 121). — Dans la néphrite aiguë, on observe toujours des cylindres épithéliaux en abondance, renfermant souvent des globules sanguins. Dans la néphrite chronique, ces cylindres sont plus granuleux et contiennent moins de cellules épithéliales. Dans la dégénérescence graisseuse des reins, les cylindres présentent des gouttelettes huileuses. Un cylindre demi-transparent, renfermant peu ou point de corpuscules organiques, connu sous le nom de *cylindre hyalin* ou *cireux*, s'observe dans les altérations chroniques des reins. Il n'est pas douteux que l'on rencontre parfois quelques-uns de ces cylindres en l'absence de toute lésion rénale; mais, quand ils se montrent d'une façon persistante, il existe certainement quelque altération aiguë ou chronique des reins.

Pigment. — On constate souvent dans l'urine la présence de petits corps, de forme régulière, de teinte orangée ou rouge-orangée. Les uns sont en partie transparents, les autres opaques, d'autres encore presque noirs. Certains d'entre eux sont limités par une paroi cellulaire, certains autres sont amorphes. Ce sont là des granulations pigmentaires qui n'ont aucune signification pathologique.

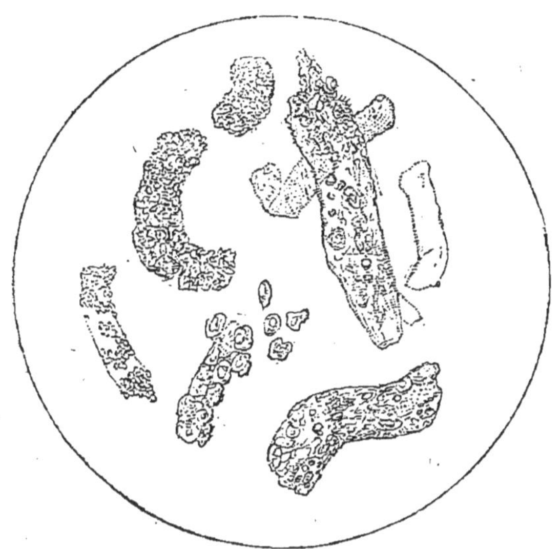

Fig. 121. — Cylindres provenant des tubes urinifères des reins.

Spermatozoïdes. — Ils se rencontrent de temps en temps dans l'urine de personnes parfaitement bien portantes; ce n'est que leur présence constante qui indiquerait l'existence de quelque affection génitale.

Des corpuscules végétaux microscopiques apparaissent quelquefois dans l'urine peu de temps après la miction. Dans l'urine acide, c'est le *Penicilium glaucum*; dans celle des diabétiques, c'est l'espèce de ferment végétal, appelée la *Torula cerevisiæ*. Toute urine, qui subit même un commencement de décomposition, renferme des *bactéries*, qui sont probablement les agents actifs de la transformation chimique. Ainsi, c'est sous l'influence d'une bactérie *(Bacterium ureæ)* que l'urée se transforme en ammoniaque (1).

(1) E. M. Crookshank, *Manuel of Bacteriology*, p. 242-243. 2ᵉ éd., London, 1887.

Les CORPS ÉTRANGERS, qui se présentent parfois sous le champ du microscope, pendant qu'on examine une goutte d'urine, sont principalement des cheveux, du coton, des fibres de lin, des plumes, de la laine, de la soie, des grains d'amidon et des fibres de bois, formant poussière et provenant parfois des vases qui ont servi à contenir l'échantillon de l'urine. Lorsqu'on les a une fois vus, on n'est plus embarrassé; et, comme ils ne sont pas rares, il n'est pas difficile d'en observer les caractères spécifiques. On reconnaît de même aisément les gouttes d'huile, souvent rencontrées dans l'urine des malades pour lesquels on a employé la sonde.

Enfin, il ne faut point oublier que, dans certains cas, on a trouvé dans l'urine des fibres musculaires striées et des tissus végétaux : ces éléments provenaient des matières fécales et avaient pénétré dans la vessie par une fistule faisant communiquer ce viscère avec l'intestin, atteint de dégénérescence organique.

FIN

TABLE DES MATIÈRES.

TABLE DES MATIÈRES

LEÇON VI

RÉTRÉCISSEMENTS DE L'URÈTHRE *(suite)*

LEÇON VII

RÉTRÉCISSEMENTS DE L'URÈTHRE *(suite)*

LEÇON VIII

DE L'URÉTHROTOMIE INTERNE

LEÇON IX

DE L'HYPERTROPHIE DE LA PROSTATE ET DE SES CONSÉQUENCES

LEÇON X

TRAITEMENT DE L'HYPERTROPHIE SÉNILE DE LA PROSTATE

LEÇON XI

DU CATHÉTÉRISME DANS LES CAS DE RÉTENTION D'URINE DANS L'HYPERTROPHIE DE LA PROSTATE

LEÇON XII

DES OPÉRATIONS DESTINÉES A SOULAGER LES MALADES DONT UN OBSTACLE PROSTATIQUE NÉCESSITE LE CATHÉTÉRISME HABITUEL

LEÇON XIII

DE LA RÉTENTION D'URINE

LEÇON XIV

INFILTRATION D'URINE ET FISTULES URINAIRES

LEÇON XV

DE QUELQUES ACCIDENTS NERVEUX ET FÉBRILES CONSÉCUTIFS A L'EMPLOI DES INSTRUMENTS DANS L'URÈTHRE ET LA VESSIE

LEÇON XVI

CONSIDÉRATIONS GÉNÉRALES SUR LA NATURE, LES SYMPTÔMES ET LE DIAGNOSTIC DES CALCULS VÉSICAUX

LEÇON XVII

TRAITEMENT OPÉRATOIRE DES CALCULS VÉSICAUX. LITHOTRITIE

LEÇON XVIII

MANUEL OPÉRATOIRE DE LA LITHOTRITIE

LEÇON XIX

COMPLICATIONS CONSÉCUTIVES A LA LITHOTRITIE

LEÇON XX

DE LA TAILLE CHEZ L'HOMME PAR LA VOIE PÉRINÉALE

LEÇON XXI

DES INDICATIONS ET DE LA MORTALITÉ COMPARÉES DE LA LITHOTRITIE ET DE LA TAILLE

LEÇON XXII

TAILLE SUS-PUBIENNE

LEÇON XXIII

DES COMPLICATIONS RÉNALES DANS L'AFFECTION CALCULEUSE DE LA VESSIE ET DES INDICATIONS OPÉRATOIRES QUI EN DÉPENDENT

LEÇON XXIV

PÉRIODE INITIALE ET TRAITEMENT PRÉVENTIF DES AFFECTIONS CALCULEUSES

LEÇON XXV

DU RÉGIME ET DE L'HYGIÈNE DES MALADES QUI EXCRÈTENT DE L'ACIDE URIQUE EN EXCÈS

LEÇON XXVI

HISTORIQUE ET USAGE DES DISSOLVANTS APPLIQUÉS AU TRAITEMENT DES CALCULS VÉSICAUX

LEÇON XXVII

CYSTITE ET PROSTATITE

LEÇON XXVIII

PARALYSIE ET ATONIE DE LA VESSIE

LEÇON XXIX

EXPLORATION DIGITALE DE LA VESSIE PAR UNE INCISION DE L'URÈTHRE PÉRINÉAL

LEÇON XXX

TUMEURS DE LA VESSIE

LEÇON XXXI

HÉMATURIE ET CALCUL RÉNAL

LEÇON XXXII

TABLE ALPHABÉTIQUE DES MATIÈRES (1)

(1) La tomaison indiquée pour un second volume (II) renvoie aux *Leçons sur les Tumeurs de la vessie.*

FIN DE LA TABLE ALPHABÉTIQUE

www.ingramcontent.com/pod-product-compliance
Lightning Source LLC
LaVergne TN
LVHW011937220826
846092LV00001B/20

* 9 7 8 2 0 1 9 6 5 3 6 8 2 *